荆楚中医药继承与创新出版工程·荆楚医学流派名家系列

（第一辑）

总主编　吕文亮
编　委　（按姓氏笔画排序）
巴元明　左新河　叶松　李家庚
编写秘书　孙易娜　杨云松　周琳

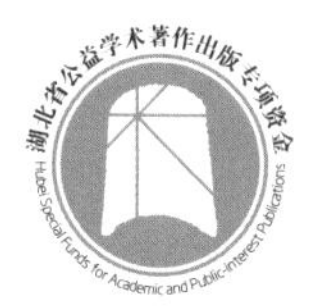

荆楚中医药继承与创新出版工程

荆楚医学流派名家系列（第一辑）

梅国强

编　著　吕文亮

副主编　周　贤　梅　杰　梅　琼　岳滢滢

编　者　(以姓氏笔画为序)

方　方　邓丹芳　吕文亮　许乐思

陈　雨　林云崖　明　浩　岳滢滢

周　贤　胡　旭　柳　琳　陶春晖

梅　杰　梅　琼　樊　讯

華中科技大學出版社

http://www.hustp.com

中国·武汉

图书在版编目(CIP)数据

梅国强/吕文亮编著. —武汉:华中科技大学出版社, 2022.4
(荆楚中医药继承与创新出版工程·荆楚医学流派名家系列. 第一辑)
ISBN 978-7-5680-7944-0

Ⅰ. ①梅… Ⅱ. ①吕… Ⅲ. ①中医临床-经验-中国-现代 Ⅳ. ①R249.7

中国版本图书馆 CIP 数据核字(2022)第 070790 号

梅国强 吕文亮 编著
Mei Guoqiang

策划编辑:车 巍
责任编辑:余 琼
封面设计:廖亚萍
责任校对:阮 敏
责任监印:周治超
出版发行:华中科技大学出版社(中国·武汉) 电话:(027)81321913
武汉市东湖新技术开发区华工科技园 邮编:430223
录 排:华中科技大学惠友文印中心
印 刷:湖北新华印务有限公司
开 本:710mm×1000mm 1/16
印 张:27 插页:8
字 数:404 千字
版 次:2022 年 4 月第 1 版第 1 次印刷
定 价:128.00 元

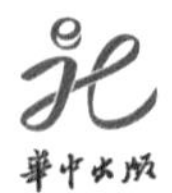

梅国强

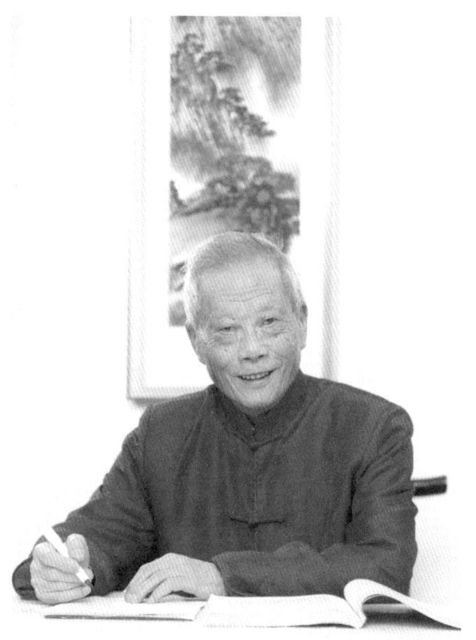

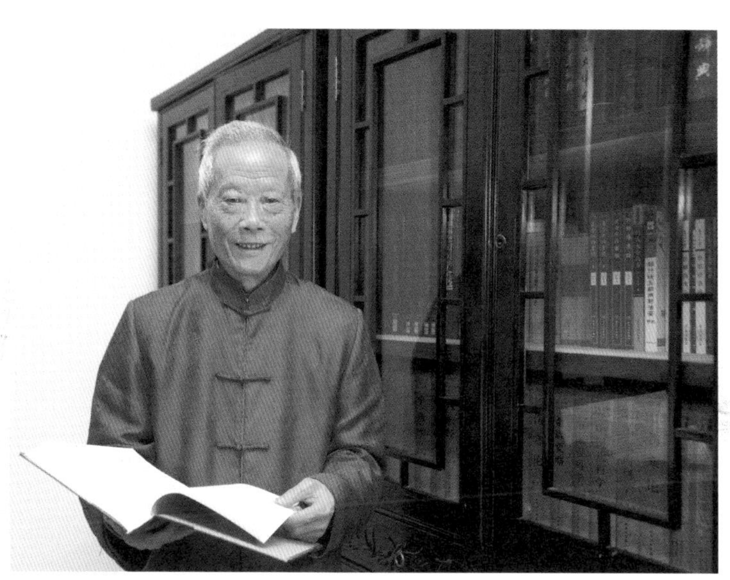

门诊带教

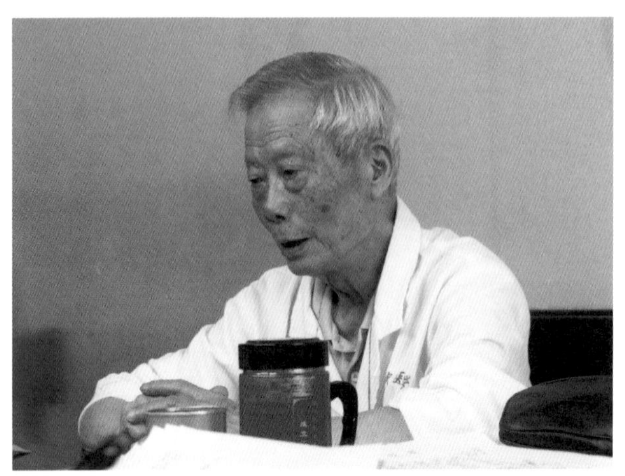

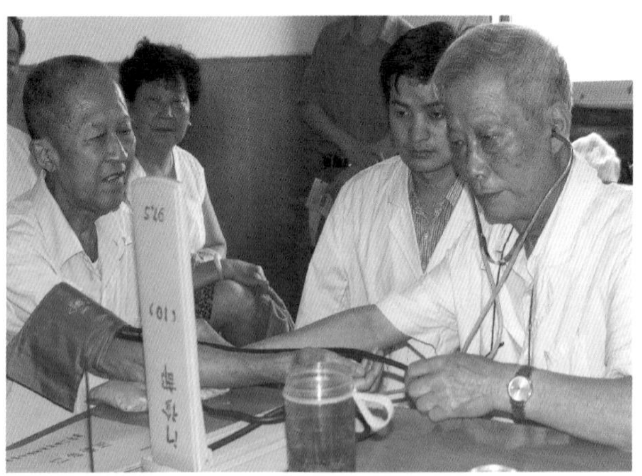

学术传承工作

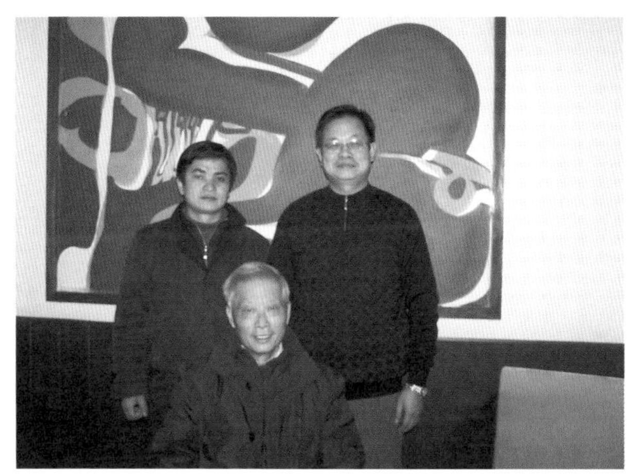

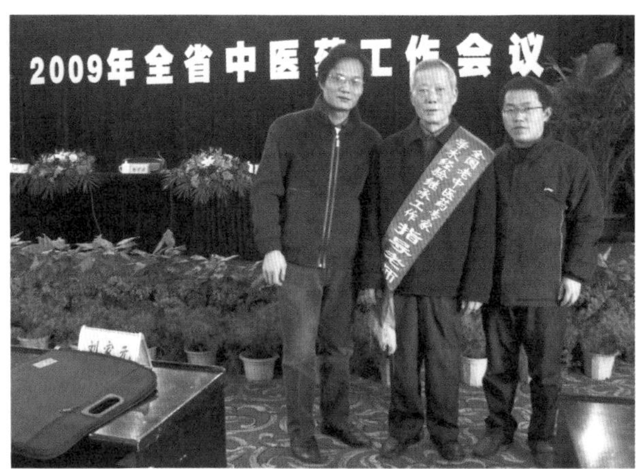

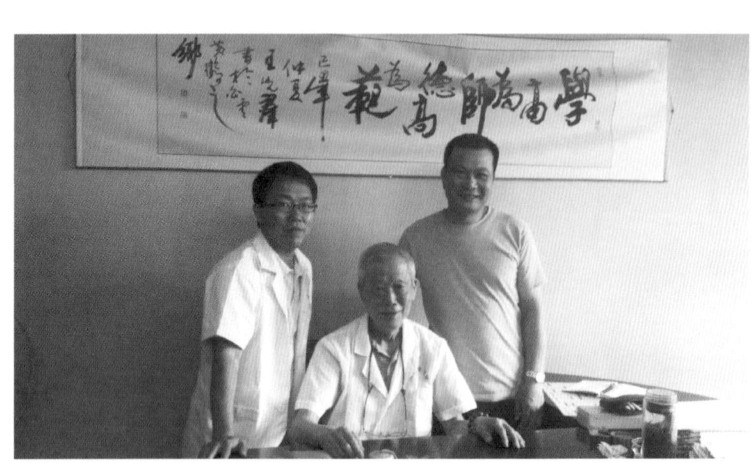

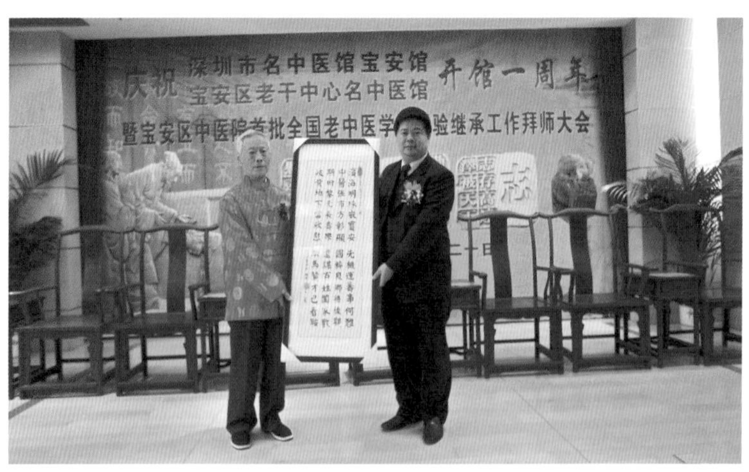
庆祝
深圳市名中医馆宝安馆
宝安区老干中心名中医馆
开馆一周年
暨宝安区中医院首批全国老中医学
验继承工作拜师大会

广州中医药大学第一附属医院教学查房

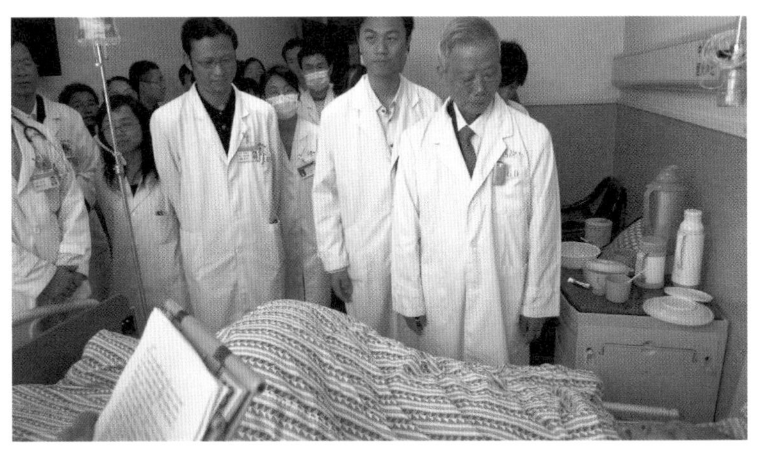

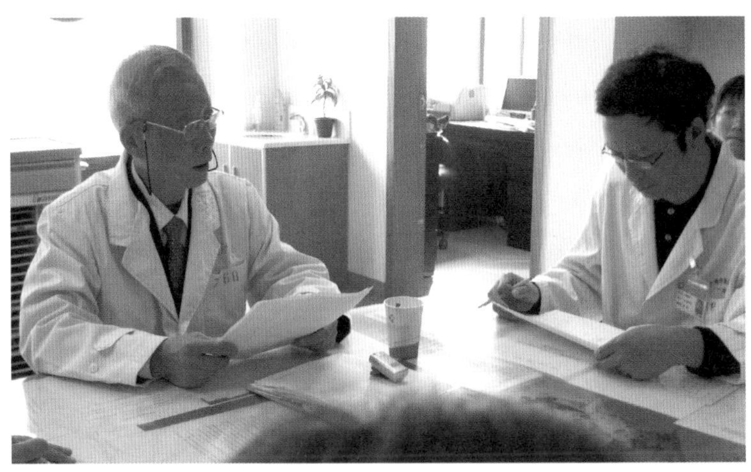

中医临床基础学科学术研讨

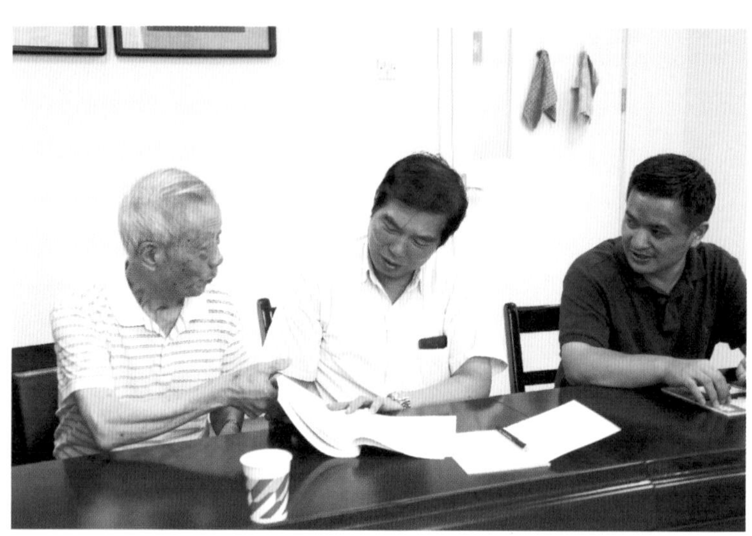

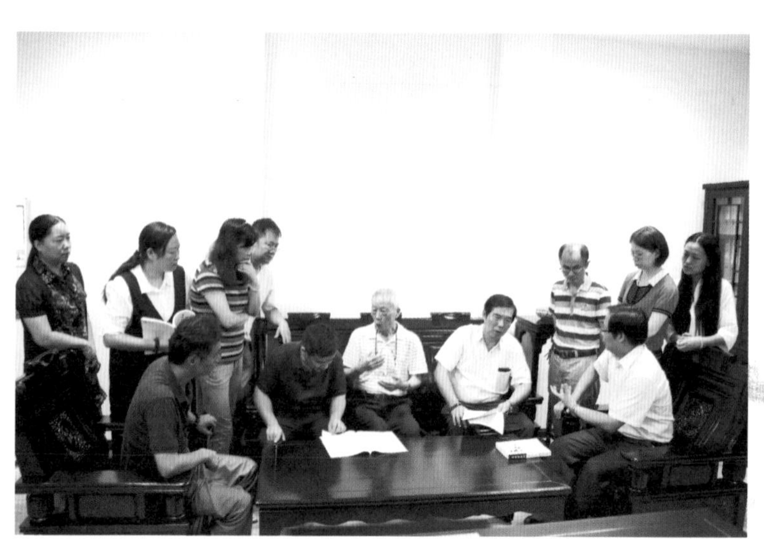

“国医大师”颁奖典礼

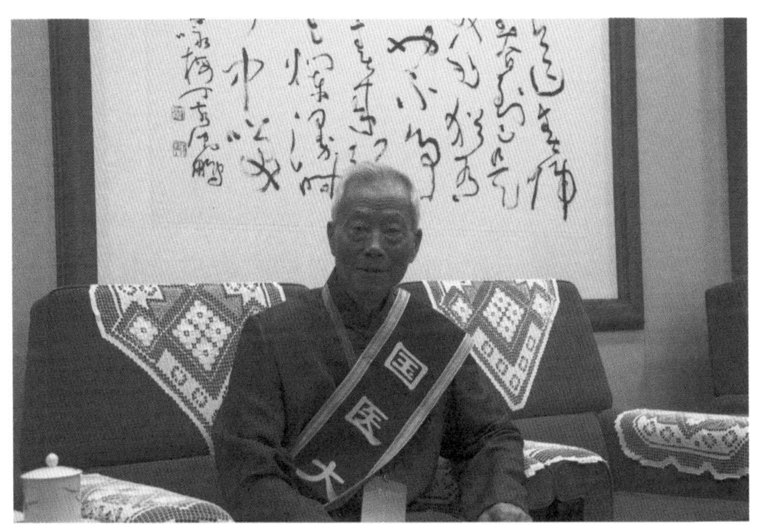

“全国中医药杰出贡献奖”颁奖典礼

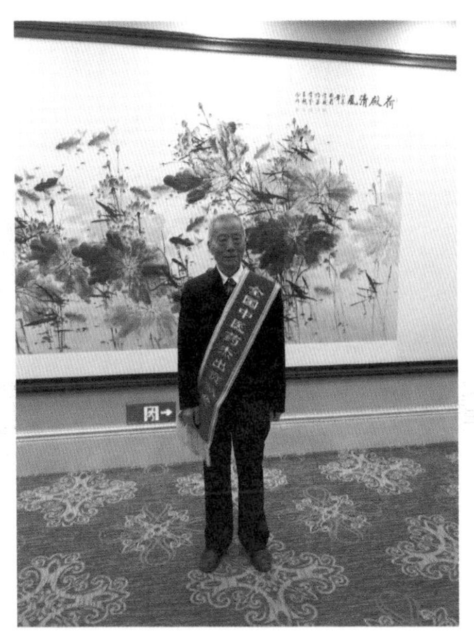

中国中医科学院学部委员会第一次全体会议合影

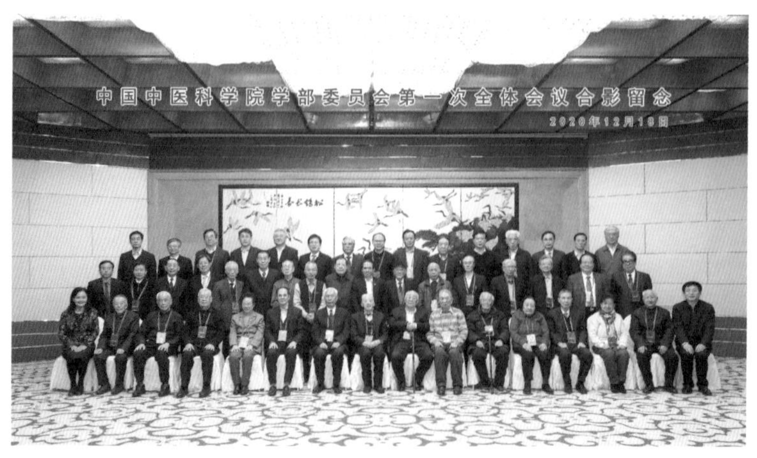

名家题字

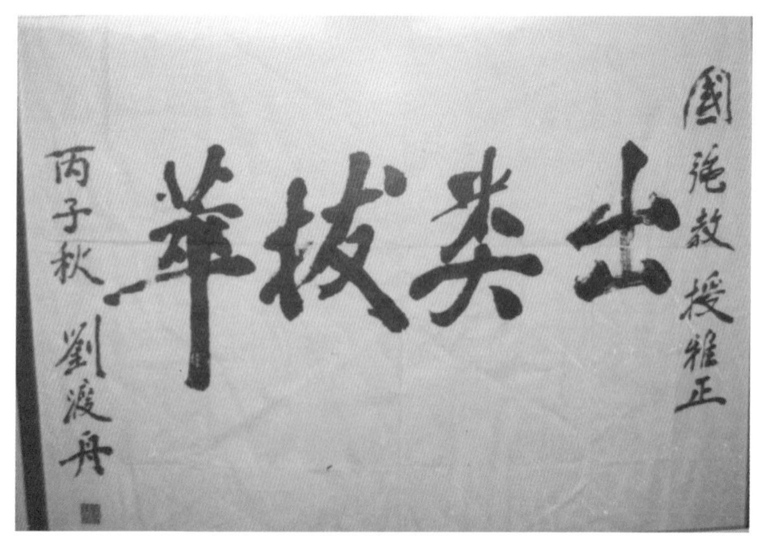

亲笔手稿

《加减柴胡四物汤临证思辨录》摘选

柴胡四物汤患……柴胡汤合四物汤……减而成，故明其义，前述其源流。

湖北中医学院中医系

加减柴胡四物汤临证思辨录（初稿）

湖北中医学院　梅国强

小柴胡汤见于《伤寒论》太阳篇第96条："伤寒五六日中风，往来寒热，胸胁苦满，嘿嘿不欲饮食，心烦喜呕，或胸中烦而不呕，或渴，或腹中痛，或胁下痞硬，或心下悸，小便不利，或不渴，身有微热，或咳者，小柴胡汤主之。"其方由柴胡、黄芩、半夏（洗）、人参、炙甘草、生姜、大枣组成。笔者曾概括其功效云：本方寒温并用，攻补兼施，升降协调。外证得之，重在和解少阳，疏散邪热；内证得之，还有疏利三焦，调达上下，宣通内外，运转枢机之效。不仅如此，祁坤《外科大成》云："用小柴胡汤加味，治肝胆经部位热毒瘰疬，及一切疮疡，发热，潮热，兼小腹胁股结核，囊痈，便毒，或耳内耳下生疮。"可作为运用本方之参考。

四物汤出唐·蔺道人《仙授理伤续断秘方》，其云："凡跌伤，肠中污血；凡损伤，大小便不通，未可便服损药，盖损药以用酒热，宜服四物汤……"。"凡重伤者，第一用大承气汤，或小承气汤，或四物汤，通大小便去瘀血也"。可见四物汤初立成方之初，主要用于跌打损伤而内有瘀血者，其後用而较少。若溯其源，《金匮

武汉名老中医药咨询中心

处 方 笺

注意事项

姓名	白德华	性别	男	年龄	41	单位或住址	汉口
脉案	下痢白粘液约半年，久治不愈。日前肠鸣，腹痛，下痢日约三次，为白色粘液，大便溏黄色，饮食尚可，口渴饮水多，小便黄，脉弦缓，舌苔白厚。						
处方	白头翁10g 黄连6g 黄柏10g 秦皮10g 白芍10g 广木香10g 枳壳10g 银花30g 法夏10g 当归10g 旱莲草15g 7付						

198 6 年 8 月 12 日　医师 梅国强（签名）

请妥善保存、复诊请带原方

文摘卡

文摘卡

编号：

湖北中医学院
内科教研室

题目 产后

作者 叶天士　译者

书刊名称 临证指南医案 九卷 期 694页 年 月

内容摘要 程 坐蓐过劳，肝风阳动，面浮气短，腹膨，恶露未清，不可腻滞，须防痉厥

小生地 丹参 泽兰 茯神 黑穞豆皮 琥珀末

又：血分既亏，风阳动泄，汗出心悸，此辛气走泄须忌，所虑痉厥，如已见端，议静药和阳意

阿胶 鸡子黄 细生地 生牡蛎 丹参

文摘卡

编号：

湖北中医学院
内科教研室

题目 崩漏

作者 叶天士　译者

书刊名称 临证指南医案 九卷 期 675页 年 月

内容摘要 罗 二十四 病属下焦，肝肾内损，延及冲任奇脉，遂致经漏淋漓，腰脊痿弱，脉络交空，有终身不得孕育之事（肝肾冲任虚寒）

制熟地 河车胶 当归 白芍 人参 茯苓

於术 炙草 蕲艾炭 香附 小茴 紫石英

纪念医林名宿洪子云教授诞辰百周年诗词

纪念医林名宿
洪子云教授诞辰百周年

沁园春　橘井流长

三国遗都，郢市新城，俊彩永芳。有洪公聪颖，医林巨匠，恭承家学，仁德弘扬。不尚虚玄，活人务实，融会寒温多妙方。刚强质，惜大师无觅，倍觉铿锵。

桃红李醉门墙，喜贤达庭前亨惠光。又孙贤绍业，众多新秀，同仁携手，续谱华章。学子行思，心存敬畏，衣钵恩情未敢忘。天行健，念忠魂堪慰，橘井流长。

七律　奋蹄鞭

忝列门墙五十年　童颜早逝染霜巅
常思昔日恩师训　恒作今朝奋蹄鞭
治病琴心同剑胆　为人名利化云烟
韶华易逝霞光短　但愿余辉启后贤

学生　杨國强　乙未冬

内容简介

本书是“荆楚中医药继承与创新出版工程·荆楚医学流派名家系列（第一辑）”丛书之一。

本书主体分为七个部分，包括医家传略、学术特色、著作简介、医论选录、医案精选、经验用方、常用药对。本书将梅老亲自撰写、编写的论著、教材，对伤寒学术的研究及伤寒理论的阐释与发挥，数十年的典型临床病案，经临床反复验证所拟定的经验方及加减运用，以及学生研究梅老学术思想与临床经验等的相关成果一并整理，并汇总编写。

本书可供中医及中西医结合临床医师、中医药院校师生以及中医爱好者参考阅读。

总序

中医药传承与创新非常重要，没有传承，创新就是无根之木、无源之水，而只有不断实践、创新，才能发展，并得以很好地传承。因此，要加强中医药文献整理和学术流派的研究，以及地方名医学术经验的整理与发掘工作。近些年来，很多业内人士已经清楚地看到，中医药文献与学术流派是现代中医药科学研究、教育以及临床发展的重要基础，系统梳理中医药历史源流，整理中医药学术思想精华，总结历代名医名家临证经验、学术思想和治学方法，尤其是对具有地域特色的医学体系、学术流派和临证经验进行整理，对于继承和发展中医药事业具有重要意义，也是践行习近平总书记提出的“传承精华，守正创新”指示的具体举措。在这方面尚有很多工作可做，值得大家重视。

中医学术流派是在长期的历史过程中通过不断积淀、传承、演变并凝练出独具特色的学术思想和诊疗技术而形成的，具有一定的历史影响和社会公认度，也是中医药文化传承发展的重要载体。中医学术流派特别是名医的学术思想和临证经验作为中医传统技艺的重要组成部分，已经成为中医理论和临床经验传承发展的关键。湖北省（荆楚）地域辽阔，历史悠久，九省通衢，交通便利，文化积淀深厚，药物资源丰富，历代名医辈出，具有鲜明的发展特色和规律。

荆楚医学源远流长。神农尝百草是荆楚医药学研究的开端。到了商周时期，荆楚医学开始发展，出现了具有个别性、自发性的零散的经验和认识，这一点从先秦的文献中可以看出。正是这些前期积累为战国到两汉时期医学体系的构建奠定了基础。湖北江陵张家山汉墓出土的医书竹简包括《脉书》《引书》。从内容可以看出，其出现的时间早于《黄帝内经》。毫无疑问，这些著作为《黄帝内经》的成书做出了贡献。晋唐到宋这一时期可以说是荆楚医学的兴起时期，这一时期出现了以王叔和、庞安时为代表的名医大家。王叔和精于脉学，整理编次了《伤寒论》，庞安时提出寒温分治，两人对《伤寒论》都深有研究。明清时期是荆楚医学发展的鼎盛时期，这一时期出现了临床大家万全、伟大的医药学家李时珍，此外，还有本草学家刘若金、"戒毒神医"杨际泰、内科名家梁学孟、制药名家叶文机以及他开设的知名药店"叶开泰"。近现代，荆楚地域更是名医辈出，有倡导扶阳的王和安，有内科名家蒋玉伯、张梦侬、熊魁梧，有与哈荔田有"南黄北哈"之称的妇科名家黄绳武，有伤寒名家李培生、洪子云，除此之外，还有很多当代的名医名家，他们所做的工作不仅推动了荆楚地域中医学的发展，而且对中国传统医学的发展做出了巨大的贡献。因此，对荆楚地域医家的学术思想以及临证经验进行研究既有必要，也有可为。

本丛书通过深入研究文献，勾勒出从汉水流域至长江中段荆楚医学从源到流的发展脉络，揭示了从东汉末年到明清的荆楚中医药学的发展历史，延续至今，一代代中医名家学术相承赓续，不断地传承与创新，特别是通过对当代代表性医家的医学思想、理论、技术的挖掘，系统而深刻地梳理出荆楚医学的传承与发展脉络，具有重要的社会意义和文化影响，亦是对中医药传承创新的贡献，也为全国各地中医流派整理、发掘研究做出了示范。

本丛书适合中医医史学、中医学术流派、中医药临床及中医药文化的研究和学习者阅读。

书将付梓，先睹为快，不揣粗简，乐而为序。

张伯礼

中国工程院　院　士

天津中医药大学　名誉校长

中国中医科学院　名誉院长

2021 年 7 月于天津团泊湖畔

前言

梅国强，男，1939年生，湖北武汉人。二级教授，主任医师，博士生导师，国医大师，中国中医科学院学部委员。幼承家学，立志从医，以优异成绩考入湖北中医学院（现湖北中医药大学），师从伤寒名家洪子云先生，毕业后留校执教与行医至今。编写《伤寒论》教材、教参等多部，发表学术论文数十篇。

梅老耽嗜典籍，探幽索微，穷于理法，彰显规矩，灵活变通。精研仲景学说，旁参唐宋金元、明清诸家，主张继承并发扬六经及六经辨证，融汇寒、温学说于一体，完善辨证论治思维体系。开展伤寒理论、证候实质与转化、经方拓展运用及作用机制的深入研究等科研课题多项，其中一项被著名伤寒学家刘渡舟教授誉为"第一个真正的中医经典著作的病证模型"；勤于临证实践，早年参与治疗"流脑""肠伤寒"，积累了丰富的临证经验，其医术精湛，医德高尚，慕名求医者遍及海内外；忠于中医药事业，兢兢业业，著书立说，笔耕不辍，《仲景胸腹切诊辨》一文，被收入《仲景学说的继承和发扬》（日本）一书。《论扩大〈伤寒论〉方临床运用途径》为拓展经方临床运用提供了指导，具有很高的学术价值。积极师承带教，传承学术经验，所培育桃李，在各自领域有突出的建树；作为第三、四批全国老中医药专家学术经验继承工作指导老师，获中华中医药学会首届中医药传承"特别贡献奖"。注重学科建设、教材建设，1991年"伤寒论"学科获批为省级重点学科，为其以后建设成国家中医药管理局重点学科奠定了基础。梅老主编的《伤寒论讲义》（人民卫生出版社出版），获评"全国高等学校医药优秀教材一等奖"和"新世纪全国高等中医药优秀教材"。其因贡献突出，于2017年被评为"国医大师"，2019年获"全国中医药杰出贡献奖"，2020年被聘为中国中医科学院学部委员。

全国名老中医药专家梅国强传承工作室、国医大师梅国强传承工作室（以下简称“工作室”）自成立以来，致力于梅国强教授的学术研究与传承，临证经验的挖掘与推广；致力于中青年高层次中医人才的培养，中医教改及拔尖学生的教育和引导；致力于伤寒理论与经方临床应用的研究。

本书按“荆楚中医药继承与创新出版工程·荆楚医学流派名家系列”丛书的编写要求，将梅老亲自撰写、编写的论著、教材，对伤寒学术的研究及伤寒理论的阐释与发挥，数十年的典型临床病案，经临床反复验证所拟定的经验方及加减运用，以及学生研究梅老学术思想与临床经验等的相关成果一并整理，并汇总编写。本书从“医家传略”“学术特色”“著作简介”“医论选录”“医案精选”“经验用方”“常用药对”等方面，汇集成册，以期记录梅老的学术经历及诊疗特色。其中，“医家传略”主要介绍其生平、学习和工作经历，以及其治学经验等；“学术特色”围绕其对仲景学术的传承，介绍其伤寒学术思想和临证经验、伤寒学术渊源和特点、治伤寒学术方法等；“著作简介”收录其担任主编、副主编或参编的《伤寒论》教材及其他著作的主要内容、编写特点及出版情况，并摘选其中部分代表性内容，供《伤寒论》研究者学习；“医论选录”摘选其早年撰写的论文、学术交流讲稿等，进行编排；“医案精选”选列55个方剂的典型医案，并对这些方剂的运用做简要论述；“经验用方”列入其临床使用多、疗效好的经验方，从组成、功效、主治、方解、辨证要点、加减运用、按语、典型病例多个方面进行论述；“常用药对”选列50个临证常用药对的功效主治、选用经验；“大事记”按时间的先后顺序简要记录了对梅老有影响的大事、要事。

本书在整理编写过程中，得到刘松林教授、曾祥法教授等的大力支持，以及工作室成员的通力协助，在此表示最衷心的感谢！同时衷心感谢所参考和引用文献的作者！

本书可供中医师及中医学相关专业人员参考，由于编者水平有限，加之时间仓促，书中不妥之处在所难免。恳请同道专家、学者及广大读者不吝赐教，予以指正。

本书涉及的《伤寒论》原文及条目数，以明代赵开美复刻宋本《伤寒论》为蓝本，并参照刘渡舟教授主编的《伤寒论校注》。

本书中引文，因来源资料年代久远，已无从查对最原始的版本，在编写过程中，编者和编辑对引文中少量文字按现在的出版规范做了修改。

本书中方剂组成尽量与原方保持一致，但需关注国家重点保护野生药材的应用，此类药物在临床应用中应灵活处理，不可照搬照抄原方。

编　者

目录

医家传略 …… 1
一、幼承家学，师从名师 …… 4
二、精研伤寒，拓展临证 …… 5
三、勇于实践，胆大心细 …… 6
四、笔耕不辍，探索不止 …… 8
五、传道授业，提携后学 …… 9
六、孜孜不倦，心系中医 …… 11
七、诗情雅趣，恬淡自得 …… 12

学术特色 …… 13
一、精研伤寒学术，深入阐发六经要旨 …… 15
二、拓展经方思维，扩大临床运用范围 …… 31
三、主张寒温汇通，有效驾驭疑难病证 …… 34
四、论证手足同病，救治危重取法少阳 …… 39
五、注重整体恒动，把握脏腑经脉相关 …… 43
六、活用唯物辩证，审机立法遣方用药 …… 47

著作简介 …… 55
一、《乙型肝炎的中医治疗》 …… 57

二、《伤寒论讲义》(21世纪课程教材) …… 76
三、《伤寒论讲义》(全国高等中医药院校成人教育教材) …… 92
四、《伤寒论讲义》(全国高等中医院校函授教材) …… 124
五、《伤寒论》(“中医药学高级丛书”之一) …… 126
六、《伤寒论》(全国西医学习中医普及教材) …… 129

医论选录 …… 133

一、论少阳腑证 …… 135
二、再论少阳腑证 …… 140
三、略论“存津液”在《伤寒论》中的运用规律 …… 147
四、答黎明同志的《商榷》(再论“存津液”在《伤寒论》中的运用规律) …… 153
五、论桂枝汤法及其变化 …… 158
六、仲景胸腹切诊辨 …… 164
七、论叶天士“益胃阴”之运用规律 …… 176
八、医论二则 …… 183
九、水泉不止,膀胱不藏——浅议五苓散治消渴 …… 187
十、朱丹溪老年医学思想初探 …… 189
十一、胃家实之我见 …… 196
十二、论表里治法的先后缓急 …… 199
十三、湿热内伏膜原而成厥热胜复 …… 206
十四、手足少阳同病刍议 …… 208
十五、病毒性心肌炎频发室性早搏初论 …… 211
十六、论扩大《伤寒论》方临床运用途径 …… 215
十七、仲景“治未病”思想临证撮要 …… 228
十八、风心病慢性心衰之巩固疗法 …… 235

医案精选 …… 237

一、桂枝汤 …… 239
二、桂枝加葛根汤 …… 240
三、桂枝加厚朴杏子汤 …… 242
四、桂枝加附子汤 …… 243
五、桂枝去芍药汤 …… 244
六、桂枝加芍药汤 …… 246
七、桂枝加芍药生姜各一两人参三两新加汤 …… 248
八、桂枝芍药知母汤 …… 249
九、桂枝加龙骨牡蛎汤 …… 250
十、黄芪桂枝五物汤 …… 251
十一、麻黄杏仁甘草石膏汤 …… 253
十二、麻黄连轺赤小豆汤 …… 254
十三、麻黄细辛附子汤 …… 256
十四、小青龙汤 …… 257
十五、小青龙加石膏汤 …… 259
十六、大青龙汤 …… 260
十七、射干麻黄汤 …… 262
十八、小柴胡汤 …… 263
十九、柴胡桂枝汤 …… 265
二十、柴胡桂枝干姜汤 …… 267
二十一、柴胡加龙骨牡蛎汤 …… 269
二十二、四逆散 …… 270
二十三、桃核承气汤 …… 273
二十四、葛根黄芩黄连汤 …… 274
二十五、真武汤 …… 277
二十六、茯苓桂枝白术甘草汤 …… 278

二十七、茯苓甘草汤 …… 280
二十八、黄芪建中汤 …… 281
二十九、理中汤 …… 282
三十、桂枝人参汤 …… 284
三十一、吴茱萸汤 …… 285
三十二、乌梅丸 …… 286
三十三、小陷胸汤 …… 287
三十四、栝蒌薤白半夏汤 …… 289
三十五、半夏泻心汤 …… 291
三十六、生姜泻心汤 …… 292
三十七、甘草泻心汤 …… 293
三十八、干姜黄芩黄连人参汤 …… 295
三十九、大黄黄连泻心汤 …… 296
四十、厚朴生姜半夏甘草人参汤 …… 298
四十一、当归四逆汤 …… 299
四十二、温经汤 …… 301
四十三、竹叶石膏汤 …… 302
四十四、炙甘草汤 …… 303
四十五、大半夏汤 …… 305
四十六、五苓散 …… 306
四十七、猪苓汤 …… 307
四十八、黄连阿胶汤 …… 309
四十九、麦门冬汤 …… 310
五十、酸枣仁汤 …… 312
五十一、白头翁汤 …… 313
五十二、胶艾汤 …… 314
五十三、肾气丸 …… 316

五十四、枳实薤白桂枝汤 …… 317
五十五、甘草干姜茯苓白术汤 …… 319

经验用方 …… 321
一、自拟四土汤 …… 323
二、白头翁洗方 …… 325
三、柴胡蒿芩汤 …… 326
四、加减鳖附散 …… 328
五、加减清骨散 …… 329
六、化痰活血通络方 …… 331
七、疏肝和胃汤 …… 333
八、加减麻杏甘石汤 …… 334

常用药对 …… 337
一、麻黄、杏仁 …… 339
二、浙贝母、桔梗 …… 340
三、荆芥、防风 …… 341
四、白英、败酱草 …… 342
五、制三棱、制莪术 …… 343
六、制鳖甲、制香附 …… 345
七、飞青黛、海蛤粉 …… 346
八、射干、马勃 …… 347
九、生蒲黄、滑石 …… 348
十、旱莲草、女贞子 …… 350
十一、麦冬、法半夏 …… 351
十二、忍冬藤、金刚藤 …… 352
十三、金樱子、芡实 …… 354

十四、石菖蒲、远志 …… 355
十五、杜仲、续断 …… 356
十六、浮小麦、麻黄根 …… 357
十七、黄连、苏叶 …… 359
十八、胡黄连、地骨皮 …… 360
十九、桂枝、白芍 …… 361
二十、桂枝、红花 …… 362
二十一、黄芪、红景天 …… 364
二十二、苍耳子、辛夷 …… 365
二十三、制川乌、制草乌、丹参 …… 367
二十四、白鲜皮、地肤子 …… 368
二十五、地榆、槐花 …… 370
二十六、大蓟、小蓟、侧柏叶 …… 371
二十七、阿胶、艾叶 …… 373
二十八、制乳香、制没药 …… 374
二十九、田基黄、垂盆草 …… 376
三十、栀子、淡豆豉 …… 377
三十一、牡丹皮、栀子 …… 378
三十二、芦根、滑石 …… 380
三十三、淡竹叶、灯心草 …… 381
三十四、山楂、草决明 …… 382
三十五、苍术、黄柏 …… 384
三十六、茯苓、甘草 …… 385
三十七、白芍、甘草 …… 386
三十八、黄连、吴茱萸 …… 387
三十九、延胡索、川楝子 …… 389
四十、广木香、砂仁 …… 390

四十一、土鳖虫、红花 …………………………………………………… 391
四十二、金钱草、海金沙 ………………………………………………… 393
四十三、土茯苓、乌药 …………………………………………………… 394
四十四、泽泻、白术 ……………………………………………………… 396
四十五、淫羊藿、仙茅、蛇床子 ………………………………………… 397
四十六、丹参、牡丹皮、赤芍 …………………………………………… 398
四十七、甘草、桔梗、诃子 ……………………………………………… 400
四十八、玫瑰花、月季花、绿萼梅 ……………………………………… 402
四十九、木贼草、密蒙花、谷精草 ……………………………………… 404
五十、虎杖、枳实、莱菔子 ……………………………………………… 405

大事记 ………………………………………………………………………… 409

参考文献 ……………………………………………………………………… 411

荆楚中医药继承与创新出版工程·
荆楚医学流派名家系列（第一辑）

梅国强

医家传略

梅国强，男，汉族，湖北武汉人，1939 年 3 月出生于中医世家。1956 年考取武昌医学专科学校，1958 年被保送进入湖北中医学院（现湖北中医药大学），1962 年拜伤寒名家洪子云先生为师，并长期跟师学习。1964 年毕业并留校任教至今，历任湖北中医学院伤寒教研室主任、教务处处长。现为国医大师、湖北中医药大学二级教授、主任医师、博士生导师、中国中医科学院学部委员。曾任广州中医药大学兼职博士生导师，张仲景国医大学（现张仲景国医国药学院）名誉教授，中华中医药学会常务理事（两届）、中华中医药学会仲景学说分会顾问，湖北省中医药学会常务理事、副理事长、秘书长，湖北省仲景学术研究会主任委员、《中医杂志》编委、湖北省科学技术协会常委（两届）、湖北省伤寒论重点学科带头人。

1991 年获湖北省教委、湖北省人事厅授予的“湖北省优秀教师”称号，1992 年被评为“湖北省有突出贡献中青年专家”，同年享受国务院政府特殊津贴。1998 年获中华国际医学交流基金会颁发的“林宗扬医学教育奖”，2002 年获湖北省卫生厅授予的“湖北省知名中医”荣誉称号，2004 年获湖北省人民政府学位委员会和湖北省教育厅授予的“湖北省优秀研究生导师”称号，2006 年获中华中医药学会首届中医药传承“特别贡献奖”，2007 年获湖北省教育系统“三育人”先进个人称号，2011 年获湖北省人力资源和社会保障厅、湖北省卫生厅授予的“湖北中医名师”称号，2014 年获湖北省人力资源和社会保障厅、湖北省卫生和计划生育委员会授予的“湖北中医大师”称号，同年被中国科学技术协会评为“全国优秀科技工作者”，2017 年被国家人力资源和社会保障部、国家卫生和计划生育委员会和国家中医药管理局评为第三届“国医大师”，2019 年获国家人力资源和社会保障部、国家卫生健康委员会和国家中医药管理局授予的“全国中医药杰出贡献奖”。

2002 年 11 月被国家人事部、卫生部及国家中医药管理局确定为第三批全国老中医药专家学术经验继承工作指导老师，2008 年 11 月又被确定为第四批全国老中医药专家学术经验继承工作指导老师。2020 年任中国中医科学院学部委员。入录《中国当代中医名人志》和《当代中国科技名人成就大典》。

梅国强发表学术论文数十篇，主编、参编《伤寒论讲义》《乙型肝炎的中医治疗》等全国规划教材及专著多部，他担任主编的教材《伤寒论讲义》（人民卫生出版社，2003 年出版）于 2005 年被全国高等医药教材建设研究会、中华人民共和国卫生部教材办公室评为“全国高等学校医药优秀教材一等奖”、2009 年被全国高等中医药教材建设研究会评为“新世纪全国高等中医药优秀教材”。其主持的科研课题中有 1 项获湖北省人民政府科学技术进步奖三等奖，1 项获湖北省卫生厅科技进步三等奖。

一、幼承家学，师从名师

梅国强出生于中医世家，祖上为清代名医，闻名乡里，曾因救治病患有功而受到立旗杆形式的表彰，故其家乡又被称为“旗杆湾”。自幼受家庭环境熏陶，立志从医，完成小学、中学学业后，1956 年考入武昌医学专科学校，因成绩优异，1958 年被保送入湖北中医学院，遂得入中医之门。其后系统学习中西医知识，每逢寒暑假，便侍诊于其父之侧，熟悉药味药性、学习临床知识、培养临证思维。

梅老在本科期间，经组织选拔，拜入湖北名医洪子云先生门下，长期跟师学习，时至今日，仍然秉承洪老训示：“学医两看，白天看病，晚上看书”。毕业后留校任教，在洪老的指导下，潜心研究《伤寒论》，系统梳理各《伤寒论》注家著作，对注家的独到见解及伤寒学术流派的学术特点有系统研究。工作期间主讲“伤寒论”课程，对仲景学术及其传承、应用的研究十分深入，其理论造诣颇高。在洪老指导下，对温病学亦有系统学习，初习以《温热经纬》《温病条辨》为主，看似书仅二本，实则温病大家之论尽在其中。梅老融汇“寒”“温”，相互补充，以指导外感、内伤病证的辨治。在附院（现为湖北省中医院）经典病房工作期间，他在洪老的指导下，出色地完成了诊疗工作，在反复的探索总结中，其中医临床诊疗水平得到很大提高。梅老理论知识的积累、诊疗水平的提高要归功于临床实践，更要归功于勤于总结写作。总结写作既可将临证经验加以提炼，也可为临床应用追溯理论基础，进而指导拓展运用，以便传播经验，交流学习。

梅老生平两大乐事，一为教书育人，为中医育桃李；二为治病救人，为患者除病痛。坚实的理论功底，精湛的诊疗技术，丰硕的科研成果，高尚的行医品德，可敬的师表风范，崇高的敬业精神，都来自其对专业的执着追求。

二、精研伤寒，拓展临证

洪子云先生曾说："只读《伤寒论》而不通温病者，只能当半个医生。"梅老遵洪老教导，除主攻《伤寒论》外，还认真研读《内经》《难经》诸经。复因洪老主张寒温汇通，故梅老又仔细研读明清温病大家——吴又可、叶天士、薛生白、吴鞠通、王孟英等名家著述，旁及各家学说，对《温热论》《临证指南医案》《温病条辨》《温疫论》等温病学经典著作，多可信手拈来，他坚信多治病必要多读书，多读书必能多愈病。

梅老精研伤寒学术，深入阐发六经要旨，并指出，理解六经之旨应以临证为依据。六经辨证是辨证整体观的反映，六经辨证就是以六经所系的脏腑经络、气血阴阳、津液精神的生理功能和病理变化为基础，结合人体抗病力强弱、病因属性、病势进退缓急等因素对疾病进行整体分析和辨证的方法。关于《伤寒论》"存津液"问题，学者认识各有不同，而他发表《略论"存津液"在〈伤寒论〉中的运用规律》等，全面揭示其真谛，尤其在论述阳亡而吐利不止，阴血消亡在即方面，认为应及时回阳救逆，即应止吐利以存津液；祛邪务必及时有力，旨在存阴，如大青龙汤之峻汗法，大承气汤之急下存阴法等。梅老认为"存津液"可寓"滋阴"诸法，而仅论"滋阴"，则大失《伤寒论》本旨。《论叶天士"益胃阴"之运用规律》中，指出泻邪热之有余，即益胃阴之不足；泄湿浊之郁伏，而寓益胃阴之意等，与前者有异曲同工之妙。

梅老拓展经方思维，全面扩大临床运用。其对经方的临床运用进行全面发挥，总结出《论扩大〈伤寒论〉方临床运用途径》，系统阐明拓展经方运用之"突出主证，参以病机""谨守病机，不拘证候""根据部位，参以病机""循其经脉，参以病机""酌古斟今，灵活变通""厘定证候，重新认识""复用经方，便是新法""但师其法,不泥其方”等途径,其论明白晓畅,临床可征可信,颇受行家赞誉。梅老是拓展经方运用思路之集大成者,其理论思想具有很高的学术指导作用和临床指导价值,形成了一系列文章,其中《论扩大〈伤寒论〉方临床运用途径》《加减柴胡桂枝汤临证思辨录》等被连载,受到广泛关注和应用。

梅老主张寒温汇通,提倡以六经辨证为纲,而将卫气营血、三焦、脏腑辨证等穿插其间,广泛运用于外感热病和内伤杂病,虽难产生高出其上之统一辨证方法,然必有互补之妙,绝无龃龉之情。他还指出,时代变化,病因复杂,现代疑难、复杂病证多见,灵活运用寒温辨证,于临证尤其重要。如辨少阳经腑二证,并提出少阳腑证主以大柴胡汤。自拟柴胡蒿芩汤,以治疗少阳枢机不利、湿热弥漫三焦者,其合乎法度,令人耳目一新。对多种以湿热弥漫为主要病机的急危重症疗效显著,有较强的临床运用价值。自拟加减白头翁汤洗方(坐浴剂/外敷剂),对妇科带下、皮肤湿疹、痔疮等,有明显疗效。上二方被《名医名方录(第四辑)》收载。再如《加减柴胡温胆汤临证思辨录》等文章,均可从中了解寒温汇通的实效。《经方为主治疗冠心病患者临证撮要》提出冠心病患者痰瘀互结,脏腑相关论,其具有良好的临床指导意义。其他诸文,均结合实践经验,立论清新,说理周详。

梅老精于把握临证变化,认为变化贯穿疾病始终,辨证之时,把握变化,方可主导疾病向愈;治疗之中,常法不效,必思其变法。虽病情变化诡秘难测,然有“三易”之理可遵:一者,变易——无论治与不治,正治与误治,病情始终是在变化的,不可一味泥古而不晓变化;二者,简易——病证纷乱,病情复杂,以病机为要,方可执简驭繁;三者,不易——观其脉证,知犯何逆,随证治之。并且,梅老总结临证更方之要旨:效不更方、效亦更方、不效更方、不效守方。字虽仅十六,然字字珠玑,无不出于数十年之反复摸索。

三、勇于实践,胆大心细

梅老有早年跟随洪老用中医药治疗流脑、急性细菌性痢疾、肠伤寒、流行性出血热等急重证之坚实基础，故其善治某些急重或疑难之病。他既是老师，又是医生，“文革”期间，他带学生开门办学。适逢一妊娠八个月患者，突发高热下利赤白无度两日，腹痛、里急后重明显。那处距县城百余里，若以人力长途送医，后果不堪设想。梅老若接诊，则思想压力沉重，若推辞则恐失两命，故毅然接诊，拟白头翁汤加行气理血、缓急止痛之品。其中白头翁、生白芍均用至30 g，是此前未曾用过之剂量。梅老唯恐生变，而彻夜难眠。讵料效果甚佳，母子平安，事后仍心存余悸。

在附院经典病房工作期间，梅老曾治疗一位急性皮肌炎病者，高热（39.1～41 ℃）弛张不退，周身红疹密布，奇痒微痛，而患者拒绝使用激素治疗。初因囿于清热解毒法，经治月余而病情依旧，以致“满城风雨”。其时心急如焚，每夜必查阅中医古籍文献，忽一日查得《医宗金鉴·外科心法要诀》中“赤白游风”与此病相似，从其病机论述“表虚腠理不密，风邪袭入，怫郁日久，与热相搏，则化热益盛而成”中，悟出桂枝汤法治疗，竟获痊愈。因而惊叹洪老教诲“学医两看，白天看病，晚上看书”为金针度人。

而同一疾病，有急、慢之别，中医治法，各有所异，需辨证论治，注意同病异治！梅老近数年又治愈两例慢性皮肌炎患者，其证均表现为湿热成毒征象，均以“自拟四土汤”（土牛膝、土贝母、土大黄、土茯苓）加二妙散及活血解毒祛风之品治疗，而获痊愈。“自拟四土汤”用途较广，有清热解毒、利湿泄浊通淋、消肿散结、凉血活血止血之功。经系统梳理近30年之病案，梅老所治病种涵盖皮肤类、肾与膀胱类、其他类等，共30多种。另如，以小陷胸汤加味，治疗心系疾病，如冠心病、肥厚型心肌病、扩张型心肌病等；胃肠疾病，如慢性胃炎、胃溃疡、十二指肠溃疡等；肺系疾病，如上呼吸道感染、间质性肺炎、慢性阻塞性肺疾病等，均有较好效果。又以真武汤加味、小陷胸汤加味，分别治疗不同证候之“慢性充血性心力衰竭”，常获佳效。自20世纪80年代迄今，梅老保存原始门诊病案两万余例，正在加紧整理，冀于原有基础上，以全《经方临证思辨录》之心愿。

梅老秉持仁心仁术，勤于临床，待患者态度和善，多虑患者之苦，常思患者之疾，诊治细致，辨治准确，常常效如桴鼓，受到患者尊重；注重钻研学术，精于心血管疾病、消化系统疾病及多种疑难重症的辨治，疗效显著，至今仍坚持每周出诊4～5次。虽然年事较高，但是对因限号不能就诊以及远程就诊者，常常教导学生要视患者之疾苦如同自身，故常延长坐诊时间以期患者能得到及时诊治。其医德高尚，医术高明，就诊患者遍及荆楚，广及海内外，并受到患者广泛赞誉、社会高度认同和同行普遍称道。因其学验俱丰，对患者热情诚恳，所以求治者应接不暇。

四、笔耕不辍，探索不止

自20世纪70年代开始，梅老追随李培生、刘渡舟、袁家玑教授，协助编写《伤寒论》教材、教参数部，既是工作，亦为深造之机缘。学名家成就，而筑一己之根基，心诚志坚，其后主编21世纪课程教材《伤寒论讲义》、全国高等中医药院校函授教材《伤寒论讲义》，主编《乙型肝炎的中医治疗》，编写教材、著作多部。其主编的21世纪课程教材《伤寒论讲义》，2005年被全国高等医药教材建设研究会、中华人民共和国卫生部教材办公室评为"全国高等学校医药优秀教材一等奖"、2009年被全国高等中医药教材建设研究会评为"新世纪全国高等中医药优秀教材"。撰写《仲景胸腹切诊辨》《加减柴胡桂枝汤临证思辨录》等论文数十篇。其中《仲景胸腹切诊辨》于1982年在南阳首届中日仲景学术大会宣读，受到广泛关注，后被日本东洋学术出版社收入《仲景学说的继承和发扬》一书中。《论扩大〈伤寒论〉方临床运用途径》于1988年获湖北省科学技术协会优秀论文一等奖。

学术探讨永无止境，梅老主要从两个方面开展学术探讨。其一，致力于临床探索，从"勇于实践，胆大心细"中可见一斑，在此不予赘述。其二，开展实验研究，对《伤寒论》证候实质、证候转化、经方的作用机制等，采用现代医学方法进行探索，如《伤寒论》血虚寒凝证的实验研究，采用动物局部冷冻法，以贴近人体血虚寒凝证，用现代理化指标，揭示其病理生理本质，经鉴定达国内首创水平，获1992年湖北省人民政府授予的科学技术进步奖三等奖。再如《伤寒论》

太阴阳虚与少阴阳虚证治及其关系的实验研究，1993 年在首届亚洲仲景学说学术会议上受到好评，被伤寒学界泰斗刘渡舟教授赞为“第一个真正的中医经典著作的病证模型”。心下痞辨证及其客观化研究，1993 年获湖北省卫生厅授予的科学技术进步奖三等奖。梅老多年来共完成科研课题八项，均取得较好的成果，然而梅老认为仍有较多不足处：其一，很难造成中医证候模型；其二，过分依赖西医学实验研究思路和方法，难与中医学原理相符；其三，中医科研难以将辨证论治与现代理化检查方法结合。

梅老注重学科建设，学术传承。1991 年，“伤寒论”学科定为我省重点学科后，在时任学科带头人梅老带领下，该学科于 1996 年评审达到“国内领先水平”。湖北中医学院成为全国率先开展伤寒论重点学科建设的高校，为建设成国家中医药管理局重点学科奠定了基础，也为学术传承提供了良好的平台。

五、传道授业，提携后学

梅老长期从事“伤寒论”课程教学，在中医教育战线上工作五十余年，曾为本科生、留学生、硕士生、博士生、全国《伤寒论》师资班学生等授课，还多次应邀到北京、广州、河南、山东等地为研究生班、经方班讲学或授课，因教学效果好，而被交口称赞。

在带教本科生时，梅老从讲解医疗制度，到病历书写、辨证立法处方，无不精勤周密，除注重医疗技术的传授外，他还注重教育学生正直做人，严谨治学，曾有一次门诊工作结束回家经过李时珍铜像，迎面走来一个“陌生人”，向他说道：“梅教授，您不认识我了，当年本科毕业论文是您审阅的，因为内容抄袭，被您退回重写，这个事教会我治学和做人，影响我一辈子。谢谢您！”

梅老在培养研究生（硕士生、博士生 30 余名）过程中，除及时答疑解惑外，还注重培养学生的临证思辨和对复杂或疑难病证的分析处理能力，务使学生受益。他教会学生读《伤寒论》的方法：“既要读正面，也要读反面，还要读侧面”，以求其全貌。梅老为学生修改论文，逐字圈点，逐句修改，不漏掉任何一个标点。他本着“弟子不必不如师，师不必贤于弟子”的古训，曾引用唐代刘禹锡的名句，“芳林新叶催陈叶，流水前波让后波”，鼓励学生超过他。事实证明，他的学生如北京中医药大学田金洲、肖相如教授，广州中医药大学万晓刚教授，陕西省肿瘤医院廖子君主任，湖北省中医院喻秀兰主任，江汉大学叶勇教授，湖北中医药大学张智华教授等，早已成为各单位业务骨干，有的已贤于师或将贤于师。每谈及此，梅老欣慰之情，溢于言表。

梅老师从名老中医洪子云教授，受益于师承教育与院校教育相结合的中医药人才培养模式，同时也践行该中医特色教育方法。他在指导30余名研究生和中医教改班本科生的过程中，一直在推动和实践着这一具有中医特色的人才培养方法，效果显著。根据卫生部、国家中医药管理局等的文件，他被遴选为第三批、第四批全国老中医药专家学术经验继承工作指导老师，培养的学术继承人吕文亮教授、刘松林教授、程方平教授、曾祥法教授皆学有所成，其中一名获首届中医药传承高徒奖。经当地卫生主管部门批准，湖北中医药大学附属医院（湖北省中医院）、武汉市中医医院、广东省江门市五邑中医院、深圳市宝安区中医院、湖北省应城市人民医院等设名医传承工作室或专家门诊，聘请梅老开展学术传承工作，并指导中医药高层次人才，如湖北中医药大学附属医院（湖北省中医院）巴元明、江门市五邑中医院脑病科学术带头人余尚贞、深圳市宝安区中医院名中医馆主任王海燕、应城市人民医院中医科主任方方等；同时接纳外单位人员进修，如“全国优秀中医临床人才研修项目”中的优秀人才刘玲等。

全国名老中医药专家梅国强传承工作室（根据国中医药人教发[2010]59号文件建设）自2010年投入建设以来，有效运转。又于2018年开展国医大师梅国强传承工作室建设项目（根据国中医药办人教函[2018]119号建设），在梅老的指导下，工作室负责人刘松林教授带领各位成员严格遵守工作室规章制度，使工作室各项工作正常运转，如坚持每周一次的交流讨论学习，开展文献研究、《伤寒论》条文讲解、病案讨论、论文修改等学术传承工作，并加强学术交流与传播，成效明显。工作室共收录梅老原始病案2万余份，基于这些病案，传承团队进行了梅老学术思想和临床经验研究工作、病案数据挖掘工作；基于其临床经验方成功申报了包括国家自然科学基金课题在内的多项研究课题;工作室成员、师带徒学生、研究生及进修生等发表、整理其学术思想、临床经验及经验方相关论文百余篇。

六、孜孜不倦,心系中医

梅老心系中医,在中医药事业、中医教育事业的战线上奋斗了五十余载,为了中医事业的发展积极献计献策、亲身践行,为中医学术的传承、中医人才的成长、中医教育的探索做出了重要的贡献。

推动经典学科进病房,鼓励青年教师勤临床。20 世纪 80 年代,学校在附院开辟病区,作为《伤寒论》等经典教研室教师的临床基地,促使他们将教学与临床紧密结合,促进理论指导临床,进行临床验证并丰富理论,为众多青年教师的专业成长提供了肥沃的土壤,其后改为专家门诊,并坚持至今,成为在校生、青年教师、青年医生、基层医生等跟师学习、进修提高的重要培养基地,该模式开创了中医药院校经典与临床紧密结合之先河,后被其他兄弟院校效仿,取得了良好效果。

倡导院校教育与师承教育相结合的中医教育模式。梅老从本科期间师承洪子云教授,长期追随左右,跟师学习,是湖北省第一批院校与师承教育相结合的受益者。他认为这是符合中医规律、凸显中医特色的教育模式,故而大力倡导学校采用这一模式。湖北中医学院自 2004 级中医学专业开办中医教改实验班,并大力加强中医经典教学以来,收效良好,所培养的学生成绩优异,多数攻读研究生,早期学生已成为临床骨干。

坚持中医教育,突出中医经典学科的主体地位。梅老多次提出中医教育应重视中医经典,学校采纳并落实了建议,在中医专业经典课程学时安排、师资配备及教学改革上优先落实,我校(湖北中医药大学)中医经典课程学时至今仍居全国前列。梅老亦心系中医临床基础学科的发展。“伤寒论”“金匮要略”“温病学”等经典学科,被临证实践者奉为圭臬,历代名医多熟谙这些经典著作,擅长运用经典方药，而眼下《伤寒论》《金匮要略》《温病学》等中医经典被界定为“中医临床基础”，这些学科的研究生被归入学术学位型，限制了经典学科的发展。梅老对此忧心忡忡，多次多场合呼吁相关部门重视中医经典学科，使其发挥专业优势，更大限度地为解除民众疾苦、为中医事业的发展发光发热。

2020年新型冠状病毒肺炎疫情暴发，在抗击新型冠状病毒肺炎疫情的阻击战中，梅老心系抗疫一线，指导湖北省中医院巴元明教授等拟定湖北省中医院新型冠状病毒肺炎中医药防治协定方——清肺达原颗粒（肺炎1号）、柴胡达胸合剂（强力肺炎1号），并参与网络会诊，远程指导湖北省中医院、应城市人民医院等一线医生救治重症、危重症新型冠状病毒肺炎患者，取得了良好疗效。

七、诗情雅趣，恬淡自得

梅老家学深厚，自幼诵读诗书，有深厚的诗词功底，每遇应景之时，常引用古今名家诗词，以抒胸臆。每逢佳节，亦常即兴发挥，茶饮间，诗应平仄而生，词随韵律而成。或有好友、学生以佳作相赠时，也和诗一首，以表情谊。自幼读帖临摹，挥毫如龙蛇有神，习作如其学，如其人，笔正心正。虽年过耄耋，常以“80后”自居，仍沉心学术做学问，悬壶医林治病患，埋头伏案勤写作，恬淡闲适，怡然自得。

梅老多次多场合用2016年为纪念医林名宿洪子云教授诞辰百周年所作《七律·奋蹄鞭》，以怀先师、明己志、启后学。此篇以此作结：

七律·奋蹄鞭

忝列门墙五十年，童颜早逝染霜巅。
常思昔日恩师训，恒作今朝奋蹄鞭。
治病琴心同剑胆，为人名利化云烟。
韶华易逝霞光短，但愿余辉启后贤。

荆楚中医药继承与创新出版工程·
荆楚医学流派名家系列（第一辑）

梅国强

学术特色

一、精研伤寒学术，深入阐发六经要旨

梅国强教授得著名老中医洪子云先生之真传，更以数十年之心力，精勤研究仲景学术，对《伤寒论》等中医经典理论研究颇深，在学术上多有建树，并在临床运用方面经验丰富。梅老认为，《伤寒论》根据脏腑、经络、阴阳、精、气、血、津液等生理功能及其运动变化情况，以及六淫致病后的各种病态关联，时刻关注邪正盛衰，动态观察病情变化，以明疾病之所在，证候之进退，预后之吉凶，从而拟订正确治疗措施。其辨证，必辨阴阳、表里、寒热、虚实、真假、气血、标本、主次、经络脏腑及其相互转化，处处体现了统一法则和整体恒动观。其论治，必因证立法，因法设方，因方用药，法度严谨。论中载药不过 92 味，而组成 113 方（缺一方），实际运用了汗、吐、下、和、温、清、消、补等法，施之于临床，使广义外感热病的辨治有规律可循。

（一）明辨六经及六经辨证之要旨

梅老指出，理解六经之旨应以临证为依据。六经实质的经络说、脏腑说、气化说等均存在着片面性，只有从临床实际出发，将各种学说有机地结合起来，正确地理解并灵活地辨证分析，才能够客观、准确地反映六经实质。六经辨证是辨证整体观的反映，六经辨证就是以六经所系的脏腑、经络、阴阳、精、气、血、津液的生理功能和病理变化为基础，结合人体抗病力强弱、病因属性、病势进退缓急等因素对疾病进行整体分析和辨证的方法。具体而言，就是对广义外感热病演变过程中所表现的各种病症，进行综合分析、辨证，归纳其病变部位、证候特点、传变特点、寒热趋向、邪正盛衰等，并进行相应诊断、治疗的辨证方法。

1. 阐发六经实质

梅老认为，《伤寒论》的六经，既是辨证的纲领，又是论治的法则。宋代朱肱《类证活人书》正式将三阴三阳称为六经："古人治伤寒有法，非杂病之比，五种不同,六经各异。”北宋庞安时《伤寒总病论》明确以六经分证立论。关于六经实质,有经络说、脏腑说、气化说等多种学说,因为脏腑是人体功能活动的核心,经络是内属于脏腑、外络于肢节、网络周身、运行气血阴阳的重要组成部分,气化则是对人体功能活动的概括,故六经的研究,不能离开脏腑、经络、气血阴阳及其功能活动,否则就是无本之木,难以从整体上把握、完整体现其精神实质。故《伤寒论》所论“六经”,并非只包含六条经脉,而是联系脏腑、经脉等人身整体的概称,是一个变化的功能整体,也概括疾病发展的几个阶段。

2. 详析六经辨证

梅老遵从《伤寒论》的六经辨证,认为《伤寒论》的六经理论是在深刻汲取《黄帝内经》阴阳理论的基础上,加以反复临床运用,并总结与发挥而形成的。“阴阳者,天地之道也,万物之纲纪,变化之父母,生杀之本始,神明之府也”。阴阳学说重点体现事物的对立统一属性,如《诗经》云:“相其阴阳。”又如《道德经》曰:“道生一,一生二,二生三,三生万物。”世间万物负阴抱阳,冲气为和。又《周易·系辞》有云:“刚柔相推而生变化。”阳为刚,阴为柔,阴阳对立制约,互为消长,产生变化。此理若用于医道,则阴阳为二,阴阳又各分为三,合为六经,统领百病。如柯韵伯《伤寒来苏集》所言:“岂知仲景约法能合百病,兼赅于六经,而不能逃六经之外,只有在六经上求根本,不在诸病名目上寻枝叶。”又谓:“六经之为病,不是六经之伤寒,乃是六经分司诸病之提纲,非专为伤寒一证立法也。”也明确表述以三阴三阳为纲,实为统领百病之大法。

若将《伤寒论》联系《素问·热论》与《灵枢·经脉》,则三阴三阳的整体思维、生理关系、病机实质昭然若揭,如太阳经证不解,循经入腑,出现太阳腑证,是脏腑经络之间的络属关系在病变时的具体体现,也是病变由表及里发展的一个重要依据。由此可见,六经辨证以六经所系的脏腑经络、气血阴阳、精神津液的生理功能和病理变化为基础,结合人体正气强弱、病因属性、病势进退等,动态地体现疾病变化的过程与本质,为辨证论治提供依据。

（二）强调表里先后缓急

梅老认为，伤寒外感之病，发展迅速，病情多变。因病位有深浅，病情有轻重，病机有进退出入，故临床上相互兼夹之证候甚多，其中表里相兼者，亦复不少。然表里之间，有由表及里，由里及表，表里相兼，以及二者孰多孰少、孰轻孰重、孰缓孰急之别；更有表证似里、里证似表之假象。临证之际，对于复杂多变之病情，必在慎辨表里的前提下，明确表里轻重、主次缓急，进而确定相应的治疗原则。因治疗有先后缓急、偏此偏彼之异，故可将表里同病之治疗原则，归纳为先表后里、先里后表、表里同治三类。否则，表里治法失序，轻重缓急颠倒，必致病情延误，甚则危及生命。

1. 先表后里

先表后里者，表里同病之常法也，用于以表证为主之病情。当此之时，里证之进退，多取决于表证之状态，所以需及时有效之解表。掌握了其病理状态之表里联系，则知较轻之里证，无表邪之侵凌，随邪祛正复得解。纵有表解里未和者，再调其里，不唯易于获效，且无引狼之忧。另有里证之性质及表现，纯因表证影响而致，因此解表即为治里，而无先后之分，此为变局。再有表里同病，需解表而反治里者，貌似与先表后里相悖，实乃以治里之手段，而获解表之功效，治里而表解，里证又因之而除或减轻。此等病情，多为素体虚寒而表证昭然，若投之以解表，邪未去而里更伤，必致变证丛生。

2. 先里后表

先里后表，适用于里证重急者，此时之里证，决定着疾病之发展变化，须予以迅速解除，里和后再议解表，此为表里同病之变法，与治里以解表稍有不同。前者以治里为目的，故直调其里，后者以解表为目的，借治里为手段。先里后表之用，或随里证之治愈，正气恢复，而表证自解。或里和而表未解，如此则再议解表，则无后顾之忧。反之，里证深重，而欲图其表，必然本末倒置。因之断然治里，则为急救之法。更有瘟疫瘟毒等证，传变迅速，治之切勿受表证之羁绊，径投清热解毒,急救其里,此温病截断扭转之法,也为先里后表原则之具体运用。

3. 表里同治

梅老指出,表里同治,针对表里证情相对均衡,纯以解表或救里,均难两全者而设。然均衡状态乃相对而言,是以此法之施,仍有偏重。或偏于表,如大青龙汤之属;或偏于里,如桂枝人参汤之类;或相对均衡,如柴胡桂枝汤之例,种种不一,然均不离同治之前提。大凡表里同治之方,临床所用,有所侧重者甚多,而无所侧重者少。新病为标,痼疾为本,急则治标,缓则治本,人所共知。然知临证运用巧妙者,却非一日之功。标本缓急,宜从规矩而求方圆。

(三)阐发扶阳气、存津液之微旨

梅老阐发《伤寒论》"扶阳气""存津液"之微旨,对其有深刻的认识。他认为仲景以伤寒立论,寒为阴邪,易伤阳气,则扶阳毋庸置疑,《伤寒论后条辨·辨伤寒论三》曰:"仲景一部《伤寒论》,亦只有两字,曰扶阳而已。"此语并不全面,阴阳既对立又统一,《素问·生气通天论》曰:"阴平阳秘,精神乃治,阴阳离决,精气乃绝。"纵观《伤寒论》,除详述"扶阳气"外,还重点论述"存津液"。陈修园曰:"《伤寒论》一百一十三方,以存津液三字为主。"后世医家对此语的评论不一。近代又有冉雪峰曰:"一部《伤寒论》,纯为救津液。"仲景论中"扶阳气"诸法,历历在目,在伤寒传变过程中,寒邪每易化火伤阴,而"存津液"之微旨,则隐含于字里行间,常为人所忽视,此语虽然有些偏颇,实有补偏救弊之功,警醒后世学者不可忽视"存津液"之要旨,在治疗过程中,扶阳气、存津液、护胃气同样重要。

梅老认为,《伤寒论》存津液之秘旨,首在于"存"。论中"存津液"常常体现在以下三个方面:其一,辨邪正之盛衰。护阴之途首宜辨邪正盛衰之趋势,邪势嚣张之际,急泻邪热便是护阴;而阴津欲竭之时,虽余邪未尽,亦当急救其阴,候其阴复则阳热自消,不可孟浪处之,免致事与愿违。其二,辨"慎用""早用"与"急用"。根据病情,抓住有利时机,论中所用汗吐下祛邪诸法,便是有效的存阴，此即“早用”；而祛邪之法，常有伤正之嫌，若病证尚在疑似之间，又宜缓用以观其情，或中病即止，此即“慎用”；若邪传阳明，情急势重，或少阴水竭土燥、阳明结实，俱宜急下，此即“急用”。上述治疗之目的在于祛邪“存津液”。其三，辨固阳与护阴。如外感表虚，阳气失职，而致汗出淋漓，阴津日亏，论中审其病势，以桂枝加附子汤之类治疗，是取其固卫阳、腠理自密，则津无以亡之功。据此总结《伤寒论》“存津液”之法，有以下几种。其一，祛邪防伤津，寓存于防。汗、吐、下及利小便，是《伤寒论》常用祛邪之法，运用得当，中病即止，邪去正安，否则，损伤津液，易生变证。如服用桂枝汤，“以遍身漐漐，微似有汗者益佳”，不可过汗，“令如水流漓”；服大青龙汤，“取微似汗，汗出多者，温粉粉之”。其二，祛邪兼益阴，邪去津存。在伤寒发展过程中，病有伤阴之势，在祛邪的基础上，仍须兼以益阴，以制阳邪，如太阳中风证，解肌祛风的同时，有芍药、甘草、大枣益阴和营，资汗源。其三，祛邪得当，旨在存阴。及时祛邪，即有效存阴，如阳明三急下，在阴液枯涸之前，釜底抽薪，可有效存阴。其四，养阴兼祛邪，阴复阳平。伤寒后期，每入三阴，以少阴为多见，若邪从火化，则易灼伤真阴，多以血肉有情之品如阿胶等滋补真阴，或育阴的同时，辅以泻火、利水等法，如黄连阿胶汤、猪苓汤等。其五，寄存阴于扶阳，阳回阴生。《素问·阴阳应象大论》云：“阴在内，阳之守也；阳在外，阴之使也。”寒为阴邪，易伤阳气，伤寒后期多见亡阳之证，则阴液也易亡失，因此，扶阳气既是伤寒救逆的重点，也是存津液的一种方式。

（四）阐发仲景“治未病”之奥义

对于“治未病”思想，《黄帝内经》阐述较多。梅老阐发仲景“治未病”之奥义，即为已病之身，根据病程、病性、病位、脏腑虚实、发展趋势等，综合分析，而防治“已病”条件下种种潜在的病情病机，便是治“已病”条件下之“未病”。如仲景所言“夫治未病者，见肝之病，知肝传脾，当先实脾”；《温热论》曰“或其人肾水素亏，虽未及下焦……务在先安未受邪之地，恐其陷入易易耳”。据其临床实践，撮要为：先时而治，其义有二。一为在已病之中，先于某种病状而用药；二为对易发或常发之病，当其未发时治疗，令其不发或少发。

1. 先安未受邪之地

在已病之中，某脏腑或气、血、津液虽暂未受邪，然据疾病发展演变规律分析，其暂未受邪之地，存在着受邪之必然性，因此论治之法，不仅在于治疗已病，而且在于使暂未受邪者，预先安宁，不受其累，则已病必孤，以利痊愈，此即谓之先安未受邪之地。

2. 早治已成之病，而免生变化

（1）已病防传：有本经自传者，如太阳、阳明之邪由经入腑之类；有传入他经者，如太阳传阳明之类。而传经与否，取决于三大要素，即感邪轻重，体质强弱，治疗当否。不得漫无目标谓其传变，而称某法为治未病。

（2）未盛防盛：病情由轻到重，乃一般发展趋势，有时由轻到重，其证未变，治疗之目的，在于防其盛者，有时病情加重，变化多端，甚至危及生命，则治疗之目的，在于防止病情坏逆之危害，这种治未病思想尤为重要。

（3）已盛防逆：对已盛之病，防其逆变，是为当务之急。如仲景所言“一逆尚引日，再逆促命期”，不解自明。

（4）新瘥（包括病情稳定者）防复：病有食复、劳复、复感等，因而新瘥防复，仍属重要。

以上“治未病”思想在临证思辨中须时刻兼顾慎防，亦须立法用药。

（五）传承伤寒各流派学术特点

伤寒各学术流派研究的主体都是《伤寒论》，区别在于角度与切入点不同，其学术观点既有重叠，也各具特色。梅老对各学术流派的学术成就及贡献有独到见解，并去粗存精，传承发扬。

1. 以经释论流派

以经释论流派，以成无己为代表。成无己是注解《伤寒论》第一人，其著作有《注解伤寒论》《伤寒明理论》《药方论》，三书鼎足而立，互为补充、相互参考，形成了研究伤寒的一个完整的系统。

梅老认为，以经释论流派“以经释论”的研究方法具有重要的学习和应用价值。《黄帝内经》《难经》是仲景学术的理论基础，《金匮要略》作为《伤寒论》的姊妹篇，用来阐释《伤寒论》，既可说明问题，帮助理解，也具有说服力。现在研究《伤寒论》，“经”的范围则相应扩大，不但包括成无己所引用的《黄帝内经》《难经》等，也包括《伤寒论》《金匮要略》，还包括后世各注家的著作。

(1) 经论结合，阐发奥义。梅老常引用《黄帝内经》《难经》等，阐发伤寒奥义。如第 177 条“伤寒，脉结代，心动悸，炙甘草汤主之”，乃表病不已，内传于心，梅老认为可从营卫加以探讨，结合《素问·痹论》“脉痹不已，复感于邪，内舍于心”，又结合《灵枢·九宫八风》中所写“风从南方来，名曰大弱风，其伤人也，内舍于心，外在于脉”，则其传变机理十分明晰。又如第 18 条“喘家作，桂枝汤，加厚朴杏子佳”，分析宿喘之人，逢外感，则肺寒气逆必然明显，是新感引动宿疾，内外相干。引《素问·至真要大论》曰：“从外之内而盛于内者，先治其外，而后调其内。”表明为何以治表为主，以桂枝汤为主方，并加厚朴、杏仁以化痰降逆，降气平喘。

《灵枢·经脉》等详述经脉循行、脏腑联系、病理变化等。经脉网络周身，与脏腑相连，其病变也有规律。《灵枢》曰：“中于阳则溜于经。”《伤寒论》中，邪中太阳则头项强痛、腰痛、骨节疼痛等；邪中阳明则目赤、面赤、鼻干、胸中痞硬等；邪中少阳则口苦、咽干、目眩、胁下痞硬也。“中于阴则溜于府”，太阴病的腹满、少阴病的咽痛、厥阴病的颠顶痛等，都与经脉循行有关。脏腑与经脉紧密联系，六经病证也会出现脏腑的病变。如太阳邪不解，邪气循经入里导致的膀胱蓄水、蓄血证；阳明胃肠燥实之腑实证；少阳胆火犯胃之呕吐；太阴脾虚之腹痛下利；少阴肾阳不足之手足逆冷，下利清谷；厥阴肝寒犯胃之呕吐涎沫等。

梅老重视经脉脏腑联系。他对于后世注家观点不一者，择善而从，如第 15 条“太阳病，下之后，其气上冲者，可与桂枝汤，方用前法；若不上冲者，不得与之”。历来注家对本条“其气上冲”见解分歧较大，多数注家认为，病者除表证外，尚觉有气上冲心胸。若遵从其说，则病证有变，或者病有兼夹，即使可用桂枝汤，亦当随证加减，或另立新方，此说值得商榷。梅老认为，丹波元简《伤寒论辑义·辨太阳病脉并治上》中解释为"上冲,诸家未有明解,盖此谓太阳经气上冲,为头项强痛等证,必非谓气上逆冲心也",简捷明快,较符合临床实际,可从其说。

(2)字斟句酌,遵从医理。梅老在对《伤寒论》的文字研究上,常用多种著作相互考证,也常用《说文解字》《方言》《尔雅》等训诂工具书。如第11条"病人身太热,反欲得衣者,热在皮肤,寒在骨髓也;身大寒,反不欲近衣者,寒在皮肤,热在骨髓也"。文后词解:"太:《注解伤寒论》卷二,'太'作'大';《广雅疏证》卷一上,'太亦大也'"。对于论中熬、炒、煎等词,与现代汉语意思不同,西汉杨雄《方言》中认为,凡以火而干五谷类,自山而东,齐楚以往或谓之熬,关西陇冀以往或谓之焙,秦晋之间或谓之炒,凡有汁而干谓之煎。

梅老强调,在对古籍的研究中,文理应当遵从医理。如第57条"伤寒发汗已解,半日许复烦,脉浮数者,可更发汗,宜桂枝汤"。《说文解字》曰:"更,改也。"则是汗后脉静身和,外邪已去,病情向愈,或因余邪未尽,移时复发,或因新瘥之体,复感外邪,又出现在表的烦热现象,则不宜再用麻黄汤类峻汗,宜以桂枝汤解肌和表,使邪出不伤正。第375条"下利后更烦,按之心下濡者,为虚烦也,宜栀子豉汤"。梅老指出,此处"更"则是"反、却"的意思,是下利虽止,反见心烦,结合"按之心下濡",是"虚烦",非亏乏之虚,而是无形邪热扰于胸膈,宜清宣郁热,用栀子豉汤治疗。说明"更"的含义要遵从医理而选择。

2. 错简重订流派

错简重订流派,以方有执、喻嘉言、吴谦等为代表,主要著作有《伤寒论条辨》《尚论篇》《医宗金鉴》等。

梅老认为,"三纲鼎立"论邪气致病不一,教人注重辨别,有可取之处;对前人的著述学说,要深入思考,不一味盲从,对于存疑之处,详加考证,可正视听,同时主张传承李培生教授编写教材所采用之错简重订法,以便于初学者学习。

(1)邪气致病,各有特点:梅老认为,"三纲鼎立"之说虽过于绝对,但有纲举目张之效,是说以风、寒为例,提出重视邪气致病的特异性是可取的,风、寒、暑、湿、燥、火，外感六淫侵袭人体，其致病特点各不相同，疾病发展过程中的演变也大有区别。对于致病邪气，不论是外感六淫，还是内伤七情，又或者是内生病理产物之痰饮、瘀血等，都要熟知其致病特点，了解病邪兼夹、相互影响的复杂变化，发散思维。但对其以三纲来严格限定的刻板思维，又持否定态度，坚持辩证地看待。

(2) 深入阐发，详细考证：梅老认为，方有执等擅于思考，敢于对前人的著作提出疑问，并尝试着运用他们的思路和方法去阐释，这样的学习态度与方法也值得学习。梅老以经腑分证阐发少阳病证，深入探讨少阳腑证，根据“伤寒呕多，虽有阳明证，不可攻之”(第 204 条)和“阳明病，心下硬满者，不可攻之”(第 205 条)，推断大柴胡汤证虽有阳明受热邪余波所扰，但未可言少阳阳明同病。其病变(“心下急”“心中痞硬”)部位是与少阳胆腑有关，如《灵枢·经脉》记载，足少阳胆经“下胸中，贯膈，络肝属胆……是动则病，口苦，善太息，心胁痛，不能转侧”。又众多注家指出少阳病禁下，而大柴胡汤方中有大黄、枳实，似有承气之意。须知少阳病偏于经者，禁下，若热结于腑，可酌情选用和解兼通下利导之法，况大黄、枳实不但可以泻实，还可以泻腑热，此其一；其二，第 321 条“少阴病，自利清水，色纯青，心下必痛，口干燥者，可下之，宜大承气汤”，文后注曰：“一法用大柴胡”，则是一证两法，表明其下利可因无形邪热所致，不全因热结旁流。

梅老对论中存疑之处，详加考证，如桂枝加葛根汤中是否有麻黄，据明代赵开美复刻宋本《伤寒论》，方中有麻黄三两，林亿等校正时加附按语，谓“第三卷有葛根汤证云：无汗恶风，正与此方同，是合用麻黄也，此云桂枝加葛根汤，恐是桂枝汤中但加葛根耳”，认为不应有麻黄。大黄黄连泻心汤所载方药仅有“大黄二两，黄连一两”，据林亿“臣亿等看详：大黄黄连泻心汤，诸本皆二味，又后附子泻心汤，用大黄、黄连、黄芩、附子，恐是前方中亦有黄芩，后但加附子也”，《千金翼方》注曰“此方本有黄芩”，且《金匮要略》所载泻心汤有“黄芩一两”，认为方中应有黄芩一两。

(3) 统编教材，便于学习：梅老主编的《伤寒论讲义》，传承李培生教授主编伤寒教材所采用的方法,重新编次,以六经病证为纲,以方证分类为目,结合证候分类方法。“先以六经首列纲要,其次依据六经原文特点,自定标题,将原文归纳其中,条文号码依赵本不变,而位置有前后调整”,与错简重订之法相似,也是一种重订之法。方有执等重订是为求仲景著作原貌,而教材重新编次,是一种教学方法,为方便入门者理解其内涵,便于临床运用和深入研究。如太阳病篇,先列纲要,论述脉证提纲、分类,辨传变与否、辨病发于阳发于阴、辨寒热真假等,次列太阳表证、里证、变证、类似证等;其中方证又归于一处,如桂枝汤证条下,除详细论述太阳中风证(第 12 条)外,还列第 13 条和第 95 条补述太阳中风的病因病机及证治;第 24 条论述服桂枝汤反烦,改针药并用;第 44 条、第 45 条论述先表后里,酌情选用桂枝汤;第 53 条、第 54 条论述内伤病营卫不和的“病常自汗出”“脏无他病,时发热自汗出”等。

3. 维护旧论流派

维护旧论流派,以张卿子、张志聪、张锡驹、陈修园等为代表,主要著作有《张卿子伤寒论》《伤寒论集注》《伤寒论直解》等。

梅老认为,维护旧论流派要肯定前人的努力与贡献,其“维护旧论”是一种良好的学习态度;其六经气化说,是阐明六经本质的一种观点,可作为参考,重视传经的思想,教会学者重视变化,如陈修园所说:“学者遵古而不泥于古,然后可以读活泼泼之《伤寒论》。”

(1) 王辑成注,重在继承:梅老认为,《伤寒论》研究者中,王叔和生活在西晋,与仲景所处东汉末年最为接近,官至“太医令”,所著《脉经》是继《难经》后第一部脉学专著,余嘉锡《四库提要辨证》曰:“使叔和果与仲宣同族,又与仲景弟子卫汛交游,当可亲见仲景……疑叔和亦尝至荆州依表,因得受学于仲景,故撰次其书。”叔和撰次仲景遗著的时间是公元 220 年至公元 235 年间,此与《伤寒杂病论》成书时间不过相隔二三十年,应该说叔和整理的仲景遗书不仅最近其原貌,而且可以考知,至今仍流传于世的仲景著作,皆系叔和保存之功。又“撰次仲景选论甚精”,林亿曰:自仲景于今八百余年,唯王叔和能学之。说明其学识渊博。成无己《注解伤寒论·伤寒例》曰："仲景之书，逮今千年，而显用于世者，王叔和之力也。"王叔和撰次的《伤寒论》虽非仲景原本，但有一定的可信度。成无己《注解伤寒论》，虽以随文顺释为主，但其首注之功，以经释论之法，功不可没。后世研究者维护旧论是一种学习态度，重在继承，而错简重订是一种研究方法，重在发扬。

(2) 重视传经，把握变化：梅老认为，脏腑经络彼此联系，相互影响，从而出现传变或合病、并病等变化。传与变联系密切，传中有变，变中有传，故传变常常并称。传变与否，主要取决于三个因素：一为正气强弱，二为感邪轻重，三为治疗得当与否。其基本规律为：由表入里，由浅入深，由轻而重，由实至虚，反之则由里出表，由虚转实。六经病证的传变，当以脉证为凭做出判断，而不能以计日传经论之。如第270条云："伤寒三日，三阳为尽，三阴当受邪，其人反能食而不呕，此为三阴不受邪也。"即说明传经当以脉证为凭，计日只作参考，如柯韵伯《伤寒来苏集·伤寒论注》曰："旧说伤寒日传一经，六日至厥阴，七日再传太阳，八日再传阳明，谓之再经。自此说行，而仲景之堂，无门可入矣。"又如，综合第179条、第181条、第185条三条，归纳太阳病转属阳明的几种情况：一是发汗太过，或误用下法，妄利小便，损伤津液而转属；二是发汗不彻，阳郁不伸，邪热入里而转属；三是不经发汗或误治，因燥热亢盛，病机自行发展而转属。

(3) 胸腹切诊，深入研究：梅老认为仲景学术之工巧，常隐于字里行间，须根据原文，用心揣摩，加以总结。如梅老阐发仲景胸腹切诊内容，胸腹是脏腑之外廓，脏腑系统既包括在内的五脏六腑，也包括在外的肢节躯体，而人身之疾病，以脏腑为主，也同样表现在经脉上，经脉网络周身，躯体肢节必有经脉经过，也自然有其相应的络属，胸腹症状多为脏腑病证的外在表现。胸腹切诊是中医诊法的一个重要内容，胸腹切诊所得，症状是疼痛、胀满、痞硬等，部位在胸胁、心下、腹、少腹等，均可根据病变位置与经络循行部位而对应，如太阳病见头项腰背证候、少阳病见胸胁部证候、少阴病见腹部证候等，多与脏腑经脉失调有关。

4. 辨证论治流派

辨证论治流派，以柯韵伯、尤在泾、钱天来、王肯堂等为代表，主要著作有

《伤寒来苏集》《伤寒贯珠集》《伤寒溯源集》《伤寒论浅注》《伤寒证治准绳》等。

梅老认为，《伤寒论》的精髓是“观其脉证，知犯何逆，随证治之”，也就是辨证论治。辨证论治流派各家学术特点在于辨证思维，以指导临床运用。因其辨证方法不同，也提示学者从不同角度与方式来辨别证候，拟定治法，选方用药。

（1）类方思维，拓展运用：梅老重视类方的比较与分析，如详述桂枝汤法及其变化，有因病证之兼夹，而兼用升津舒筋、生津解痉、降气定喘、益气养营、扶阳解表、健脾利水之法，有异病同治之判断，有表里缓急之选择，也有平冲降逆、散寒除湿、建立中气、温经通脉、温肺化饮等活法。又如柴胡类方的加减运用，其中成方有小柴胡汤、柴胡桂枝汤等，又方后有七个或然证及其加减法，第101条有“但见一证便是，不必悉具”的提示，结合脏腑相关、经脉相连，把握少阳气郁、枢机不利的基本病机，参考其主证、病变部位等，灵活运用，可以拓展其运用范围。

（2）类证比较，扩展思维：梅老亦重视运用类证方法来扩展思维，如痞证，有热痞、寒热错杂痞、水痞、痰气痞，还包括第138条小陷胸汤证“正在心下”的痰热痞，这些均是中焦气机阻滞所致，然并非全是“但满而不痛”。《说文解字》曰：“痞，痛也。”又清代叶天士《温热论》曰：“脘在腹上，其地位处于中，按之痛，或自痛，或痞胀，当用苦泄，以其入腹近也。”轻者痞、胀，按之痛，甚者自痛，不可拘泥；又如厥证，有寒厥，也有热厥、气郁致厥、血虚致厥、水饮致厥、痰厥、冷结膀胱关元致厥等，抓住其“阴阳气不相顺接”的病机，则可见病知源，若湿邪、湿（痰）热、瘀血等阻遏气机，阴阳气不得顺接而致厥，可扩展思维，详其变化。

（3）类经思考，贯穿联系：梅老重视运用经络“内属于脏腑，外络于肢节”的作用，将诸多病证联系起来，综合分析病机，往往可以执简驭繁。以少阳为例，少阳经脉之循行，起于目锐眦，经过头角、肩、胸膈、胁肋、下肢外侧等部位，联系了目、耳、肝、胆等官窍脏腑，联系范围广。足少阳病变有易气郁、易化火的特点；手少阳三焦为一身水火阴阳之道路，易水饮停滞。若手足少阳同病，则少阳枢机不利，三焦失和，病证变化多端。若把握其病变联系与特点，对辨别与少阳相关的复杂病证，有提纲挈领之效。治疗则常选有通上焦、下津液、和胃气作用的小柴胡汤加减，与病机相符。

5．寒温汇通流派

寒温汇通流派，以俞根初、陶节庵、何秀山等为代表，主要著作有《通俗伤寒论》《伤寒六书》《伤寒指掌》等。

梅老传承寒温汇通流派诸家思想，认为伤寒与温病有源流关系，具有时代性、相对性、统一性；他还认为始终在辨证论治的框架之下，研究《伤寒论》的同时，也应当精研温病学各家著作。

（1）寒温理法互参：梅老主张结合时代特征，把伤寒与温病之理法融为一体，以探求广义伤寒和内伤杂病的诊治方法，运用于现代临床。梅老总结叶天士“益胃阴”之运用规律，提出以下几点：①泻邪热之有余，即益胃阴之不足；②救胃液之枯涸，即祛邪热；③泄湿浊之郁伏而寓益胃阴之意，滋燥兼行；④清养胃阴以化肺热，土来金生；⑤清养胃阴以制木横，分养胃阴以制厥阳和滋肝阴以充胃汁；⑥甘凉益胃以制龙相之火；⑦清润阳明以束骨而利机关；⑧益胃阴需看体质之宜忌；⑨益胃阴要察时令之机宜。与所论“存津液”诸法，实有异曲同工之妙。

（2）寒温方剂演变：梅老认为，伤寒学与温病学的区别明显，究其根源，与地域不无关系，仲景所处的，应是相对寒冷干燥、物产贫瘠、战乱频发、民不聊生的地区和时代；而江南鱼米之乡，离海较近，物产丰饶，气候潮湿，故叶天士有“吾吴湿邪害人最广”的感叹，可见地理位置、气候环境、社会因素等对中医学术发展有重要影响。再者，各地民俗不同，也会带来差距，如鄂西、湘西、云、贵、川地区，喜食辛辣、爱好旱烟，则当地人体质与其他地域的人亦有差别。

梅老擅长运用柴胡类方，除《伤寒论》所载小柴胡汤、大柴胡汤、柴胡桂枝干姜汤、柴胡加龙骨牡蛎汤等经方外，还多采用《重订通俗伤寒论》所载柴胡陷胸汤、柴胡四物汤，或以小柴胡汤合《三因极一病证方论》之温胆汤成柴胡温胆汤，小柴胡汤合蒿芩清胆汤成柴胡蒿芩汤，表明其方剂变化之源流，符合荆楚大地的地域特点和当前湿热证候多发的时代特征。

6. 中西汇通流派

中西汇通流派，以唐容川、张锡纯、恽铁樵、曹颖甫、陆渊雷等为代表，主要著作有《中西汇通医书五种》《医学衷中参西录》《曹氏伤寒金匮发微合刊》等。

梅老认为，中西汇通流派各家，处在中西学术激烈碰撞时期，能够学西为中用，接受西方医学的部分观点和认识生理病理的方式，以阐释中医的知识，虽然有很多牵强附会之处，但已属不易。中西医的文化背景、理论体系、思维方式、对疾病的认识、诊疗方法、防治体系不同，属于两个完全不同的体系，不可汇通，只可取长补短，互为补充。

（1）辨证为主，辨病为辅：梅老传承仲景及各流派学术特点，主张辨证论治，灵活运用经方。故常同病异治，异病同治，证同则治同，证异则治异。仲景学术中，除强调辨证外，《金匮要略》有痉湿暍、百合狐惑阴阳毒、疟病等各篇，均以病名来命名，说明辨病也有助于诊断治疗，但篇中仍然是因其证候不同，而立法处方，究其终法，仍然是辨证，故而辨证为主，随证治之，才是活法。而眼下常说之病名，以西医学病名为主，如冠心病、胃炎、肺炎等。中医的对象是人，西医的对象是病；中医重整体与宏观，西医重局部与微观；中医重辨证，西医重辨病；中医重视四诊所得，西医重视检验所获；西医在外科急救上优于中医，中医在功能恢复、调和阴阳上则非西医所能及。所以，知己知彼，师夷长技以为己用，“不唯中，不唯西，但唯实”，临证之际，辨证为主，结合辨病，可指导临床。

（2）结合现代研究选用药物：梅老常结合现代病理、药理、病理生理研究结果选用药物。现代病理研究从微观揭示病理本质，如对于冠状动脉粥样硬化的病理改变，多从痰瘀考虑，选用化痰开窍、活血化瘀的药物治疗，如石菖蒲、远志、胆南星、竹茹、土鳖虫、红花、当归、川芎、生蒲黄、五灵脂等；对于癌症或增生性疾病，多从痰、瘀、毒论治，选用化痰、活血、解毒散结的药物治疗，如胆南星、竹茹、当归、川芎、壁虎、半枝莲、白花蛇舌草、白英、龙葵等。现代研究表明，苦参有抗心律失常的作用，可用于心悸等病证。

（3）深入开展中医证候研究：梅老对《伤寒论》六经病证之病理生理实质等

进行了广泛而深入的研究，其中“太阴阳虚与少阴阳虚证治及其关系的实验研究”的模型，用寒湿方法成功地建立了太阴阳虚及少阴阳虚的动物模型，揭示了两证的相互关系及病理生理的异同变化，客观地证明了六经传变理论的客观性。又进一步探讨了三阴病证的病理特征，以及其与三阳病证之间的关系，完成了太阴、少阴阳虚证阴证转阳证的客观化研究等，均是其衷于中医理论，而借用西医知识来客观验证中医证候的实例。

7. 对各伤寒学术流派的整体认识

梅老研究并传承各伤寒学术流派的学术观点，认为各流派学术之间有同有异，其根本是辨证论治，要求同存异，学会扬弃；也要在继承的基础上，结合临床实践，结合时代特征，发扬创新。

(1) 学术特点不同，辨证乃其根本：《伤寒论》成书并刊行之后，经成无己注释，采用“以经释论”的方法，遵循中医基础理论，阐释伤寒学术。随着医界对《伤寒论》的重视，研究者增多，且研究方法与学术观点不一，或以经释论注伤寒，或错简重订立三纲，或维护旧论重气化，或辨证论治勤临床，或寒温汇通应时代，或衷中参西纳新学，其辨证论治流派又从方、法、经、证等方面体现类证思维，呈现百家争鸣的盛况，极大地发展了伤寒学术。到明清时期，温(湿)热病证渐多，在伤寒学术的基础上，温病学得到了极大的发展，寒温汇通的研究得到发扬；随着西医学的传入与壮大，中西医学的碰撞已然不可避免，部分医家开始了解西医，接受西医部分生理病理知识，并借以阐释中医，进入了衷中参西的初级阶段。梅老认为，纵然流派众多，其学术思想的精神实质始终不离辨证论治，只是切入点与侧重点不一样，否则就脱离了仲景学术思想，所以，整体而言，所有学术流派都属于辨证论治派。

(2) 诸家观点各异，扬弃方为良法：梅老指出，伤寒学术流派的形成有必然性与相对性，对于各学术流派的传承要有辨识性与选择性。

《伤寒论》在一千八百多年曲折的传承发展史中，历经朝代更迭、战乱饥荒、转抄秘传、私相授受，散佚后经王叔和整理，林亿等校正，赵开美复刻，始大行于世。研究者对于前人所整理的《伤寒论》，有不同态度，故形成众多的伤寒学术流派，有其必然性。学术流派的划分以各流派医家的最主要学术观点为依据，其观点可能有相似之处，但并无绝对界线，具有相对性。

前人的观点并不一定完全正确，或者并不适合当下的实际情况，后世学者要学会去粗存精，有所取舍，也要有所变通，师古而不泥于古，对前人学术的传承也要有辨识性与选择性，学会扬弃。如错简重订流派的“三纲鼎立”说，以风伤卫、寒伤营、风寒两伤营卫为纲，倡导麻、桂、青龙三方证治，过于武断，有失仲景本意。从另一角度看，其中包涵了不同邪气，致病特点不一，治法各异，邪气亦可兼夹，要灵活看待。

（3）学术不断发展，创新当属正道：梅老指出，任何学术体系，如果“各承家技，终始顺旧”，便停滞不前，就不可能有发展与创新，在继承中发扬，在发扬中创新，才是正道。纵观中医发展史，自岐黄论道、神农尝百草以来，历经沧桑，才有了后来的盛世局面。若以当下的中医学谈创新，有以下几点：其一，西医对疾病的认识与中医大相径庭，但可以互补，借鉴西医从微观认识疾病的方式，从某种程度上可以补充中医学的不足，但不可被其误导，此说受到衷中参西流派的影响，但又超出其局限性，有所创新；其二，对于寒温汇通，其理法不离辨证论治的框架，若相互借鉴，用于时下内伤杂病的辨治，尤其是内生湿（痰）热病的辨治，十分受用，此说受寒温汇通派的启示，但又超出其局限于外感寒邪与外感温热之邪的争论，有创新性与实用性；其三，由于时代变迁，文化差异，对于古籍所载内容，难以准确理解，则要在众多古籍中反复考证，既可以厘定证候，又可以解答临床过程中遇到的一些疑惑；其四，根据时代的发展，社会环境的变化，灵活用方，辨证施治，也视为一种创新。

总之，伤寒学术流派的形成和发展与其历史环境有紧密联系，并在此基础上形成伤寒学术发展的独特脉络，对其形成百家争鸣、百花齐放的学术盛况有决定与促进作用。梅老的学术思维以伤寒学构架为主，其伤寒学术在传承仲景学说之余，对各学术流派的学术特点有继承，并在反复的琢磨与实践中形成诸多与时俱进的观点。

二、拓展经方思维，扩大临床运用范围

《伤寒论》言辞古朴，义理幽微，论述详尽，明确提出了辨证论治的思想，教人“观其脉证，知犯何逆，随证治之”之大法。《伤寒论》在六经的统领之下，论中三百九十七法，一百一十三方（轶一方），切实涵盖了六经的深刻含义，完整地体现了辨证论治的整个过程，生动地描述了仲景的辨证思维方式，隐约展现了古代哲学思想在中医学中的切实运用。如清代徐灵胎曰：“医者之学问，全在明伤寒之理，则万病皆通。”学习者务必从正面、反面、侧面琢磨其原文含义，理解条文间的关系，解读条文外的条文。如“病痰饮者，当以温药和之”“当温之，宜服四逆辈”（第 277 条），言法不言方，既示人以规矩，又留下根据病情灵活选方的空间；如半夏泻心汤之辛开苦降、斡旋中焦，为治疗中焦寒热虚实错杂之经典方剂，然据病情不同，论中尚有生姜泻心汤、甘草泻心汤之变化，故对于中焦寒热错杂者，临证组方时，但以寒热平调、攻补兼施、恢复升降、平衡中焦为法，并不拘泥于其方药组成，师法而不泥方。

梅老指出，纵观古今中医名家运用经方，灵活巧妙，其立法处方虽宗仲景之旨，然具体运用中则常常超越了原书所记载的治法及方药范围。经多年努力，探幽索隐，并验之以临床实践，梅老总结出扩大《伤寒论》方运用之八大途径，建立了一套较完善的经方运用理论。这一经方运用理论为后世医家深入理解仲景之旨，仔细领会六经辨证之妙，全面掌握经方应用之机，以便于在临床上灵活、巧妙、自如地运用《伤寒论》方具有重要的指导意义。现将其内容简要叙述如下。

（一）突出主证，参以病机

所谓主证，一为某方所治证候，就其典型而言，须脉证病机相合方可投剂。然则就临床所见，典型者少，而非典型者多，故有主证虽同，而病机难以丝丝入扣者，但求病机大体相合，无寒热虚实之径庭，便可据证用方；另一为某证候中

之主要症状（主症），唯其主症出现，便可据以选方。盖凡主症，常为某一证候之重心，病机之主脑，据此遣方用药，每多效验。

（二）谨守病机，不拘证候

梅老指出，证候为病情之表象，病机乃其实质。有实质同而表象异者，有表象同而实质异者。谨守病机，不拘证候而用《伤寒论》方者，尤为多见，此为扩大《伤寒论》方运用范围之重要途径。盖以症状为表象，病机为实质故也。有表象迥异而实质相同者，故可异病同治。又有某些疑难病证，西医固有明确之诊断，而疗效未能尽如人意，中医之治法虽较丰富，但不能准确称其病名，为临床计，可不论其病名，唯以病机是求，暂以病机称其证候，亦可借用论中之成法。

（三）根据部位，参以病机

此言部位，指体表部位而言，如胸胁、心下、腹、少腹、头颈、项背等。一定部位之症状，每与相应脏腑功能失调相关。然须别其寒热虚实，故需参考病机。其中部位有泛称者，有确指某部位者。梅老曾用治疗下焦湿热之白头翁汤，治疗滴虫性、霉菌性或细菌性阴道炎（属于湿热阴痒者），盖因女阴与直肠、肛门毗邻，同属泛称之下焦，且病机相同也。

（四）循其经脉，参以病机

经脉内属脏腑，外络肢节，故经脉循行部位之多种病证，皆可借鉴脏腑治法。如柴胡桂枝汤治太阳少阳经脉病变而异于原方证候者，每获良效。又有病证原属多种，而于同一经脉之不同部位出现的证候，不论其部位之高下，皆可依相应脏腑病证所主之方，权衡而施。例如，厥阴绕阴器、过少腹、循胸胁，凡此等部位之疼痛、硬结等，均可疏肝理气，以四逆散为主随证加减。

（五）酌古斟今，灵活变通

《伤寒论》成书以来，有一千八百多年，其间学术发展，不无沧桑之变。有古今病名不一者，有方药主证不同者，或有方无证，有证无方种种不一，则运用经方，每多疑难，故须酌古斟今，灵活变通，其方法可考诸典籍而验之临床。梅老更重视后者，如用桂枝汤加味治疗皮肌炎久热不退，用四逆散合五苓散治疗乙状结肠冗长症等，是其例也。

（六）厘定证候，重新认识

《伤寒论》文辞古朴，辞约义精，且迭经兵燹，错漏难免，是以对某些条文方证，诚有厘定之必要。如厘定第72条五苓散证为消渴证而设，并为小便不利而设；厘定第152条十枣汤证所兼之表证，实属悬饮性质而非为外感表证，并创“和解枢机，化饮散结，兼从阴分透邪”之有效治法等，这种例证颇多。

（七）复用经方，便是新法

经方配伍，往往药味较少，故功效较为单纯，若病情相宜，运用得当，每能效如桴鼓。然则经方以至今日，时移世易，生态环境、社会因素、物质生活、文化教育，无不有所变更，故人群之疾病，古今难以完全相同。梅老善用经方，然不主张死守之，并指出复用经方，便是新法。正以经方配伍谨严，功效单纯，而予复用经方，这为治疗复杂之病，带来有利条件，有时二方或三方相合而药物不过十味，而适应范畴不大相同。大凡合用经方之原则为：①上下病情歧异；②脏腑病变不同；③兼证明显；④表里寒热不一。根据原则而求变化，则新法层出不穷。

（八）但师其法，不泥其方

此法之渊源，仍不离仲景六经理论。其运用之精髓，始终宗论中所述“观其脉证，知犯何逆，随证治之”之辨治思想。但师仲景法，而不泥其方，其临床运用更为广泛。论中治太阴病中写道，“当温之，宜服四逆辈”（第277条）；治寒湿发黄则“于寒湿中求之”（第259条）；“病痰饮者，当以温药和之”，均只提治法，而不泥其方药，便是明证。梅老以六味地黄丸为主治疗膀胱癌术后化疗3年之毛细血管扩张性紫癜，宗肾热移于膀胱之说，参叶天士之瘢论，证以《灵枢》之经络循行,而拟“滋肾养液、活络化瘀、兼以和胃”之法,是继承古法,而另拟其方的具体运用,是其临床运用灵活自如之生动体现。因此,梅老指出,临证之际,对于此种治法,医者务须发挥创造性思维。

三、主张寒温汇通,有效驾驭疑难病证

洪子云先生曾说:“只读《伤寒论》而不通温病者,只能当半个医生。”梅老受洪老先生的影响,推崇寒温汇通之说,认为寒温之学均是外感热病,本承一脉,具有源流关系,其学术发展的先后源于时代、地域、气候、体质等因素,并非一前一后两个孤立的学术体系。

梅老指出,《伤寒论》已肇温病学之端,其方药如大青龙汤、麻杏甘石汤、抵当汤、白虎汤、三承气汤等的应用,为后世温病方的形成奠定了基础。论中风温、火逆证均无治法,阳明热证、阳明“三急下”、少阴“三急下”,同中有异,而均用大承气汤,反映了其辨证及用药的局限性。梅老指出,应当正确理解伤寒与温病的关系。伤寒和温病形成了中医在外感热病方面两个互补的辨证论治体系,二者应当并重,相得益彰。梅老认为,《伤寒论》第1、2、3条后转而论述太阳温病脉证,其深意有二:其一,明温病之大体属性,即其病因为热,病证亦为热。其二,首论寒邪致病之后,复言温病,表明《伤寒论》是为外感热病立法,其病因已尽寓六淫之邪,非独寒邪使然。又因地域、气候等局限性,论中虽有温病内容,但既不丰富,也不成体系,宜与后世温病学互参。

(一)寒温整体辨证多维思辨

整体观是指人、社会、大自然互有联系、互有影响的观念。古代医家用五行学说将其相互联系进行归纳概括,即人体五脏(象)及其相应的六腑、形体、情志、五官、五音等,以及与自然界相应的五方、五季、五气、五味、五色、五化等系统之间均具有紧密的相互关系。在生理状态下,其内部或之间相互生克制化形成有机整体联系,并且协调而发挥正常生理功能,称之为“阴平阳秘,精神乃

治”。此蕴含着阴阳“二元”学说，其间贯穿精气神“三元”理论予以补充概括。外感或七情内伤，会影响相关脏腑，导致“阴阳失调”“气血逆乱”“精疲神竭”，使五行系统相应出现各种不同的乘侮胜负之生理病理变化征象。

对各种证候的规律性概括形成了《伤寒论》之六经辨证、温病学之卫气营血辨证及三焦辨证。《温热论》所云“肺主气属卫，心主血属营，辨营卫气血虽与伤寒同，若论治法，则与伤寒大异也”言辨营卫气血与伤寒六经辨证有相通之处，正是其内在生理相同且相互联系，但由于致病性质完全不同，故治法则大异也。《叶案存真》指出“此属邪郁，不但分三焦，更须明在气在血”。梅老认为：六经辨证与脏腑辨证存在着十分密切的关系，但脏腑辨证也不完全等同于六经辨证，盖有些证候难以用脏腑辨证做完整而准确的归纳。因此梅老临证常言：六经辨证与卫气营血辨证、三焦辨证是辨证的有机整体，亦是整体思辨之依据，不仅可用于外感病证，而且略施变通，更能指导内伤杂证的辨治。

（二）融合三大辨证纲领的思辨体系

梅老指出，六经、卫气营血、三焦辨证均以临证为依据。六经实质的经络说、脏腑说、气化说、部位说、阶段说、证候群说等，虽然见仁见智，各有其长，但若固守一说则必然存在片面性，必须相互融合，彼此补充，方得其途。卫气营血思辨与六经辨证有机融贯能更好地服务于临床；六经辨证中的并病、合病应与三焦辨证之多脏腑进行明确思辨才能全面把握各脏腑、经络及上下相关组织之间的内在病理关系。只有在临证四诊思辨中将以上三大辨证纲领有机地整合起来，正确地理解并灵活地辨证分析，才能客观、准确地反映辨证整体观之实质。

梅老在三大辨证纲领中，多侧重六经辨证，并结合其他辨证以辨析脏腑经络及组织的内在联系和气血阴阳、精气神的生理状态及病理变化。辨证之整体思辨模式，具体而言就是探幽索隐，综合各种病证，穷于理致地综合辨证分析，归纳其病变主次部位及相互影响、病证性质、证候特点、邪正盛衰消长、病势缓急、传变趋向以及邪之新、宿、松、锢，结合患者体质及时令特点等进行相应融贯思辨，于六经病证归属之中，复有卫气营血分之次第、三焦病位之高下等复杂情形。可见六经辨证赅含上述内容，是纵横交错的整体辨证论治框架体系，只有如此临证思辨，方能胸有成竹地将经方、时方灵活运用于外感及内伤病证。

(三)融贯伤寒、温病理法指导临床

伤寒与温病均为外感所致，而病因则有寒与温之异，在其发展和传变过程中，伤寒有寒化热化之分，其热化者，与温病同理；温病以热化为多，亦有伤阳、厥脱之变，可借鉴伤寒治法。故必须融会贯通寒温之各种理法方药，以治疗复杂多变的外感热病与内伤杂病。

1. 辨正邪消长

外感热病具有起病较急、来势凶猛、传变较快、变化较多的特点。外感病邪导致的脏腑经络、气血津液功能失调和实质性损害，可引起更多的致病因素。故梅老指出，在疾病的各阶段均要依据证候思辨正邪消长进退，方能把握疾病传变规律。一般而言，重在祛邪并应注意扶正，两者相辅相成。若以邪实为主，祛邪即防伤正，即扶正也，扶正有利于祛邪，且防克伐太过；若以虚证为主，则察气血阴阳之状态，以扶正为主，兼以祛邪。此攻补之理法对指导其他内伤疾病之思辨亦有普遍意义。

2. 调整气机以求“和”与“通”之理法

梅老指出，对外感病与杂病，均需注重调整气机以求“和”与“通”，或以祛邪而求和求通，或以扶正而求和求通，因势利导，各得其所。气机以“升降出入”的形式沟通机体上下内外，是脏腑之间及机体内外协调和维持各生理功能的体现。而疾病是各种病邪导致脏腑气机升降出入失和，如六淫侵袭是外因而失和，七情所伤是内因而失和，过劳致虚是因虚而失和。失和可导致痰湿水饮、积滞、瘀血等病理产物，在一定条件下，反成病因，以致脏腑功能障碍，气血阴阳失调。正谓“气血冲和，百病不生；一有怫郁，诸病生焉”。

梅老认为，气机失调的原因不外虚、实二类：正气虚则气机升降无力，壅滞不行；邪气实则直接阻滞气机，导致气机升降出入失常，气行不畅。并认为通过调整气机能补虚泻实从而起到扶正祛邪之效。其理有三：其一，有助增强抗邪；其二，有利恢复脏腑功能；其三，有助运药。梅老指出，外感病调整气机的特点在于因势利导，或疏气令调，或寓调于通，或逆转枢机，或调理升降，但无论何种方法，皆以恢复气机之“和”与“通”为宗旨。在临床治疗过程中还须调整升降反作的程度差异，若以清气不升为主，则升清以降浊；若属浊阴不降，则治以降浊为主；若升降反作之势趋于均衡，则辛开苦降，升降并调。此外，要十分注意用药法度，防止升发太过或降泻无度等。如此思辨心得对临床杂证同样具有普遍指导意义。

3. 贯通寒温理法于临证

梅老指出，《伤寒杂病论》集汉代以前医学成就，把疾病传变规律总结成六经辨治为后世所法，温病学继承并发展了伤寒学派的经验，总结了历代医家学术精华，又有创新。临证时应将两者有机相融，明辨病理变化之机要。

伤寒与温病均为外感病，病邪由表入里，病位由浅至深，病情由轻至重，病证由实转虚。两者虽为外感热病，但病邪性质却有霄壤之异，冰火之别，因而两者传变异中有同，转归同中有异。故叶天士有“仲景伤寒先分六经，河间温热须究三焦”之说，并创温病之卫气营血辨治。吴鞠通《温病条辨·凡例》言：“是书仿仲景《伤寒论》作法……虽为温病而设，实可羽翼伤寒”“《伤寒论》六经，由表入里，由浅及深，须横看；本论论三焦，由上及下，亦由浅入深，须竖看，与《伤寒论》为对待文字，有一纵一横之妙，学者诚能合二书而细心体察，自无难识之证。虽不及内伤，而万病诊法，实不出此一纵一横之外”“瑭故历取诸贤精妙，考之《内经》，参以心得，为是编之作，诸贤如木工钻眼，已至九分，瑭特透此一分，作圆满会耳”。梅老指出，由于疾病的复杂性和多样性，三大辨证纲领既有各自的规律性、完整性，也有各自不备之处。如六经辨证无辛凉解表、开窍息风、透疹化瘢、清热解毒、育阴潜阳等治法方药，亦无营血分阶段的常见证治，特别是湿热病证的辨治理论在《伤寒论》中未备，论中风温、火逆证均无治法，阳明热证

“三急下”、少阴“三急下”分属气分病,故用大承气汤以急下存阴,若热实如此,而病邪兼入营分血分,则论述未详。又如神志异常仅责之于腑实等,反映了其辨证立法用药的局限性。故此梅老在临证中形成了以六经辨证为主,兼以卫气营血及三焦辨证的立体思辨模式。梅老认为,该三者互补,贯通寒温理法辨证论治,在指导临证中具有相辅相成、相得益彰之效。如《加减柴胡温胆汤临证思辨录》即是以六经辨证为主导,综合了卫气营血及三焦辨证的立体思辨,融贯变通寒温理法于一炉。两者相辅相成、相得益彰之方证思辨方法,乃升堂入室,启迪后学之悟,指导临证思辨的规律性总结。

4. 重视舌诊,辅助辨证

梅老以舌诊之法,运用于临床,辅助辨证选方。《伤寒论》虽有舌诊记载,然并不作重点论述,而后世温病学家将其作为一个发扬的重点。如叶天士《温热论》仅四千余言,但对舌诊之论述内容,几乎过半,足以体现温病学家对舌诊的重视。舌诊为望诊内容,也是四诊合参之重要方面,不可忽视,前医有脉症之取舍,也有舌脉之取舍,遇难辨之病证,舌诊似可成为重要依据。梅老强调基于人身整体,有其内必形诸外,舌诊在一定程度上可以客观体现体内的状况,故将其运用于外感、内伤杂病的辨治,常取得较好疗效。

如用舌诊指导“胸痹姊妹方”的运用。“胸痹姊妹方”指《伤寒论》的小陷胸汤和《金匮要略》的栝蒌薤白半夏汤,二方均可治疗胸痹,就药物而言,瓜蒌宽胸下气,涤痰开结;半夏化痰开结;薤白辛温,通阳散结;白酒性温通阳,共奏涤痰宽胸、通阳宣痹之功。小陷胸汤则用苦寒之黄连,燥湿除热,苦辛通痹,起清热化痰开结之效。二方比较,均有“半夏半升、瓜蒌一枚”,区别在于前者有“薤白三两,白酒一斗”,以温化通痹为主;而小陷胸汤则于前方去薤白、白酒,加“黄连一两”,改瓜蒌为大者一枚,以清化散结为主。梅老指出,此二方,用药微妙参差,而效距千里。临证所见,此二方所治胸痹之症状,如出一辙。就脉象而言,因一病可见多脉,其脉或弦、或滑、或数、或缓、或沉,二证均可出现,细观仲景脉法,不解自明。故其辨别要点,尽在舌象之差别,若苔白(略)厚,舌质淡或正常,当用栝蒌薤白半夏汤;若苔白或黄(略)厚,舌质鲜红或绛,当用小陷胸汤,学者当用心体会。

又如梅老参考舌诊指导柴胡陷胸汤之运用,不论外感还是内伤,须具备:其一,发热;其二,咳嗽、胸闷、胸痛、胁痛;其三,胃痛,或胸胁痛;其四,少阳经脉所过之处酸楚疼痛等症的同时,必须见舌象为舌质红或绛,苔薄白或厚白,或薄黄、厚黄,才可使用,突出了舌诊在柴胡陷胸汤选用中的重要性。

四、论证手足同病,救治危重取法少阳

梅老治疗杂病中的湿邪为患病证较多,对湿邪里结日久化热伤阴有较多体会,常以滋燥并行、扶正祛邪取得良好疗效,对于运用甘寒、咸寒、酸寒、酸甘、血肉有情之品等养阴时,区分明确,运用得当等,均是其融会寒温的具体表现。

梅老结合寒温之理法,论述手足少阳同病:《伤寒论》所论少阳以足少阳胆经为主,其证以气郁、化火为特点。但少阳也包括手少阳三焦,是阴阳水火运行的道路,二者生理密切相关,病理相互影响。少阳枢机不利,在足少阳则易化火,在手少阳则易停饮,手足少阳同病,则湿热相合。湿热为患,反过来又阻碍气机、津液的输布,导致少阳枢机不利,手足少阳分传,但有偏重之不同,常以柴胡蒿芩汤加减治疗,手足少阳同治。如叶天士《温热论》所言:“邪留三焦,亦如伤寒中少阳病也。彼则和解表里之半,此则分消上下之势,随证变法。”

少阳病证,外感所致较多,而内伤所致亦不少。梅老受太阳、阳明经腑分证之影响,详考文献,验于临床,主张少阳病证亦应分经、腑;并据整体观念,重视手足少阳同病,其论手少阳三焦之水湿痰饮本质亦属邪阻于三焦之腑。梅老辨治少阳病证之思维,实以经腑分证为纲,而重视手足经腑同调。

1. 胆腑热结病属少阳腑证

少阳位居半表半里,转运枢机而内寓相火,外邪袭之,每为胆火内郁、枢机不运之证。少阳之病以此为人所共知。与太阳、阳明证分经、腑相比,少阳病证

分类略显单一，且与临床实践不尽吻合。历代注家，虽偶有论及少阳亦应经腑分证，但所论不甚明晰，如张石顽云："少阳证，统而言之，邪居表里之半。析而言之，亦有在经在腑之分。然其治总不越小柴胡随证加减为权衡。"

梅老认为，少阳病位在三阳之列，胆为六腑之一，故其病亦应有经、腑之分。为阐释这一观点，梅老首先考察已经公认的太阳、阳明腑证之内涵与外延，据之对腑证概念明确表述为：所谓腑证，其病变部位必然在腑，其证候除通过经脉而有全身反应外，并有在腑之局部反应。

基于上述腑证概念，梅老从证候表现、方药配伍、现代临床实践等方面全面剖析，认为少阳腑证与《伤寒论》所述之大柴胡汤证相合。理由如下：首先，从证候表现而言，以胆腑所居及经络分布来看，《灵枢·经脉》言少阳经"是动则病，口苦，善太息，心胁痛，不能转侧"，而论中言"心下急"甚或"心中痞硬"，而非腹满硬痛或绕脐痛。况阳明病见"呕多"或"心下硬满"者，皆属下法禁忌。显而易见，论中所述之"热结在里"，非结于阳明胃肠，实结于少阳胆腑也。其次，从方药分析，大柴胡汤中用大黄、枳实之目的，在于泻热，并非攻下燥屎。盖六腑以通为顺，故凡六腑热结之病，多有用大黄等泻热者。用大黄、枳实而配柴胡、黄芩、芍药等，实有清热和解、利胆排毒、缓急止痛之功。况本方只用枳实，不用厚朴，是因枳实长于破结下气，善治心下之痞结、胀满、疼痛等，而厚朴长于宽中除满，善消大腹胀，二者作用部位不同，亦从侧面证实大柴胡汤证乃胆腑热结，而非兼阳明腑实。

2. 小柴胡汤外和内疏

中医整体恒动观念认为，一切疾病皆是各种因素导致机体内部阴阳失衡所致，且疾病表现间多有内在联系，是故调整阴阳是一切疾病之治疗总则。经方不仅能用于治疗外感病证，还能更广泛地应用于治疗复杂多变的内伤杂病。而在疾病发展过程中阴阳不同程度地受损都有可能造成阴阳失衡。阴阳不和，自当和解、调和。《伤寒论》之小柴胡汤乃和解第一方，有着畅达三焦的作用，服之后可令"上焦得通，津液得下，胃气因和"，三焦通畅，阴阳自和。小柴胡汤乃少阳主方，临床运用甚广，其所主之证非独少阳半表半里证。梅老认为，小柴胡汤证与半表半里证既有联系，又有区别。所谓联系，即少阳半表半里证在小柴胡汤证范畴之中；所谓区别，即小柴胡汤证含义较广，除包括前述证候外，还包括其他病证，如妇人热入血室、黄疸等。

对于小柴胡汤的功效，梅老认为，本方寒温并用，攻补兼施，升降协调。外证得之，重在和解少阳，疏散邪热；内证得之，还有疏利三焦、条达上下、宣通内外、运转枢机之效。正因于此，梅老在临床上广泛运用此方，化裁用之，匠心独运而疗效显著。如用本方化裁治疗枢机不利、肺气失宣之咳，视其病情而灵活组方。若纯属少阳阳木风火刑金，而肺气不利者，治以本方加桔梗、杏仁、鱼腥草、紫菀、百部等，以和解枢机，清泻木火，宣肺化痰而疗咳嗽。若少阳胆火而兼湿热郁伏膜原，肺气因而失宣者，则以和解少阳、透达膜原、清热化痰为法，以本方加槟榔、草果、胆南星、莱菔子、藿香、浙贝母等。再如对寒热之邪滞于少阳经脉，枢机失和者，梅老主张在和畅枢机的基础上，针对兼夹病情，灵活组方。如热毒侵犯少阳而致胸胁蛇串疮，治以和解少阳、行气活血解毒，以本方加忍冬藤、红藤、橘叶、延胡索、当归、川芎等。而寒滞少阳经脉之偏头痛，则加苍术、葛根、白芷、丹参、羌活等，和解少阳而兼祛风散寒止痛。如妇科相关疾病，梅老颇重视调畅三焦，疏利肝胆以调和气血、阴阳。女子“经、带、胎、产、乳”等无不以气血为用，尤其是血，而肝主疏泄、藏血，其特殊功能在女子所有生理、病理变化中发挥着举足轻重的作用。经方中柴胡类方多能疏利肝胆，调畅气血，因而在妇科疾病的治疗中颇为常用。对于经行感冒、经行发热、月经不调、面部色斑等与肝失疏泄、气血不调有关者，梅老常将小柴胡汤、柴胡桂枝汤、柴胡四物汤等方化裁使用，疗效颇佳。

凡此种种灵活用方，皆基于对小柴胡汤和解疏散、调畅气机功效的深刻理解。梅老擅长运用柴胡类方，除《伤寒论》所载的小柴胡汤、大柴胡汤、柴胡桂枝干姜汤、柴胡加龙骨牡蛎汤等经方外，还将本方与其他经方、时方合用，如采用《重订通俗伤寒论》所载柴胡陷胸汤、柴胡四物汤，或以小柴胡汤合《三因极一病证方论》之温胆汤成柴胡温胆汤，小柴胡汤合蒿芩清胆汤成柴胡蒿芩汤，小柴胡汤合四土汤为柴胡四土汤,小柴胡汤合平胃散为柴平汤等,表明其方剂变化之源流,符合当前湿热证候多发的时代特征。

3. 手足同病治宜疏化

观《伤寒论》少阳证,多为足少阳所病,而温病之少阳病,又多为手少阳见证。前者乃外邪挟胆火为病,无湿邪可言,后者为三焦湿热为患,而非相火独发。至于手足少阳同病,明代万密斋曾言"足经传手",但后世诸家均鲜有阐论,而临床每多见之。梅老于此证阐发详尽,自成一说。他认为本证大类有二:其一,《伤寒论》之柴胡桂枝干姜汤证,既有胆经郁火,又见三焦饮阻,其手少阳见证乃水饮为患,而非湿热,治宜和解兼温化。大论所载,义理明晰而毋庸赘言。其二,有手足少阳同病,而在三焦为湿热者,四时皆有,夏秋为多,地势卑湿之江南最为常见。论其病源,有湿家外感,邪传少阳,湿热相火交蒸者;有酒客湿热内伏,偶感外邪,触犯少阳而成者;有暑湿杂感,误用辛凉表散,淹延数日,病邪既未顺传阳明,亦未逆传心包,而于半表半里之地,手足分传而成者;秋季冷暖无序,暑湿未消,复因贪杯饮冷,易感于邪,邪犯少阳而手足分传者等,种种不一,难以详尽。其脉证表现有三:一者,寒热之象,既可表现为足少阳郁火之寒热往来起伏,亦可表现为手少阳湿热之午后为甚,身热不扬,或寒热似疟,一日数度,或潮热似蒸,汗出不解。热无定势,当审其因。二者,足少阳证候,胸胁苦满,口苦咽干,心烦喜呕等,但见一二症便是,不必悉具。三者,手少阳证候,脘痞呕恶,胸闷纳差,腹满便溏,口中甜腻,渴不欲饮,溲赤,苔黄(兼滑、腻、秽浊),舌质红或绛,凡此湿热之象,定性即可,亦不必悉具。上述三者,宜综合分析,唯以脉证求之,不论病程长短。有挟湿为患,每每淹缠,致数月不愈者,总宜和解清宣、分消走泄之法。又视病情之轻重缓急,标本主次,而有偏于和解(足少阳见证为主)及偏于分消(手少阳见证为主)之不同。主方小柴胡汤、蒿芩清胆汤合并化裁。至于先和解后分消或先分消后和解,又视病情之变化,灵活变通。

五、注重整体恒动，把握脏腑经脉相关

梅老认为，整体恒动观即为在整体观念的基础上融入了变化的观念。《周易·系辞上》曰："变化者，进退之象也。"认为万事万物无时无刻不在运动、发展、变化。要从整体上把握变化，知晓变化，才能运筹帷幄，于不变中应万变。《伤寒论》本身及辨证论治的过程，均体现了整体恒动观。

（一）六经辨证，拓展运用

梅老指出，《伤寒论》行文之中，只言"某经之为病"，不讲"某经之伤寒"，括百病于六经，而不离其范围，在六经上求根本，突出了六经辨证的特点。六经病之本质不离正邪斗争、进退的动态变化，然而因正气强弱，感邪轻重，治疗及时得当与否，则有传经与不传的区别。传变与否，不以《黄帝内经》之计日传经为依据，以脉症为凭，如"伤寒一日，太阳受之，脉若静者，为不传；颇欲吐，若躁烦，脉数急者，为传也。伤寒二三日，阳明、少阳证不见者，为不传也"。其传经形式，可分为三类：一为一般传经，如太阳可传阳明、少阳；二为表里传经，如太阳内传少阴、少阳内传厥阴；三为越经传，为不循一般次序传变，如太阳之邪，不传阳明与少阳，而传于太阴等。若素体虚弱，感受外邪，无三阳病证，而直犯三阴者，为直中。皆表明六经病证会时刻发生变化，有其普遍规律，为常；也有因正邪关系或误治而有不循一般规律之诸多变化，为常中之变。

梅老认为，张仲景以六经立论，六经是张仲景在《黄帝内经》经脉理论、整体恒动观的基础之上，在实践中不断应用和发展，所产生的一个高度抽象的概念。六经是生理结构、生理功能、天人相应、病理表现等内容的高度概括，也是脏腑、经络和气化的统一体，六经是一个宏观恒动的整体，可根据人体的结构、功能及其关系，分为三阳三阴，即太阳、阳明、少阳、太阴、少阴、厥阴子系统，它们既相互独立，又彼此联系。其生理、病理、经脉循行，均联系多脏腑、多系统功能，则《伤寒论》中治脏腑病证之方，与治疗经络病证之法，常可相互借鉴、互为参考。

以调治脏腑经络为手段,使气血阴阳恢复平和。抑或治在气血阴阳,而其效则归于脏腑经络,故扩大《伤寒论》方之临床运用,可于整体恒动中加以揣摩,为整体恒动观提供了坚实的理论依据。石寿棠谓:"汉张太守著《伤寒》一书,立一百一十三方,三百九十七法,随病之变迁用之,千变万化。灵妙无穷,万病皆当仿之为法,不可仅作伤寒书读也。""万病",言其多;"仿之为法",是仿效、灵活变通之意,是师其法而不泥其方、仿其法而灵活变通。《伤寒论》所载,大多为外感热病立法,对于杂病,也有论述,而辨证论治之原理互通,所以治"伤寒"之方,也可疗杂病;疗杂病之方,酌情变化,亦可治"伤寒"。医者须穷其理、达其变,触类旁通,举一反三。

(二)脏腑经脉,整体把握

梅老认为,病机相符,外感热病方可用以治疗内伤杂病,脏腑病立法可以治疗经脉病证,对于经脉所过处之病证,可借鉴其治法。以梅老拓展葛根黄芩黄连汤证治为例,此方出自《伤寒论》第 34 条,"太阳病,桂枝证,医反下之,利遂不止,脉促者,表未解也;喘而汗出者,葛根黄芩黄连汤主之",是阳明肠热内迫大肠,而成热利之主方。《灵枢·海论》云:"夫十二经脉者,内属于腑脏,外络于肢节。"则手足阳明经脉,胃肠之腑,必作整体来看,方得其全貌。如胃足阳明之脉,"起于鼻,交頞中,旁纳太阳之脉,下循鼻外,入上齿中,还出挟口环唇,下交承浆……属胃络脾",功能有燥湿相调之妙;大肠手阳明之脉,起于食指外侧,循指外侧,循臂上颈,贯颊,入下齿中,环口,至鼻孔外侧,与足阳明之脉相交。其脉属大肠,络于肺,有清燥燮和之美。而经脉之病证,可借鉴脏腑之治法,由此可见,头面部疾病,病机属热属实者,如齿痛、面痛、头痛、目赤、鼻干等,可酌情选用本方,此即"循其经脉,参以病机"。

经络联系脏腑,网络全身,有循行交叉、经气互通之处。如手少阳三焦经"其支者……系耳后,直上出耳上角,以屈下颊至䪼。其支者,从耳后入耳中,出走耳前,过客主人前,交颊,至目锐眦";足少阳胆经"其支者,从耳后入耳中,出走耳前,至目锐眦后。其支者,别锐眦,下大迎,合于手少阳,抵于䪼,下加颊车”，前述阳明经脉之循行，关乎头面、口齿、颊部，说明阳明与少阳经脉在耳前、面颊均有交汇，故病机可以相互影响，可出现少阳阳明经脉同病之候，可合小柴胡汤治疗，此即“复用经方，便是新法”之旨。梅老用葛根芩连汤（若病兼少阳则合用小柴胡汤）治疗阳明经脉所过之处，且病机相符之齿龈肿痛、头痛、痤疮、三叉神经痛、鼻咽癌放化疗后诸症、下颌关节炎等，疗效颇佳。

梅老根据临床所见脏腑同病者多见，以及脏腑相关、经脉相连的生理病理联系，提出心系相关脏腑的同病理论：其一，胆心同病，痰瘀互结，可影响胆腑功能，导致经脉不利，累及心脏，抑或心为痰热瘀血阻痹，兼胆腑失和，则成胆心同病。《灵枢·经别》曰：“足少阳……别者，入季胁之间……贯心。”可见此类病情，既有胆、心功能之相互影响，又有经脉的联系。其二，胃心同病，《灵枢·经别》曰：“足阳明之正……上通于心。”《素问·平人气象论》曰：“胃之大络，名曰虚里……出于左乳下，其动应衣，脉宗气也。”说明胃与心不仅功能相关，并且有直接经脉联系。治胃心同病之属痰热瘀血互结者，可用小陷胸汤加味。其三，颈心同病，《灵枢·经脉》曰：“三焦手少阳之脉……布膻中，散络心包……胆足少阳之脉……循颈……心胁痛不能转侧……是主骨所生病者，头痛颔痛……缺盆中肿痛……手少阳之别……注胸中，合心主。”《灵枢·经别》曰：“足少阳之正……上贯心”，此为少阳与颈、心的经脉联系，又膈以上至头部，概属上焦。故痰热上扰，侵犯头、项、颈部者，为临床常见之上焦症状，故颈心同病有据可查，且可用柴胡类方辨治。其四，肺心同病，心肺同居膈之上，心主血脉，肺主气、主治节，气血功能不可须臾相离。何况《灵枢·经脉》曰：“心手少阴之脉……复从心系却上肺。”表明心、肺有经脉联系，临床上有肺病及心、心病及肺者，可看作“肺心同病”。

脏腑同病理论是以中医脏腑经络等理论为基础，辨析不同疾病之间的内在联系，从而用于治疗两种或多种疾病的辨证论治方法。此法以脏腑整体恒动观为指导，综合分析，提炼病机，辨证施治，对于应对当今日益复杂之疾病，日益精细之分科，确属良法。

(三)病证兼夹,随证治之

梅老指出,《伤寒论》所述疾病发展过程中,因体质与治疗及时、得当与否,往往会表现出证候主次、兼夹差异,或不同传变及方证演变。以太阳中风证为例,其病起于风寒之邪外袭,因体质差异而有证候偏重或产生不同变化,若经脉证候明显,出现"项背强几几",汗出恶风,或发热者,为桂枝加葛根汤证(第14条);肺系证候明显,出现咳、喘,为桂枝加厚朴杏子汤证(第18条);或因误治而兼其他证候,如误汗伤阳,其汗"遂漏不止","其人恶风,小便难,四肢微急,难以屈伸"的桂枝加附子汤证(第20条);误汗损伤营阴,致"身疼痛,脉沉迟"之桂枝新加汤证(第62条);误下致邪陷胸中,郁遏胸阳,"脉促胸满"之桂枝去芍药汤证(第21条);甚则损伤胸阳,以致胸闷脉不促反微弱、恶寒,为桂枝去芍药加附子汤证(第22条),此为定法,皆显而易见。还有桂枝汤之活法,如服桂枝汤而病不解反烦的,先刺风池、风府,针药同用;平冲降逆的桂枝加桂汤;温通心阳兼镇潜的桂枝甘草龙骨牡蛎汤;祛风散寒除湿的桂枝附子汤;建立中气的小建中汤;温补心阴阳气血的炙甘草汤等,皆为定法中的活法。又有太阳表证失治误治,致阳郁于内而化热内传,进而向大青龙汤证、麻杏甘石汤证、白虎汤证、葛根芩连汤证等演变,既是动态变化,又有明晰的规律。外感热病的传变,多为由表入里,由寒化热,由上到下,是变中之常。

梅老指出,《伤寒论》行文虽以某证、某方主之,然其方药并非一成不变,随病情的变化,法因证而设,方随法而变,药亦随症而加减。论中诸多方证有或然证及加减法,如小青龙汤证(第40条)、小柴胡汤证(第96条)、真武汤证(第316条)、通脉四逆汤证(第317条)、四逆散证(第318条)、理中丸证(第386条)、枳实栀子汤证(第393条)等。也有某药有多种功效,随方药的配伍而有偏重,如《本经疏证》曰桂枝"盖其用之道有六,曰和营,曰通阳,曰利水,曰下气,曰行瘀,曰补中。"用于营卫不和,如桂枝汤类;用于心阳不振,如桂枝甘草汤等;用于水道不利,如五苓散等;用于水气冲逆,如桂枝加桂汤等;用于瘀血与热邪结于下焦,如桃核承气汤等;用于中气虚损,如小建中汤等,这些均是《伤寒论》用药精纯、多种功用随配伍而变的体现。往往也有看似悖于常理之处，如第315条，本为阴盛阳衰，浮阳于上，谓之戴阳证，除用姜、附等热药外，反加咸寒苦降之人尿、猪胆汁，意在引阳入阴，使热药不为阴寒所格拒，以引浮阳归返，是为反佐药，精妙之至。辨证处方用药，法因证立，方因法变，临床所遇之病证，不可能都完全符合麻黄汤证、桂枝汤证等，论中或然证及加减法，当可效仿。

六、活用唯物辩证，审机立法遣方用药

中医学的形成过程离不开古代哲学的影响，其中最具有代表性的是古代朴素的唯物辩证法。《墨子·小取》曰："夫辩者，将以明是非之分，审治乱之纪，明同异之处，察名实之理，处利害，决嫌疑。"以之指导中医辨证思维的运用，可明六经病变的是非之分，别病证表象同异之处，察脉证并治名实之理，审病证变化治乱之纪，处六经八纲辨证之利害，决脏腑经络病证传变之嫌疑。梅老认为，《伤寒论》本身就体现了唯物辩证法，有阴阳、表里、寒热、虚实，体现对立统一规律；有六经传变、病证方药变化，体现质量互变规律；有病证的曲折、多样发展，体现否定之否定规律。

（一）对立统一，全面把握

梅老指出，《伤寒论》六经辨证隐含了阴阳、表里、寒热、虚实等辨证要素，涵盖了邪正、标本、常变、急缓、主次等，无一不是对立统一的，都是辩证法的体现。如阴阳、表里、寒热是对立的，其对立是相对的，阴阳可以再分阴阳，表里、虚实、寒热之证也可相互转化，表证失治误治可入里，伤寒日久可化热，如《经方实验录》所言："麻黄汤证化热入里，为麻杏甘石汤证。桂枝汤证化热入里，为白虎汤证。葛根汤证化热入里，为葛根芩连汤证。"足以体现其化热、入里的传变规律。虚实证候之间也有相互转化、兼夹、真假的不同。标本、急缓之治法也不是一成不变的，急则治标，缓则治本，如桃核承气汤，"其外不解者，尚未可攻，当先解其外，外解已，但少腹急结者，乃可攻之"，是先表后里，因其蓄血证较缓；而抵当汤

则无论表证有无，径直下血攻里，因其证以急；表病误下后，“续得下利，清谷不止”，若身疼痛，则先以四逆汤救里，若后身疼痛，圊便自调者，则先以桂枝汤解表，均是根据病情急缓而权衡的。在实际方药运用中，寒温并用，攻补兼施，滋燥并行，升降同用，宣肃同施，内外异法同治，无一不是对立统一的发扬。

梅老认为，在内伤杂病的湿热病证中，湿邪日久会化热，热又易伤阴，若以辛散之法祛湿，有助热之嫌，以寒除热，则有遏湿之弊，是一对矛盾；又除湿则更伤阴液，滋阴则有助湿之弊端，是另一对矛盾，务必要权衡其利弊轻重，把握尺度，湿热同祛，滋燥并行。对内有虚寒、外有湿热之患者，梅老常常采用内外同法、内外异法的思路，如内服温中散寒，外用清热燥湿之品，可并行不悖。

（二）识证唯物，辨证准确

梅老指出，中医学是建立在循证医学基础之上的经验医学，所得出的证候与拟定的方药并非主观臆断，而是有明确的四诊所得资料支撑的，《素问·征四失论》云：“诊病不问其始，忧患饮食之失节，起居之过度，或伤于毒，不先言此，卒持寸口，何病能中？”《难经·六十一难》曰：“望而知之者，望见其五色，以知其病；闻而知之者，闻其五音，以别其病；问而知之者，问其所欲五味，以知其病所起所在也。切脉而知之者，诊其寸口，视其虚实，以知其病，病在何脏腑也。”仲景在《伤寒杂病论》中以“省疾问病，务在口给，相对斯须，便处汤药。按寸不及尺，握手不及足，人迎、趺阳，三部不参，动数发息，不满五十。短期未知决诊，九候曾无仿佛，明堂阙庭，尽不见察，所谓窥管而已。夫欲视死别生，实为难矣”警示后人，辨证论治过程是客观的，是唯物的。正如仲景所言：“观其脉证，知犯何逆，随证治之。”根据脉证而得出病机，从而拟定治法，根据治法选取方药，其脉络十分清晰，有理有据。

梅老指出，通过四诊全面采集的信息是最基础，也是最可靠的，根据这些信息所推断出的病机，才是最准确的。如干咳少痰患者，若无其他信息，不可断言其为阴虚，也有可能是燥咳、肺热等，再根据其他症状、舌脉等，综合判断，才可下结论。又如便溏，其病机也很多，可以是虚寒、湿热、肠热等，也要结合大便特点、舌脉等综合辨证。叶天士曰："伤寒大便溏为邪已尽，不可再下，湿温病大便溏为邪未尽。"亦足以言明其病机的多样性。对于耳鸣，虽有"肾开窍于耳及二阴"，但在无肾虚表现的情况下，不可凭此断言与肾相关。肾固然开窍于耳，然亦有"心在窍为耳"，况手足少阳经脉都"从耳后，入耳中，出走耳前"，均与耳的关系密切，须全面考虑。

（三）立足本质，发散思维

梅老强调，要学会抓住本质，也就是病机，也要举一反三，发散思维，如对于温阳与通阳之辨，其理论明晰，运用中并无鉴别难点，其难在于识证。"通阳"载于华佗《中藏经·论诸病治疗交错致于死候第四十七》，曰："灸则起阴通阳……当灸而不灸，则使人冷气重凝，阴毒内聚，厥气上冲，分逐不散，以致消减。"明确提出"冷气重凝，阴毒内聚"者，当用通阳之法治疗。然其理法尽在《伤寒论》中，如"厥"，第 337 条曰："凡厥者，阴阳气不相顺接，便为厥。厥者，手足逆冷者是也。"旨在说明手足厥冷，包括恶寒等一类征象，其病机之癥结，在阴阳气不相顺接。阴阳气何以不相顺接？并非只有阳虚寒盛一途，如气机郁结（第 318 条）、热邪深伏（第 335 条）、蛔虫内扰（第 338 条）、冷结膀胱关元（第 340 条）、血虚寒凝（第 351 条）、水饮内停（第 356 条）等，其邪气之实，亦足令阴阳气不相顺接。梅老将此论发挥，用于内伤杂病中，阳气不通之因湿邪阻滞，或湿热胶结，或瘀血阻滞、痰瘀互结等，阻碍阴阳气机运行，其症类似阳虚者，当用化湿、清热利湿、活血化痰、活血行气等法治疗，以通其阳气，此即叶天士所言"通阳不在温，而在利小便"，其通阳不全在温，亦非尽在利其小便，但使邪有出路即可，并将其拓展至内伤杂病辨治。

梅老教诲，临证之时，治因证设，方随治立，以辨病机之所在，贯穿其始终。"效不更方""不效更方"之理，医所共知，然则仍显不足。病症变化多端，法随症而变，方因法而立，更方亦为临证技巧之一。

1. 效不更方

"效不更方"，意为投方收效之后，病症虽轻，而病机依旧，遂守前方，或依症略事加减续投,至诸症悉除收功。如《伤寒论》第24条“初服桂枝汤,反烦不解者,先刺风池、风府,却与桂枝汤则愈”。故临证之时,投药虽有收效,而病症未愈,病机不变,则坚守原方,略事加减,至瘥而止。

如毛某,女,28岁,两年前曾因强制节食减肥,春节禁食半个月,而致肝、肾功能异常,身瘦如柴,食欲不振,月经数月不行而来诊,经治病愈,体态恢复正常。后因情绪剧烈波动,饥饱不均,以致“饮水后脘腹胀一个月”来诊,诉饮水后脘痞腹胀,而进食后其脘胀反不显。渴而多饮,小便不利(尿常规、肾功能正常),午后下肢浮肿,恶心呕吐,时有头晕,大便数日一行,月经正常,脉缓,苔薄白。观其渴而多饮,小便不利,饮水后脘痞腹胀,当是气化不利,水饮内停,师以五苓散合枳术丸方义,药用:茯苓30 g,猪苓10 g,泽泻10 g,焦白术10 g,桂枝10 g,生姜10 g(自备),枳实25 g,当归10 g,川芎10 g,黄连10 g,吴茱萸6 g,乌贼骨15 g,虎杖15 g,莱菔子15 g。服药一周,浮肿消失,口渴、恶心及饮水后脘痞腹胀均减轻,大便三日一行,溏而不爽,脉缓,苔厚白,守原方,略事加减,续服两周,尿量增加至基本正常,饮水后脘痞腹胀甚轻,口渴减轻,恶心呕吐偶发,大便干结,三日一行,师觉病减过半,似可更方,遂改陈平汤加减,曾病轻一时,其后病情反复,饮水后脘痞腹胀明显加重,甚则水入即吐,夜尿多而白天尿少,情绪低落,脉缓,苔白略厚,辨为“水逆”之证,始觉更方过早,故仍以五苓散加味,服药月余病愈。瘥后防复,遂改汤作丸相投,未见复发。

2. 效亦更方

“效亦更方”,似与前者相互龃龉,然仔细斟酌,服药收效之后,不可盲目守方,若病机变化,治法当改,投方自异,如是推之,便有理可循。梅老常道,投药之后,虽得效,亦须更方者有二:

其一,投方收效,诸症悉减,仍应观其脉证。若其病减轻,且病机有变者,亦应更方。否则得效之方,反为无效,或生他变。如《伤寒论》第29条,历论甘草干姜汤、芍药甘草汤、调胃承气汤等治法,虽属举例之论,然已昭示得效更方之微旨。

如洪某，女，30 岁，因"荨麻疹反复发作九个月，加重一周"来诊，见周身风团而痒，搔后色红，高于皮肤，纳可，二便正常，月经正常，脉缓，苔白略厚，舌质绛，有"过敏性鼻炎"病史。梅老以为苔白略厚，舌质绛，显系湿热内伏，因风邪所激，而侵犯体表。何以袭于体表？师引"腠者，是三焦通会元真之处，为血气所注；理者，是皮肤脏腑之文理也""肾合三焦膀胱，三焦膀胱者，腠理毫毛其应"之旨，拟和解枢机，清热祛湿，兼活血祛风之法，予柴胡温胆汤合四土汤加减：柴胡 10 g，黄芩 10 g，法半夏 10 g，陈皮 10 g，茯苓 30 g，土茯苓 30 g，土牛膝 10 g，土大黄 20 g，土贝母 10 g，当归 10 g，川芎 10 g，丹参 10 g，荆芥 10 g，防风 10 g，全蝎 10 g，蜈蚣 2 条。服药一周，荨麻疹发作次数减少及范围减小，瘙痒减轻，饮食及二便正常，脉缓，苔薄白，师见苔由厚变薄，提示湿热之邪已祛，病机变化，遂改柴胡四物汤加减，处方：柴胡 10 g，黄芩 10 g，法半夏 10 g，生地黄 10 g，当归 10 g，川芎 10 g，赤白芍各 10 g，丹参 30 g，土贝母 10 g，土牛膝 10 g，土大黄 20 g，土茯苓 30 g，全蝎 10 g，蜈蚣 2 条。服药两周，病愈。

其二，患者服药虽有一定收效，但其功甚微，医者并不满意，亦须更方。此时，当再详询其病史，细察其脉证，若察觉疏漏之处，证候方药未能尽合者，需改弦易辙。

如汪某，男，54 岁，因"胃痛反复发作一年，加重一个月"来诊。患者胃脘胀痛，餐后胀甚，伴反酸、嗳气，偶尔胸骨后隐痛，饮食尚可，大便三日一行，小便正常，脉缓，苔厚白，舌质绛，纤维胃镜提示：慢性浅表性胃炎，反流性食管炎。胃脘属"心下"范围，虽无"按之则痛"，然其胀痛，伴反酸、嗳气，苔厚白、舌质绛，均为痰热结于心下之症，故师以小陷胸汤加味：法半夏 10 g，瓜蒌 10 g，黄连 10 g，吴茱萸 6 g，乌贼骨 15 g，延胡索 15 g，郁金 10 g，炒川楝子 10 g，片姜黄 10 g，当归 10 g，川芎 10 g，虎杖 25 g，服药一周，症状虽有减轻，但师觉效果不甚满意，遂加柴胡 10 g，黄芩 10 g，九香虫 10 g，而成柴胡陷胸汤之意，续服两周，症状基本消失。因其人为个体商户，饮食极不规律，遂改为丸剂以善后，并嘱规律饮食，适当调整饮食结构。曾问有效而更方之故，师答：其痰热之机并无争议，初拟小陷胸汤，虽有微效，并不满意，详察其脉证，因胸骨后痛，为足少阳所主，故改为柴胡陷胸汤更为稳妥,此举亦暗含病症兼夹之时,复用经方,便是新法之旨。观此,效亦更方之理,不解自明。

3. 不效守方

吴鞠通《温病条辨》曰:“治内伤如相,坐镇从容,神机默运,无功可言,无德可见。”说明在内伤杂病中,辨证用方,虽已详审,并确定无疑者,短期虽难奏效,然久必收功。此多为病久入深,根蒂固结之故。治此类病如琢如磨,功到则成。若治疗急性病,不效不可守方,与此文无关,另当别论。

如张某,男,83 岁,因“右下肢冷痛一年余”来诊。患者右下肢冷痛,伴麻木,右股酸软,立夏之时犹着棉裤方可忍受,夜间用“暖宝宝”才能入睡,行走困难,活动时症状加重,右下肢自膝内侧以下,痛而拒按,肤色青紫微肿。胸闷,饮食正常,大便溏,小便正常,脉弦数,苔厚白,舌质绛。彩超提示:①右下肢动脉粥样硬化;②右下肢动脉硬化闭塞症(伴多处管腔狭窄)。辨为下焦湿热与瘀血互结,师以二妙散加味,药用:苍术 15 g,黄柏 10 g,薏苡仁 30 g,土牛膝 10 g,土贝母 10 g,土茯苓 30 g,土大黄 20 g,当归 10 g,川芎 10 g,白芍 20 g,土鳖虫 10 g,红花 10 g,全蝎 10 g,蜈蚣 2 条,地龙 15 g,酸枣仁 50 g,初治之时,疼痛略轻,似效非效,师曰效虽不显,而病机未变,治法不改,故守原法酌情加制二乌(制川乌、制草乌)、丹参、桂枝、制乳没、金刚藤、忍冬藤等品,用药月余,方觉下肢如虫行皮中状,冷痛渐减,可缓行 100 余米,疼痛范围缩小,续服前方以治。初,治疗月余,因疗效较慢,而方药未改,曾问道于师。师曰:病久入深,痼留体内,本不易去,更有年迈体弱,欲速不达。胸中定见,不可擅改。治疗至今,将近半年,上方未变,仅有少许加减。右下肢已无冷感,不痛,微肿消失,仅步行时略有胀感,压痛甚轻,从膝内侧至内踝肤色正常,踝以下肤色淡紫,目前仍在治疗之中。

4. 不效更方

“不效更方”虽在情理之中,然更方之时,亦应详察证候、起病及诊疗过程,而知其疏漏之处,于原方之中,略加调整,似乎方药基本同前,实则变化暗藏其中,如桂枝加厚朴杏子汤之类,属此。再者,患者曾辗转多方求治,而收效甚微,接诊之时，详审前医之方药，以病历为师，结合脉证，回避旧路，另辟新法，多能有满意的疗效。

如陈某，女，45 岁，因“失眠半年，加重两周”来诊。患者入睡困难，易醒，醒后难再入睡，多梦，偶尔心悸，月经正常，纳可，大便二三日一行，脉缓，苔厚白，舌质绛。此为痰热内扰，心神不宁，师以温胆汤加减，药用：法半夏 15 g，陈皮 10 g，茯苓 50 g，竹茹 10 g，枳实 25 g，石菖蒲 10 g，远志 10 g，郁金 10 g，当归 10 g，川芎 10 g，土鳖虫 10 g，红花 10 g，合欢花 20 g，夜交藤 30 g，酸枣仁 50 g，虎杖 25 g。服药两周，略有加减，而病情如故。师详问其病情，诉夜间易醒，且醒后心悸、胸闷明显，此为痰热扰心，心神不安，遂于前方加黄连、瓜蒌二味，看似治法未变，实则暗藏玄机。因原方加此二味，则以小陷胸汤为主方，较前方之分消走泄法，而变为以清涤中上二焦之痰热为主，开结宽胸之力尤胜，用以治疗痰热扰心、胸闷心悸而失眠者，最为相宜。服药两周，症状基本消失。观此，投方不效时，详察病情，仔细思考，发现端倪，在方药细微改动之下，于不变之中求变。

以上几点更方思路，不过寥寥十六字，但践行不易，若能融会贯通，对临床思维之构建，思辨水平之提高，大有裨益。梅老常教诲，变化贯穿疾病始终，辨证之时，把握变化，方可主导疾病向愈；治疗之中，常法不效，必思其变法。用药如用兵，沙场瞬息万变，病情亦诡秘难测，然有“三易”之理可遵：一者，变易——无论治与不治，正治与误治，病情始终是在变化的，不可一味泥旧而不晓变化；二者，简易——病证纷乱，病情复杂，若以病机为要，方可执简驭繁；三者，不易——观其脉证，知犯何逆，随证治之，此为辨证论治之不二法门。

梅国强

著作简介

一、《乙型肝炎的中医治疗》

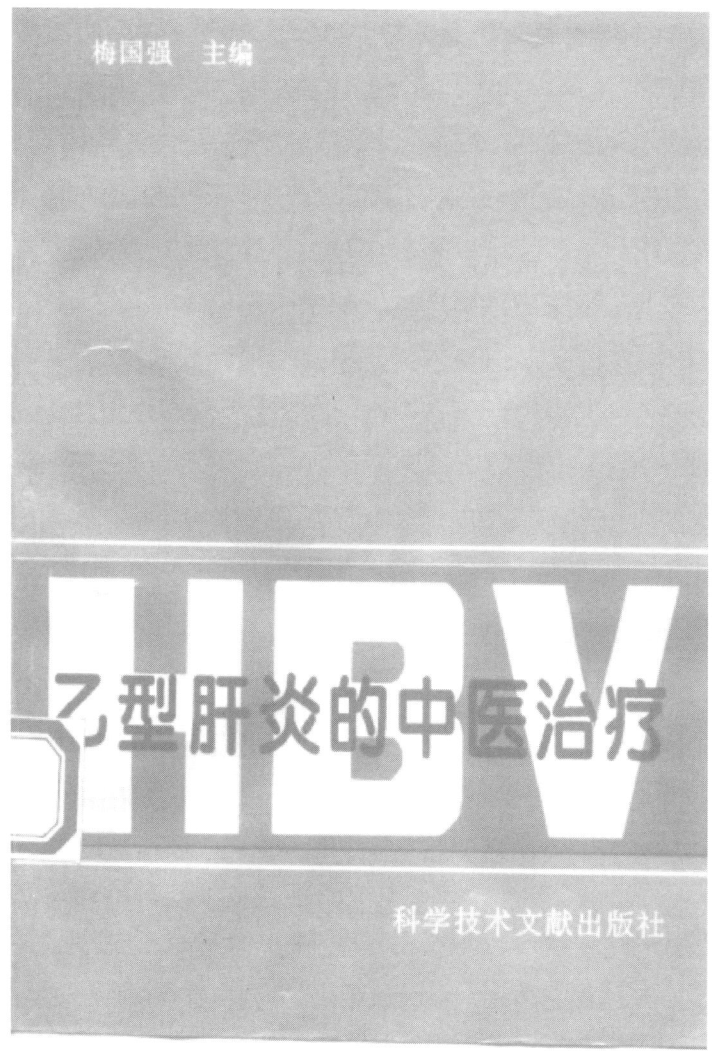

科学技术文献出版社，1995 年

《乙型肝炎的中医治疗》，梅国强主编，科学技术文献出版社，1995 年出版，2000 年再版。

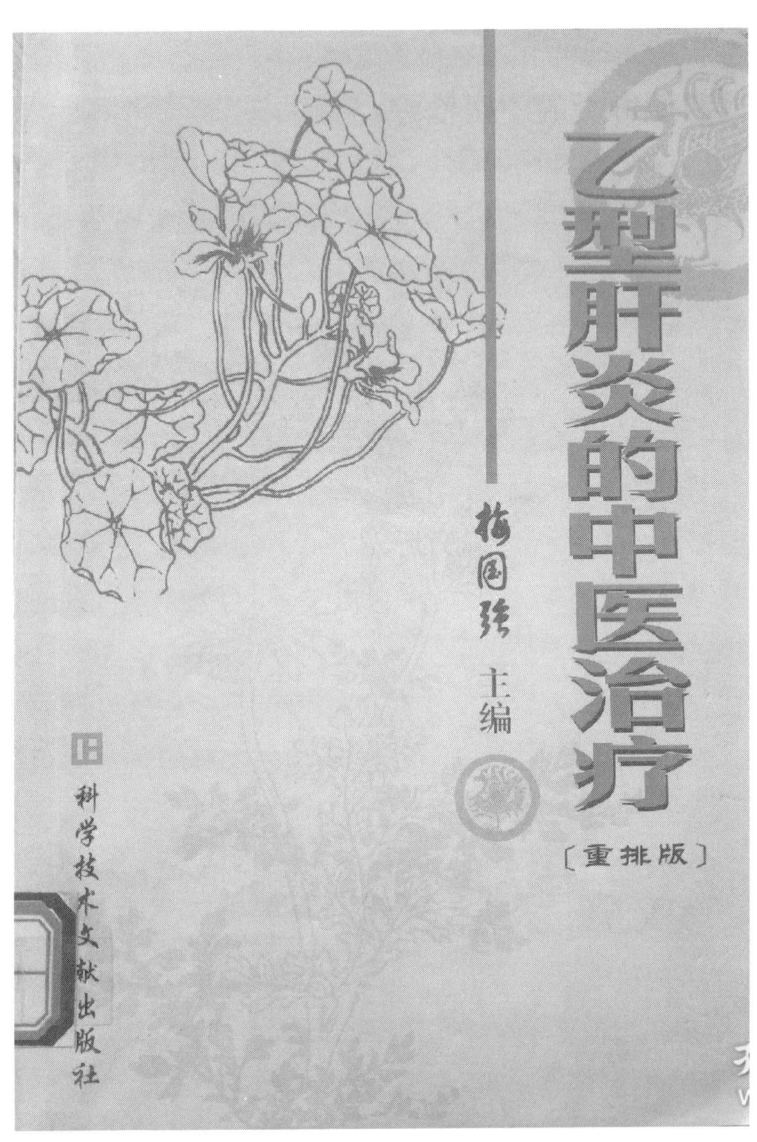

科学技术文献出版社,2000 年

(一) 内容概要

本书通过系统研究中医药文献,以治疗学为主线,全面阐述了 20 世纪 90 年代现代医学对乙型肝炎的认识,以及中医学对乙肝(即乙型肝炎)病的认识、治疗思路、辨证标准与主要治疗法则(清热解毒法、调肝解郁法、健脾祛湿法、补肾培元法、活血化瘀法等),并系统介绍了中医学对乙型肝炎的血清标记物变化、肝功能异常、免疫功能失调及相关证型的治疗方法及气功、针灸疗法,小儿乙型肝炎的治疗,以及乙型肝炎的自我疗养等,并收集了防治乙型肝炎的常用中草药(板蓝根、虎杖、茵陈、栀子、黄芩、黄柏、龙胆草、败酱草、白花蛇舌草、金银花、蒲公英、山豆根、连翘、贯众、垂盆草、鱼腥草、蟛蜞菊、大黄、青叶胆、水飞蓟、黄芪、党参、人参、白术、黄精、山药、薏苡仁、灵芝、云芝、甘草、大枣、当归、白芍、地黄、何首乌、紫河车、枸杞子、沙参、玄参、桑椹、五味子、女贞子、旱莲草、桑寄生、麦冬、玉竹、淫羊藿、补骨脂、菟丝子、冬虫夏草、丹参、赤芍、郁金、桃仁、红花、三七、柴胡、枳实、陈皮、青皮、厚朴、佛手、茯苓、猪苓、泽泻、玉米须、金钱草,共 67 种)、中成药(乙肝 1 号胶囊、复肝能胶囊、碧云砂乙肝灵、灭澳灵、肝必复、补肾糖浆、乙肝灵冲剂、肝复康、云芝肝泰冲剂、乙肝解毒胶囊、乙肝扶正胶囊、茵栀黄注射液、护肝片、鸡骨草丸、健肝乐冲剂、益肝灵片、齐墩果酸片、金酸苹糖浆、五仁醇胶囊、猪苓多糖注射液、消症益肝片、葫芦素片,共 22 种),名老中医选介(方药中、巴坤杰、吕继端、朱良春、杜雨茂、吴熙伯、陈茂梧、陈继明、欧阳锜、胡衡甫、夏德馨、姜春华、钱琪先、谌宁生、董建华、蒋士英,共 16 位),体现了中医学对本病治疗的优势,对中医教学、研究、临床及乙型肝炎患者的自我疗养有极重要的参考价值。

(二)内容摘录

1. 中医学对乙型肝炎的认识

(1)中医治疗肝病的历史及其发展

中医学对肝病的认识,基本上以《黄帝内经》的理论为基础,以后历代医家又不断地发展充实,而逐渐形成比较完整的体系。这一完整的理论体系,仍是目前对乙型肝炎辨证论治的基础。

《黄帝内经》将肝脏的生理、病理现象与人类生活有关的自然界事物,按取类比象的方法，做了广泛的联系，并进行了理论升华，认识到人与自然界密切相关，从而认识到肝脏与人体的有机联系和与自然界的相关性。如《素问·六节脏象论》说：肝为“阳中之少阳，通于春气”。《素问·金匮真言论》说：“东方青色，入通于肝，开窍于目，藏精于肝，其病发惊骇，其味酸，其类草木，其畜鸡，其谷麦，其应四时，上为岁星，是以春气在头也。其音角，其数八，是以知病之在筋也，其臭臊。”指出肝的特性与春季、青色、酸味、角音、数八（阴数）、木、鸡、麦、臊等有一定的联系。对于肝的生理，《黄帝内经》认为肝在胁下，与胆相表里，各有经脉络属，与全身相关联，尤其与血、筋及目的关系密切。肝还有“欲散”的特性。在情志方面则与恐、怒有关。对于肝的病理，《黄帝内经》指出，肝病有寒、热、虚、实之不同。如《素问·脏气法时论》云：“肝病者，两胁下痛引少腹，令人善怒；虚则目䀮䀮无所见，耳无所闻，善恐，如人将捕之。”《素问·刺热》曰：“肝热病者，小便先黄，腹痛，多卧、身热，热争则狂言及惊，胁满痛，手足躁，不得安卧。”《灵枢·本神》曰：“肝藏血，血舍魂，肝气虚则恐，实则怒。”《黄帝内经》还认为风性主动，风气通于肝，肝合筋，凡因风阳上扰的头晕、目眩，筋脉所伤的肢麻、震颤、拘急、抽搐等症状，大多属于肝脏的病变。《素问·至真要大论》中所说的“诸风掉眩，皆属于肝”就是对上述病机的概括。《黄帝内经》论肝与其他脏腑的关系，则是根据五行生克理论进行说明的。认为肝病可以传脾（木乘土），也可以传心（母病及子），还可以传肾（子病及母）；肝病既可从心传来（子病及母），也可以从肺传来（金克木）。正如《素问·玉机真藏论》所说：“五脏相通，移皆有次，五脏有病，则各传其所胜。”对于肝病的治法，《黄帝内经》亦记载有三法：“肝欲酸”“肝苦急，急食甘以缓之”“肝欲散，急食辛以散之，用辛补之，酸泻之”。

约成书于东汉的《难经》，不但继承了《黄帝内经》关于肝病的理论，还对肝的形态和重量做了描述，指出“肝独有两叶”（《难经·四十一难》）、“肝重四斤四两”（《难经·四十二难》），在治法上则提出“损其肝者缓其中”等，补充了《黄帝内经》的不足。

东汉末年，张仲景著《伤寒杂病论》，其书经后人整理为《伤寒论》和《金匮要略》二书。前者在“辨厥阴病脉证并治”篇中，阐述了外感热病进入厥阴肝经后的寒、热、虚、实的病理变化及其治疗。后者在“五脏风寒积聚病脉证并治”篇中记述了肝中风、肝中寒、肝死脏、肝着等病的证候，又在“水气病脉证并治”篇中讨论了肝水的证候，并特别在“脏腑经络先后病脉证”篇中提出“肝之病，补用酸，助用焦苦，益用甘味之药调之”的治肝虚的用药方法，更集前人的成就，明确指出“见肝之病，知其传脾，当先实脾”的治疗原则。这一原则对乙肝的治疗有着重要的指导意义。因为乙肝患者多见脾胃功能失调现象，绝非单纯治肝所能奏效，而实脾之法，有助于肝病的康复，确系肝病防治中极其重要的一环。现代实验研究亦证明，调肝补脾法有调控机体免疫功能、改善肝功能、促进肝脏修复等作用。总之，张仲景总结前人的经验并结合自己的临床实践，为肝病的辨证论治奠定了基础。

约产生于六朝时代的托名华佗所著的《中藏经》中，明确地提出了脏腑辨证分寒、热、虚、实的观点。如“论肝脏虚实寒热生死逆顺脉证之法”基本上使散见于《黄帝内经》各篇的肝病论述系统化。该书提出的脏腑寒热虚实辨证法，对后世也有较大的影响。

唐代孙思邈的《千金要方》，论杂病是以脏腑类证，先论脉而后分虚实，其论肝分为肝脏病脉论、肝虚实、肝劳、筋极、癥坚积聚，并载方四十余首。

北宋的《圣济总录》，对肝病做了更为全面的总结，在肝藏门“肝藏统论”下，列肝虚、肝实、肝胀、肝著、肝风筋脉抽掣疼痛、煎厥、肝气逆面青多怒、薄厥、肝病筋急、疹筋等。还在其他门类中列肝中风、肝痹、肝疟、肝心痛、肝劳等证治。

宋代钱乙的《小儿药证直诀》，以五脏为纲论儿科的证治，在论肝的主症时说：“肝病，哭叫目直，呵欠顿闷，项急。”又在辨别肝病虚实时说：“肝主风，实则目直大叫，呵欠项急，顿闷；虚则咬牙多欠气”，并制“泻青丸”“大青膏”“调肝散”等治疗肝病的名方。以上都是钱氏结合小儿的病理特点，发展前人的经验理论，对后世儿科影响很大。

金代张元素对治肝病的常用方、药进行综合研究，他提出“肝苦急，急食甘以缓之——甘草。肝欲散者，急食辛以散之——川芎。补以细辛之辛，泻以白芍药之酸”“肝虚，以陈皮、生姜之类补之”“如无它证，惟不足，钱氏地黄丸补之”“实则芍药泻之，如无它证，钱氏泻青丸主之”等制方用药心法，给后世以灵活遣药的莫大启示。同时，张氏对《难经》“虚则补其母，实则泻其子”的治则在肝病治疗上的运用，也曾做过深入研究。他所说的“水能生木，肾乃肝之母。肾，水也，苦以补肾，熟地黄、黄柏是也。心乃肝之子，以甘草泻心”，对后世治肝病的用药有较大的影响。

元代朱丹溪《格致余论·阳有余阴不足论》明确地指出“主疏泄者，肝也”，即认识到肝对人体气血运行、水谷运化、脏腑安宁有着重要的调节作用。在生理和病理上，朱氏十分强调相火的作用，并认为相火主要寄于肝、肾两脏，又分属心包络、膀胱、三焦、胆诸腑。他说：“人非此火，不能有生。”又说：“相火，元气之贼。”前者是说正常的相火运行，有生生不息之功；后者是说相火亢盛，便成邪火，乃元气之贼。在对乙肝的治疗方面，这一理论有助于正确处理滋阴养肝法与助阳补肝的使用关系，以期达到调整免疫功能、促进病毒消失的目的。

明代医家，如楼英、薛己、李梴、张介宾和李中梓等，对肝病都有比较全面的认识，其中李中梓“乙癸同源”说，对后世肝病的治疗影响尤深。他说：“东方之木无虚，不可补，补肾即所以补肝；北方之水无实，不可泻，泻肝即所以泻肾。”指出肝肾阴精可以相互为用，肝肾之相火亦能相互影响，确立了“肾肝同治”的大法，此即目前对乙肝辨证论治中，治肝治肾，相互关联，以提高疗效的学术渊源。

清代医家随着温病学的崛起，对脏腑的辨证益加缜密，对肝病的认识也比以往更为深刻。如叶天士在《临证指南医案》中对肝风、肝火、郁证和木乘土等案的治疗，在病机的分析、治法的确立和遣药方面都已十分细腻，并颇有心得。又有林佩琴根据其临床体验指出“肝为刚脏，职司疏泄”，故“用药不宜刚而宜柔，不宜伐而宜和”。魏玉璜更制“一贯煎”统治肝阴不足诸病，在肝病阴虚血燥、气滞变生诸证的用药方面颇多发明。费伯雄尤其擅长治疗肝病，其所制抑木和中汤、解郁合欢汤、涵木养荣汤、养血胜风汤等，皆着意于调气、和营、柔肝，为后世所推崇。李冠仙则在《黄帝内经》治肝三法的启示下，充实归纳定为十法，即：辛散；酸收；甘缓；心为肝之子，实则泻其子；肾为肝之母，虚则补其母；肺为气之主，肝气上逆，清金降肺以平之；肝气上逆，必挟胆火而来，平其胆火，则肝气亦随之而平；肝阳太旺，养阴以潜之，不应，则用介类以潜之；肝病先实脾；肝有实火，轻则用左金丸，重则用龙胆泻肝汤。李氏十法，对于肝病的治疗，已大体齐备。王旭高则从“肝病最杂而治法最广”立论，从肝气、肝风、肝火三方面，提出了“治肝三十法”，对肝病的治法进行了全面系统的总结，其“治肝三十法”基本上包括了肝病的全部治法，多为后世所宗。

近代西方医学传入中国，产生了中西医结合的学派。随着科学的发展，现代医学为人们提供了准确的解剖知识和现代化的检测手段。中医学者吸收现代科学成就，对肝病的认识更加深刻，在许多方面取得了较大的成就，治肝名家辈出，并各有其独到之处。如张锡纯认为治肝之要在于升肝降胃，他说：“肝主左而宜升，胃主右而宜降，肝气不升则先天之气化不能由肝上达，胃气不降则后天之饮食不能由胃下输。”但“肝气宜升，胆火宜降。然非脾气之上行，则肝气不升，非胃气之下行，则胆火不降”，故“欲治肝者，原当升脾降胃，培养中宫，俾中宫气化敦厚，以听肝木之自理。即有时少用理肝之药，亦不过为调理脾胃剂中辅佐之品”。可见张氏升肝降胃之说，其实质仍是对前贤治肝实脾理论的进一步发挥。在用药上，张氏不落俗套，自出机杼，常用生麦芽升肝，他认为：升肝之用，柴胡最效，然治肝不升、胃不降之证，则不用柴胡，而以生麦芽代之。盖因柴胡不但升肝，且能提胃气上逆。至于生麦芽虽能升肝，实无妨胃气之下降，盖其萌芽发生之性，与肝木同气相求，能宣通肝气之郁结，使之开解而自然上升，非若柴胡之纯升提也。张氏还创温补肝气之说，其选药则首推黄芪。他认为：肝属木而应春令，其气温而性喜条达，黄芪性温而上升，以之补肝，原有同气相求之妙用。愚自临证以来，凡遇肝气虚弱不能条达，用一切补肝之药皆不效，重用黄芪为主，而少佐以理气之品，服之，复杯之倾，即见效验。此即开现代重用黄芪补肝气之先河。张氏亦善用赭石镇肝逆，用连翘散邪，用茵陈清肝胆之郁热，用山茱萸补肝之虚而救脱，用柏子仁柔润肝木，对活血破瘀的三棱、莪术、乳香、没药、三七与参、术、芪配合组方“恒善用之”。张氏还指出，治肝之法不宜过散、久润。这些经验弥足珍贵。又如秦伯未在《谦斋医学讲稿·论肝病》中提出四个治疗肝病的基本法则，即补肝用酸味，缓肝用甘味，疏肝用辛味，清肝用苦味。认为肝病最重要的病因病机是肝脏本身的虚、实、寒、热，如肝血不足，肝气、肝火冲逆和肝受寒邪等，并结合临床实际提出治肝二十法（补肝、养肝、滋肝、柔肝、缓肝、和肝、敛肝、镇肝、搜肝、舒肝、散肝、化肝、平肝、泄肝、疏肝、抑肝、清肝、凉肝、泻肝、温肝），对肝病的证治进行了较系统全面的总结。再如岳美中将肝病的治法归纳为和、补、泻三大法：和法指和解表里、疏瀹气血，协调上下而言；郁结者疏之；滞窒者调之；横盗者柔之；痹塞或蕴热者化之，所以和法可分述为舒肝、调肝、柔肝、化肝四者。与补法属性相近，而隶之者有养肝法、镇肝法、摄肝法、敛肝法、温肝法、暖肝法。泻肝法则包括凉肝、平肝、破肝、抑肝、清肝、散肝、搜肝诸法。岳氏在每一治法中还详细列举了可供选用的药物，使学者可以执简驭繁，便于临床运用。还有姜春华认为诊治慢性肝病应以化验指标作为衡量疗效标准。因为现代医学检查可以反映病的本质，但不反映人的体质，只有通过客观检查，看到病的实质，通过诊察，了解人的体质，将两者结合起来，以辨证论治为手段，才能达到治病目的。而诊治急性肝炎须分辨标本。在病因上以热为本，以湿为标。在治疗上以病毒为本，肝炎为标；以肝炎为本，黄疸为标；以黄疸为本，小便不利为标。姜氏还指出清热药有解毒之效，能针对病毒起治本作用；利湿药通过利小便排除代谢毒物能协助前者，但不起治本作用，故临床用药亦应以清热为主，利湿次之。姜氏衷中参西，师古而融新的经验值得借鉴。

（2）中医治疗黄疸的源流

中医学对黄疸的认识，肇始于《黄帝内经》。在《素问·平人气象论》中指出，“溺黄赤安卧者，黄疸”“目黄者，曰黄疸”。又在《灵枢·论疾诊尺》中说：“身痛而色微黄，齿垢黄，爪甲上黄，黄疸也。”初步描述了黄疸病的基本特征。同时，《素问·六元正纪大论》则明确表示“湿热相薄”是其主要病机。

至东汉，张仲景对伤寒发黄及内伤发黄进行了深入研讨，认为“瘀热在里”“寒湿在里不解”和“两阳相熏灼”（火毒）为外感发黄的基本病理改变；饮食失节（包括饮酒过度）而致胃热脾湿，劳役纵欲而致虚劳伤肾，是内伤发黄的主要原因；并将黄疸分为谷疸、酒疸、女劳疸、黑疸、伤寒发黄等不同类型，创制了清热利湿、泻热通腑、发汗涌吐、和解表里、润燥消瘀、建中温补诸法和茵陈蒿汤、小柴胡汤、栀子大黄汤、栀子柏皮汤、茵陈五苓散、麻黄连轺赤小豆汤、硝石矾石散、小建中汤等名方，给黄疸病辨证论治奠定了基础。

及晋唐，人们对黄疸病的认识逐渐深化，诊断和治疗方法也不断地丰富和发展起来。如隋代巢元方在《诸病源候论》中，将黄疸分为二十八候，并认识到有一种“卒然发黄，心满气喘、命在顷刻”的“急黄”病是由“热毒所加”而致；唐代孙思邈在《千金翼方》中，也指出“时行热病，多必内瘀著黄”，他们对重症黄疸的传染性及其临床发病特点已有所认识。晋代葛洪在《肘后备急方》中还记载：“急令溺白纸，纸即如蘖染者”为黄疸的诊断方法。此外，晋代皇甫谧在《甲乙经》中，专篇讨论了黄疸的针灸治疗配穴法，为后世应用针灸疗法治疗黄疸提供了有价值的经验。

宋元以降，随着临证经验的积累，人们对黄疸的分类及其证治经历了一个由繁返约的认识过程。宋初《太平圣惠方》论述了“三十六黄”的不同病候及其治法，凡是有黄疸的各种病证均囊括其中。其后，宋代韩祗和在《伤寒微旨论》中，立“阴黄证篇”专章讨论阴黄的证治，其所制茵陈四逆诸方为后世所推崇，阴黄也逐渐为人们所重视。迨金元时期，朱丹溪认为“疸不用分其五，同是湿热，如盦曲相似”；罗天益《卫生宝鉴》则将黄疸分为阴黄和阳黄两大类，执简驭繁，更切实用。至明代，张介宾在《景岳全书・黄疸》中又增“胆黄”之说，提出黄疸的形成是“胆伤则胆气败，而胆液泄”所致，探讨了胆汁同黄疸的关系。张氏还强调“不可以黄为意，专用清利”，主张“但宜调补心、脾、肾之虚，以培气血”，另辟四君、理中、六味诸法。此外，清代医家对某些黄疸的传染性及严重性有了进一步认识，如沈金鳌在《沈氏尊生书・黄疸》指出：“又有天行疫疠以致发黄者，俗谓之瘟黄，杀人最急。”由是黄疸之分类简明，病因病机认识渐趋完善，治法详备，温、清、补、消蔚为大观，至今仍能有效地指导临床。

(3) 乙型肝炎的病因病机

自 1963 年布卢姆伯格(Blumberg)发现乙型肝炎表面抗原，1970 年丹思(Dane)发现乙型肝炎病毒以来，现代医学对乙型肝炎的研究已经有了长足进展，尤其是在病原学、诊断、预防医学方面有了重大突破，血清抗原抗体的检测技术也不断改进。广大中医工作者，学习运用现代医学和科学的研究成果，结合十余年来的临床实践，运用中医学理论对乙型肝炎的病因病机进行了深入研讨，认为祖国医学文献里，虽无"乙型肝炎"的病名，但与本病有关的证治，却可见于"疫毒""黄疸""胁痛""积聚""臌胀""虚劳""郁证"等病证中，根据"辨证求因""见病知源"的传统方法，同样可以探索"乙型肝炎"的病因病机，随着经验的积累，认识逐渐深化并渐趋一致，现择要介绍如下。

乙型肝炎的病因有内、外两方面，外因多为感受湿热疫毒，内因则和正气亏虚、内伤不足有关，而内外二因又相互关联，正虚是发病的基础，湿热疫毒是致病的外因，两者相得，病乃滋生。当湿热疫毒入侵机体后，若正盛邪微，则可祛邪外出，临床上可不出现症状或临床表现轻微。若正盛邪实，临床多表现为实证，预后一般较好。若正虚邪恋，正邪呈相持胶着状态，则病情迁延难愈，治疗颇费周折。若邪实正衰，正不胜邪，则病情危重，虽积极救治，但大多难以挽回。因此，在临床上必须将正气的盛衰放在首位。

对于乙型肝炎致病外因的认识，则鉴于本病为传染性疾病，且已广泛流行，显非六淫外邪，当属"杂气""杂疫"之范畴。梅国强说："观本病有感而即发者；有伏邪在先，而后出现症状者；有自受邪至邪解，而患者全无知觉者；有病情反复，多年一病，愈伏愈深，以致不起者；有来时不觉，发时方张，愈演愈烈，前景不佳者，种种不一，看似纷繁，实则与中医固有理论——'行邪''伏邪'之发病规律基本一致。而'行邪''伏邪'，按吴又可所言，统属'杂气（邪）'。""'杂气'之染易，必呈疫病性质，故有称为'杂疫'者，由是言之，乙型肝炎病毒当属'杂气'之一，而其致病，则为'杂疫'之一。"又遵吴又可"杂气各异""各随其气而为诸病焉"和顾祖庚"治疫之法，总以毒字为提纲"的精神，复据乙型肝炎病毒具有一般湿热之邪黏着缠绵的特点，而将"乙型肝炎"之病源称为湿热疫毒似较符合中医传统之理论。湿热疫毒感而即发者，梅老称为"行邪"，并认为："若治疗及时得当，则可痊愈，亦有经治疗症状消失，甚至肝功能正常，而毒邪长期残留，难以根治者，据吴氏理论，称为余邪未尽也可"。"有感邪之后，潜伏体内，不显任何症状，或微觉不适，若逢劳倦、外感等诱因，而后发病者，称为'伏邪'。正如刘松峰所言：'未病之先，已中毒气，第伏而不觉，既病之后，毒气勃发，故变见诸恶候'。其潜伏时间，长短不一，或一月、数月，或数年，甚至有长期带毒而不发病者，当从感邪轻重、体质强弱求之。至于毒伏何处？历来见解不一，而吴氏以为毒伏膜原，为半表半里，膜原所指何物，因篇幅关系，恕不探讨，然则膜原附近于胃，'胃为十二经之海，十二经皆会于胃，故胃气能敷布于十二经中，而荣养百骸，毫发之间，靡所不贯'，由此推论，乙型肝炎病毒（湿热疫毒）虽伏于膜原，而随胃气之敷布，经脉之运行，仍能循行于全身各部，是伏者自伏，行者自行，所伏乃其窠巢，其行者必有根基，此即乙型肝炎病毒可在血液、分泌物等被化验发现之原因"。

急性乙型肝炎的发病主要是湿热疫毒入侵和内蕴湿热相搏，湿热蕴结不解所致。其病之损害，首推肝脏，继则肝病传脾，肝脾同病。而体内湿热的产生，肝脾不和亦为关键所在。肝体阴而用阳，性喜条达，主疏泄而恶抑郁。由于肝郁不疏，横逆犯脾，而致木滞土壅，气滞则湿郁，湿郁化热，这是产生体内湿热的基础。湿热内蕴，疫毒再至，内外相引，壅滞不解，毒结肝胆，肝失疏泄，胆汁外溢，熏于肌肤则为急性黄疸型乙型肝炎；若湿热疫毒虽盛，但胆汁尚能正常排泄，虽发病而无黄疸，多为湿热中阻脾胃，肝郁气滞血瘀而肝脾气机失和，则为急性无黄疸型乙型肝炎；若湿热疫毒瘀阻肝胆血络，瘀热胶结，而致肝胆疏泄失常，则为瘀胆型乙型肝炎。

急性乙型肝炎失治、误治、病重药轻、祛邪不尽等常可导致湿热疫毒残留，因湿为阴邪，其性重浊黏腻，与热相合，蕴蒸不化，胶着难解，病势缠绵难愈，则形成慢性迁延性乙型肝炎和慢性活动性乙型肝炎。其病机比较复杂，常由湿热疫毒未清，郁于肝胆，滞留脾胃，肝脾受损，气血亏虚，日久则伤及其他脏腑，导致衰退性变化和失调性变化。衰退性变化可有阴虚、阳虚、气虚、血虚和阴阳两虚、气血两虚等不同。失调性变化则多为气血失调（如肝郁气滞、气滞血瘀）、肝脾不调、脾胃不和、心肾不交等。其病程虽长，但邪仍实而正气虚，往往是余邪未净而正气已伤，形成正虚邪恋的局面。其中，正虚程度较轻者，多为慢性迁延型乙型肝炎;正虚较甚而湿热疫毒羁留不去,病情反复波动者,多为慢性活动型乙型肝炎。以上慢性乙型肝炎的病机极为复杂,每个具体患者的发病机理也不尽相同,但总由湿热疫毒滞留肝脾,土壅木郁,穷及于肾,或气滞血瘀,以致湿、热、瘀相连,肝、脾、肾虚损所致。若将急、慢性乙型肝炎全病程大致分为初、中、末三期,则初期多为肝胆湿热,疫毒蕴结;中期多为肝郁脾虚,湿阻阳遏;末期为肝肾阴虚,痰瘀阻络。

重症乙型肝炎起病急骤,病情发展迅猛,多为湿热疫毒化火所致。灼伤肝胆而发黄,当属"瘟黄""急黄"之类。其病机有重在湿热火毒弥漫三焦者;亦有湿热伤营入血,迫血妄行者;更有湿热疫毒逆传,攻窜心包者;后期则见气虚血脱,终成阴阳离决。

另外,急性重症乙型肝炎后期和慢性重症乙型肝炎可转为阴黄,有因虚而黄、寒湿成黄或阴虚夹瘀者,宜辨证精确,不可误治。

2. 乙型肝炎中医治疗思路及辨证标准

中医治疗学的基本特色——整体恒动观,辨证论治原理。小而言之,对一病一证之具体辨析、立法处方,然后通过治疗之反馈信息以验其正确与否,并确定相应措施。极而言之,病证繁多,且千变万化,吉凶顺逆,人体安危系之,而随机应变之法,亦在于斯也,故对乙型肝炎之治疗自在其中。若去此而觅特效方药,犹盲人执射,其中盖寡。由是言之,则中医对乙型肝炎之治疗,仅此一端可也,复有其他思路可言?曰:随着医学之逐步深入,临床实践之不断丰富,对某些问题单纯按照传统辨证论治方法,似有鞭长莫及之感,故须于困难中,艰苦求索,以广开思路,寻求理想效果,然后经过理论升华,则必然使辨证论治得到发展和补充。古往今来,辨证论治绝不会停留在同一个水平上,而是在不断地发展和提高,这已被诸多的中医文献所证实,毋庸赘言。

乙型肝炎患者,有些有明显的自觉症状,即令自觉症状尚轻,仍属有证可辨范围,使用辨证论治方法,自然合理。然则,从临床实际出发,欲求临床症状之显著改善乃至消失,尚属不易之事。而其中有些患者,在临床症状改善或消失之时，各项客观指标（乙型肝炎标志物、肝功能等）亦随之转为正常，乃其最佳境界。惜佳境之可常得，而难臻其普遍，故有不少患者，在临床症状消失后，较长时间客观指标难以转为正常，医者、患者均感苦恼，于是从中医学善后调理法，或从伏邪难尽原理之中，结合客观指标异常加以思考，而自然形成中西医结合辨证方法。其所治对象，乃微观所见，可视为四诊方法之延伸。其所用方药，当有理有法，切不可乱堆杂凑，亦为中西医结合辨证，在目前条件下实属较佳境界。因其男女有别，少长悬殊，生活起居，体质宿疾，各有不同，岂能千篇一律？如宜少年之方，未必宜于老者；宜男之方，未必宜女；生活习惯偏颇者，当有所宜忌，禀赋厚薄者，方药宜于增损，种种不一，虽非全属辨证论治范畴，然亦不离乎辨证论治。

又有些患者，一如常人，本无症状可言，唯于体检时发现罹患乙型肝炎，或为乙型肝炎标志物阳性，或兼肝功能异常，于是投医问药。纵览目前之对策，无非二类。其一，中西医结合，全面思考，已于前述；其二，针对某客观指标异常，并依据现代中药药理学，选择恰当药物，组合成方，即按西医理论而使用中药之思路。虽与前述辨证论治、中西医结合方法相去甚远，然其中亦有显效者。虽然如此，对这一治疗思路，仍有深入探索之必要。笔者以为，若能参合前述辨证因素，并据四诊方法详细搜集患者全身之微妙变化，而对所用之药有所取舍，似乎较为合理。如 HBsAg、HBeAg、HBcAb 阳性者，一般认为病毒处于活动期，肝脏病变明显，故常选用抑制病毒类中药，而此类中药多属苦寒之品，况且抑制病毒之结论，多为实验所得，并非实际治疗之结果，因而带有较多的盲目性。据临床观察，因过服苦寒药物，有些不仅难达预期目的，且致伤中败胃，或化燥伤阴者屡见不鲜。又如肝功能异常，则从增强免疫功能、改善微循环等方面出发，而使用保肝、护肝之类中药，而此类中药多属补剂，或活血化瘀之品，若使用不当，亦生流弊。如不分体质，以补阳之品施于阴虚体质，活血化瘀之品而令血虚体质者受之，补气之药误作血虚者之用，能无谬乎？是以针对客观指标异常施治，仍须考虑辨证因素。除此而外，绝大多数患者，皆于门诊治疗，而医者常因诊务繁忙，虽非相对斯须，便处汤药，然不能详细而全面诊察，亦属事实。有鉴如此，则应在住院治疗之患者中，详细四诊，冀于微茫处探其端倪。如皮肤腠理之厚薄、疏密、色泽，耳、鼻、唇、舌、口齿、爪甲、毛发之形态，语言气息，举止行为，气色姿容，以及气味之辨别，还可探测经络、穴位、耳穴（包括仪器探测）等，相信通过不懈努力，这种针对微观指标的治疗与宏观辨证可日趋接近。为论述简洁计，兹将后二条思路，归结为“中西医结合辨病与辨证思路”。

（1）辨证论治思路。

对乙型肝炎实行辨证论治，而见诸文献报道者，目不暇接，见仁见智，各具特点，兹简要介绍医家之认识——全国统一的《病毒性肝炎中医辨证标准》及清代名医王旭高治肝诸法。

①医家认识。

各家辨证论治，有同有异，宗旨不越二条，其一，本病为毒邪（认为湿热毒邪者多）所致，则各种解毒方法应运而生；其二，以脏腑相关理论，而探求脏腑虚实及其相互影响。据辨证分型所得，按以类相属方法，约有湿热中阻、肝郁火盛、肝胆湿热、肝脾湿热、脾虚邪恋、脾虚湿滞、气滞血瘀、肝脾两虚、肝阴亏损、肝气郁结、脾肾两虚、气阴两虚，肝郁脾虚等数十种，其证型或简或繁，或有较大差异，分析其原因，大致如下。a. 患乙型肝炎者众多，而医者所能处治者毕竟有限，显然存在着病例的局限性。b. 我国幅员辽阔，山川地势、气候环境、人体禀赋等差异较大，则又有地域与人群之差异性。c. 医学各有专长，在治疗中难免扬长避短，乃医者各有专攻之区别。故从研究辨证论治出发，不妨兼收并蓄，而加以认真探索，集众长而为己用。因后有专章论述，兹举例言之。

就辨证论治简括者言之，有以一方为主，而随证加减者，如王氏以自拟护肝祛瘀汤为基本方：柴胡 15 g，连翘 15 g，当归 15～30 g，苍术 10 g，茯苓 15 g，黄芪 15～30 g，香附 15 g，郁金 15 g，丹参 15～30 g，泽泻 12～15 g，秦艽 15 g，延胡索 15 g，佛手 10 g，山楂、麦芽、鸡内金各 12 g，甘草 15 g。其方有疏肝解郁、化湿解毒、健脾益胃之功。而分别对以下证型做适当加减：a. 肝气郁结型，右胁痛者，加川楝子、广木香、五加皮、五味子；腹胀者，加大腹皮、草豆蔻、苏梗；食欲不振者，重用山楂、麦芽、鸡内金；恶心者，加藿香、生姜；大便干者，加枳壳、大黄、芒硝；嗳气者，加旋覆花、丁香、柿蒂；口干苦者，加栀子、龙胆草、茵陈；胁痛连背者，加姜黄、威灵仙。b. 气滞脾虚型，两胁胀痛者，加砂仁、三棱、莪术；倦怠无力者，加用或重用黄芪、五加皮、五味子；腹胀便溏者，加川厚朴、肉豆蔻、炮姜；纳呆者，重用山楂、麦芽、鸡内金、藿香；嗳气者，加旋覆花、丁香、生姜；泛酸者，加瓦楞子、海螵蛸；心悸短气者，重用党参、黄芪、枣仁、桂圆肉；腰腿酸痛者，加何首乌、黄精、巴戟天；蛋白倒置者，重用党参、黄芪、山药、茯苓；转氨酶增高者，加五味子粉，每次 3 g，每日三次冲服。c. 气滞血瘀型，两胁刺痛者，加五灵脂、蒲黄、没药；肝脾肿大者，重用丹参、鳖甲、土鳖虫等。d. 肝肾阴虚型，头晕眼花者，加菊花、草决明、枸杞子；口干舌燥者，加沙参、麦冬等。有辨证分型虽为简括而方药各异者，如李氏等将慢性乙型肝炎分为三大类型：a. 脾虚血瘀型，治以健脾活血，方用黄芪、白术、茯苓、桃仁、红花、丹参、虎杖、白花蛇舌草为主。b. 血瘀血热型，治以凉血活血，方用大剂赤芍为主（60～150 g），心下停饮者加茯苓、桂枝；阳明腑实者加大黄、玄明粉。c. 其他型，包括：湿热蕴结型，治以清热利湿（黄芩、黄连、栀子、茵陈、大黄、滑石、龙胆草）；气滞血瘀型，治以理气活血（柴胡、枳壳、香附、丹参、郁金、川芎、桃仁、红花）；肝肾阴虚型，治以滋补肝肾（女贞子、旱莲草、枸杞子、熟地黄、山茱萸）；脾肾阳虚型，治以温补脾肾（仙茅、淫羊藿、制附子、山茱萸、干姜、党参、白术）。以上这种简括性的分型加减法，有利于临床或科研数据的统计。

有辨证论治较详者，如温氏等将本病分为：a. 湿热中阻型，治以清化湿热，和胃舒肝，方用甘露消毒丹加减：茵陈 30 g，栀子 10 g，连翘 15 g，石菖蒲 10 g，豆蔻 9 g，板蓝根 30 g，白花蛇舌草 30 g，贯众 15 g，蚤休 10 g，土茯苓 15 g，甘草 9 g。b. 肝郁气滞型，治以疏肝理气，兼以清热解毒，方用逍遥散加减：柴胡 9 g，炒白芍 30 g，当归 15 g，焦白术 9 g，茯苓 30 g，甘草 9 g，白花蛇舌草 30 g，贯众 15 g，蚤休 10 g，川楝子 10 g，郁金 10 g。c. 肝血瘀滞型，治以活血化瘀兼解毒，方用膈下逐瘀汤加减：当归 20 g，川芎 10 g，桃仁 9 g，赤芍 9 g，红花 9 g，琥珀 3 g，香附 15 g，丹参 30 g，白花蛇舌草 30 g，半枝莲 30 g，贯众炭 15 g，蚤休 10 g，甘草 9 g。d. 肝郁脾虚型，治以扶脾养肝，兼以解毒，方用六君子汤化裁：党参

15 g,焦白术 10 g,茯苓 30 g,清半夏 9 g,陈皮 9 g,砂仁 9 g,广木香 6 g,玫瑰花 10 g,秦艽 9 g,炒扁豆 15 g,炒山药 15 g,半枝莲 30 g,贯众 15 g,蚤休 10 g,甘草 9 g。e.肝肾阴虚型,治以滋养肝肾,兼以清肝解毒,方用一贯煎加减:沙参 15 g,枸杞子 15 g,川楝子 9 g,熟地黄 15 g,麦冬 15 g,玉竹 15 g,当归 15 g,何首乌 15 g,丹参 30 g,炒白芍 30 g,白花蛇舌草 30 g,贯众 15 g,蚤休 9 g,半枝莲 30 g,甘草 9 g。以上诸方,据兼证不同,而有所加减。这种方法有以下特点:a.分型论治详略适中,则针对性有所增强,而对各项数据之统计亦不困难。b.虽以辨证分型为主,而各型均有白花蛇舌草、贯众之类解毒药物,是辨证而不遗解毒之法。

辨证论治之中,有以法赅证者,如林氏拟定:a.疏肝理脾法,方用四逆散加味(白芍、枳实、川楝子、延胡索、紫草、板蓝根、姜朴、茯苓各 9 g,柴胡、炙甘草各 5 g),适用于肝郁气滞、脾运不健导致土滞木郁者。b.温肝祛寒法,方用吴茱萸汤加味(党参 10 g,吴茱萸 5 g,制香附、姜朴、川楝子、延胡索、生姜、陈皮各 9 g,大枣 3 枚、炙甘草 3 g),适于寒邪侵袭,厥阴虚寒之证。c.柔肝缓急法,方用芍药甘草汤加味(白芍 24 g,炙甘草、山药、太子参各 10 g,延胡索、川楝子各 9 g),适用于土虚木旺、肝木乘脾之证。d.平肝抑木法,方用白头翁汤化裁(白头翁 24 g,白芍、紫草各 18 g,秦皮、板蓝根、焦栀子、姜朴、葛根各 9 g,黄连、甘草各 3 g),适用于木旺土虚、肝木疏泄太过者。e.清肝养阴法,方用酸枣仁汤、一贯煎合并化裁(枣仁 30 g,知母、茯神、川楝子、板蓝根、牡丹皮、白芍各 9 g,沙参、生地黄、枸杞子、麦冬各 10 g,紫草、石决明、生龙牡各 18 g,甘草 3 g),适用于肝阴虚而生内热者。f.抑肝培土法,方用小建中汤加味(白芍 10 g,白术、茯苓、藿香梗各 9 g,桂枝、半夏、砂仁、甘草 5 g,生姜 3 片,大枣 3 枚),适用于肝木乘脾、脾虚内湿者。这一方法,与辨证分型论治,其原理相通,而有一定特点,即以法为纲,利于对治法方药之筛选。同时,一法所治之证候虽大体相同,但重心不在于强调证候标准,而在于病机之符合与否,因此灵活性较大。如清肝养阴法,适用于肝阴不足而生内热者,须知肝阴不足及阴虚内热表现纷繁,其文字虽可罗列,而病者未必整齐划一,故但凡证中有阴虚及内热之依据者,盖可相机投药,大体秉承张仲景“但见一证便是,不必悉具”之精神。

有对辨证分型进行回顾性分析研究，提出其精粹者，如罗氏等回顾性系统研究了自1985年以来所经治的234例乙型肝炎患者，分为以下证型。a.毒邪隐匿，患者多无明显自觉症状，大多数患者于体检中发现HBsAg阳性、抗-HBc阳性和(或)HBeAg阳性，肝功能多为正常，占20例。b.肝郁火盛，症见肝区疼痛，食欲不振，腹胀、嗳气、恶心、呕吐，苔薄黄，脉弦，共74例。c.肝郁脾虚，除有上述症状外，以疲乏无力、腹胀便溏为主要表现，脉沉弦无力，舌质淡，苔滑腻，计26例。d.肝胆湿热，见黄疸，口干苦，食欲不振，恶心呕吐，腹部胀满，小便黄赤，脉弦滑，苔黄腻，计39例。e.肝郁肾虚，除有肝郁气滞表现外，兼有腰酸困痛，易患感冒等，脉沉弦，尺脉弱，苔薄白，计21例。f.肝郁血瘀，除有肝郁气滞症状外，兼有面色晦暗，蜘蛛痣或肝掌，肝或脾肿大，舌质紫暗或有瘀斑，脉弦细或弦涩，计11例。g.肝肾阴虚，见心烦易怒，身热及手足热，头昏目眩，口干，失眠，腰酸肢困，舌质红，苔少，脉细数，计4例。h.肝瘀脾虚血瘀，除有肝郁脾虚证外，兼有血瘀证表现，计6例。i.肝郁血瘀、肝肾亏虚，除有肝郁血瘀症状外，兼有食欲不振，腹部胀满，腰酸困痛，大便溏，舌淡胖，舌质紫暗或有瘀斑，苔薄滑，脉沉细，尺脉弱，计11例。j.肝郁血瘀、湿阻水停，在肝郁血瘀证候基础上出现尿少、腹胀、浮肿、腹水等，仅2例。在此基础上还发现毒邪隐匿型、肝郁火盛型、肝郁血瘀型以及肝胆湿热型为实证，多见于急性或慢性迁延型肝炎；肝郁血瘀型多见于慢性迁延型肝炎和慢性活动型肝炎，肝胆湿热型常见于急性黄疸型肝炎；肝肾阴虚型为虚证，多见于慢性肝炎；肝郁脾虚型、肝郁脾虚血瘀型及肝郁血瘀湿阻水停型为虚实夹杂证，多见于慢性迁延型肝炎、慢性活动型肝炎早期或肝炎后肝硬化。属实证者占61.5%，单纯虚证者占1.7%，虚实夹杂者占36.8%。这种经多人之手，较大样本的回顾性研究，能较及时地总结经验，且病例分布较广，有一定的代表性，对进一步开展前瞻性研究极为有利。至于定期对乙型肝炎辨证论治做文献综述，其病例来源更广，集各家之长更多，则更有利于前瞻性研究。

②用药精选。

乙型肝炎辨证用药，品种甚广，因后有专章，故从略。笔者读清代王泰林

《王旭高医书六种·西溪书屋夜话录》之治肝诸法，详而不繁，疏而不漏，阅历之言也，临证参酌，获益匪浅。所须申言者，其一，王氏诸法，虽非专对乙型肝炎而论，而对乙型肝炎之治疗，似可赅之。其二，王氏诸法中，唯解毒法，未曾单列条目，而某些解毒之品，已散见诸法之中，若能结合今日对解毒药之认识，可谓全矣，特全文录出，以备学者之用。

(2)《西溪书屋夜话录》选摘。

肝气、肝风、肝火，三者同出异名。其中侮脾乘胃，冲心犯肺，挟寒挟痰，本虚标实，种种不同，故肝病最杂而治法最广，姑录大略于后。

一法曰：疏肝理气。如肝气自郁本经，两胁气胀或痛者，宜疏肝，取香附、郁金、苏梗、青皮、橘叶之属。兼寒，加吴茱萸；兼热，加牡丹皮、山栀；兼痰，加半夏、茯苓。

一法曰：疏肝通络。如疏肝不应，营气痹窒，络脉瘀阻，宜兼通血络，取旋覆花、茜草、归须、桃仁、泽兰叶等。

一法曰：柔肝。如肝气胀甚，疏之更甚者，当柔肝，取当归、枸杞子、柏子仁、牛膝。兼热，加天冬、生地黄；兼寒，加肉苁蓉、肉桂。

一法曰：缓肝。肝气甚而中气虚者，当缓肝，取炙甘草、白芍、广枣、橘饼、淮小麦。

一法曰：培土泄木。肝气乘脾，脘腹胀痛，取六君子汤加吴茱萸、白芍、广木香，即培土泄木之法也，温中疏木也。黄玉秋惯用此法。

一法曰：泄肝和胃。肝气乘胃，即肝木乘土，脘痛呕酸，二陈汤加左金丸，或豆蔻、川楝子。即泄肝和胃之法也。

一法曰：泄肝。如肝气上冲于心，热厥心痛，宜泄肝，取川楝子、延胡索、吴茱萸、黄连。兼寒，去黄连，加椒、桂；寒热俱有者，仍入黄连，或再加白芍。盖苦、平、酸三者，为泄肝之主法也。

一法曰：抑肝。肝气上冲于肺，猝得胁痛，暴上气而喘，宜抑肝，取吴茱萸汁、炒桑皮、苏梗、杏仁、橘红之属。

肝风一证，虽多上冒巅顶，亦能旁走四肢。上冒者，阳亢居多。旁走者，血虚为多。然内风多从火出,气有余便是火,余故曰肝气、肝风、肝火,三者同出异名,但为病不同,治法亦异耳。

一法曰:息风和阳。如肝风初起,头目昏眩,用息风和阳法,取羚羊、牡丹皮、甘菊、钩藤、决明、蒺藜。即凉肝是也。

一法曰:息风潜阳。如息风和阳不效,当以息风潜阳,取牡蛎、生地黄、女贞子、玄参、白芍、菊花、阿胶。即滋肝是也。

一法曰:培土宁风。肝风上逆,中虚纳少,宜滋阳明,泄厥阴,取人参、甘草、麦冬、白芍、甘菊、玉竹。即培土宁风法,亦即缓肝法也。

一法曰:养肝。如肝风走于四肢,经络牵掣或麻者,宜养血息风,取生地黄、归身、枸杞子、牛膝、天麻、制首乌、益母草。即养肝也。

一法曰:暖土以御寒风,如《金匮要略》《近效》白术附子汤,治风虚头重眩,苦极,不知食味。是暖土以御寒风之法。此非治肝,实补中也。

肝炎燔灼,游行于三焦,一身上下内外皆能为病,难以枚举。如目红颧赤,痉厥狂躁,淋秘疮疡,善饥烦渴,呕吐不寐,上下血溢皆是。

一法曰:清肝。如羚羊、牡丹皮、黑栀,黄芩、竹叶、连翘、夏枯草。

一法曰:泻肝。如龙胆泻肝汤、泻青丸、当归龙荟丸之类。

一法曰:清金制木。肝火上炎,清之不已,当制肝,乃清金以制木火亢逆也,如沙参、麦冬、石斛、枇杷叶、天冬、玉竹、石决明。

一法曰:泻子。如肝火实者,兼泻心,如甘草、黄连。乃“实则泻其子”也。

一法曰:补母。如水亏而肝火盛,清之不应,当益肾水,乃“虚则补其母”之法,如六味丸、大补阴丸之类。亦乙癸同源之意也。

一法曰:化肝。景岳治郁怒伤肝、气逆动火、烦热胁痛、胀满动血等证,用青皮、陈皮、牡丹皮、山栀、芍药、泽泻、贝母,方名化肝煎。是清化肝经之郁火也。

一法曰:温肝。如肝有寒,呕酸上气,宜温肝,如肉桂、吴茱萸、蜀椒。如兼中虚胃寒,加人参、干姜,即大建中汤法也。

一法曰:补肝。如制首乌、菟丝子、枸杞子、枣仁、山茱萸、芝麻、沙苑子。

一法曰:镇肝。如石决明、牡蛎、龙骨、龙齿、金箔、青铅、代赭石、磁石之类。

一法曰：敛肝。如乌梅、白芍、木瓜。

此三法，无论肝气、肝风、肝火，相其机宜，皆可用之。

一法曰：平肝。川楝子、蒺藜、钩藤、橘叶。

一法曰：散肝。"木郁则达之"，逍遥散是也。"肝欲散，急食辛以散之"，即散肝是也。

一法曰：搜肝。此即搜风一法，凡人必先有内风而后外风，亦有外风引动内风者，故肝风门中，每多夹杂，则搜风之药，亦当引用也，如天麻、羌活、独活、薄荷、蔓荆子、防风、荆芥、僵蚕、蝉蜕、白附子。

一法曰：补肝阴。地黄、白芍、乌梅。

一法曰：补肝阳。肉桂、川椒、肉苁蓉。

一法曰：补肝血。当归、续断、牛膝、川芎。

一法曰：补肝气。天麻、白术、菊花、生姜、细辛、杜仲、羊肝。

谨案：此篇说理精当。想其原书卷帙必多，不仅此一篇也。

二、《伤寒论讲义》(21世纪课程教材)

《伤寒论讲义》，梅国强（主编），人民卫生出版社2003年出版。该书由全国高等中医药教材建设顾问委员会、人民卫生出版社组织编写，主要供全国高等中医药院校中医类专业使用，亦可供从事中医药或中西医结合的临床医师、教学科研人员阅读参考。

（一）内容概要

该书内容完整，以明代赵开美复刻宋本《伤寒论》为蓝本，并参照刘渡舟教授主编的《伤寒论校注》本，共八章。原文选用了374条，其中重点内容约270条。备考原文24条（只附录原文）。凡条文字句，依赵刻宋本，列《伤寒杂病论·原序》于篇首。书后附条文索引、方剂索引、古今剂量折算表、主要参考书目。

该书注重辨证思维的培养，全书编排以方证分类为主，结合证候分类方法，

获首届全国高等学校医药教材优秀奖

21 世 纪 课 程 教 材

全国高等医药教材建设研究会规划教材

全国高等中医药院校教材 • 供中医类专业用

伤寒论讲义

主 编 梅国强

人民卫生出版社

人民卫生出版社,2003 年

又注重方证的前后联系与变化,条文号码则依赵本不变。因归类关系,条文位置做了前后调整。每章列概说于前,小结殿后,条文诠释居中。在相应的段落里尚有重点提示,节后附有复习思考题,以备学习者参考。

为培养提高学生阅读古典医籍的能力,书中《伤寒论》原文一律用繁体字印刷。[原文]后按[词解][提要][阐释][治法][方药][方义][选注][临床应用][病案举例]等顺序行文。所选录[临床应用][病案举例],汇名医精粹,融贯古今,与[原文][阐释]等相呼应,使学者可以从中领悟仲景方药灵活运用之奥妙,认识临床辨证立法处方用药之真谛,以增广见闻。

《伤寒论》是非常重要的中医经典著作,也是我国现存最早的辨证论治专书。通过对《伤寒论讲义》的学习,学生能系统了解外感热病的发生及传变,构建六经辨证论治体系,并使之规范化。学生可真正掌握六经辨证理论体系,以及各种证候辨治的基本知识和规律,进而初步掌握临床辨证的思维方法和技能,为临床各科辨证论治夯实基础。

(二)内容摘录

1. 辨太阳病脉证并治

太阳包括手太阳小肠、足太阳膀胱两经两腑,且与手少阴心、足少阴肾为表里。手太阳小肠经,起于小指外侧,循至肩,从缺盆下行络心,属小肠;足太阳膀胱经,起于目内眦,上额,交颠,络脑,下项,挟脊抵腰,络肾属膀胱。小肠为火腑,主受盛化物,泌别清浊而渗入膀胱。膀胱为水腑,主藏津液,职司气化。二腑赖少阴心肾阳气,内而蒸腾津液、化气行水,外而主皮毛,统营卫。《灵枢·本脏》曰:"肾合三焦膀胱,三焦膀胱者,腠理毫毛其应。"《灵枢·营卫生会》曰:"太阳主外。"营卫二气,营在脉中,卫在脉外。营气功能调和于五脏,洒陈于六腑,为卫气之内守;卫气功能温分肉,充皮肤,肥腠理,司开阖,则卫外而能固也。在生理状态下,卫营二气运行不休,配合协调,于是卫气为固护人体的第一道屏障,有六经藩篱之美誉。太阳,又称巨阳,《素问·热论》曰:"巨阳者,诸阳之属也。"说明太阳阳气充沛,有卫外功能。此外,肺主气属卫,外合皮毛,故太阳的卫外功能又与肺气正常与否密切相关。

太阳主表,为一身之外藩,总六经而统营卫。风寒之邪侵袭人体,出现太阳表证,其证以营卫不和为基本病机,以脉浮、头项强痛、恶寒为其提纲。太阳表证有中风、伤寒及表郁轻证三种证型。另外第6条说"太阳病,发热而渴,不恶寒者,为温病"。虽然习惯将此称为太阳温病,甚至作为太阳病的一种类型,但是本条实为温病提挈纲领，说明论中寓含温病学内容。

太阳中风证亦称太阳表虚证，以风寒袭表、营卫不和为其病因病机，以发热恶风寒、汗出脉浮缓为其基本脉症。治宜解肌祛风，调和营卫，方用桂枝汤。太阳伤寒证又称太阳表实证，以风寒束表、卫闭营郁为其病因病机，以发热恶风寒、无汗脉浮紧为其基本脉症。治宜辛温发汗、散寒解表，方用麻黄汤。太阳表郁轻证，其病多为风寒袭表、日久邪微、表郁不解所致。表现为发热恶寒，如疟状，一日数度发，汗出不彻。治宜辛温小汗，据病情轻重及其兼证，而选用桂枝麻黄各半汤、桂枝二麻黄一汤、桂枝二越婢一汤。

风寒表证各有不同的兼证。如太阳中风兼经气不利的桂枝加葛根汤证，兼肺气不利的桂枝加厚朴杏子汤证，兼胸阳不振或胸阳不足的桂枝去芍药汤证或桂枝去芍药加附子汤证，兼表阳不固的桂枝加附子汤证，兼营气不足身疼痛、脉沉迟的桂枝新加汤证，兼阳虚水停的桂枝去桂加茯苓白术汤证。太阳伤寒兼经气不利或内迫胃肠的葛根汤证、葛根加半夏汤证，兼水饮内停的小青龙汤证，兼里热躁烦的大青龙汤证。诸种兼证，均以主方为基础，随兼证而变法，灵活加减治疗。

太阳表邪不解，循经入里，影响相应脏腑，可形成太阳里证（亦称太阳腑证）。其证有蓄水、蓄血之分。蓄水证乃水蓄下焦、膀胱气化失职所致，治以通阳化气利水，主方为五苓散。蓄血证是邪热与血结于下焦所致，治以攻逐瘀血。随蓄血之轻重缓急不同，而选用桃核承气汤、抵当汤或抵当丸。

太阳表证，治宜发汗解表；太阳里证，或化气行水，或活血逐瘀，方为正治，反此则为误治。此外，还有治法虽无误，但出现太过或不及者，亦属误治。太阳病失治误治，每可导致病情发生变化，其传变当遵六经辨证而论治。有此传变，已超出传经范畴，称为变证。太阳篇用较大篇幅讨论变证的证治，因其证候类型较多，故须“观其脉证，知犯何逆，随证治之”。兹将变证的证治分述于下。

热证：凡病邪入里化热者，均属热证。随其病位不同，而有无形邪热留扰胸膈的栀子豉汤类证，邪热壅肺的麻杏甘石汤证，此上焦热证之例；有热入阳明、津气两伤之白虎加人参汤证，为热在中焦；有热迫肠道之葛根芩连汤证，为中下焦热盛。

虚寒证:凡病邪入里伤阳,则可导致虚寒变证,据其所伤脏腑不同,而有不同证候。心阳受损者,谓之心阳虚证。因其病情轻重不一、兼夹各有不同,而有心阳虚心悸之桂枝甘草汤证,有心阳虚烦躁之桂枝甘草龙骨牡蛎汤证,有心阳虚惊狂之桂枝去芍药加牡蛎龙骨救逆汤证,有心阳虚、下焦水气上逆欲作奔豚之茯苓桂枝甘草大枣汤证,有心阳虚、下焦寒气冲逆之奔豚证,方用桂枝加桂汤。脾胃阳虚证,有脾虚饮停之茯苓桂枝白术甘草汤证,有胃虚水停之茯苓甘草汤证,有心脾两虚气血不足之小建中汤证,有脾虚气滞之厚朴生姜甘草半夏人参汤证,有胃气虚寒之呕逆证。肾阳虚证,有肾阳虚衰,虚阳外扰之干姜附子汤证,有肾阳虚衰或兼阴虚水停之茯苓四逆汤证,有阳虚水泛之真武汤证。

阴阳两虚证:有阴阳俱虚恶寒脚挛急之芍药甘草附子汤证,有心阴心阳两虚之炙甘草汤证。始为表证兼阳虚,误用桂枝攻其表后,变为阴阳两虚证者,治宜先扶其阳,用甘草干姜汤,后复其阴,用芍药甘草汤。若误治后出现胃气不和,谵语者,少与调胃承气汤;肾阳不足者,四逆汤主之。示人当据阴阳转化,而定其治法。

结胸证:病邪入里化热,与痰水互结于心胸膈,谓之结胸证。据证候病机不同,又有大、小结胸证,寒实结胸证之分。其中,水热结于胸膈,以致胸膈、心下,乃至少腹部硬痛严重,热势亦重者,称为大结胸证,治宜泻热逐水破结,方用大陷胸汤;其有病情较缓、部位偏高者,主以大陷胸丸,峻药缓图。有痰热结于心下者,宜小陷胸汤,清热化痰开结。有寒邪与痰实结于胸膈者,称为寒实结胸,治宜三物白散。

脏结证:由脏气衰微,阴寒凝结而成。其证象与结胸相似,而病属邪盛正虚,攻补两难,预后险恶。

痞证:心下痞满不适、按之濡软不痛者,谓之痞证。热痞由无形邪热结于心下而成,治宜大黄黄连泻心汤。热痞而兼表阳虚者,治宜附子泻心汤。寒热错杂致痞,由寒热之邪错杂于心下,中焦升降失常所致,其中出现心下痞、呕而肠鸣、下利者,治宜半夏泻心汤;若兼水饮食滞,主以生姜泻心汤;若兼脾胃虚弱,痞利俱盛，治宜甘草泻心汤。另有赤石脂余粮汤证、五苓散证、旋覆代赭汤证、黄连汤证等，其临床表现与痞证相似，宜予以鉴别。

火逆证：因误用火法伤阴而出现阴伤内热、津液内竭、肌肤失濡、气血逆乱等多种变证，宜于清热救阴法中求之。

太阳病类似证：病非太阳表证，而临床表现有类似于表证者，谓之太阳类似证。就论中所述，简要总结如下。风湿证：为风寒湿邪相搏，侵犯肌肉、骨节之证候，亦称痹证。其侵犯肌肉、邪入尚浅者，宜桂枝附子汤；风祛湿存者，宜去桂枝加白术汤。其侵犯骨节、邪入较深者，宜甘草附子汤。十枣汤证：由水饮之邪结于胸胁所致，治宜十枣汤峻逐悬饮，然须表解后，乃可攻之。瓜蒂散证：为痰实结于胸脘而成，治宜因势利导，用瓜蒂散吐之。

表里先后缓急原则对于外感热病之辨治具有重要指导意义。表里同病，其治法有三：先表后里法，适用于以表证为主者；先里后表法，宜于以里证为主、为急、为重者；表里同治法，则宜于表里证相对均衡者。

2. 辨阳明病脉证并治

阳明，是指手阳明大肠和足阳明胃，且与手太阴肺、足太阴脾互为表里。手阳明经脉，从食指外侧循臂，上颈至面部。足阳明经脉，起于鼻梁凹陷处两侧，络于目，从缺盆下循胸腹至足。二者经脉相连，其腑相通，生理功能十分密切。

胃主燥、主降、主受纳、腐熟水谷；脾主湿、主升、主运化转输。大肠主传导糟粕，有赖肺气的肃降和津液的输布。阳明、太阴彼此协调，相济为用，共同完成水谷的受纳、腐熟、运化、吸收。如此则水谷精微物质得以供养全身，而化生气血。故阳明有“多气多血”之说。

病邪侵袭阳明，易致胃肠功能失常，邪从燥热之化。且因邪正相争，其势激烈，邪实而正盛，故阳明病每多见于外感热病过程中的邪热极盛阶段，其病变性质大多属里实热证。

阳明病成因主要是太阳、少阳传经和阳明本经自受，分别称太阳阳明、少阳阳明、正阳阳明。“阳明居中，主土也。万物所归，无所复传”即是对上述内容的理论概括。三阴传变为阳明病，是由脏传腑，由阴转阳，由虚转实，由寒转热。由于脾胃同处中焦，功能燥湿互济，关系密切，在一定条件下，向对立面转化者为多，故有“实则阳明，虚则太阴”之说。

阳明里热实之外证为“身热，汗自出，不恶寒，反恶热”“脉大”。这是概述阳明病的共同特征，然则随具体证候不同，临床表现仍有一定的差异。

阳明热证包括白虎汤证、白虎加人参汤证、栀子豉汤证、猪苓汤证。白虎汤证，燥热炽盛于中焦，复弥漫于全身表里上下，症见身大热、汗自出、不恶寒、反恶热、心烦、口渴、脉浮滑或洪大等，治法为辛寒清热。白虎加人参汤证则在前证基础上，病机兼津气两伤，脉症又见口干舌燥、大渴欲饮、背微恶寒、时时恶风、脉洪大而芤等，治法为辛寒清热与益气生津并用。白虎汤、白虎加人参汤俱属辛寒清里热之剂，若表证未解，误用后有寒凉冰伏其邪，徒损中阳之弊，应以为禁。阳明病下后，热郁胸膈，症见心中懊憹、其外有热、饥不能食、但头汗出、舌质红苔微黄等，治当清宣郁热，方用栀子豉汤。此与太阳篇栀子豉汤证来路有异，而证候、病机相同。阳明病下后，水热互结膀胱为主，而兼阴虚，症见小便不利、渴欲饮水、发热、脉浮等，宜育阴润燥，清热利水，主方为猪苓汤。津伤而小便不利、口渴者，则本方又在禁忌之列。上述三证分属上、中、下三焦，为温病气分热证奠定了基础。

阳明实证，燥热炽盛，津液大伤，燥热和糟粕或宿食搏结成硬便、燥屎，阻滞在肠道难以排出，一般症见腹胀满、不大便、舌质红苔黄、脉沉实等。其主要证型有调胃承气汤证、小承气汤证、大承气汤证。调胃承气汤证，燥热炽盛，腑实阻滞相对较轻，如蒸蒸发热、心烦、谵语等，治法为泻热和胃，润燥软坚。小承气汤证，腑实阻滞重，燥热相对较轻，见潮热、谵语、腹大满不通等，治法为泻热通便，消滞除满。大承气汤证，燥热炽盛和腑实阻滞俱严重，见潮热，谵语，腹满不减、减不足言，硬痛，大便秘结，手足濈然汗出，脉沉迟有力等，治法为攻下实热，荡涤燥结。三承气汤证论述，以大承气汤证条文为最多，要在同中求异，异中求同。三急下证，是大承气汤证中之一类特殊证情，“目中不了了，睛不和，无表里证，大便难，身微热”“发热，汗出”“发汗不解，腹满痛”，所反映的不在阳明腑实重笃，而是燥热猖獗，势如燎原，稍缓即有阴津竭绝之虞。故必须急下存阴，力挽狂澜。三承气汤证病情有轻重，病势有缓急，论中通过下法辨证诸条反复阐明三承气汤的鉴别应用，宜留心体会。又有下列病情禁用下法，如“伤寒呕多”“阳明病，心下硬满”“面合色赤”“发热恶寒，脉浮而紧”“胃中虚冷”等。

脾约证乃胃热约束脾之转输功能而成。症见大便硬、不更衣十日无所苦、小便数、趺阳脉浮而涩等，治宜润肠滋燥，缓通大便，方用麻仁丸。若津液益虚竭，硬便虽已逼近肛门，仍涩滞不下者，宜用导法，方如蜜煎导，或大猪胆汁、土瓜根亦可为导。

阳明湿热蕴结，熏蒸肝胆发黄，属变证。主症为身目小便俱黄、色泽鲜明而润、无汗、小便不利。如其证兼渴饮水浆、腹胀满、大便不畅或秘结等，是湿热俱重，蕴结偏里，治宜清热泄湿，利胆退黄，主方为茵陈蒿汤。如其证兼身热、心烦懊侬、口渴、舌质红苔黄等，是热重于湿，治宜清热兼以泄湿退黄，主方为栀子柏皮汤。如其证兼发热恶寒、无汗、身痒、脉浮数等，是湿热蕴结，兼卫闭营郁，治宜清热解表，利湿退黄，主方为麻黄连轺赤小豆汤。此外，寒湿发黄者，当“于寒湿中求之”；火毒发黄者，宜清火解毒，凉营泻热，疏导肝胆。

阳明燥热，深入血分，可形成血热证。证以但欲漱水、不欲咽为辨证眼目。若在上灼伤阳络，则口干鼻燥、衄血；在下灼伤阴络，则下利便脓血；热与久瘀相搏为蓄血，见喜忘，屎虽硬而大便反易、色黑；阳明病热入血室，见下血、谵语，但头汗出。种种变化不一而足。

阳明病还有中风、中寒之辨。阳明中风，能食而咳、咽必痛等；阳明中寒，不能食、欲作固瘕，或呕而咳、手足厥、苦头痛等。阳明病固多热实证，但亦有虚寒证。如亡阳谵语，精虚郑声，亡津便硬，津气久虚无汗而其身如虫行皮中状等。上述内容篇中论述虽然简约，但却起着充实完整阳明病内涵和外延的重要作用。

3. 辨少阳病脉证并治

少阳包括手少阳三焦与足少阳胆。足少阳胆经脉起于目锐眦，上抵头角，下耳后，循颈，下胸，贯膈，循胁里，络肝，属胆。胆附于肝，内藏精汁，中寓相火，名“中精之腑”；应春升之气，性喜条达而主疏泄。手少阳三焦经脉起于小指次指之端，出臂上贯肘，上肩入缺盆，布膻中，散络心包，下膈，循属三焦。三焦是元气别使，主决渎，名“中渎之腑”，为水火气机运行之道路。故胆腑清利，三焦通畅，枢机运转，气机条达，则阴阳水火升降自如，脾胃自无贼克之患。从而上焦如雾，中焦如沤，下焦如渎，各司其职。

少阳病从病位而论，既不在太阳之表，亦不在阳明之里，而位于太阳、阳明之间，故称半表半里证。少阳属木，主火。病入少阳，则胆火内郁，枢机不利为其主要病机。少阳病以“口苦、咽干、目眩”为提纲，能反映少阳病的主要病机特征。在此基础上，又因外邪侵袭，正邪相争，故还可出现第 96 条所述之诸多症状以及第 265 条之弦细脉象。欲全面理解少阳病，须将以上内容有机地结合起来。

少阳受病，或由太阳而来，或本经自受，一般有正气较弱、病邪易于入侵的基本特点。故第 97 条曰“血弱气尽，腠理开，邪气因入，与正气相搏，结于胁下。正邪分争，往来寒热，休作有时，默默不欲饮食。脏腑相连，其痛必下，邪高痛下，故使呕也……”这是对少阳病的发病条件、病因病机的概括。

少阳病的典型证候，以小柴胡汤证为代表，其症见往来寒热、胸胁苦满、默默不欲饮食、心烦喜呕，口苦、咽干、目眩、苔白、脉弦细等。病因病机为邪入少阳，胆火内郁，正邪分争，枢机不利。治法为和解少阳，小柴胡汤主之。辨证论治，示人以活法，若从发病过程、病因病机、脉症等方面加以推求，凡符合少阳病特征者，“但见一证便是，不必悉具”。如“身热恶风，颈项强，胁下满，手足温而渴”者，是三阳证见，治从少阳（第 99 条）；又有“胸胁满不去者”（第 229 条），“胁下硬满，不大便而呕”（第 230 条），“续得寒热，发作有时”（第 144 条），“腹中急痛”“阴脉眩”（第 100 条），“胸胁满痛”（第 37 条），“呕而发热者”（第 379 条）等，都是根据“但见一证便是，不必悉具”精神，灵活施治。又有症状类似于少阳病，病机却不属少阳，而禁用小柴胡汤者，如第 98 条即是。由此可见，原则与灵活，必求辨证之统一，临证方能得心应手。

少阳病的治法，以和解为主，禁用汗、吐、下等法。然则少阳外邻太阳之表，内近阳明之里，故其病证每多兼夹。故又须根据“知犯何逆，以法治之”（第267条）精神，兼用汗、下等法。此即定法中有活法，活法不离定法之旨。如症见发热恶寒、支节烦疼、微呕、心下支节等，是少阳兼太阳证，治宜和解与发表并行，予柴胡桂枝汤；如病邪侧重在二经经脉，症见头项强痛，或颈项强、眩冒、时如结胸、心下痞硬等，可刺大椎、肺俞、肝俞等穴，以太少同治；有少阳兼阳明里实者，如呕不止、心下急、郁郁微烦，或发热、汗出、心中痞硬、呕吐而下利，或往来寒热、胸胁心下硬满，或胸胁满而呕、日晡所发潮热、不大便等，宜和解与通下并施，方用大柴胡汤；若胸胁满而呕、日晡所发潮热、微利等，仍是少阳兼阳明里实，方用柴胡加芒硝汤，以和解少阳，泻热润燥。少阳郁火，下迫阳明，症见下利黏秽不爽、发热、腹痛、里急后重、肛门灼热、口苦、舌红少津，法宜清热止利，黄芩汤主之；若兼呕，黄芩加半夏生姜汤主之。有少阳兼水饮内停，症见往来寒热、心烦、胸胁满微结、小便不利、渴而不呕，但头汗出者，治宜和解少阳，温化水饮，方用柴胡桂枝干姜汤。有邪入少阳，邪气弥漫，表里俱病，虚实互见而见胸满、烦惊、谵语、小便不利、一身尽重不可转侧者，治宜和解少阳、通阳泻热、重镇安神，柴胡加龙骨牡蛎汤主之。

妇人热入血室，多由外感风寒之邪，以经水适来适断为诱因，致表邪乘隙化热内陷，与血结于胞宫。症见寒热发作有时、胸胁下满、昼日明了、暮则谵语等。治法或刺期门，以泻热祛实；或主以小柴胡汤，因势利导，从枢机外解。“无犯胃气及上二焦”，是说本病不同于阳明腑实，禁用下法。又不属中上二焦之病，故不用中上二焦之药。

4．辨太阴病脉证并治

足太阴脾经起于足大趾内侧端，上行入腹，属脾络胃。脾主运化，主大腹和四肢，主升清而喜燥恶湿。脾胃同居中焦，互为表里，以膜相连，二者升降相因，燥湿相济，纳运协调，共同完成水谷精微的受纳、运化、吸收、输布，故称后天之本、气血生化之源。

本篇主要论述了太阴病的辨证论治及其预后转归。太阴病的性质为脾虚寒湿证，其病形成原因有二，一是脾阳素虚，外受风寒，或内伤生冷，寒湿直犯太阴，而太阴自病。二是病在三阳，失治误治，损伤脾阳，转属太阴。太阴病的主要病机为脾阳虚损，运化失职，寒湿内盛，升降失常。临床多见腹满而吐、食不下、自利益甚、时腹自痛、手足温、脉浮缓等脉症，以自利不渴为证候特点。治当温中散寒，健脾燥湿，可用理中、四逆之类方剂。禁用苦寒攻下，苦寒阴柔之品亦当慎用，如芍药、大黄之类。

太阴病除本证外，亦有一些兼变证。里虚不重而以表证为主，脉浮者，可用桂枝汤温经通阳，调和营卫；若里虚较著，表证较轻，治当温中解表，表里同治，方用桂枝人参汤。若太阳病误下，邪陷太阴，导致脾伤络瘀，气血失和，轻者见“腹满时痛”，治宜桂枝加芍药汤通阳益脾，活络止痛；重者见“大实痛”，治宜桂枝加大黄汤通阳益脾，化瘀通络，兼通实滞。但要注意患者体质，如果脉弱，表明脾气素虚，胃弱易动，即使出现腹满时痛或大实痛而当用大黄、芍药者，药量宜轻，以防苦寒损伤脾胃。太阴发黄，属于阴黄，乃寒湿郁阻中焦，影响肝胆疏泄功能所致，除见身目发黄、黄色晦暗外，当伴有太阴虚寒、湿邪内阻之证，治疗当于寒湿中求之。

太阴病预后：若太阴中风，四肢烦疼，脉浮取微缓，沉取由涩转长，是正气来复、邪气欲解之象，故为欲愈。太阴病经过七八日，虽出现暴烦下利，但手足温暖，精神爽利，食欲转佳，是脾阳恢复之象。若太阴病阳复太过，化热化燥，疾病由阴转阳，则可演变为阳明病，其特征表现是大便硬。太阴寒湿内郁，小便不利，湿无出路，影响肝胆疏泄，胆汁外溢，则发黄疸。若小便自利，湿有下泄之路，则不能发黄。

5. 辨少阴病脉证并治

少阴包括手少阴心和足少阴肾。心为君主之官，主血脉，主神明，《素问·灵兰秘典论》云“主明则下安……主不明则十二官危”；肾主藏精，内寓真阴真阳（亦称元阴元阳、真水真火），为先天之本，立命之基。心属火，肾属水。生理状态下，心火下蛰于肾，使肾水不寒；肾水上济于心，使心火不亢。心肾相交，水火既济，维持人体正常的生命活动。

少阴病的发生，或由外邪直中，或由他经病传变而来。因为心、肾两经两脏关系着全身的阴阳气血，故少阴病多发生于外感病后期，病情危重，为全身性里虚证。少阴与太阳为表里，若正气虚衰，太阳之邪最易陷入少阴，故有"实则太阳，虚则少阴"之说；又少阴肾与太阴脾分别为先后天之本，太阴阳虚严重时，常能累及肾阳，而成脾肾阳虚证。

少阴病以"脉微细，但欲寐"为提纲，反映了少阴病心肾虚衰、阴阳气血俱虚的特点。少阴寒化证以心肾阳虚、阴寒内盛为病理特征，治法以回阳救逆为主。但随其证情之轻重不同，治法方药亦有区别。例如，少阴寒化证表现为心肾阳虚，阳衰阴盛，症见脉沉微细，但欲寐、四肢厥冷、下利清谷，或呕吐等，治应回阳救逆，方用四逆汤。若见心肾阳虚，阴寒内盛，格阳于外，症见手足厥冷、下利清谷、里寒外热、身反不恶寒、脉微欲绝，或面色赤等，治当用通脉四逆汤，以破阴回阳，通达内外；若少阴病心肾阳虚，阴寒内盛，格阳于上，症见下利清谷、手足厥逆、脉微细，但欲寐、面赤咽痛等，治当用白通汤以破阴回阳，宣通上下；若服白通汤后见阴阳格拒较甚，则在白通汤中加入猪胆汁和人尿（即白通加猪胆汁汤），是于破阴回阳中兼用咸寒苦降之法。少阴寒化证除了前面几个主要的方证外，由于心肾阳虚，随感邪的轻重和部位不同，还可发生一些其他类型的寒化证，如兼见阳虚而水气泛滥者，当用真武汤温阳利水；阳虚而水湿浸渍骨节肌肉者，当用附子汤温阳散寒除湿；虚寒下利便脓血，滑脱不禁者，治当用桃花汤温涩固脱；此外，少阴病下利或便脓血，亦可选用针刺或用灸法，以补汤药之不逮。少阴病以阳衰阴盛者居多，且病情危重。篇中用近五分之一的条文专门阐述少阴寒化证生死预后，重视之意不言而喻。辨少阴病寒化证的预后，以阳气的存亡为关键，总的来说，阳存则生，阳亡则死，阴竭亦死。

少阴病热化证以肾阴虚、心火亢、心肾不交为病理特点。若见阴虚阳亢，心中烦、不得卧、口燥咽干、舌尖红、苔黄、脉细数等，治宜滋阴清火，用黄连阿胶汤；若热化证阴虚有热，水气不利，见脉浮、发热、渴欲饮水、小便不利或心烦不得眠等,治宜猪苓汤育阴清热利水。

少阴病尚有兼变之证。少阴与太阳互为表里,如少阴兼太阳表证,可根据病情的轻重缓急选方用药。若病情较为急重则用麻黄细辛附子汤;若病情较为轻缓则用麻黄附子甘草汤。此外,若少阴热化,劫伤阴液,阳明燥化,土燥水竭,则成少阴三急下证,可用大承气汤急下存阴;若少阴热化,热移膀胱,伤及血络,则可发生一身手足尽热、便血等变证;若少阴病被火劫伤津或强发少阴汗,则见到伤津动血之证,如咳而下利、谵语、小便难(第284条),血从口鼻或从目出,是名下厥上竭证(第294条),攻补难施,实为难治之证。

少阴咽痛证,有少阴阴虚、虚热上扰的猪肤汤证;有邪热客于少阴经,上犯咽部的甘草汤、桔梗汤证;有少阴痰热阻闭而咽伤生疮的苦酒汤证;有少阴客寒咽痛的半夏散及汤证;故对咽痛当详细比较鉴别。

此外,少阴病多为里虚寒证,治法以温补为主。汗、吐、下法均属禁忌;若属少阴热化证,禁忌亦同,此为其常。但如少阴兼表证用温经解表法,少阴兼阳明证用大承气汤急下存阴,则应另当别论,此为变。知常达变,少阴病证治尽在掌握中矣。

6. 辨厥阴病脉证并治

厥阴经包括手厥阴心包、足厥阴肝,与少阳相表里。肝主藏血,内寄相火,体阴用阳,上接君火,为子母相应,下连癸水,成乙癸同源。肝为风木之脏,性喜条达而主疏泄,对脾胃及胆腑的功能有着重要的影响。心包之火以三焦为通路而达于下焦,使肾水温暖以涵养肝木,故厥阴功能正常,则上焦清和,下焦温暖,而脏腑功能正常。病邪侵及厥阴,肝失条达,木郁化火,乘脾犯胃,则出现上热下寒、寒热错杂证。症见消渴、气上撞心、心中疼热、饥而不欲食、食则吐蛔、下利等。厥阴具有阴尽阳生、极而复返的特性,故其病每多阴阳争胜,出现厥热胜复,即厥与热交替出现。其预后总以阳胜为顺,阴胜为逆。若由于"阴阳气不相顺接",表现为四肢厥冷,则称之为厥证。如热厥、寒厥、气郁致厥、血虚致厥、水饮致厥、痰厥等。若邪从热化,随病机不同,而有下利便脓血证、热结旁流证等。

若邪从寒化，阳衰阴盛，则出现厥逆下利证；若浊阴上逆，则出现干呕、头痛、吐涎沫等肝寒犯胃证候。

厥阴病是六经病证的最后阶段，病情复杂，加之厥阴病常见厥、利、呕、哕等症，所以出于类证鉴别的需要，分述于下。

一是上热下寒，寒热错杂证。如厥阴病提纲所说的消渴、气上撞心、心中疼热、饥而不欲食等。还有上热下寒、蛔虫内扰的蛔厥证，治宜清上温下，安蛔止痛，方用乌梅丸；胃热脾寒、上下格拒的吐利证，治宜清上温下，调和脾胃，方用干姜黄芩黄连人参汤；肺热脾寒、阳气内郁的唾脓血证，治宜发越阳郁，清肺温脾，方用麻黄升麻汤。

二是辨厥热胜复。病至厥阴，多有厥热胜复，它不是厥阴病中的一种独立证型，而是多种证候出现阴阳消长、正邪进退的一组临床表现。具体言之，厥多于热为病进，热多于厥为病退，厥热相等为病愈。但若发热不罢，则是阳复太过，亦为病进，如出现喉痹、便脓血等。

三是辨厥。厥者，手足逆冷是也，其机理是阴阳气不相顺接。其证候有邪从寒化的，如当归四逆汤、当归四逆加吴茱萸生姜汤、四逆汤证。有热邪深伏致厥的白虎汤证。还有胸中痰食致厥的瓜蒂散证、水停致厥的茯苓甘草汤证和气郁致厥的四逆散证等。

四是辨下利。厥阴下利，有寒热之分。热证下利，有下利便脓血的白头翁汤证。此外，还论述了热结旁流下利的小承气汤证。寒证下利，有通脉四逆汤证，以及虚寒下利兼表证的治疗原则等内容。

五是辨呕哕。呕哕证中，有肝寒犯胃、浊阴上逆的吴茱萸汤证。此外，还论述了阳虚阴盛呕吐的四逆汤证，邪传少阳呕吐的小柴胡汤证，以及痈脓致呕、胃寒致哕、哕而腹满等证的治疗原则。

至于厥阴病的预后，主要是依据正邪消长情况而确定。一般来说，阳气可复，则预后良好；相反，阳亡阴竭，则预后不良。

7. 辨霍乱病脉证并治

霍乱是一种猝然发病、以上吐下泻为主要特征的急性胃肠疾病。霍，有迅疾、急剧、骤然之意;乱,即变乱、混乱之状。以其发病突然,病势急剧,顷刻之间,吐泻并作,大有挥霍缭乱之势,故名霍乱。

霍乱的病因、病机、病证,早在《黄帝内经》中就有论述。如《素问·六元正纪大论》曰:“太阴所至,为中满霍乱吐下。”《灵枢·五乱》指出:“清气在阴,浊气在阳……清浊相干……乱于肠胃,则为霍乱。”隋代巢元方在《诸病源候论》中说:“霍乱者,由人温凉不调,阴阳清浊二气,有相干乱之时,其乱在于肠胃之间者,因遇饮食而变发,则心腹绞痛。其有先心痛者,则先吐;先腹痛者,则先利;心腹并痛者,则吐利俱发。”霍乱多发于夏秋之交,病因主要为饮食不节(洁)、恣食生冷、寒热不调或感受时邪;脾胃损伤,升降失常,气机逆乱,清浊失位是其基本病机;浊阴不降反而上逆则呕吐,清气不升反而下趋则泄利,故以上吐下泻并作为主症。

关于霍乱的分类,后世医家根据霍乱的临床见证不同,分为干霍乱、湿霍乱两类。即患者欲吐不吐,欲泻不泻,腹中绞痛,烦闷不安,短气汗出者为干霍乱;上吐下泻,吐泻并作者为湿霍乱;而湿霍乱又有寒霍乱和热霍乱之异。根据本篇所论内容看,仲景仅论及湿霍乱中的寒霍乱证,包括多种急性胃肠疾病,如食物中毒、胃肠型感冒、急性胃肠炎等。它不同于西医学所称由霍乱弧菌所致的霍乱。

霍乱篇虽然只有10条原文,但内容却比较丰富,一则明确指出霍乱与伤寒之鉴别;二则论述了霍乱的病因、病证、病机、治法、方药及病后护理。

本章讨论了霍乱与伤寒的鉴别,霍乱以吐下为主症,其脉微涩,病自内发,可表里同病,但无先后之分;伤寒则以表证为主,只有在失治误治,邪气内传阳明或太阴,使里气不和时,才出现呕吐或下利,其表证在前,里证在后。霍乱与太阴病均有呕吐下利的表现,病变部位均在中焦,但霍乱病自内发,病势急剧,病情危重,有挥霍缭乱之势,无六经传变的过程而猝然发病,预后重危;太阴病则病势缓,病情轻,可有六经传变的过程,发病较慢,预后较好。

霍乱证治本篇主要有四:其一,表里同病时,若热多欲饮水,用五苓散通阳化气,两解表里;若寒多不用水,用理中丸温中散寒,健脾燥湿;若里气调和而表未解，宜桂枝汤小和之。其二，吐利亡阳，里寒外热者，用四逆汤回阳救逆。其三，因亡阳脱液而利止者，用四逆加人参汤回阳救逆，益气生津。其四，吐利止而阴盛格阳，津液涸竭者，用通脉四逆加猪胆汁汤回阳救逆，通达内外，益阴和阳。对霍乱初愈患者的护理，强调脾胃气虚者，必须注意饮食调护。

8. 辨阴阳易瘥后劳复病脉证并治

伤寒热病初愈，元气未复，余邪未尽，易致余邪复萌，疾病复发，此时调养护理尤为重要。宜慎起居，调饮食，静养调理，以待痊愈。若稍有疏忽，起居无常，饮食失节，妄劳妄作，均有引起疾病复发的可能。其中因劳作而复发的，称为“劳复”；因饮食调理不当而复发的，则称为“食复”。

本篇根据病后气血津液耗伤的轻重，以及余邪留扰的部位不同，重点讨论了热扰胸膈证，邪犯少阳证，阳明余热内扰、气津两伤证，腰以下有水气证，虚寒喜唾证等瘥后劳复病的证治，而且提出了大病之后慎房事、节劳作、适饮食，防止复发，以保痊愈的护理原则，为病后调养护理及治疗奠定了理论与实践的基础。

另外本篇还讨论了阴阳易之病。所谓“阴阳易”，是指大病初愈，正气未复，余邪未尽之时，触犯房事而导致男女之间互相染易邪毒而发生的病证，因历来医家见解殊异，故不详述，仅录原文于篇后，以备参阅。

外感病初愈，阴阳初平，气血津液还未复元，余邪未尽，由于调养不慎，而复发的寒热虚实种种证治如下。

瘥后劳复，症见心中懊侬、胸脘痞满者，治以枳实栀子汤清热行气；兼有宿食者，可再加大黄。瘥后发热，邪在少阳无表里证者，宜用小柴胡汤和解；邪在表者，当以汗解；里有实热，当用泻下。瘥后湿热壅滞，腰以下有水气，治宜牡蛎泽泻散利小便，逐水邪。胸上有寒饮而喜唾，治用理中丸温化。虚羸少气，气逆欲吐者，治以竹叶石膏汤以清余热，养气阴。属强进饮食，胃弱不胜谷气，而见日暮微烦者，损谷则愈。总之，瘥后劳复诸病，除应严格遵循辨证论治法则外，还应注意去邪不宜峻猛，补正不可滥予温补或滋腻，以防恋邪。这也是本篇提示的基本精神。

三、《伤寒论讲义》（全国高等中医药院校成人教育教材）

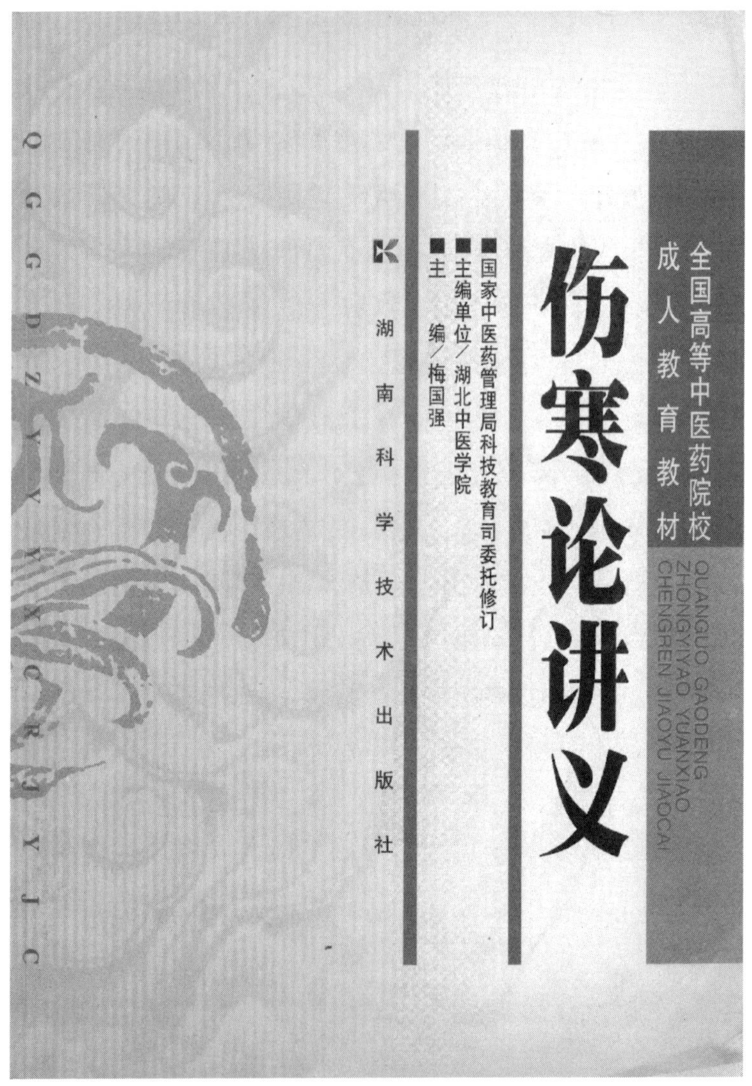

湖南科学技术出版社，2002 年

《伤寒论讲义》（全国高等中医药院校成人教育教材），梅国强（主编），湖南科学技术出版社，2002 年出版，2014 年再版。

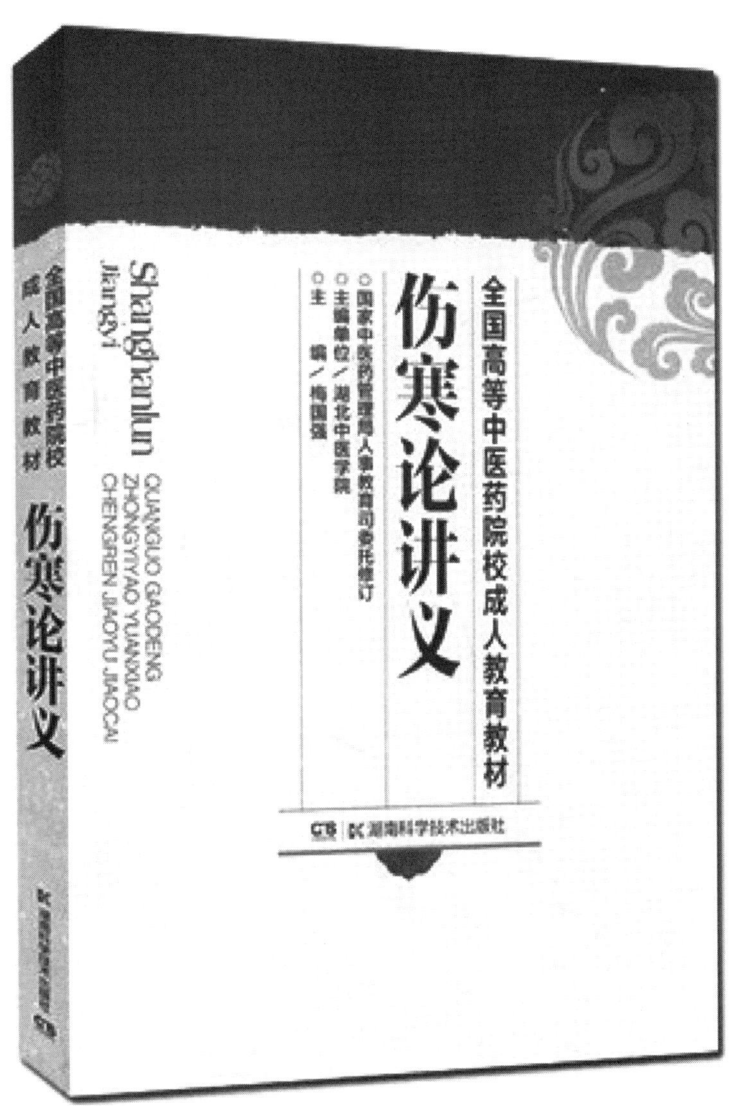

湖南科学技术出版社，2014 年

（一）内容概要

该教材是根据国家中医药管理局 2000 年 6 月在长沙召开的全国高等中医药院校成人教育教材主编会议精神，由湖北中医学院（现湖北中医药大学）组织编写，在全国高等中医院校函授教材《伤寒论讲义》（湖南科技出版社，1986 年版）的基础上，做了较大的补充修订而成，教材编写既有连续性，又能体现本学科的新进展，以适应教学改革的需求。

对其编写体例及内容，说明如下：

（1）本教材的《伤寒论》原文，以刘渡舟教授主编的《伤寒论校注》（人民卫生出版社，1991 年版）为蓝本。《伤寒论校注》依据明代赵开美复刻宋本《伤寒论》的缩微胶卷而校注，是目前国内难得一见的赵刻本，据此则可免除文字纷争。

（2）本教材以方证（命名）归类为主，因而原文顺序必然前后易动，而序号不变，以利查阅。既以方证命名为主，则必然结合其他命名方法，如“火逆证”“热移膀胱证”“伤津动血证”等，盖以此类证候之下，并无方药故也；有些证候虽方药俱备，但若一律按方证命名，则使纲目庞杂，不利于初学者，如“润导法”“辨太阴腹痛证”“少阴三急下证”等；有些证候，从某个侧面看，可置于此处，若从另一侧面看，又可置于彼处，如第 318 条四逆散证，原出自少阴篇，说明此证性质虽非少阴阳虚，但其临床表现，有类四逆汤证，作为二者之鉴别，是可取的。但若从病机属性来看，应为气郁致厥，亦可置于厥阴篇，以全诸厥之候，亦未尝不可取，本教材将其列入厥阴篇，仍属有据。凡此种种，虽属少数，唯坦诚相告而已，然不论将原方置于何处，在“分析”项下必然将彼此联系阐述清楚，乃不变之宗旨。盖以《伤寒论》原貌如此，而编撰者之安排，历来难尽如人意，亦未必不毁誉参半，而利于教学之苦心，当可共鉴。

（3）为了符合成人教育之特点，本教材分总论、各论两部分。总论部分探讨《伤寒论》的学术渊源与学术成就、六经辨证等内容；各论部分在保持原有篇名基础上，分章节编写，使之眉目清楚。凡“原文”部分，设“词解”“提要”“分析”“选注”“治法”“方药”“方义”“临床应用”“现代研究”“案例”项，力求内容翔实，深入浅出，通俗易懂，层次分明，而且表、文并重，相得益彰，以利自学。特别是“临床应用”和“现代研究”方面，是此次所新增，内容以本学科近十年来的研究新进展为主，使教材与学术发展同步。虽取材于近十年所公开出版（刊）之中医文献，然则仁者见仁，智者见智，故谨供参考，而临证之际，仍需医者深刻理解，灵活运用，不可照搬。

(4) 关于表格部分,本教材与全国高等中医院校函授教材《伤寒论讲义》(湖南科学技术出版社,1986 年版)相较,保留了"方格表",而省略了"括弧表",以利于授课过程中,发挥教师的主观能动性及主导作用。

(5) 每章之前有概述,使学者开卷,先明概况。节之前有"目的要求""自学时数",后有"自学指导",以说明有关学习方法及本节的重点、难点、疑点等,有利于学习者自学,正合成人教育之形式与目的。还有"复习思考题",让初学者反复学习,深入体会,以臻熟练。

(二) 内容选录:自学指导

1. 概论

(1) 学习概论部分的目的,是让学习者在学习原文之前,对《伤寒论》有一个大略的了解,以利今后之学习。

(2) 概论部分以六经的概念、《伤寒论》的辨证方法、六经病证治则为重点内容,应当熟悉。这里所说的熟悉,是指熟悉其大体精神,欲求熟悉具体内容,还须在今后结合原文,深入钻研。兹将有关内容说明如下:

六经指太阳、阳明、少阳、太阴、少阴、厥阴,其中每一经又分手足二经,因而它总领十二经脉及其所属脏腑。六经辨证,就是以六经所系的脏腑经络、气血阴阳、精神津液的生理功能和病理变化,进行辨证论治。六经辨证来源于《素问·热论》,而高出其上。六经病证变化无穷,然各经必有其主证,这是为各经病变性质所决定的。如太阳病以发热恶寒、脉浮、头项强痛为主证,其余各经主证亦应熟悉。

六经辨证与八纲辨证的关系十分密切,二者应相互补充。一般说来,三阳病为阳证,三阴病为阴证。凡邪在皮腠、经络、卫气者属表;邪入脏腑、骨骼、营血者属里。凡形寒肢冷、喜温而病势沉静者为寒;身热恶热、病势亢奋者为热。虚指正气虚,实乃邪气实。然而六经病证又各有寒热虚实,应做具体分析。

六经根于脏腑,故六经辨证必须结合脏腑辨证来看,如何具体转合,固然较为复杂，但是将各经及其所系脏腑视为统一整体，则是讨论这一问题的一般规律。

六经病有传、变、合病、并病、直中等，各有一定含义，反映疾病演变规律，不可相互割裂。疾病的传变与否，取决于三个要素：一为正气强弱，二为感邪轻重，三为治疗当否。

六经病证治则，不外扶正、祛邪两方面，而扶阳气、存津液的学术思想，始终贯穿于各种治疗过程中。治则是通过治法体现的，如太阳病宜用汗法；阳明病宜用清下之法；少阳病当予和解；太阴病当温中散寒祛湿；少阴寒化证以回阳救逆为治，热化证以育阴清热为法；厥阴病较为复杂，须根据病情，寒者热之，热者寒之，寒热错杂者，则寒热并用。

2. 辨太阳病脉证并治

(1) 太阳病概要

本节共选原文 11 条，主要讨论太阳病的提纲、分类、传变、预后等基本内容。现简述如下：

第 1 条为太阳病提纲证，即外邪袭表，正邪相争，临床表现为脉浮、头项强痛、恶寒者，可诊断为太阳病。

第 2、3、6 条则分别讨论中风、伤寒与温病。凡感受风寒而以风邪为主者，其病机为腠理疏松、营卫失调，临床表现以汗出脉缓为其特征，称为太阳中风证。凡感受风寒而以寒邪为主者，其病机为腠理致密、卫闭营郁，而以无汗脉紧为其突出特点，称之太阳伤寒证。若感受温热病邪，以发热而渴、不恶寒为临床特征者，称为温病。

外感热病的发展规律是由表及里、由浅入深、由轻而重、由实变虚。太阳病或自然演变，或误治生变，皆当遵循以上规律。在临床实践中，须见微知著，防微杜渐。由此而知第 4、5、8、10 条讨论疾病传变及其预防的重要性。简言之，上述各条的基本精神，在于判断疾病的传变与否及所传何经，皆应以脉证为凭，不得拘泥于《素问》逐日传经之说。

人与自然息息相关，天人相应是中医学整体观念的具体表述形式之一。第9条正是以天人相应的哲学思想为指导，提示太阳病欲解时机。而第10条则是提示太阳病初愈至康复，需要一定时间的调养。凡此，皆具有一定的临床指导意义。

（2）太阳表证

本节共讨论原文49条，内容包括中风表虚证、伤寒表实证两类太阳表证的基本证型及其兼证和禁例，同时亦讨论了日久邪微之表郁轻证，共计三种。

太阳表证的基本病因病机为外感风寒而致肌表营卫失调，基本的脉证表现为发热恶寒、头项强痛而脉浮。然感邪有微甚之别，风寒有偏重之异，更因人体禀赋阴阳，体质强弱不同，是以同属感受外邪，而其营卫失调之表现形式各别。风邪偏重者的病理变化多表现为腠理疏松、卫强营弱，临床以自汗为特征，称为中风表虚证；以寒邪为主者，则常表现为腠理致密、卫闭营郁，临床以无汗为特点，谓之伤寒表实证。掌握以上病理特点，即可触类旁通，举一反三，于学习本节具体内容，大有裨益。

太阳中风证以发热恶风寒、头项强痛、自汗、脉浮缓为其诊断要点，治宜解肌祛风，调和营卫，主以桂枝汤。在临证实践中，其脉证表现每视感邪轻重、体质强弱和治疗宜否等因素，而略有变异。如第24条初服桂枝汤而表未解，更增烦热者，乃病邪较重，药后正邪相争较剧之象，第15条表证误下后出现“其气上冲”者，为病者正气尚旺，仍能抗邪，表证未变，第57条伤寒汗后，移时复发，第45条汗下失序，表证仍在者，均可酌情使用桂枝汤。

值得注意的是，太阳中风证为桂枝汤适应证之一，桂枝汤证外延较太阳中风证更广。在本节中，除讨论太阳中风证外，还探讨了桂枝汤的各种适应证。如第53条、第54条杂病营卫失调之自汗等，究其病机，并不全属太阳中风范畴，然均有肌表营卫失调、腠理疏松之共同病理，故可异病同治，以桂枝汤主之。

太阳中风兼证，本节共讨论了7个类型。所谓兼证，谓在基本证候的基础上兼见其他病理变化者。太阳中风兼证的共同临床表现，即是太阳中风证的基本脉症，其治疗的基本方法，自是解肌祛风，主以桂枝汤。在此基础上，视其兼夹证情，辅以相应措施。如兼经气不利之项背强急者，加葛根以升津舒经；兼肺寒气逆咳喘者，加厚朴杏仁以降气平喘；兼卫阳不足漏汗者，加附子以扶阳固表；兼胸阳不展胸闷脉促者，去芍药之阴柔，以增原方通阳之力；兼胸阳不足脉微胸闷恶寒者，去芍药加附子，温补辛通并举；兼气营不足身痛者，加芍药、生姜、人参以补益气营；兼脾虚饮停心下满痛小便不利者，加苓术以健脾化饮。

桂枝汤虽可广泛用于治疗多种病证，但仍有其禁忌证。论中提出：伤寒表实无汗、湿热内蕴、内热壅盛等，不得与之。以其辛温助热、甘能生湿故也。如此知常达变，掌握其宜与不宜，则方药之运用，自能准确无误。

太阳伤寒证以发热、恶风寒、头项强痛、无汗、脉浮紧为其诊断要点，治宜辛温解表，发散风寒，主以麻黄汤。盖寒邪外袭，卫阳闭遏、营阴郁滞，故本证身疼腰痛等症较为显著，而非仅限于头项强痛。

麻黄汤以其发散之力峻猛，临床运用范围相对桂枝汤而言，较为局限。论中所及，多属太阳卫闭营郁之证。如第 51 条、第 52 条之脉浮或浮数者；第 36 条之太阳阳明合病、重在太阳之喘而胸满者；第 46 条之伤寒日久不解者；第 55 条之伤寒失汗、阳郁鼻衄者。诸般证情，悉以卫闭营郁、表实无汗为其病理特征，均可运用麻黄汤治疗。

太阳伤寒兼证，本节讨论内容涉及 4 方 5 证，其病理特点，皆以卫闭营郁为基础，故其临床表现，仍以伤寒表实证之脉症为据。若兼经气不利，项背强几几，以葛根汤发散风寒，兼升津舒经。证与桂枝加葛根汤证相类似，而有表实表虚之别。若风寒束表，内迫阳明，肠腑受累而传导失常致下利，可用葛根汤散寒升清以止利，不必另求他法。若风寒内迫阳明，胃腑受累而气逆呕吐，以葛根汤加半夏，散寒降逆止呕。若风寒束闭、阳郁生热，内热缘于表寒，当以散寒为主，兼清里热，主以大青龙汤。若外寒而兼内饮，则宜散寒化饮，主以小青龙汤。

麻黄汤发汗之力甚强，用之不当，每易生变，故论中反复讨论其禁忌证，示人以警惕。概言之，大凡阴虚、阳虚、亡血、内热、胃寒等，皆当禁用此方。

表郁轻证，亦属太阳病范畴，多因日久邪微，或汗出不彻所致。其病理特点，在于邪微而正亦虚，正邪相争不剧。故其临床表现，与太阳表证无实质性差别，表现出证情较轻、病程迁延之特点。据其邪正关系、内热有无，而有桂麻各半汤证、桂二麻一汤证和桂二越一汤证三类。

(3) 太阳里证

蓄水证中，第 71、第 72、第 74 条具体讨论蓄水证的脉因证治，病情大体相同，轻重有所差异，学习时应当相互补充，相互区别。第 127 条为鉴别水停中焦和水停下焦的证候，既要理解本条精神，又当与第四节第 73 条互参。

蓄水证乃太阳外邪不解，循经深入下焦膀胱，以致气化不行，邪与水结，以脉浮或浮数、小便不利、微热、消渴或烦渴、少腹苦里急为特征，治宜五苓散，化气行水兼以解表。此外，蓄水证三条，又各有特点：第 71 条前半段辨胃中干燥之渴，后半段辨蓄水证之渴，不得混为一谈；第 72 条省略了小便不利之主症，应加注意；第 74 条为蓄水重证，外有表证未解，内有水饮停蓄，除脉浮、发热、心烦、渴欲饮水、小便不利外，还有水入则吐的表现，这是蓄水较重、上逆犯胃所致。

第 127 条辨水停中焦及水停下焦。水停中焦者，因胃阳不足，不能宣化，而下焦水道未受影响，故小便利，饮水多必心下悸；水停下焦者，乃膀胱气化失职，故饮水多而小便少，少腹苦里急。同时，少腹苦里急也道出了五苓散的腹证。

蓄血证的病因病机为太阳表证不解，外邪化热入里，循经深入下焦，与瘀血相搏，以致下焦少腹部位血蓄不行，而血热之气上扰。证候以如狂或发狂、小便自利、少腹急结或硬满、脉微而沉或沉结为主。临证之时，须依蓄血之轻重缓急，分别治之。如蓄血轻，其人如狂而少腹急结者，以桃核承气汤活血化瘀，通下瘀热可耳；若蓄血较重，病情较急，其人发狂而少腹硬满，则须抵当汤峻逐瘀血。若蓄血虽重，而病势尚缓，其人发狂而少腹满，宜抵当丸峻药缓图。

蓄水、蓄血，皆下焦之病，蓄水病在气分，以小便不利、消渴为主要特征；蓄血证在下焦血分，以发狂、小便自利、少腹硬满为主症，二者须严格区分。

蓄血证有身黄者，乃瘀血阻滞、营气不能敷布所致，故一般为皮肤暗黄，而目珠、小便不黄，且小便自利，此与湿热发黄不难区分。

蓄血证常多表里同病，其治疗以蓄血之轻重为转移。如表未解而蓄血尚轻者，自当先解表，再议活血化瘀之法（第106条）；若表虽未解而蓄血既重且急者，则须先攻其里（第124条），此表里先后缓急之法，不可不知。

（4）太阳病变证

①变证治则：本节首先要掌握第16条所讨论的坏病及其治则。所谓坏病，是因误治而病情恶化，证候错综复杂，难以六经证候称其名者。但从临床实际出发，也有不因误治而成为坏病的，因此不能将临床所见的坏病，一概归咎于误治。既成坏病，则不能以六经论治之法治疗，而应“观其脉证，知犯何逆，随证治之”。这一治疗原则，充分体现出辨证论治精神，可以指导对各种变证的治疗，因将其列于本节“太阳病变证”之首。

②辨寒热真假：证候之寒热易分，但真假难辨，故第11条揭示内真寒外假热、内真热外假寒的辨证方法。不过该条的写法为举例方式，仅从患者喜恶的角度而辨寒热真假，虽朴实可靠，但它仅属辨寒热真假的一个方面，不能代替一切，欲明辨寒热真假的各个方面及其全貌，还应参阅该条所列之辨别表。

③辨病发于阴发于阳：辨发热恶寒者，为病发于阳；无热恶寒者发于阴，这是辨阳证与阴证的一般规律，还须知其特殊情况，做到知常达变，随证而宜。

④辨虚证实证：辨虚证、实证，论中内容甚多，此处仅列一条（第70条），仅起提示作用。意思是说太阳病因种种原因而发生变证时，有转虚、转实两类，因此辨太阳变证，应随时注意寒热虚实变化。

⑤热证：太阳病因误治失治等，可使病邪传里化热，而成热证。此段所列热证有：热扰胸膈的栀子豉汤类证、邪热壅肺的麻杏甘石汤证，俱属上焦热证；有阳明燥热津伤的白虎加人参汤证，属中焦热证；有葛根芩连汤证，属肠热偏下等。就全论而言，太阳病传为热证，不止于此，故凡由太阳病传为热证者，当与此合看。

栀子豉汤证以热扰胸膈为基本病理，以心烦懊憹为基本证候。并随热郁的轻重，而有胸中窒、心中结痛之不同，均以栀子豉汤主之。兼少气者，栀子甘草豉汤主之；兼呕者，栀子生姜豉汤主之；兼腹满者，栀子厚朴汤主之；兼中寒下利者，栀子干姜汤主之。栀子豉汤类证，热邪虽在胸膈，但与结胸证不同，因为无形邪热结聚，故以心下柔软不痛为辨证要点。其有兼腹满者，仍非阳明腑实证，以其无腹硬而痛、大便不通为辨。栀子豉汤为苦寒之剂，对于平素中焦有寒、大便溏者慎用。

麻杏甘石汤乃外邪内传、肺热壅盛之证，以汗出而喘、口渴、苔黄、脉数等为主，不必强调表证之有无。白虎加人参汤证，乃大汗后，热传阳明，津气两伤所致，以大热、大汗出、大烦渴不解、脉洪大为特征。第 26 条所论之白虎加人参汤证，为服桂枝汤大汗出后所形成，其文字与第 25 条颇为相似，而证候治法大不相同，应详加鉴别(请参阅第 26 条)。葛根芩连汤证是热迫肠道而下利的证候，病情以内热为主；证候以下利灼肛、喘而汗出为特征；治法以清热止利为首务。

⑥虚寒证：此段讨论虚寒证，包括心阳虚证、心阳虚奔豚证、脾胃阳虚证、肾阳虚证。此段与前段联系来看，当知太阳病因某种原因，既有变化为实热者，亦有变化为虚寒证者，每随人体阴阳偏盛偏衰、治疗当否等因素而定。

心阳虚证，以桂枝甘草汤证为代表。其证多因太阳病发汗太过，损伤心阳而成。证候以心下悸，欲得按为主，用桂枝甘草汤温通心阳，则心悸可愈。桂枝甘草龙骨牡蛎汤证成于火逆误下之后，病机与桂枝甘草汤大体相同，唯心阳受损较重，而心神浮越，故以桂枝甘草温通心阳，龙骨牡蛎潜镇安神。桂枝去芍药加蜀漆牡蛎龙骨救逆汤证，亦成于表病误火，致心阳外亡，而见惊狂、卧起不安之象，可见心阳虚损而心神浮越更重，且兼痰浊扰心，故以本方温通心阳，镇惊安神，兼祛痰浊。学习以上三证，当知性质基本相同而有轻重之别。需说明的是，惊狂一证，虽以热实为多，而本证却属心阳虚寒，从而补出了温补安神之法。

心阳虚奔豚证有二证：一是桂枝加桂汤证，是典型的奔豚证，乃心阳虚损，下焦阴寒之气乘机上逆，表现为气从少腹上冲心，发作欲死，复还止，治疗除用灸法外，主用本方以温通心阳，而平冲降逆；二是茯苓桂枝甘草大枣汤证，为心阳虚损，下焦水气欲上逆，以脐下筑筑跳动为主症，欲作奔豚而无奔豚之典型证候，主用本方温通心阳，化气行水。两者同中有异，学者宜细心辨识。

脾胃阳虚证有五证：一是茯苓桂枝白术甘草汤证，见于第 67 条，该条有倒装文法，并宜分两段读。该证乃误治后脾阳失运，水停于内，中焦之水饮上逆，故现心下逆满、气上冲胸、起则头眩、脉沉紧等症，用本方温阳健脾，利水化饮。二是茯苓甘草汤证，该证为胃阳不足、水饮停于中焦所致，故口不渴，并多兼有心下悸、厥逆等，用本方温胃化饮。三是小建中汤证，为心脾不足、气血双亏、复被邪扰所致，但脾虚而气血生化之源不旺是其病根，心中悸而烦是其主症。掌握这一辨证精神，则本方健脾之剂，亦为补气血之方，自可不言而喻。四是厚朴生姜半夏甘草人参汤证，乃汗后脾气虚、运化无力、湿邪内阻、气滞于腹所致。病证以腹胀、时有所减、按之不痛，苔白，脉缓为特征，治以消补兼施（以消为主），令脾健而气行，则腹胀自消。五是胃寒吐逆而见假热之证。所谓假热是指胃寒吐逆反见脉数，是因胃中虚冷、中虚气血失于统摄、虚阳躁动所致。以上五证说明脾胃阳虚证有脾阳虚水停、胃阳虚水停、脾虚气血双亏、脾虚气滞、胃寒假热等不同，因此辨脾胃阳虚证，应随时注意寒热虚实和寒热真假，以及夹饮、夹滞等不同变化。

肾阳虚证有三证：一是干姜附子汤证，由汗下失序，肾阳暴虚所致。昼日烦躁不得眠，夜而安静，脉沉微是其典型证候；不呕不渴，无表证，是其辨证要点。因阳气暴亡，故用干姜附子汤急救回阳。二是茯苓四逆汤证，亦以烦躁为主症，但无昼夜之分。以方测证，还可能出现恶寒、肢厥、下利、脉微等，其病机以肾阳虚为主，阴亦不足，或兼水气为患，用茯苓四逆汤回阳益阴，兼伐水邪。三是真武汤证，由于太阳病汗不如法而伤及肾阳，致成阳虚水泛证。证见发热、心下悸、头眩、身瞤动、振振欲擗地等，治用真武汤温阳化气行水。

⑦阴阳两虚、阴阳转化：此段讨论阴阳两虚及阴阳转化证。前者以芍药甘草附子汤证和炙甘草汤证为代表；后者在第 29 条中进行了具体的论述。

芍药甘草附子汤证，为汗后病不解，而恶寒加重，脚挛急，脉微细等，乃阴阳两虚所致，故用本方扶阳益阴。学习本证，当掌握以方测证方法，才能全面理解。

炙甘草汤证病虽起于感受风寒邪气，但已由表入里，损及手少阴心。心阳不振，则鼓动无力；心阴不足，心失所养，则脉结代，心动悸，故用本方补阴阳，调气血，复血脉。方以炙甘草为君，取其补中益气，而昌气血生化之源，从而达到

"通血脉,利血气"之作用。就全方而论,阴药较多,阳药量少,是于阴中求阳之方。上述脉证,杂病亦多见,仍可使用本方。第 178 条具体讨论结、代二脉,结脉又分两种,其一,缓中一止,复来者;其二,缓中一止,复来时有一二次搏动较快者,皆谓之结脉,皆止无定数。代脉是动而中止,不能自还,良久方至,止有定数。结、代脉皆属阴,见此脉者,常为病重而难治。然则青年人,或孕妇,偶见此脉(发时一分钟不超过三次)而无病象者,不得作为病态。

第 29 条以设法御变的写法,说明太阳病发生传变时,可依一定条件,而有寒热虚实之转化。这是根据众多的临床事实,加以总结提高,而设专文讨论,并非在一个患者身上必然会有这些变化。关于具体辨证内容,请参阅该条。

⑧结胸:大结胸证多由误下(亦有不经误下)热入,与水饮结于胸膈心下而成。其证为结胸热实而无表热,胸胁及心下硬痛,甚则从心下至少腹硬满而痛不可近,日晡所小有潮热,舌上燥而渴,大便秘结,脉沉紧等。治宜泻热逐水破结,大陷胸汤主之。若邪结高位,除心下及胸膈硬痛外,尚有项强如柔痉状、短气等症,仍宜泻热逐水破结,其病位偏上,不宜速下,故以大陷胸丸,峻药缓图之。若病有兼夹,更应从权计议,如结胸证,其脉浮大者,或为外邪未解,或为正气已虚,均忌攻下,否则,可使外邪内陷,加重病情,或致邪实而正气不支,酿成危重之候。又如结胸证悉具,烦躁者,是邪实而正气散乱之象,故禁攻逐之法。结胸证还需与大柴胡汤证、阳明腑实证加以鉴别(第 136、第 137 条),方不至有误。

小结胸证,为热邪与痰饮结聚于心下,其证心下硬满,按之则痛,脉浮滑,或舌质红,苔黄腻等,治当清热涤痰开结,小陷胸汤主之。大、小结胸证同中有异,宜加鉴别(参阅第 138 条)。

寒实结胸为寒邪与痰饮相结于胸膈心下而成,其证为心下及胸膈硬痛,但所伴者为寒象,而毫无热征,故与三物白散,温下寒实,涤痰破结。寒实结胸与热实结胸有阴阳寒热之异,最需仔细辨析(参阅第 141 条)。

⑨脏结:脏结证为五脏阳气大衰,阴寒之邪凝结于脏而成。其证如结胸状,是指其类似结胸之胸胁及心下硬满疼痛。但彼为阳热实证,此为阴寒虚证,因

而本证时时下利，寸脉浮而无力，关脉小细沉紧，苔白滑。因胃腑尚未受到其影响，故有饮食如故者。脏结证还有积渐形成痞块，连在脐旁，痛引少腹入阴筋者，为三阴之脏俱结，病主危笃。脏结虽无治法，但以理推之，则温养脏气，祛寒散结之法可用。

⑩痞证：痞证多为因误下后邪气内陷，结于心下而成，以心下痞、按之濡软而不痛为其证候特征。

五泻心汤证习惯上称为痞证，按其病因病机与不同的证候表现，可以分为两类：一为热痞，其中包括大黄黄连泻心汤证、附子泻心汤证。二为脾胃不和、寒热错杂致痞，包括半夏泻心汤证、生姜泻心汤证、甘草泻心汤证。至于五苓散证、旋覆代赭汤证、黄连汤证，虽然均有心下痞的症状，但不属痞证的范畴，它们各有其主证，应相互鉴别。赤石脂禹余粮汤证一般无心下痞，因其下利与痞证同，故于第159条中论述下利的辨证论治时，涉及此证。

热痞多因伤寒误下或表病传里，无形邪热壅聚于心下，气机不利所致。其热而无形，故以心下痞、按之柔软不痛，关上脉浮，口渴，心烦，舌质红，苔黄为其临床表现。治宜大黄黄连泻心汤，以泻热消痞。本方以麻沸汤浸渍，犹有妙义，是取其泻热，而不欲其攻下。若症如上述，又见恶寒、汗出，为热痞而兼表阳不足使然，宜用附子泻心汤，以泻热消痞，扶阳固表。本方三黄用沸水浸泡，义同上述，别煮附子取汁，合和与服，则寒热异其气，生熟异其性，药虽同行，功则各奏，制方用药之妙，宜师法之。

附子泻心汤证有恶寒汗出现象，而痞证兼表未解者，亦有之，何以为辨？盖附子泻心汤证，除恶寒汗出外，必无脉浮、头痛、发热等表证；而痞证兼表未解者，乃必见之症也，二者不难鉴别。凡痞证兼表者，必先解表，表解乃可攻痞，为一定不移之法。

脾胃不和，寒热错杂致痞，包括半夏泻心汤证、生姜泻心汤证、甘草泻心汤证。三证大同小异，学习时首先全面掌握半夏泻心汤证的证候、病机、治法、方药，其余二证自可迎刃而解。半夏泻心汤证，常因表证或少阳病误下而成。脾胃不和，寒热错杂，升降失职是其病机。呕而肠鸣、心下痞、下利乃其证候。治宜和中降逆消痞，半夏泻心汤主之。生姜泻心汤证的证候、病机大体同上，唯因兼水食停滞，故以心下痞硬、干噫食臭为其特征。治宜生姜泻心汤，和胃降逆、宣散水气。甘草泻心汤证亦与半夏泻心汤证大致相同，唯其胃虚及痞、利俱甚，故以下利日数十行、谷不化、腹中雷鸣、心下痞硬而满、干呕、心烦不得安为其特征，治宜甘草泻心汤和中补虚、消痞止利。

痞证多有下利，故第159条设法御变，以类相从，而讨论了若干下利证候，是从一个侧面反复比较各种下利之异同。

凡痞证皆因无形之邪聚结于心下，故心下痞塞不适而按之柔软不痛，此为与结胸证鉴别之关键。又痞证病在中焦胃脘，与少阳无关，故无往来寒热、胸胁苦满等症，是与少阳证鉴别之要点。

有些病证可出现心下痞的症状，但病因病机、证候特点与五泻心汤证大不相同，为辨证论治而附于此一并讨论：五苓散证之心下痞，为水蓄下焦、水气上逆所致，症见心下痞，口渴而躁烦，小便不利，少腹胀满，治宜化气利水；旋覆代赭汤之心下痞，由胃虚痰阻、浊气上逆而成。以心下痞硬、噫气不除为特征，治宜以和胃降逆、涤痰下气为法。黄连汤证即上热下寒，与半夏泻心汤证似是而非。其辨证要点在于本证以腹中痛、欲呕吐为主，此为与半夏泻心汤证之显著区别。

⑪火逆证：火逆证是论述太阳表证误用火法治疗而引起的种种变证。故凡表证，均应禁忌火法。尤其是表里热盛者，或阴虚火旺者，误用火法，其后果更为严重。

《伤寒论》所论述火逆证内容较多，本节仅列原文7条，主要为火邪内攻，阴伤热盛诸种变化，其余原文因分类关系，而散见于其他章节，如桂枝去芍药加蜀漆牡蛎龙骨救逆汤证、桂枝甘草龙骨牡蛎汤证、桂枝加桂汤证，则列入“心阳虚证”中，故应参考其余原文，方得全貌。

第110条，为火热入胃、胃中水竭之变，其有欲解与不解之转归，每以阴液盛衰，火邪强弱为转移。第111条重在两阳相熏灼，伤害脏腑，灼津耗气，肆虐不已，火毒内攻，其身发黄，病重而复杂。第113条为温病初起而形似伤寒，误火形成胃热炽盛之证。第 114、第 115 两条为火邪入于血脉之中，迫血妄行，或为便血，或为吐血。第 116 条因火邪追虚逐实，而成痿废、麻痹之患，若所伤较轻，阴能自复，尚有汗出而解之机。第 119 条为火气入营、内扰心神而惊惕不安。上述诸证均无治法及方药，当从辨证论治的精神而求其治法：如火逆而热盛者，必当清热；阴伤者，法宜养阴；血热妄行者，务须凉血散血；火毒发黄者，当以清热解毒、养阴凉血、疏利肝胆为治。

火逆证之原意是误用火疗致变，现临床火疗甚少，然辨证论治当活看，如温燥太过，常与火疗无异；外邪传里，六淫化火，也即火热之患。学者须审证求因，贵在通常达变。

欲愈候共列两条原文，论述疾病不论是邪实，还是正虚，均可通过机体的自行调节或药物的治疗，而达到阴阳自和、疾病可愈之目的。这是中医治疗学上的一种重要学术思想，乃至今日仍有着重要的实用价值。

(5) 太阳病类似证

太阳病类似证，本非太阳病，当属杂病范围，唯其有时出现发热、恶寒、汗出等类似太阳病的证候，故设太阳病类似证一节，以资区别而明治法。

风湿证为风寒湿邪侵袭人体肌肉或关节所引起的痹证，初起多有发热、恶寒、汗出、身疼痛、脉浮等与太阳病相似的症状，但太阳病虽身体疼痛，却无身重、难以转侧等风湿证的特征，临床上不难鉴别。痹证因感受风寒湿邪的轻重与深浅不同，其临床表现不一：若风寒湿邪留着于肌肉，症见发热、恶寒、汗出、脉浮，身体疼痛难以转侧，小便不利，大便溏，治以温经散寒、祛风除湿为法。风邪盛者，取桂枝附子汤；风祛湿存者，当用去桂加白术汤。若风寒湿邪痹着于关节，症见骨节疼痛而烦，屈伸不利，痛处拒按，汗出，恶风，短气，小便不利，身或微肿。治以温经散寒，祛湿止痛，方用甘草附子汤。

十枣汤证即悬饮证，为水饮之邪结于胸膈所致，证见漐漐汗出，发作有时，头痛，心下痞硬满，引胁下痛，干呕，短气，不恶寒，寸脉微浮。治用十枣汤峻逐悬饮。悬饮证若兼表邪不解而见发热、恶寒汗出、头痛、脉浮等症者，则应先解表，后攻其饮，此乃不移之法。十枣汤证与大陷胸汤证不同，彼为水热互结于胸中，心下连及胸膈硬满疼痛，甚则从心下至少腹硬痛，手不可近，伴见潮热、烦渴、苔黄燥等热象。治用大陷胸汤泻热逐水破结；十枣汤证为水饮结于胸膈，心下痞硬满，引胁下痛，伴见头痛、汗出、呕逆、咳嗽等症，但热象不显，治用十枣汤峻逐水饮。

瓜蒂散证，为痰涎壅阻于胸膈，症见胸中痞硬，气上冲咽喉不得息，虽有发热、恶寒、汗出等现象，但头不痛，项不强，浮脉仅见于寸部，非桂枝证，乃邪实阻滞，因实邪在上，故宜因势利导而用瓜蒂散涌吐。

（6）辨表里治法及其先后缓急

学习本节首先应明确病有表里之分，治有先后缓急之别。表病治表，里病治里，此乃常法。而当表里同病之时，则应根据表、里证的轻重缓急而采取先表后里或先里后表的治法。

一般而言，表里同病，以表证为急时，应先解其表，后治其里。如第 90 条所言“本发汗，而复下之，此为逆也；若先发汗，治不为逆……”属于这种情况。先里后表的治法，宜用于表里同病，而以里证为急的病情。里证又有里实与虚寒之不同。表里同病，里证属实热性质，若里证尚轻者，应先表后里，或表里同治；若里证既重且急，则宜先治其里，待里证解除之后，再予解表，如第 90 条“……本先下之，而反汗之，为逆；若先下之，治不为逆”，即此。里证属虚寒性质，既重且急者，先温其里，后治其表，仍是定法。温里宜四逆汤类；治表宜桂枝汤类，如第 91、第 92 条所论病证即是。至于表里同病二者病证均衡，则应采取表里同治的方法。因条文分类，这类条文散见于有关章节，应有机地联系，全面理解其意。如柴胡桂枝汤是太阳与少阳同治；桂枝人参汤是太阳与太阴同治；麻黄附子细辛汤则是太阳与少明同治等。

原文第 37、第 56 条是论述太阳表证日久、病情有传变之可能，但必须据证而辨，不可以日程而推断传变与否。如第 37 条讨论了太阳病日久的三种转归，一为太阳病欲解；二为邪传少阳；三为太阳病未解。第 56 条讨论了不大便六七日，头痛发汗等症解，仍需辨其表里属性，如伴见小便清者，当是偏盛于表，里热未炽，故宜桂枝汤以解外；小便黄者，知里已炽，则宜调胃承气汤以泻里热。

第93、第94两条则是论述太阳病，随感邪之轻重及体质之强弱，有随时外解及内传之可能，即使经过误治，但得正气尚能抗邪者，仍有郁冒汗出而解之机。又有外邪郁久不解，而正气郁而求伸，作战汗而解者，不可不知。

3. 辨阳明病脉证并治

（1）阳明病纲要

第一节阳明病纲要，共列原文三条，分为三个部分：一为阳明病提纲，二为阳明病外证，三为阳明病主脉。学习本节，应该重点掌握阳明病提纲的意义，阳明病的主证主脉，明乎于此，则为以后学习阳明病的病因病机及各种证治，奠定良好基础。

阳明病提纲，即第180条"阳明之为病，胃家实是也"。学习此条应注意阳明是统括胃肠而言，胃为水谷之海，多气多血之经，喜润而恶燥，宜降则和。若病邪侵入阳明，一般多从燥化，而以燥热实盛为特征。所谓"实"，指邪气盛言，《素问·通评虚实论》中说的"邪气盛则实"是也。但邪气实，有无形邪热内盛之实与燥热和肠中糟粕相结而实两类证情。"胃家实"作为提纲，主要揭示阳明燥实的病理特征。须说明者，阳明病虽以燥实为主，然随病理变化及所感邪气之不同，亦有胃腑虚寒之病，此乃一经病证中，有主有从的关系，故若全面认识阳明病，学者不但要认其主，还要知其从，更要明确阳明病中胃气盛衰及虚实的变化。

阳明病的主证为"身热，汗自出，不恶寒，反恶热"，在第182条称为阳明外证。阳明病反映于外的证候甚多，为何独以此条为外证，盖凡见此证者，便是阳明燥热已成，而不必待诸症显露，病情加重，方识阳明病之面目。须明确者，阳明外证不单见于阳明热证，也可见于阳明实证。主证之后，复出主脉一条（第186条），应与主证联为一体，则脉证俱备。阳明为多气多血之腑，若受燥热之威迫，气血为之涌盛，而脉必大，故"大"为阳明主脉。主脉如此，然因变化多端，故阳明篇变化之脉尚多，又不得以主脉而限定之。

(2) 阳明病病因病机

"阳明病病因病机"一节共六条。第179条首先说明其成因，若由太阳传为阳明者，谓之太阳阳明；由少阳传入者，称为少阳阳明；病邪直入阳明，或阳明燥热内发者，便为正阳阳明。第181、第185条进而提出妄汗或利小便，致津伤燥热而邪传阳明。第188条"伤寒转系阳明者，其人濈然微汗出也"，说明多气多血之腑，受燥热逼迫，以致恶热汗出。此节所论阳明成因有三种，实则阳明成因非三种所能概括之。如太阴病寒湿郁久，脏邪还腑者；少阴病热化伤阴，邪归阳明者，亦是阳明之成因。成因如此，而能否成为阳明病，又与多种因素有关，如病在太阳或少阳阶段，妄用汗、吐、下、利小便等法，津伤化燥，是为邪入阳明之诱因；而平素胃阳亢盛之人，感受外邪，虽不经误治，其邪亦能从燥而化热成实，故形成阳明之渊薮，实与胃阳亢盛密切相关。学者在阅读有关内容时，应注意前后彼此联系。

第183、第184条是承接第182条而来，意在阐明阳明外证之特征及其机制。一般情况下，若身热、汗自出、不恶寒、反恶热并见，便可断为阳明病。但其证初起，亦有恶寒之象，乃邪气乍入，正气未能及时伸展与邪抗争所致。少时正气得伸，正邪相争激烈，则必见不恶寒反恶热之证情。可见阳明病恶寒，多见于初期，且为时极短，可自行消失。何以如此？以阳明居中属土，"万物所归"故也。土生万物，万物归土，乃土之德也，亦物性之自然也。阳明为病，性质必反，即表里寒热之邪，因其燥化，归并阳明，而成燥热实证，况水流湿，而火就燥，故阳明燥化最速，此即阳明恶寒，迅即自罢之由来。至于"无所复传"句，是谓阳明病形成之后，多在燥热实证一途，其变化亦多在燥热津伤之中，非清非下，其病不解，绝非断言阳明病无传变之可能。对此当灵活理解，而不必拘于表面文字。

(3) 阳明热证

本节专门讨论阳明热证，共列原文10条，论治涉及上、中、下三焦。栀子豉汤证，为热扰胸膈，邪气尚未归并阳明，是属上焦证候；白虎汤证属中焦证候；猪苓汤证属下焦证候。三者之中，当以中焦为重点，如此方能使人眉目清楚，主次分明。

栀子豉汤证二条:第221条为阳明燥热充斥,腑未结实而误下,致胃中空虚,客气动膈而成本证;第228条说明病有可下之证,亦有下后邪实已去,而余热留扰胸膈者。其证候虽有手足温、饥不能食、但头汗出、舌上生苔等补述,但仍以心烦懊侬为主,病机总归无形邪热扰于上焦,故治以栀子豉汤清宣胸膈郁热。

白虎汤证,为阳明燥热本证之一,其证常见身大热、汗自出、不恶寒、反恶热、口渴、心烦、脉洪大等。第176条补述本证亦有浮滑之脉,并揭示出表里俱热之病理特征。第219条名为三阳合病,实则为阳明燥热独盛之重证,故有腹满身重、难以转侧、口不仁、面垢、谵语、遗尿等,法当辛寒重剂,清解阳明邪热,白虎汤是其代表方剂。前证若兼津气两伤,而有口大渴不止,或背微恶寒,或时时恶风等证,则当于白虎汤中加人参以益气生津。表未解者,不得与白虎汤。

阳明篇猪苓汤证共两条。病因阳明下后,余热未清,阴液受损,水热互结于下焦而成。症见脉浮发热、渴欲饮水、小便不利、舌质红、苔少等。治用猪苓汤,清热育阴利水。若阳明病汗多,口渴,小便不利,是津伤化源不足之象,非津伤水热互结可比,则不得与猪苓汤复利其小便,竭夺其津液。

(4) 阳明实证

本节所列原文较多,重点讨论阳明实证。阳明实证,亦称阳明腑实证,为燥热与肠中糟粕相结,腑气不通所致。学习这一内容,需要层层深入,提纲挈领,纲举目张。首先必须掌握阳明实证的共同特征,即腹满、不大便、苔黄燥、脉沉实等。然后根据病情之轻重,邪气之偏颇,而辨析三承气汤证。

调胃承气汤证因燥热结实,腑气不通,然其以燥实为主,痞满次之,除上证外,还可见蒸蒸发热,或心烦谵语等。故调胃承气汤用大黄、芒硝为伍,泻热润燥,佐甘草和胃。不用枳、朴者,以其痞满不重故也。小承气汤证亦为或燥热结实,腑气不通,但其以痞满为主,燥实次之,见大便不通,而腹满较重;或津伤便秘谵语;或谵语潮热,脉滑疾;或大便虽硬,而燥结未甚,故方以大黄配枳、朴,以泻热通便,消滞除满。不用芒硝者,以其燥坚不甚也。而在具体辨证上,本证及本方应用,又各有差异。大承气汤证,为阳明腑实重证,其痞满燥实俱备,见潮热，谵语，濈然汗出，不大便，或热结旁流，腹满硬痛或绕脐痛，或腹满不减，减不足言，苔黄燥焦黑，脉沉实，或迟而有力等。故方取大黄苦寒泻热去实，荡涤肠胃；芒硝咸寒，软坚润燥，通利大便；重用枳、朴，行气破滞，消除痞满。因证重势急，故不用甘草之甘缓。但其在辨证论治方面，又非千篇一律，临床表现可有偏此偏彼之异，而阳明燥结不通，则是必备之病理基础。

大承气汤证，属三承气中之重证，然则还有更重者，如发则不识人，循衣摸床，惕而不安，微喘直视，虽未言急下，实则已属急下存阴范畴。更有大便不通，腹满硬痛，目中不了了，睛不和，则不唯下证已急，而且阴伤更重，故宜大承气汤急予攻下，便是存阴之图。至于"阳明病，发热汗多者，急下之，宜大承气汤"，"发汗不解，腹满痛者，急下之，宜大承气汤"，其证似乎不重，而用急下之法者，或因腑实已成，而津伤已现；或因阳明腑实发展迅速，故急下则邪去而正不伤。由此可见，急下之证，固多凶险，而急下之法，不必待其凶险而后用之。以上所述，是辨识三承气汤证的原则，但原则中仍需有灵活性。如第 208 条指出，阳明腑实已成，而太阳表证未解者，不得与承气汤。若腑实已成，腹大满不通，而无潮热，只可用小承气汤。第 209、第 251 条提出用小承气汤为试探法，第 203 条指出辨大便硬结之程度，犹须结合小便之多少等，均有临床实际意义。

润导法所主证候，亦属阳明实证，但与三承气汤证不同。所谓润法，指润下法，所主之证，称为脾约证。其证乃胃热约束脾之转输功能，致脾不能为胃行其津液，反使津液偏渗于膀胱，而见大便硬结，故曰小便数者，大便当硬，其"不更衣十日，无所苦也"。此即本证之显著特征，亦是与三承气汤证之区别要点。麻仁丸润下兼行，是其主方。另有导法，是指因势利导而通大便之法。其主证为大便硬结不解，而部位偏下，便意频繁，而终不能排出，多因汗出，或发汗太过，或小便较多，损伤津液，而致肠燥便秘。因其硬粪偏下，近于肛门，故可用滋润类药物，如蜜煎导、土瓜根汁导（佚）、猪胆汁导等纳入肛门，导下大便。

阳明病，因证候有疑似，燥热有微甚，腑实有轻重，津液有复与未复，故攻下法之运用，亦有可与不可之辨，此即下法辨证之来由。如第 208 条证候可攻与否，既辨表证解与不解，又辨腑实成与未成，而大、小承气之运用，既辨潮热之有无，复辨燥坚之微剧。若表证罢而热潮，自可放胆攻下，否则当禁或当慎；若虽无潮热，而腹大满不通，可权宜通下之，“与小承气汤微和胃气，勿令至大泄下”。第209条谨承上条而辨，复申即令有潮热者，亦必须大便确已硬结，方可与大承气汤。是潮热之有无，并非使用大承气汤之唯一标志。在辨大便燥结甚与未甚，一时难以确诊之际，可与小承气汤做试探法。第251条说明大、小承气汤的使用，既须审其能食不能食，又要问其小便利与不利，更要结合脉象之虚实以辨。第203条据小便之多少，而辨大便硬结之程度及津液是否还于胃中，再辨下证之备与未备。此手眼之高，心思之细，辨识之精，用方之慎，足以启迪后学。

阳明苦寒攻下之法，为攻泻阳明燥实而设，若阳明燥热虽重，而腑未结实，下法则当禁用。如燥热虽重，而病机向上，腹不硬满，腑未成实，不可攻之，热聚心下，心下硬满，部位较高，不可攻之；热盛于经，腑未结实，满面赤色，不可攻之；三阳合病，腹满而喘，口苦咽干，发热恶寒，不可攻之。至于胃中虚冷，不能食者，纵有腹满等症，仍为下法之禁忌。阳明禁下之例，旨在顾护胃气，免生变证。

（5）阳明病兼变证

阳明篇所论发黄分为两类，一为湿热发黄，二为寒湿发黄。湿热发黄者，由于湿热内蕴，肝胆疏泄失常，胆汁外溢所致。其共同点为身、目、小便黄（不利），黄色鲜明如橘色。若兼见发热、口渴、心烦、苔黄、脉濡数，为热重于湿发黄，可选用栀子柏皮汤以清泻里热，祛湿退黄，是为清法。若兼见心烦懊侬，腹胀满，大便秘结或不畅，为湿热并重兼里实发黄，可选用茵陈蒿汤清热除湿，利胆退黄，为清而兼下之法。若兼见恶寒、无汗、身痒等表证未解，为湿热兼表发黄，可选用麻黄连轺赤小豆汤，以解表散邪，清热除湿退黄，是清而兼汗之法。寒湿发黄，乃寒湿中阻，影响肝胆疏泄，胆汁外溢所致。其证候以身、目俱黄，黄色晦暗无光泽为特征，伴见畏寒喜暖，不发热，大便溏薄，舌质淡，苔白，脉沉迟缓等症。治当温中散寒，燥湿退黄，即所谓“于寒湿中求之”是也。关于欲作谷疸证，实非发黄，而是阳明中寒，寒湿中阻，若久延失治，则有发黄之可能，治法仍当温运。至于火毒发黄，乃阳明病误用火疗，燥热之邪熏蒸肝胆而成，虽未言治法，然可酌情选用清热解毒、养阴润燥、疏利肝胆之法以治之。

阳明为十二经之海，亦为多气多血之经，故阳明气分热证，亦可波及血分，而成血分热证。如阳明病口燥，但欲漱水不欲咽者，可致衄血，与阳明病气分热证的口渴引饮，当予鉴别。阳明病下血谵语者，为热入血室，应与少阳篇所附之热入血室互参。治法宜刺期门，随其实而泻之。而阳明蓄血证，其人喜忘，大便虽硬，而排出反易，其色黑如胶漆，为阳明之热与久瘀之血相搏结所致，可与抵当汤以破血逐瘀。

（6）阳明病辨证

本节主要辨阳明中风、中寒及辨虚证、实证。学习本篇当与全篇相联系，前后互参。

阳明为多气多血之腑，其病以燥热为主，然亦有中风、中寒之别，论中以能食与否辨别之。能食者名中风，说明胃阳较盛，同时说明腑中尚无实邪阻滞，故中风者，虽受风邪，而入阳明之后，则转为阳明热证。不能食者名中寒，说明胃阳不足，复为寒邪所伤，是必胃中虚冷无疑。有胃寒吐逆者，如第243条“食谷欲呕……吴茱萸汤主之”是也。

阳明位居中焦，而热邪内盛，上扰心神而出现神志证候者，以谵语较为常见，其表现有神志不清，声音粗壮，胡言乱语，乃邪实正实之候。然谵语亦有兼虚者，其证更重，若燥热亢盛，耗精伤液，津液亏乏，出现直视谵语，喘满者死，下利者亦死。更有亡阳谵语，乃汗出过多，为阳亡阴竭之危候。郑声多见于三阴虚寒证，以神志恍惚，声音低微，语言错乱重复为特征。

阳明病燥热内盛，逼津外泄，其证当以多汗为主，然亦有津虚液亏之人，虽患燥热，而反无汗者，乃常中之变。辨阳明腑实，以大便硬结为主，然有津亏液竭，大便硬者，又只宜润导之法，与阳明腑实又有所不同，当予鉴别。总之，在阳明篇中，亦论述了若干虚寒证候，乃示人辨其实，不可不虑其虚之意。

4. 辨少阳病脉证并治

(1) 少阳病证

本节有原文13条,归纳起来,可分为三个部分:其一,少阳病提纲及小柴胡汤证;其二,小柴胡汤的灵活运用;其三,少阳病及小柴胡汤的禁例。

第263条"口苦、咽干、目眩"为少阳病提纲,少阳包含三焦与胆,三焦为水火气机运行之道路,胆属木而主相火,故病入少阳,则胆气内郁,相火上炎,而见上述证候。可见"口苦、咽干、目眩",能揭示少阳病的主要病理性质。然小柴胡汤证(第96条)乃少阳半表半里本证,由邪入少阳,枢机不利,胆火上炎,正邪分争,并影响脾胃功能而成,以往来寒热、胸胁苦满、默默不欲饮食、心烦喜呕为主证。当然仍须结合口苦、咽干、目眩等,做全面分析,小柴胡汤是其主方。至于诸或然证,可随证加减。第97条承此而来,意在进一步阐述少阳病机、治法及转属阳明之机制。

小柴胡汤的灵活运用,其主要根据第101条"伤寒中风,有柴胡证,但见一证便是,不必悉具"。盖运用小柴胡汤者,在于少阳枢机不利,胆火上炎,而不在求症状之悉具。况且小柴胡汤的作用,能使"上焦得通,津液得下,胃气因和,身濈然汗出而解",故其方临床运用甚广。如太阳病,转入少阳,胁下硬满,干呕不能食,往来寒热,尚未吐下,脉沉紧者,其脉虽不弦,但少阳病已成,故可与本方(第266条);伤寒四五日,见身热恶风,颈项强,胁下满,手足温而渴者,是三阳合病,而重在少阳,可从少阳之法(第99条);伤寒,阳脉涩,阴脉弦,法当腹中急痛者,为少阳兼里虚证,可先补其虚,而后和解之(第100条);若少阳病证而误下之,柴胡证未变者,仍可与小柴胡汤(第101条);少阳阳明同病,以少阳病为重,而阳明里实未成者,亦从少阳而和解枢机;阳微结,其病半在里半在外,虽非少阳之证,然可用小柴胡汤和解,使津液得下,胃气因和,而便结自通(第229、第230条)。第148条讨论阳微结与纯阴结,阳微结者,因阳邪郁结而大便不通,病不在太阳之表,亦不在阳明之里,故云半在里半在外,可用小柴胡汤和之。纯阴结为阴寒凝结之便秘,可与温通之法。

少阳病禁例，是讨论邪入少阳，病位在半表半里，因邪不在表不可汗，邪不在里不可下，邪不在上不可吐，故有“少阳不可发汗，发汗则谵语”（第265条）和“少阳中风……不可吐下，吐下则悸而惊”（第264条）之说。第98条提出，表病而兼脾阳不足，寒湿中阻之人，虽有胁下满痛等症，终非少阳病，故禁用小柴胡汤。此条看似禁例，实寓辨证鉴别之义，不可与上二条等同看待。由此引申，凡里虚寒之病，皆不可用小柴胡汤。

（2）少阳病兼变证

本节讨论少阳病兼变证及少阳病的传变与预后，其首先讨论者，为少阳病历经误治而造成的坏病。凡坏病者，皆观其脉证，知犯何逆，随证治之，不独少阳致坏病为然。本节冠以此条，意在说明少阳兼变证，因病情之变化，应随证治之，不得刻守和解一法。

少阳外邻太阳之表，且其证由太阳传来，故两经证候常有兼夹，如“伤寒六七日，发热微恶寒，支节烦疼，微呕，心下支结，外证未去者”，法宜柴胡桂枝汤两解其邪。

太阳少阳并病，头项强痛，或眩冒，时如结胸，心下痞硬者，或心下硬，颈项强而眩者。此为病属太阳少阳经脉，故选用刺法，以解太少两经之邪。

少阳内近阳明，因而亦有两经同病者，可根据证候不同，分别治之。如“热结在里，复往来寒热”；“呕不止，心下急，郁郁微烦者”；“伤寒发热，汗出不解，心中痞硬，呕吐而下利者”，是少阳兼阳明里实，故宜大柴胡汤和解与通下并用。有少阳兼阳明里实，本应以药下之，而反用丸药下之者，则有形之实邪可去，而无形之热邪犹存，故云：“潮热者，实也。”其误下之后，下利未止，故先用小柴胡汤以和解，不愈者，后以柴胡加芒硝汤主之。此为少阳兼阳明之权宜法。

少阳赅三焦与胆而言，故有枢机不利，而兼水饮内停之证，见胸胁满微结，小便不利，渴而不呕，但头汗出，往来寒热，心烦者，宜柴胡桂枝干姜汤，和解少阳，温化水饮。

外感证误下后，有正虚邪陷，而致邪气弥漫，表里俱病，虚实互见者，此为变证，见胸满烦惊，小便不利，谵语，一身尽重，不可转侧等，可用柴胡加龙骨牡蛎汤,和解少阳,通阳泻热,重镇安神。

有"太阳与少阳合病",而以少阳邪热为主,且内迫阳明,下趋大肠,以致下利者,治以黄芩汤以清热止利。若兼呕吐,则用黄芩加半夏生姜汤,乃清热止利而兼降逆之法。

少阳病多有传变之机,如伤寒六七日,外无大热,其人烦躁,是病邪由表入里之象;伤寒三日,其人能食而不呕,是病邪未入三阴;伤寒三日,少阳之脉趋于和平,是不唯不传,且为少阳病欲愈之象。可见少阳病传变与否,不得以日数为拘,但以脉证为凭。

热入血室三条,原出太阳三篇,因其病证治法与少阳有关,故附刊于此。学习这一内容,需明了以下几点:其一,血室即胞宫。其二,此证与外感病中,妇人经水适来适断有关,否则症状相似,未必便是热入血室。其三,本证有神志症状(谵语)和少腹硬满或疼痛等。在此基础上,若热除而脉迟身凉,胸胁下满,如结胸状者,可刺期门;若续得寒热,发作有时,如疟状,可用小柴胡汤和解枢机,扶正祛邪。其四,本证属下焦,因而在治疗方面应注意勿犯上、中二焦。

5. 辨太阴病脉证并治

太阴病为脾虚寒湿证,其证以脾脏虚寒、寒湿内停为基本病机,以腹满而吐、食不下、自利益甚、时腹自痛为辨证纲领;以自利不渴为证候特点;以温中散寒、健脾燥湿为基本治法;以理中汤、四逆汤之类为基本方药。攻下法为太阴病的禁忌治疗。

太阴病可出现如下兼证:太阴病兼表证可出现两种情况。若表证突出,里虚不甚时,可先解表,宜桂枝汤;若太阴里虚证偏重时,治宜温中解表,以治里为主,方用桂枝人参汤。太阴腹痛证亦可出现两种情况。若出现脾络损伤、气机不利、腹满时痛的,治用通阳和脾、缓急止痛,方用桂枝加芍药汤;若兼有形实邪内阻、气机郁滞、虚中夹实,而见大实痛的,治宜和脾止痛兼泻实和胃,方用桂枝加大黄汤。如上所述,太阴病有用大黄、芍药之例,然当太阴病脉弱而续自便利时,说明中焦阳虚较甚,即令有不得不用大黄、芍药之病情,亦应减量而行,以免重伤脾胃。

太阴病的转归主要有如下几端:①转寒湿发黄证:如太阴寒湿内郁,湿无出路,影响肝胆疏泄功能,胆汁外溢,可出现寒湿发黄证;若湿有出路,则不会发黄。②自愈:若邪气久郁,脾虚不甚而脾阳能自行恢复,运化得以复常,正气祛邪外出,肠中腐秽之物得以下泻,则可望自愈。③转阳明病:若太阴病过用温燥,或寒湿久郁化热化燥,则可由虚转实,由阴出阳,转成阳明腑实证,即第 187 条所谓"至七八日大便硬者,为阳明病也"。

前文已提到,太阴病但得阳气恢复者有自愈之机,而第 274 条又讨论了"太阴中风,四肢烦疼,阳微阴涩而长者,为欲愈",是说太阴兼表,若脉由阳微阴涩,而转见长象,乃阳复之佳兆,故其病欲愈。二者病情有所不同,而阳复自愈之机转无异。

6. 辨少阴病脉证并治

(1) 少阴病提纲

病入少阴,则心肾虚衰,阴阳气血俱不足,故出现微细之脉,但欲寐(第 281 条)之征,此为少阴病从阴化寒的证候,历来注家多以此为少阴病提纲。然少阴病复有热化的证候,而本提纲主要概括寒化证型,这是必须明确的。另外少阴寒化证,临床表现多途,何独以此为提纲?因为凡见此脉此证,则心肾虚衰之机已露,不必待厥逆,吐利毕至,而后断为少阴病。所以,掌握提纲证候,具有早期诊断、早期治疗的意义。

第 282、第 283 条承提纲证而进一步辨析,意在补述少阴虚寒之脉证及其机制。第 282 条"少阴病欲吐不吐,心烦,但欲寐,五六日自利而渴者,属少阴也,虚故饮水自救",即补述少阴病当有吐利、心烦等症,且以自利而渴为其特征,乃阳虚不能化气生津所致。自利而渴,复有热证,然热利之渴,必小便短赤,而此则小便清利,故非热证。而是少阴阳衰不能制水之故。辨证至此,可谓少阴病形悉具。第 283 条说明少阴病之脉,虽以微细为主,然因寒邪内盛,复有沉紧之脉象;少阴本属无汗,然当虚阳外亡之时,往往有汗,故曰"反汗出";虚阳上扰,可见咽痛，故曰“法当咽痛而复吐利”。

（2）少阴寒化证

本章第二节讨论了四逆汤类证（通脉四逆汤证、白通汤证等）、真武汤证、附子汤证、吴茱萸汤证、桃花汤证、灸刺法、预后等。在这部分内容中，应首先掌握四逆汤证，其余证候从此探求原因之异同，则不仅条理明晰，眉目清楚，而且易于记忆，便于掌握。

四逆汤证，为少阴寒化之代表性证候，多见恶寒蜷卧，四肢厥冷，下利清谷，小便清利，脉微细，但欲寐等，治宜回阳救逆，主用四逆汤。上述证候之出现，表明病情较重，固宜四逆汤回阳。然四逆汤之运用，不必待少阴病形悉具而后用之，盖少阴阳衰证常常发展迅速，故须防微杜渐，但见少阴阳衰之端倪已露，则可急温之，如少阴病脉沉微无力，或微细沉者，便可投四逆汤。若病隔上寒饮干呕者，仍可用本方温阳散寒，则饮邪自化。若四逆汤证而见阴盛格阳，出现身反不恶寒，脉微欲绝，则宜破阴回阳，通达内外，主用通脉四逆汤；若阴盛戴阳，而见面赤等，则宜破阴回阳，通达上下，主用白通汤；若戴阳重证，更见利不止，厥逆无脉，干呕烦，可兼用咸苦反佐之法，方用白通加猪胆汁汤。

真武汤证、附子汤证，亦属少阴寒化证。其中阳虚水泛，而见腹痛、小便不利、四肢沉重疼痛、自下利者，为真武汤证；阳虚而寒湿浸渍肌肉关节，见身体骨节痛，手足寒，脉沉，或背恶寒，口中和者，是附子汤证。

吴茱萸汤证，虽曰“少阴病”，而有吐利、手足逆冷、烦躁等，然则实为寒邪犯胃，浊阴上逆所致，故用吴茱萸汤，以温胃降逆止呕。桃花汤证乃脾肾阳虚、寒湿中阻、脉络不固、统摄无权所致，以脓血杂下、颜色暗淡、滑脱失禁、里急后重较轻为特点，故用桃花汤温涩止利。

少阴寒证，从原则来说，俱宜温、灸，然从第 292、第 325 条先看，仍有其特点，一为通阳复脉而灸，一为升阳举陷而灸。

少阴虚寒证，治以回阳为急，故汗吐下法皆在禁例。第 285 条脉细沉数，按之无力为阳虚，故宜禁汗；脉沉细数而按之有力，为虚热之象，仍不可发汗。第 286 条指出阳虚脉微，阴血少而尺脉弱涩者，既不可汗，亦不可下。总之少阴病属虚，当禁攻伐之法。

少阴病的预后，所列原文较多，然从精神实质来说，总以阳气的存亡及消长进退为转移。阳气未绝、阳气来复者为佳为顺；阳气将绝、阳气不复者，为凶为逆。如少阴病由脉紧而至和缓，由厥冷转温，由躁转烦等，是阳回之佳兆，故为可治。若厥冷不回，下利不止，下利止而头眩、时时自冒，脉不至，不烦而躁，息高等，皆阳气将脱或兼阴竭之征，预后多凶。

（3）少阴热化证

少阴热化证由肾阴亏于下，不能上济心火，因而心火过亢所致，以心中烦、不得卧、舌质红、少苔、脉细数为主，用黄连阿胶汤以滋阴降火，此为少阴热化证之典型代表。猪苓汤证，亦为少阴热化证，由阴虚有热，水热互结而成，见小便不利，咳而呕渴，心烦不得眠等，主用猪苓汤清热育阴利水。

（4）少阴病兼变证

本节讨论少阴病兼变证，内容有少阴病兼表证、少阴三急下证、热移膀胱证、伤津动血证四种，宜分别掌握或了解。

少阴病兼表证，即少阴病兼太阳证。因太阳少阴为表里，故证候每有兼夹，如少阴病，始得之，于发热恶寒头痛无汗之中，反见脉沉，则宜温经解表，主用麻黄细辛附子汤。若病如上述，而病程较长，或体质虚弱，则宜麻黄附子甘草汤，温经而微发其汗。

少阴三急下证，乃少阴热化伤阴，邪归阳明，燥结成实所致。可见少阴病需用急下者，不论阴伤如何，然必有阳明可下之证者，方可急下，这点十分重要，不可忽略。三条中以第 321 条病情最重，自宜急下。而第 320 条少阴初病即有阴伤之象，而腑实又成；第 322 条少阴病久而阳明腑实已显，虽未言阴伤，自必有之，故均在急下之列。

热移膀胱证，乃少阴脏邪还腑之证，因热在膀胱，故一身手足尽热而尿血。由是推知，则清热养阴、凉血止血之法似属可用。

伤津动血证，由强发少阴汗所致。其变证有咳而下利、谵语、小便难。虽未言动血，而阴伤热盛可知。亦有下厥上厥者，下厥谓肾阳更虚；上厥言血从上出,此证救阳碍阴,救阴损阳,故云“难治”。

(5) 咽痛证

手少阴之脉挟咽;足少阴之脉循喉咙,挟舌本,故少阴病常有咽痛证候。有虚热而致咽痛者,见下利咽痛、胸满心烦等,宜猪肤汤滋阴润燥,扶脾止利。有客热咽痛者,一般热邪较轻,红肿不甚,可用甘草汤清热解毒利咽;不瘥者,与桔梗汤,兼以宣肺散结。有热兼痰浊阻闭咽痛者,伴见咽中生疮,不能言语,声不出,可用苦酒汤清热涤痰,敛疮止痛。有客寒咽痛者,除咽痛外,一般伴见恶寒、痰多、气逆欲吐、苔白等,用半夏散(或汤)祛风散寒,涤痰开结。另外,少阴咽痛,有因虚阳上扰而致者,本节未曾讨论,宜参阅第283条。

7. 辨厥阴病脉证并治

(1) 厥阴病提纲

第一节主要讨论了厥阴病提纲证,其证候特点为消渴,气上撞心,心中疼热,饥而不欲食,食则吐蛔。其病机为厥阴风木化火,火势上炎而为上热;肝气横逆克害脾土而为下寒。本条名为厥阴病提纲,实则寒热错杂证而已。禁用下法。

(2) 寒热错杂证

本节具体讨论上热下寒、寒热错杂证的辨证论治,其证型有三:一为乌梅丸证,又称蛔厥证。其证候表现为:其人常自吐蛔,病者静而复时烦,须臾复止,得食而呕又烦;或出现阵发性上腹疼痛甚则四肢厥冷。病由上热下寒,蛔虫内扰而成,治用乌梅丸。此证在临床中应注意与脏厥证鉴别,脏厥者,脉微而厥,肤冷,躁无暂安时,由脏气衰败,真阳将绝引起。二为干姜黄芩黄连人参汤证,由伤寒本自寒下,医复吐下之,致邪入化热,因成上热下寒,寒热格拒不解,出现饮食入口即吐,下利溏等。治宜清上温下,辛开苦降,干姜黄芩黄连人参汤为其代表方。三为麻黄升麻汤证,其证候特征为寸脉浮而迟,下部脉不至,手足厥冷,喉咽不利,唾脓血,泄利不止。皆由寒热错杂,正虚阳郁所致,故宜麻黄升麻汤发越郁阳,清上温下,攻补兼施。

（3）辨厥热胜复

本节主要讨论厥热胜复证的种种表现及机制。还讨论了除中证的证候特点、病机及预后。厥热胜复不是一种具体疾病，而是根据厥阴寒证中手足厥热交替之象，以辨厥阴病阴阳争胜之机及其转归预后。其特点是阳气来复则发热，或四肢转温；阳气衰退，阴寒转盛，则四肢厥冷，如此厥热交替，称为厥热胜复。厥热胜复的转归有下列几种：一为厥热相等，或热多于厥，为阳气来复，病情向愈。二为厥多于热，为阴盛阳退，其病为进。三为厥回而热不止，为阳复太过，疾病性质由虚寒转为实热，若邪热伤及上部，则出现咽痛喉痹；若伤于下部，则出现便脓血之证。四为热而复厥，乃阳复不及，仍属阴寒证。

除中证为阴寒证的末期阶段，患者临危前的反常现象。即病属阴寒，长期不能进食，正气日衰，然而突然出现欲得饮食者，是胃中阳气发露无遗，中气消除之危候。

（4）辨厥

本节辨厥，着重论述了厥证的病机，即凡厥者，阴阳气不能相互贯通的理论，以及热厥、寒厥、气郁致厥、血虚致厥、水饮致厥、痰厥的证候，辨证论治要领，同时论述了寒厥、热厥治禁，学者应全面掌握。

热厥症见脉滑而厥，胸腹灼热，口渴，苔黄燥。其发病特点为“先热后厥”“厥深者热亦深；厥微者热亦微”。病机为热邪深伏于里，阻碍阳气不能通达四末。治宜清下，禁用发汗温补等法。

寒厥症见大汗，大下利，脉沉微，恶寒肢厥等。病机由阴寒内盛，阳气衰微，不能布达四末所致。治宜回阳救逆，四逆汤主之。禁用清下、发汗、催吐等法。

血虚寒凝致厥与单纯寒厥同中有异，单纯寒厥仅由阳虚寒盛所致，故脉微欲绝为其特点；血虚寒凝之厥不仅阳衰，而且血虚有寒，由寒凝经脉所致，故见脉细欲绝。两者脉象仅一字之差，而证候大不相同。血虚寒凝之厥，法宜养血通脉，温经散寒，当归四逆汤是其主方。

气郁致厥为肝气郁结、气机不利、阳郁于里不能通达四末所致。其厥较轻，多为手足不温，或伴见胸胁满闷，或咳，或悸，或小便不利，或腹中痛，或泄利下重等。治宜疏肝解郁，四逆散主之。

水饮停蓄与痰食阻滞皆可致厥，若水停心下，阻碍阳气之通达而出现肢厥，谓之水厥；而痰食阻滞胸阳导致手足厥冷，谓之痰厥。两者虽都见肢厥，然前者为饮停心下，故伴见心下悸，当治水为先，茯苓甘草汤主之。后者痰实阻滞胸中，故伴见脉乍紧，心下满而烦，饥不能食，或气上冲咽喉不得息，欲吐不吐等，以其邪结高位，故引而越之，用瓜蒂散。

（5）辨下利

本节讨论下利及其辨证论治，共有九条，需要全面掌握寒热虚实的辨析。

厥阴热利，以白头翁汤证为代表，乃湿热壅滞大肠、肝气疏泄失常所致。其证以下利便脓血、血色鲜泽、腹痛里急后重、发热口渴为特点。治宜清热燥湿，坚阴止利，白头翁汤主之。至于“下利谵语者，有燥屎也”，虽云下利实属热结旁流，但非厥阴本证，治宜小承气汤。

虚寒下利，多属阳衰阴盛，火不生土之故，常伴四肢厥逆，脉微，下利清谷等症。治宜回阳救逆，补火生土，四逆汤是其主方。若兼表邪未解，应先温其里，后治其表。虚寒下利若兼虚阳外越，一般较重，然而第 366 条所述戴阳轻证，尚有阳复得郁冒汗出而解之机，不可不知。

（6）辨呕哕

本节讨论呕哕的辨证，重点仍在掌握寒热虚实的辨析。

厥阴寒呕，以吴茱萸汤证为代表，症见干呕、吐涎沫者，为肝寒犯胃、浊阴上逆所致，治用吴茱萸汤暖肝温胃，降逆止呕。至于“呕而脉弱，小便复利，身有微热”者，则是阳衰阴盛、寒气上逆而成，治宜四逆汤温阳散寒，则呕吐自止。以上皆属寒呕。厥阴与少阳为表里，若脏邪还腑，阴证出阳，症见呕而发热，则变为少阳证候，故主治以小柴胡汤。呕家有痈脓者，治应解毒排脓为主，切忌见呕止呕，而不察病源，以上皆属热呕。

哕逆属虚寒而胃气败坏者多，第 380 条大吐大下，极虚，胃中寒冷之哕便是。然亦有实证而哕者，如第 381 条“哕而腹满”之类。论中见哕逆者多条，均可辨其寒热虚实，非独厥阴为然。

（7）预后

厥阴病预后共讨论十五条，论述较广，归纳其意不越三种：一是阳气渐复，吐利渐止，肢厥转温，脉转和缓，为病愈佳兆。二是阳衰加剧，吐利转甚，肢厥加重，脉微欲绝，不烦而躁，为预后不良。三是阳复太过，发热不止，脉数口渴，热伤脉络而便血，或咽痛、喉痹等，乃阴证转为阳证。

8. 辨霍乱病脉证并治

霍乱是以猝然发作上吐下泻、病情急暴为主要特点的胃肠疾病，多因饮食不洁（节）、兼受外邪而成，故其病机常为表里合邪，清浊相干，胃肠功能紊乱，清阳不升，独阴不降。

因霍乱常兼表证，故治有偏表偏里之不同。若吐利并作，发热恶寒，头痛身疼，渴欲饮水，为霍乱兼表，三焦不利，水湿偏走胃肠，则用五苓散表里双解。若表证尚轻，“寒多不用水”，是脾胃阳虚，以寒湿不化为主，则用理中丸（汤），以健脾燥湿。若里和而表未解，则宜桂枝汤以小和之。有霍乱兼表，经发汗后，脉证“小平”而烦者，此为新虚不胜谷气，宜节食静养。

霍乱有因寒邪过甚、脾肾阳虚而致者，如既吐且利，小便复利，大汗出，内寒外热，脉微欲绝者，当用四逆汤回阳救逆。阳衰而恶寒，脉微，下利，阴血伤而利止者，则用四逆加人参汤回阳救逆，兼益气生阴。阳气大衰，阴寒内盛，虚阳外越，阴阳有离决之势，而有吐已下断，汗出而厥，四肢拘急不解，脉微欲绝者，则当破阴回阳，兼以咸寒反佐，而主用通脉四逆加猪胆汁汤。

9. 辨阴阳易瘥后劳复病脉证并治

大病初愈，余邪未尽，气血未复，因过早劳作，或神思烦劳而发者，谓之劳复。因饮食不节（洁）而发者，谓之食复。

余热扰于胸膈，出现心烦懊侬，心下痞塞，或脘腹胀满者，治以枳实栀子豉汤清宣郁热，兼以行气消痞。若余热未尽，气津两伤，痰阻气逆，出现虚羸少气，气逆欲吐，舌质红，少苔，发热多汗，心烦不眠，脉虚数，用竹叶石膏汤清热和胃兼养气阴。若伤寒瘥后，又出现发热，当分三阳经而治之。发热脉浮而见表证者,宜从汗解;发热脉沉实,大便不通等,宜用下法;发热脉弦而见少阳证者宜小柴胡汤,和解少阳。

大病瘥后,气化不行,湿热壅滞,水饮停聚身半以下,出现腰以下肿,小便不利,脉沉实有力等,用牡蛎泽泻散逐水清热。

大病瘥后,伤及脾阳,运化不行,痰饮内生而泛于胸上,出现喜唾,久不了了者,当用理中汤温中健脾。

《伤寒论》以"病人脉已解,而日暮微烦,以病新瘥,人强与谷,脾胃气尚弱,不能消谷,故令微烦,损谷则愈"(第398条)殿其后,示大病初愈者要节制饮食,以保胃气,体现了"保胃气"的原则与精神贯彻于外感病治疗的始终。

四、《伤寒论讲义》(全国高等中医院校函授教材)

卫生部(现国家卫生健康委员会)为进一步提高全国高等中医院校函授教育的质量,促进中医人才的培养工作,指定成都、湖南、湖北、江西、浙江、长春、辽宁、陕西、南京、黑龙江、河南等地十一所中医学院联合编写全国高等中医院校函授教材(共十九册),由湖南科学技术出版社出版,并由卫生部确定了教材编审组成员。

本教材据卫生部1982年9月主持制定的全国高等中医院校《伤寒论讲义》(五版)教学大纲及1984年1月主持召开的"全国中医函授教材编写会议"精神而编写,以系统讲授外感热病的发生、发展及其演变规律,并以六经辨证为指导,阐明理法方药的原则性与灵活性,根据中医高等函授教育的培养目标,要求做到体现中医特色,确保大专水准,在内容分配上和全日制全国大专教材(五版)相当。在编写过程中,坚持"一家编,多家审"的原则,广泛征求意见,力求重点明确、通俗易懂。

《伤寒论》是我国第一部理论联系实际的古典临床专著,它以六经辨证为其特色;以外感热病为基本内容,同时亦可指导对多种内伤杂病的辨证论治。本书理论及临床价值甚高,古今中外之研习者,代有贤人,且互有发明创造。因而

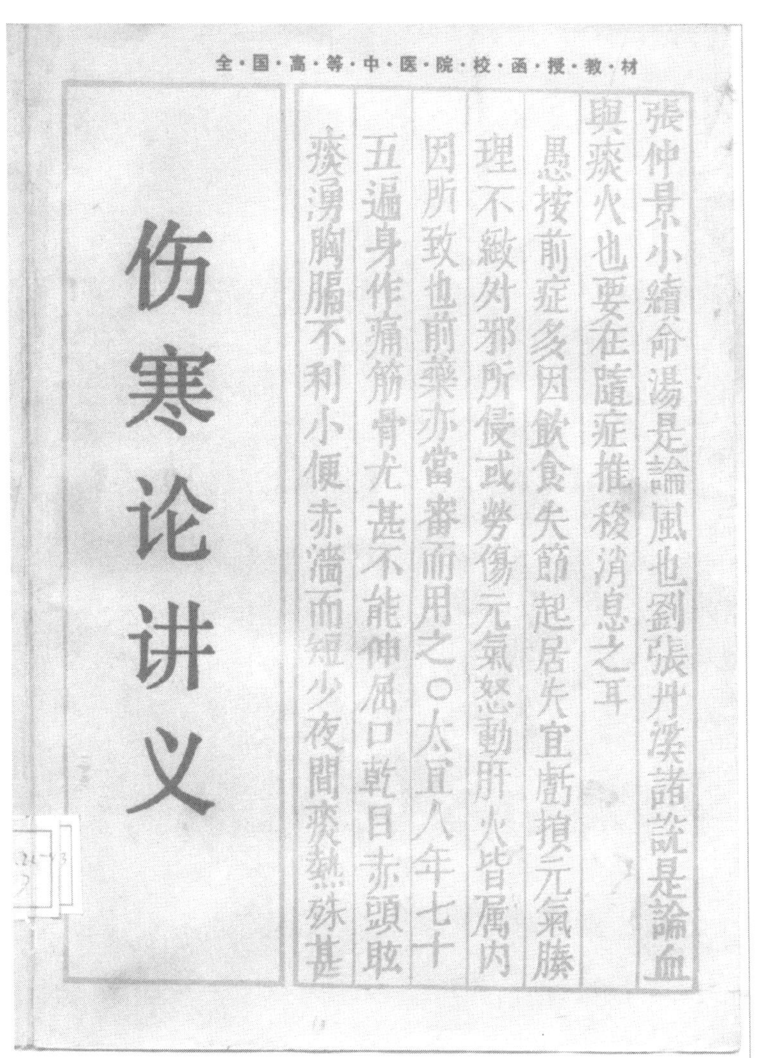

《伤寒论讲义》(全国高等中医院校函授教材),梅国强(副主编),湖南科学技术出版社,1986 年

今日以之作为中医教材,是突出中医特色、发扬中医学术之必需。为了符合函授教学之特点,本教材分总论、各论二部。总论部分探讨《伤寒论》的学术渊源与学术成就、六经辨证等内容;各论部分在保持其原有篇名基础上,分章节编写,使之眉目清楚。凡原文部分,设“注释”“提要”“分析”“选注”“治法”“方药”

"方义""案例"等项,力求内容翔实,深入浅出,通俗易懂,层次分明,而且表文并重,相得益彰,以利于自学。章之前有概说,使学者未曾开卷,先明概况。为满足在职初、中级中医和青年学生的需要,节之前有"目的要求""自学时数";其后有"自学指导",说明有关学习方法及本节的重点、难点、疑点等。还有"复习思考题",让学者反复学习,深入体会,以臻于熟练。然则据《伤寒论》的具体情况,则节有所长,章有所短,故"自学指导"不能一律按节安排(某些部分按自然段),虽貌似体例未合,实则方便学者阅读。

五、《伤寒论》("中医药学高级丛书"之一)

中医药学高级丛书内含中医、中药、针灸3个专业的主要学科,共计21种。这套大型学术丛书的问世,旨在对20世纪我国中医药学在医疗、教育、科研方面的经验和成果进行一次阶段性总结,对20世纪我国中医药学学术发展的脉络做一次认真的回顾和梳理,为21世纪中医药学的发展提供借鉴和思路,是全国一流中医药学专家群体智慧的结晶,是全国中医药学界具权威性、代表性的重要参考书,可供中医学专业医师、教师、学生,以及从事中医药科学研究的人员,按需选用。

本书是"中医药学高级丛书"中的《伤寒论》分册,从组成编委会到清稿,历时三年多,方才付梓。本书原文以刘渡舟教授据明代赵开美摹宋刻本《伤寒论》而主编之《伤寒论校注》为蓝本,分为上、下两篇。上篇起自太阳病,至厥阴、霍乱、瘥后劳复而终,计十章;下篇分类证、类方、用药辨析及专题研究,计四章;全书共十四章。

上篇之原文排列,大体按《伤寒论校注》之序,揣其理趣,分若干自然段落而编写。此例盖以钱塘二张而肇其端,刘渡舟教授以昌其后,柯雪帆教授为之厘定纲目,本书袭之,是无标新立异之嫌,聊存旧径新辟之想。上篇原文之编写,分以下栏目:"原文""词解""提要""释义""选注""评述""治法""方药""方义""方论选""点评""临床运用""按语""现代研究"。其中"原文"照《伤寒论·校

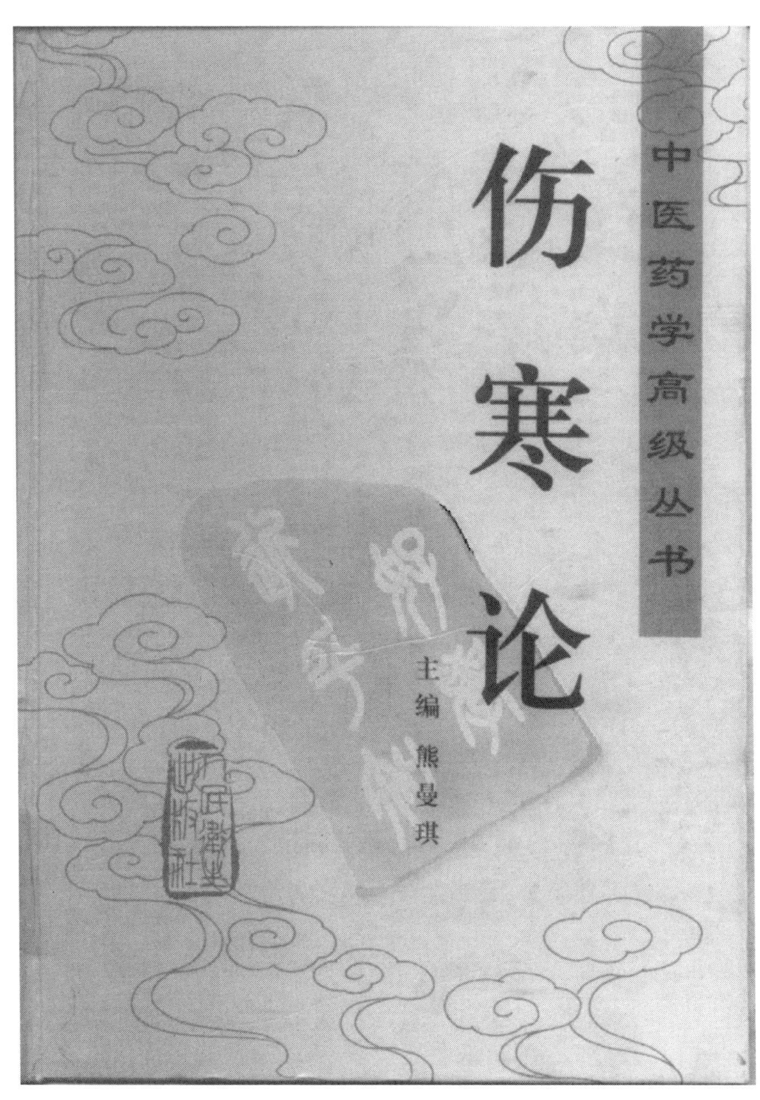

《伤寒论》("中医药学高级丛书"之一),梅国强(副主编),人民卫生出版社,2000 年

注》实录,然有以下问题,尚需说明。其一,原文用繁体字刊印,以利研究之需。原文中小注及方药剂量,用小一号字体刊印,以示区别。其二,原文中有一方多出者,一般照录,若有少数省略者,必在相应处加以说明。其三,部分方剂原未标方名,则补之;原文后有"方××"之数字,则省而未录。"选注"精选历代注家之注释,或有议论精辟者,或有意见不一者,均选代表性意见,以供参考。又因

一段落之中,包含数条原文,因而选注较多,有一家注解于一段落中复出者,则以×××注××条标明。“评述”为对选注内容加以评议,或扬其长,或避其短,或正其是非,不拘一格,陈述编者意见,然编者亦不无所短,读者鉴之。可引为特色。“方论选”精选若干方论,其选取原则,类同“选注”。“点评”为对所选方论,加以评议。“临床运用”之内容为古今医家对某方之临床应用与发挥,其子目有:“张仲景对某方的应用”,包含其方复见于《金匮要略》者,若仅此一条一方,则略而不出;“后世医家对某方的应用”,上自晋唐,下及明清,乃至刻下均可选录。然则中医书籍,汗牛充栋,多选则杂而赘,少则难窥一斑,是为至难者,谅之;“现代应用”主要收集国内近10年来之正式医刊资料,按文献综述方式,加以编写。“按语”针对“临床应用”综合评析,或介绍编者之心得体会及诊疗经验。“现代研究”主要收集近10年来国内学者对《伤寒论》之实验研究、临床研究成果,亦按文献综述方式编写。

下篇内容有:①类证辨析。据其证候或主症、主脉、病机之异同,以类相从,力求简明扼要,一目了然。包括32类证候辨析、44个症状辨析、12个脉象辨析和舌象辨析等。②类方辨析。主要依据传统类方形式,依类而归,着重表述类方之异同、加减变化规律。包括桂枝汤类、麻黄汤类、葛根汤类、抵当汤类、栀子豉汤类、陷胸汤类、泻心汤类、桂枝甘草汤类、茯苓桂枝白术甘草汤类、五苓散类、黄芩汤类、白虎汤类、承气汤类、柴胡汤类、芍药甘草汤类、理中丸(汤)类、赤石脂禹余粮汤类、四逆汤类、杂方类,共十九类。③用药辨析,共55个重点药物。仲景药法向为医家重视,历来著述颇多,而本书出现两次以上之药物,按药名出现频次、性味功效、剂量、见于何方、原文序号,加以分析归纳。以上三项,均以表格形式编写,每一表格之后,有小结式的文字说明。④专题研究,共31个选题。主要选取《伤寒论》中带有共性、涉及面广、见解不一、疑难等问题,经筛选后,内容涉及《伤寒论》学术史、理论研究、临床研究、实验研究等方面,按论文形式编写。

六、《伤寒论》(全国西医学习中医普及教材)

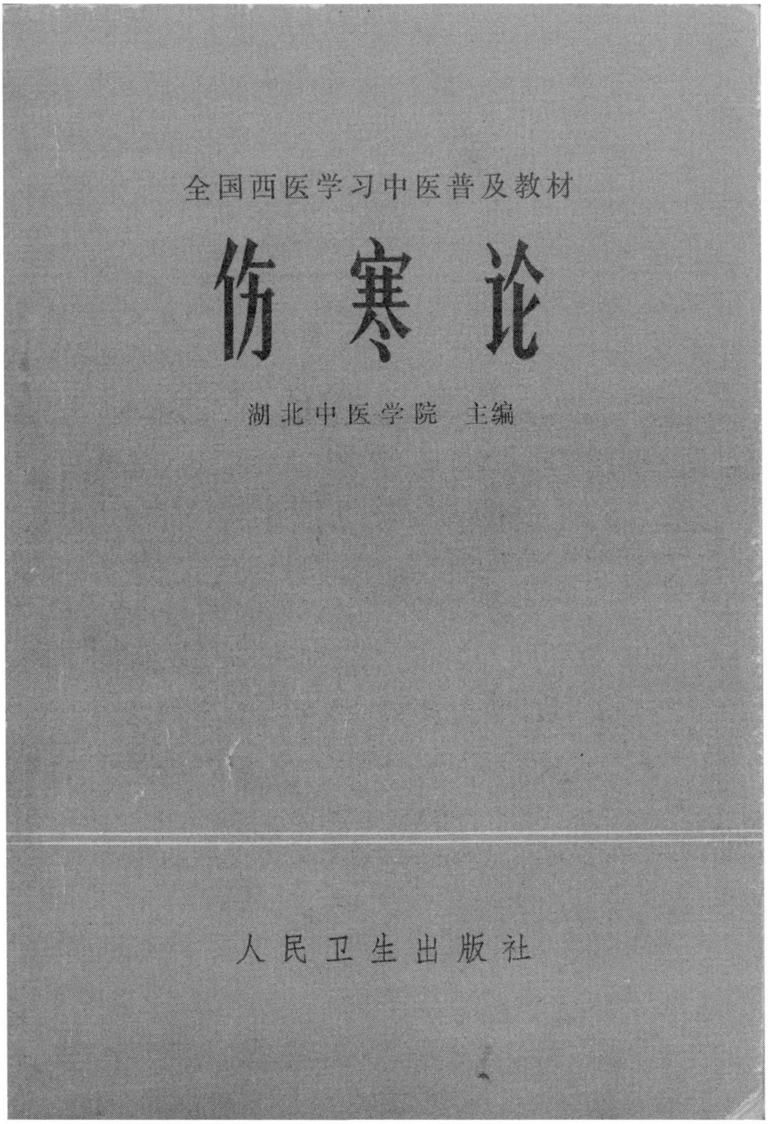

《伤寒论》(全国西医学习中医普及教材),梅国强(参编),人民卫生出版社,1978 年

本教材系卫生部委托中医研究院和北京、上海、黑龙江、甘肃、江苏、湖北、广东等省市有关单位编写的西医学习中医普及教材之一。这套教材共十二种，包括《中国医学史》《中医学基础》《中药学》《方剂学》《伤寒论》《温病学》《中医内科学》《中医儿科学》《中医妇科学》《中医外科学》（包括正骨）、《中医五官科学》《针灸学》，主要适用于一年制西医离职学习中医班参考。

对其编写体例及内容，说明如下：

（一）重视《伤寒论》原文

将《伤寒论》原文列于各章节之首，以培养学员阅读古代医籍的能力，本教材选取原文275条，凡原文部分，均按成都中医学院主编的《伤寒论讲义》（1964年版）的文字及号码，但有以下几个问题须说明：①原文中有少数词句，如“生”“死”“不治”等，应本着历史唯物主义观点，批判地吸收，不做修改，以免原文与修改部分混淆不清。②原文第7条前半部“病有发热恶寒者，发于阳也，无热恶寒者，发于阴也”，可取；后半部“发于阳者，七日愈，发于阴者，六日愈，以阳数七，阴数六故也”，不可取，则删去后半部，代之以省略号。③原文第181条“表有热里有寒气”，属明显的文字错讹，故改为“表里俱热”。④原文第146条“与三物小陷胸汤，白散亦可服”，其中“小陷胸汤”“亦可服”当系衍文，故改为“与三物白散”。⑤少数原文争论较大，难于一时统一其意见，如第28条之“桂枝去桂加茯苓白术汤”等问题，则在原文下适当加按语。又有少数方剂，药物有出入，如甘草泻心汤中有无人参等问题，亦在“方药”项下适当加按语。⑥有些原文在断句方面与原书不同，如第19条改为“喘家作，桂枝汤加厚朴、杏子佳”等。

（二）采取按证候归类方法

《伤寒论》文字古朴，而且条文前后交错，学习困难，故本讲义采取按证候归类方法，将同类证候归为一体，综合论述，意在因证而辨，不必以方类证。例如有关阳明腑实的内容，不论原载何篇，只要确属腑实已成，均归阳明，但少阴三急下证，仍属少阴篇，与阳明篇之三急下证相互呼应。有些证候，病情常有兼夹，既可列于此处，又可列于彼处，其归类原则是，分析其兼证，以何证为主即列于何处，如桂枝加附子汤证列入太阳兼证下，桂枝人参汤证列入太阴兼证下。因此条文前后移动较大，有从厥阴移入阳明的，有从太阳移入少阴的，不一一列举。另外，删去原书中“霍乱”及“阴阳易瘥后劳复”二篇，但将其中可取的内容分别列入有关章节，以便突出六经辨证。

(三) 采用多种证候命名方法

本书采取下列几种方式：①按传统命名法，如“结胸”“痞证”“蛔厥”等。②按主证命名，如“表虚兼喘证”“少阴咽痛证”等。③按病机命名，如“脾虚水停证”“阴虚水热互结证”等。④以病机主证结合命名，如“心阳虚心悸证”“阳虚身痛证”等。总以命名与证候相符，明确易懂为原则，不在形式上做统一要求。

(四) 编写条理清晰

在按证候归类的前提下，每一证候又按“原文”“词解”“提要”“综述”“证候”“分析”“治法”“方药”“方义”“注意事项”“参考资料”等项进行编写，力求“古为今用”，既简明扼要，通俗易懂，又不失《伤寒论》原意。

(五) 适当调整以利于阅读

为免重复及编写方便，将原方从所属条文移至“方药”项下，但亦有少数更改，如大黄黄连泻心汤中直接写入黄芩；大柴胡汤中直接写入大黄等，并加按语说明之。其药物炮制法，基本以现代用药习惯描写，如“桂枝”一律不写“去皮”二字，“牡蛎熬”一律写作煅牡蛎等。有关方剂中的生附子，在括号内注明熟附子，其目的是适应大多数人的用药习惯，这并不意味着在临床上排斥使用生附子。关于剂量问题，原方剂量照录，并列现代常用量，以供参考。将现代常用量折算为克，以括号表示之。但因各地用量相差较大，故仅供参考。原方之煎服法，一律不录，如有必须交代清楚的内容，在“注意事项”中加以说明。关于原方用人参问题，因所主病证轻重不一，不便统一更改，但一般可用党参。对于“合病”“并病”“火逆”等内容,按其证候性质,分别列于有关章节,不另立项目。因条文中有的虽有合、并病之名,但无合、并病之实者;亦有虽无合、并病之名,而有合、并病之实者。同时火逆并非一个单纯的证候,其病情演变十分复杂,而且有关病证既有因火逆而致者,亦有因他种原因而成者,未可以火逆限定之,故不另立名目。

(六)注重理论联系实际

书中“参考资料”为载中医及中西医结合临床资料而设,为了便利理论联系实际及启发学员思考问题。

荆楚中医药继承与创新出版工程·

荆楚医学流派名家系列（第一辑）

梅国强

医论选录

一、论少阳腑证*

张仲景《伤寒论》以六经辨证为主，论中并无明文提及经证、腑证问题，后人在研究《伤寒论》过程中，将太阳、阳明二经之病，分为经、腑二证。因为从理论来说，阳经既病，自必有偏重在经者，亦必有偏重在腑者，前者谓之经证，后者谓之腑证。从临床角度而言，太阳、阳明之经腑二证并不罕见。因此这一论点，已为多数中医工作者所接受，且有一定的临床价值。唯少阳病亦在三阳之列，胆腑亦为六腑之一，以理推之，其病亦应有经腑之分。然而历来注家，于少阳病中明分经腑者甚少。虽偶有论及，但所论不甚明晰，如张石顽云："少阳证，统而言之，邪居表里之半。析而言之，亦有在经在腑之分。然其治总不越小柴胡随证加减为权衡。"(《伤寒缵论・上卷》)张氏这一论述，虽然比较正确，但言词甚为含混，原因是在经在腑所指何证并未明言，每使学者煞费苦思。程郊倩认为：半表者，指经中所到之风寒而言，所云往来寒热，胸胁苦满等是也。半里也，指胆腑而言，所云口苦、咽干、目眩是也。又认为：观其首条所揭口苦、咽干、目眩之症，终篇总不一露，要知终篇无一条不具有首条之症也。其说似乎成理，然则以此论病，未必尽能中的。如患者仅见往来寒热，胸胁苦满，可谓在经之半表证乎？反之，仅见口苦、咽干、目眩，可谓在腑之半里证乎？况且"终篇无一条不具有首条之症"的结论，与仲景原意不符，《伤寒论》第101条说"伤寒中风，有柴胡证，但见一证便是，不必悉具。"可见临床总以全面分析病机病状，而又见到某几个主症(指第263条及第96条所述之几大主症)为原则，非必悉具而后断为少阳病。总之，以此而论少阳经、腑，亦无规矩可循。

另外，温病学中，常以黄芩汤治疗春温证初起而发于少阳的证候，如叶天士云："春温一证，由冬令收藏未固，昔人以冬寒内伏，藏于少阴，入春发于少阳，以

* 洪子云指导，梅国强执笔。

春木内应肝胆也。寒邪深伏，已经化热，昔贤以黄芩汤为主方，苦寒直清里热。”（《温热经纬·叶香岩三时伏气外感篇》）其临床表现为“发热不恶寒，口苦而渴，心烦，小便短赤，舌红苔黄，脉弦数”（《温病学讲义》，南京中医学院主编，1964年版）等。此病虽发于少阳，但由内郁之热邪随春令升发之气，由少阳经枢转于外，故证候侧重在全身反应方面，并无热邪结聚胆腑之象。此与《伤寒论》之少阳证，无论在证候或病机方面，均不相同，因而属于另一范畴的问题，不得引以为少阳腑证之证据。

欲论少阳腑证，必先明确腑证之概念，我们认为，所谓腑证，其病变部位必然在腑，其证候除通过经脉而有全身反应外，并有在腑之局部反应。如太阳腑证之蓄水者，病变在于膀胱气化不行，因而脉浮，小便不利，发热，渴欲饮水，或水入即吐，并有少腹里急之局部证候；蓄血者，病变在于邪热与瘀血结于膀胱血分，因血热上扰而有神志证候，亦有少腹硬满疼痛之局部反应，不仅为患者所苦，而且易于为医者所发现。至于阳明腑证，实由于燥屎阻结于肠，除潮热谵语、濈然汗出等全身反应外，尚有腹满疼痛、绕脐痛之局部证候，有时甚至可于腹部扪得燥屎之形迹。其人不大便，更为阳明腑气不通之确据。因此，对少阳腑证亦应以此概念加以衡量。

据上述概念，我们认为大柴胡汤证与少阳腑证甚相符合，其理由如下：

第一，从证候分析：历来注家认为大柴胡汤证，乃少阳兼阳明之证候，然而细思本证，病变实在胆腑，不在阳明。兹引《伤寒论》中关于大柴胡汤证之三条加以说明。第103条“太阳病，过经十余日，反二三下之，后四五日，柴胡证仍在者，先与小柴胡汤。呕不止，心下急，郁郁微烦者，为未解也，与大柴胡汤，下之则愈”。此条说明本证的演变过程，由太阳病多日不解，且反复误下，致外邪传入少阳。虽误下，但柴胡证仍在者，先与小柴胡汤和解之。若少阳之邪循经入腑，而有呕不止，心下急，郁郁微烦者，则与大柴胡汤下之。第136条“伤寒十余日，热结在里，复往来寒热者，与大柴胡汤”，此条提到热结在里，似与阳明有关，但阳明之热结在里，应为不恶寒反恶热，或为潮热。而本条之热结在里，外见往来寒热，证明结聚在里之热，是在少阳胆腑，并非阳明胃肠。第 165 条“伤寒发热，汗出不解，心下痞硬，呕吐而下利者，大柴胡汤主之”。此条发热而汗出不解，似乎阳明白虎汤证，然而白虎汤证不至于心下痞硬，呕吐下利。因其心下痞硬，呕吐下利，亦知非阳明腑证，论中有“伤寒呕多，虽有阳明证，不可攻之”（第 204 条）及“阳明病，心下硬满者，不可攻之”（第 205 条）之明文。从原文推测，上述三条，均未涉及阳明。不过人体是有机整体，胆腑既为热结，阳明亦可能受到波及，然则余波所及，不可称为少阳与阳明同病。正如太阳病中，有数日不大便，而小便清者，其证仍在太阳，宜桂枝汤（见《伤寒论》第 56 条），而不能称太阳阳明同病一样。在病变部位方面，第 103 条之“心下急”，第 165 条之“心中痞硬”，均与少阳胆腑有关，而与阳明无关。盖阳明之腹证，当为大腹硬满疼痛，或绕脐痛，不在心下。即使少阳木郁犯土之疼痛，亦不在心下，而在大腹，第 97 条“……脏腑相连，其痛必下，邪高痛下，故使呕也，小柴胡汤主之……”便是有力的证明。心下之部位，何以与少阳有关？当然一方面应结合全部证情加以分析，另一方面，胆腑的位置，据王清任亲见脏腑图的记载，“胆附于肝右第二叶”与现代解剖学位置对照，比较正确（《医林改错》评注），这一位置相当于剑突右下方，正在心下之范围内。同时据《灵枢·经脉》记载，两侧之胆经入缺盆（锁骨上窝）后，“下胸中，贯膈，络肝属胆”。是两侧之胆经必然交织于“心下”。一般认为，少阳病变，多表现为胸胁苦满，或胁下痞硬。其实有关心下痛之记载，最早见于《灵枢·经脉》。该篇云：少阳经“是动则病，口苦，善太息，心胁痛，不能转侧”。这里提“心胁痛”，当是指心下连及胁肋而言。故“心下急”“心下痞硬”不仅与胆腑位置有关，而且与两侧胆经相互网络有关。临床所见，大柴胡汤证患者之急迫疼痛，确实在心下，尤以急性胆囊炎患者最为明显。“心下急”之“急”字，有拘急、牵引、疼痛之意。急性胆囊炎患者之疼痛如绞，并牵引肩胛部疼痛，在《伤寒论》中虽无明文记载，但细玩此“急”字，并联系胆经循行部位，自可推理而得。

有人认为，大柴胡汤证应有大便不通，与阳明燥结有关，这种看法，无非从方剂中有大黄、枳实加以推想所致。从原文来看,大柴胡汤证三条,并未涉及大便秘结问题,其证只以热结在里,往来寒热、呕不止,心下急(或心下痞硬)、郁郁微烦等为主要标志。至于大便或秘或自调,并非重要问题。尤须说明者,第165条尚有下利一症,注家多作热结旁流解释,似乎因阳明燥结而成。因为第321条有写:“少阴病,自利清水,色纯青,心下必痛,口干燥者,急下之,宜大承气汤。”若不加分辨,则大柴胡汤证之下利与第321条之热结旁流证无从区别。若由此及彼,由表及里地加以分析,则二者之区别仍然明显。要知第321条“宜大承气汤”,为“宋本”之文,文下加注曰:“一法用大柴胡。”而《脉经》直作“属大柴胡汤、大承气汤证”。这种说法,无论是仲景原意否,诚然具有科学价值。因为心下痛,自利清水,色纯清,口干燥等,既似大柴胡汤证,亦似大承气汤证,决诊之际,必须全面理解《伤寒论》辨证论治精神。若属大柴胡汤证,必有往来寒热,呕不止,郁郁微烦,或口苦、咽干、目眩、脉弦等。其下利以灼热量少、窘迫不爽为特征,可由无形邪热所致,未必即是热结旁流。若属大承气汤证,必伴有潮热谵语,濈然汗出,除心下痛外,仍兼大腹硬痛,脉沉实等,其下利则属热结旁流无疑。如此反复鉴别,方能审证求因,审因论治。否则,单从字面理解,则无异于按图索骥。在《伤寒论》和《金匮要略》中,似此上设一证,而下设两法之文,屡见不鲜,如“伤寒阳脉涩、阴脉弦,法当腹中急痛者,先与小建中汤,不瘥者与小柴胡汤主之”“夫短气有微饮,当从小便去之,苓桂术甘汤主之,肾气丸亦主之”等。可见文辞精要,而寓意深长,乃《伤寒论》精华之所在。

或问曰:少阳禁下,乃理法之常,何以大柴胡汤反用下法?要知少阳禁下,指病变偏于经者,若热结胆腑,何尝不可借通下而利导之。犹如太阳经证禁下,而腑证不禁下一般。如是同属一经之病,而有在表在里之不同,因而禁下与可下又是辨证的统一体,亦为《伤寒论》的精华所在。

综上所述,大柴胡汤证,既可便秘,亦可下利,总由胆腑结热,热盛津伤;或因邪热煎迫,逼液下趋所致,与阳明腑证大有区别。

第二,从方药分析:大柴胡汤中有大黄、枳实二味,颇似小承气汤,因而注家揣测为通泻阳明而设。其实不然，方中用大黄、枳实之目的，在于泻热，并非攻下燥屎。盖六腑以通为顺，故凡六腑热结之病，多有用大黄等泻热者，如治湿热蕴结膀胱之八正散，治蓄血之桃仁承气汤，抵当汤等，方中均有大黄，可谓攻泻阳明乎？故胆腑热结之证，用大黄、枳实而配柴胡、黄芩、芍药等，实有清热和解、利胆排毒、缓急止痛之功。至于本方同时能通泻胃肠，则属另一问题，犹如上源积水，欲疏通之，必假下源为出路。更有值得深究者，本方只用枳实，不用厚朴，是因枳实长于破结下气，善治心下之痞结、胀满、疼痛等。而厚朴长于宽中除满，善消大腹胀。而大柴胡汤证，重在“心下急”，故用枳实即可。这一问题，早为临床实践所证实，现在又得到药理实验的进一步证实。我院附属医院（湖北省中医院）中西医结合治疗胆系感染之“清胆注射液”，由大柴胡去芍药、大枣，加金银花、连翘、蒲公英、丹参组成（方中虽无生姜，但有姜半夏），临床效果显著。又经药理实验证明，该注射液在试管内抑菌作用虽不明显，但在临床上，抗菌消炎作用则十分满意，“因而认为清胆注射液控制炎症的作用，不是由于药物在体内的直接作用，而是药物动员了机体的积极防御机制而产生的”。并且有明显的“肠道推进作用”，可降低奥狄括约肌的紧张性及有促进胆汁分泌作用。在一段时间内，由于枳实缺货，改用厚朴代替，这样做成的注射液，不仅临床效果不佳，而且在药理实验中，“上述各项实验结果都不显著”。故认为中药方剂中各味药的相互配伍是重要的，而枳实在本方中是不可缺少的（《中医药学研究资料选编·清胆汤注射液的实验研究》，1975年编印）。以此实验与中医理论相对照，固然语言不同，实验方法不同，但它们都从不同的角度说明了一个共同的问题，即枳实在大柴胡汤中的配伍地位是不容忽视的，同时说明了中医药理论的科学性和实践性。归结到一点，则说明了大柴胡汤中，柴胡、黄芩，配大黄、枳实，旨在清泻胆腑热结，并非攻泻阳明。

第三，从中西医结合临床实践来看：多年来，临床上用大柴胡汤治疗多种急性胆系疾病（用中医观点分析，这些疾病多与胆腑热结有关），不仅成绩显著，而且文献报道甚多，因限于篇幅，不做引述。许多病例，虽然证明大柴胡汤对胆腑热结证有良好的治疗作用,但是,西医所称之胆系疾病,并非全属大柴胡汤证,因而大柴胡证汤证亦绝不可和胆系疾病之间画上等号。可能会有人提出疑问:大柴胡汤在临床上运用甚广,其治疗范围,远远超出胆腑热结一证,将做何解释?这种看法,诚然不无道理,但大柴胡汤的治疗范围和大柴胡汤证是两个不同的概念,前者多属于异病同治问题,本方可"治疗下利,舌黄口燥,胸满作渴,身热,腹胀,谵语"等,便是其例。而大柴胡汤证是从《伤寒论》六经辨证的角度,因汤名证的问题,它的证候及病因病机,有其确定的含义,不得与前者相混。

以上从三个方面论述了大柴胡汤证即是少阳腑证,其意义绝非单纯为了正名。更重要的是为了加强中医基本理论的探讨,使其有效地指导临床实践。同时从中医理论的角度探讨病位所在,将有利于中西医结合研究工作的开展。不当之处请同志们批评指正。

——载于《湖北中医杂志》1979 年第 2 期

二、再论少阳腑证*

原刊物编者按:本刊 1979 年第 2 期发表了《论少阳腑证》一文后,在中医界引起了强烈的反应(也包括一些西学中的同志)。读者对《论少阳腑证》一文给予热情的支持和高度的评价,同时,作者也收到一些持不同学术观点的文章。这些来稿来信,有的已在本刊公开发表,有的则因篇幅有限,只能作资料保存。洪老(洪子云)认为这些学术上的争鸣、探讨,有利于活跃学术气氛,推动祖国医学发展,是杂志全面贯彻"双百方针"的良好开端。洪老欣喜之余,对本刊收到的关于论少阳腑证文稿中的主要学术见解,再一次论述自己的意见,仍由梅国强同志执笔,以飨读者。

关于少阳腑证的部位概念问题:拙作提出,少阳腑证之疼痛部位在"心下",

* 洪子云指导,梅国强执笔。

它“不仅与胆腑位置有关，而且与两侧胆经相互网络有关”，关于胆腑位置，乃宗王清任“胆附于肝右第二叶”之说。而有的同志则认为：“不同于王清任所云‘胆附于肝右第二叶’的解剖学上的位置，而应仿黑箱(black-box)理论来判断胆腑位置。”并引“《伤寒论》谓胃家实，有‘胃中有燥屎五六枚’”，进一步说明，“如果按解剖学观点来看，诚属可笑，但是，用黑箱理论来看，就是千真万确的了。燥屎一下，胃家实便愈。可见胃腑与解剖的胃有着十分不同的概念，正像胆腑不同于解剖学的胆一样”。显而易见，这些同志是借此作为旁证材料，论证胆腑位置不能以解剖学位置来判断。对于这个问题，应从如下三方面加以解释。

首先，在中医学术体系的形成过程中，历来就有解剖学实践，它是中医学术体系的一个组成部分。早在王清任之先，就有丰富的解剖学知识，如《灵枢·经水》曰：“若夫八尺之士，皮肉在此，外可度量切循而得之，其死可解剖而视之。”《难经·四十一难》曰：“肝独有两叶。”又曰：“肝重四斤四两。”元代滑伯仁《十四经发挥》指出肝之脏在右胁，右肾之前，并胃着脊之第九椎。《难经·四十二难》还说：“胆在肝之短叶间，重三两三铢，盛精汁三合。”唐代孙思邈《千金要方》提到胆“长三寸三分”、目下窠大等，多与现代解剖学基本相符。那么将胆脏位置及其经脉络属关系，与“心胁痛”有机地联系起来，无论从中医生理学或病理学方面，均可言之成理。否则，经脉内属脏腑，外络肢节，岂非空泛之言乎？《伤寒论·序》云：“撰用《素问》《九卷》《八十一难》……为《伤寒杂病论》，合十六卷。”说明仲景继承并发展了内、难诸经的学术成就，将大柴胡汤证之疼痛部位，准确地定为“心下”，是有其解剖学及临床实践基础的。假设在讨论热结胆腑而致心下急痛时，反而否定它与胆腑位置的联系，那么心下急痛，究竟与孰相关？有同志认为从黑箱理论探讨，则“应通过病理反应表现在外部的现象，如‘心胁痛’之类加以确定部位”，换言之，以“剑突下、两侧胁肋部及上腹部疼痛拒按之类，来判断胆腑的病理部位”。果如其言，则似乎上述部位之疼痛拒按，均可做出病在胆腑的判断。然则大结胸、寒实结胸证之心下痛，小结胸病之正在心下，按之则痛，以及胃因实邪而痛等，亦在心下，与胆腑之病将如何分辨？可见与心下部位相应的内在脏腑,或内在结构甚多,绝非胆腑一种,因而单从外在部位来判断胆腑,往往是不可靠的。前人在没有完整而系统的黑箱理论,或在未能自觉地运用黑箱理论的条件下,从临床实践出发,加以总结提高,尚能明确区分表现在同一部位的若干不同病证,而当有了黑箱理论之后,反将胆腑部位概念,弄得难以琢磨,恐黑箱理论本身并不如此。

以上仅就部位而论,其次必须谈到,脏腑解剖与脏象的关系,脏腑是客观存在的,可剖而视之;脏象亦是客观存在的,不过其中的某些内容,剖而不可得见,如胆主决断之类,因为它是脏腑功能的表象。中医脏象学说虽然不完全等于解剖学之脏腑,但二者的实质关系又极为密切,设想若无脏腑存在,则脏象学岂非无源之水乎?故脏象学说实际概括了脏腑、经络及其功能,以及脏腑间、脏腑与经络间、脏腑与气血阴阳间、脏腑与情志间、脏腑与自然间等方面的有关内容,上升为理论,自成体系,并以此指导临床实践,因而在讨论胆腑病证时,绝不能离开这些有机联系。如拙作所述之少阳腑证,有往来寒热,呕不止(或心下痞硬),郁郁微烦等,其中心下急痛,与胆腑位置及其经脉受阻有关;往来寒热,与少阳主枢机有关;呕不止,与胆气犯胃有关;郁郁微烦,与胆火内郁,上犯心神有关,只有从病情的诸方面,进行由表及里、由此及彼的分析综合,方可构成一个证候——少阳腑证的完整概念,它有其严密的科学性,足以区别于结胸证、胃痛等。因为结胸证、胃痛等,除疼痛部位易与少阳腑证相混外,而全部病情则不同于少阳腑证,这是由各脏腑或内在结构的生理、病理基础不同所决定的,各有其特殊性,不得混淆。若以黑箱理论而言,如果所输入的是全部病情(不是单一的部位)信号,则对心下痛之诊断,必然各有所别,或许更加精确。

最后,关于阳明篇第215条“胃中必有燥屎五六枚也”,尚难作为少阳腑证之疼痛,不能以解剖部位来判断的旁证,因《灵枢·本输》从脏腑功能相关的理论出发,而有“大肠小肠,皆属于胃”之说,仲景在讨论阳明病时,以“胃家实”为提纲,故胃家必包括胃与肠,胃属阳明,大肠亦属阳明。历代医家对此均无异词,可见“胃中必有燥屎五六枚也”,是立“胃家实”之纲领于前,而有举胃概肠之论在后的写法,当然不是指燥屎真在胃中,何致成为笑柄?若是仲景真指燥屎在胃中,则不应有“阳明病,心下硬满者,不可攻之”之明训。同时第239条“病人不大便五六日,绕脐痛,烦躁,发作有时者,此有燥屎,故使不大便也”,完全可以证明上述看法。因为有燥屎而绕脐痛,不大便,则燥屎必然在肠,而不在胃。《伤寒论》中,更有“脾家实,腐秽当去”(第278条)句,若作直观理解,则脾为实体器官,其中焉藏腐秽?即或能藏,又焉能通过下利而去?似乎亦可成为笑柄。从中医学术理论来看,脾与胃以膜相连,同居中焦而属土,故可谓之一家,当脾胃功能恢复时,则健运有常,升降有节,从而推动胃肠之腐秽而去。综观太阴阳明二篇,所言“胃家”“脾家”,有其特定含义,不能作字面理解。仲景撰用《灵枢》《素问》等古籍而成《伤寒论》,《灵枢·胃肠》对于胃、小肠、回肠以及广肠之部位、形状、大小、长短、容量等,描绘得十分详细,而且比较正确;仲景本人亦有“胃中虚冷”“胃中燥”“水走肠间”“肠内有痈脓”等记载,故必不致胃肠不分。

关于急性胰腺炎是否为少阳腑证问题:在中医学文献中,无胰腺之明确记载,近代虽有一些探讨性文章,但争论颇大,迄今尚无定论,故不作论证之依据。因之欲讨论急性胰腺炎(以下简称胰腺炎)是否为少阳腑证,只得根据西医文献中的“胰腺炎”,结合中医临床实践加以讨论。

“胰腺炎”在临床表现方面,确有部分病例类似少阳腑证,有文献报道,用大柴胡汤加减治疗“胰腺炎”,取得良好疗效。但绝不能不加分析一概认为,胰腺炎应“理所当然地归纳为少阳腑证”,原因是临床上有不少胰腺炎,并不类似少阳腑证,亦不用大柴胡汤加减治疗。据报道,胰腺炎可分为:①脾胃湿热型,用复方大柴胡汤或清胰汤加减;②肝胃湿热型,用柴胡茵陈蒿汤加减;③肝气郁滞型,用柴胡疏肝汤加减;④蛔虫上扰型,用柴胡驱蛔汤加减;⑤表里俱热型,用柴胡石膏汤或防风通圣散加减;⑥脾胃虚寒型,用柴胡桂枝汤或附子理中汤加减,类似的临床报道甚多,不一一列举。如上所述,胰腺炎有类似少阳腑证者,亦有不同者,对此应做何解释?这在西医有关文献中似可做些说明。现代解剖学材料证明,正常人体之胰管,65%~70%与胆总管共同开口于十二指肠乳头乏特氏壶腹部,由于这一生理结构特点,决定了胰腺炎与胆道疾病有十分密切的联系，持这一论点的，即所谓“通道”学说。一般说来，在通常情况下，胰腺管在排出消化酶时，其中有一小部分可渗透至胰腺组织间隙，因而胰腺本身常被其损害，而产生胰腺炎的可能，但由于胰腺有一套自身防御机能，如胰腺分泌“酶原样的抑制素”“黏液屏障”以及腺细胞周围的排液系统，而使胰腺免受损害。更重要的是，胰蛋白酶原是没有活性的，只有在胆汁或十二指肠液这样的碱性环境中，才被激活。在病态条件下，“当壶腹部阻塞时，胆道内压力增加，胆汁逆流入胰管使不活动的胰蛋白酶原激活而成胰蛋白酶，后者透入胰腺组织，引起自身消化”，而发生“胰腺炎”。“胆道口壶腹部梗阻可因胆石嵌顿、慢性胆道感染所致的胆道口括约肌痉挛、肿瘤压迫、局部水肿、局部纤维化、黏液淤塞等因素造成。”“据临床及病理观察，急性胰腺炎患者同时伴发胆石症者，占50%～60%，内属胆石嵌顿者，占10%”(《实用内科学》，人民卫生出版社，1973年第6版)。另外，在非“通道”学说中，阐明胰腺炎的病因尚有胰管梗阻、感染、饮酒等方面。而胰管梗阻中，有因胆道括约肌痉挛所致者；感染中，有因胆囊炎、胆管炎，细菌因血流、淋巴或直接播散至胰腺引发者；饮酒亦可能使胆道括约肌痉挛，导致胰管阻塞而病者(《实用内科学》，人民卫生出版社，1973年第6版)。可见多数胰腺炎系由胆道疾病引起，抑或在患胰腺炎的同时，存在明显的胆道疾病，此即部分胰腺炎类似少阳腑证的原因。从中医辨证论治观点出发，对上述病例中，出现少阳腑证者，投大柴胡汤清泄胆腑，是治病求本，因而使胰腺炎获愈。更有出血坏死型急性胰腺炎，或有其他并发症之急性胰腺炎，病情十分复杂而危笃，绝非固定一方所能奏效，仍须“观其脉证，知犯何逆，随证治之”(《伤寒论》)。这些都不是用黑箱理论辨体表部位，而将胰腺炎归属少阳腑证的问题。另外还有一些患者的胰腺炎病情虽不太重，但既与胆道疾病无关，又不表现为少阳腑证，当然谈不上用大柴胡汤治疗，也就更谈不上用黑箱理论将其归纳为少阳腑证。其次，关于胰管与胆总管有共同开口的问题，除王清任《医林改错》有过类似记述外，其余中医文献，特别是仲景以前的中医文献，并无论述。关于这一生理特点，与病理联系，我们认为，从中医脏腑经络方面加以探讨，仍有线索可循。因为胰管向壶腹部开口，其方向是自左向右而与胆道发生联系，这一走向，与左侧胆经下胸中贯膈后，屈向右侧，络肝属胆，似有不谋而合处。临床实践证明，某些胰腺炎病例，在证候类型上，确与肝胆有关，此与以上之推测，又有一致性。当然，同是胰腺炎患者，但随年龄、体质、病因不同，而可表现出多种不同的临床证候，其中只有表现为往来寒热，呕不止，心下急（或心下痞硬），郁郁微烦者，方可定为少阳腑证（热结胆腑），不仅胰腺炎如此，即以西医所有病名而言，若按中医辨证，均可分出若干不同的证候类型，由于名称互异，病机治法各别，故不可一概而论。

关于少阳腑证中，哪个症状最具代表性问题：有同志认为，少阳腑证，应以心下及胁肋部疼痛拒按有代表性，其中尤以“反跳痛”最有意义，“最能代表‘热结’这一病理”，“因此，认为中医学应当吸收反跳痛一症作为‘热结’的腑实证的主要标志。”诚然，中医学并无反跳痛之记载，作为取长补短，加以吸收，亦无不可。然而应当说明的是：第一，少阳腑证是一个证候，而证候是概括病因、病机、邪正虚实、脏腑盛衰、气血多少、阴阳消长、发病特征等方面因素的综合概念，它与“症状”的区别颇大。故少阳腑证之诸种表现，应作为一个既相互联系，又相互区别的整体来看待。否则只从其中的某个症状去找代表性，或作主要标志，往往不符合中医辨证精神。例如虽有心下及胸胁之疼痛拒按，并有“反跳痛”，但无往来寒热，呕不止等，则未必即是少阳腑证，前已论及，不予赘述。第二，以腹部之疼痛而论，中医判断虚实的标准是，一般以拒按（压痛）为实，喜按为虚，《金匮要略·腹满寒疝宿食病脉证治》云“病者腹满，按之不痛为虚，痛者为实，可下之，舌黄未下者，下之黄自去”便是有力的证明。至于少阳腑证，若诸证备而疼痛拒按（压痛）者，用大柴胡汤攻下，势所必然，不必待“反跳痛”出现而后言下。由是观之，若以为“反跳痛”最有临床意义，则势必使相当数量的病者，失去一段病不太重，而又属可攻的宝贵时间。那么中医学吸收“反跳痛”一症的意义何在？在于“反跳痛”的出现说明病情更重，医者应有高度警惕性，攻下之法，刻不容缓。然而病已转重，即令攻下再急，亦有攻之不应者，或攻之虽愈，而使病程延长，正气受伤者。权衡利弊，与其待“反跳痛”而攻之，莫如因按之痛（压痛）而攻之。

关于“硫酸镁”是否应吸收为治少阳腑证之要药问题:有同志认为,硫酸镁“最能通利胆腑”,而且用之多效,诚属经验之谈,但是《伤寒论》有柴胡加芒硝汤证之论述,其方可视为大柴胡汤之姊妹方,在少阳腑证中,若热结较重,自可加入芒硝(硫酸钠为主要成分),而增软坚润燥、泻热利胆之功。正如有些同志讲的,硫酸镁“其效有如芒硝”,因此中医学吸收硫酸镁而作利胆之用,不过是增加一味与芒硝功用相似之药物而已,在治法上并无新的意义。此外,对拙作关系不大的问题,因限于篇幅,加之我们学识有限,不便妄加议论,谨表学习之意云尔。

有同志认为:“把三阳经每一经都分成经证和腑证”,“是研究《伤寒论》的方法之一”,作用是“便于记忆”。习《伤寒论》而论经腑,诚然是一种研究方法,但此方法,绝非单纯追求经腑,而排斥其余。我们认为,持“经腑”论者,既须对疾病作整体观,又须探索其病位所在,并将二者有机地结合起来,这不仅是今日研究中医学术之需要,而且在历代各科医籍中,已有先例。如外科之痈疽疮疡,多生于局部,医者固需注重整体治疗,但又不忽视局部治疗,已成公认事实。至于小柴胡汤证,“有七个或然证”“就是波及不同的脏腑”,似乎因其涉及面广,便无探索经腑之必要。然则所云七个或然证,均从属少阳,应无分歧。既然如此,则更有必要确定少阳经气受病之主体,从而深究波及他经之细节,然后方可定主次之治法。仲景虽未明言经证腑证,但脉因证治,不仅朗若列眉,而且证候之主从,病位之经腑,仍可分析而得。由是以观,则上述研究方法之作用,绝非“便于记忆”。欲求记忆,主要在于用心攻读,良法甚多,何拘“经腑”而言哉。不过对学术之研究方法,应百家争鸣,故我们愿虚心取长于诸家,补短于自己。

有的认为,将三阳病分为经腑二证,会“带来一些问题”,我们不表异议,盖治伤寒之学者,历来能师辈出,派别(或称研究方法)颇众,若以此视彼,或以彼视此,必然枝节丛生,好在目的相同,我们愿与诸君共勉。

※本文写作过程中,曾蒙我院中医内科黄致知副主任大力帮助,特致谢意。

——载于《湖北中医杂志》1981 年第 2 期

三、略论“存津液”在《伤寒论》中的运用规律

保存津液对热病的治疗及其预后是极为重要的，因为热病过程中，最容易出现伤津耗液的病理变化，同时，阳热之邪又必须借助于充足的阴津方可制胜。广义伤寒乃热病之属，在其发展过程中，即使所受之寒邪亦每可化火伤阴。然仲景立论于扶阳气、祛寒邪诸法，历历在目，而存津液之秘旨，则潜移默化，渗透于字里行间，常为人所忽视。自陈修园“伤寒论一百一十三方，以存津液三字为主”之说行世，方引起广泛注意。近人冉雪峰亦有“一部伤寒论，纯为救津液”之宏论，其言虽失之过激，其说却可补偏救弊，为研究《伤寒论》开辟了一个新的领域。

《伤寒论》存津液之秘旨，首在于“存”。“存”有保存、生存之意。欲使其“存”，必先祛邪，盖邪气不去，终为津液之害，故《伤寒论》多寓存津液于祛邪法中，此与单纯以甘寒或咸寒养阴之法，大相径庭矣。然病若以津伤液耗为主者，则养阴之法又不可偏废。尤须注意者，仲景之存津液，并非一个具体治法，而是作为一种治疗思想，以贯彻《伤寒论》全书。下面试将其运用规律分述如次。

（一）祛邪谨防伤津，寓“存”于“防”

汗、吐、下及利小便之法，是《伤寒论》常用的祛邪方法，用之得当，邪去正安，否则，可引起不同程度的正气损伤，特别是津液损伤。《伤寒论》中有很大一部分内容是为救逆而设，足以证当时滥用汗、吐、下法之弊。为减少治逆，仲景在使用祛邪方法时，小心谨慎，预为设防，以存正气。

例如伤寒初期，邪在太阳之表，此时虽无内热伤津，但在行辛温发汗之时，却必须“取微似汗”“不可令如水流漓，病必不除”，正如陈修园所言，病“从外治，外不伤营气，亦是养液之意”。此外，尤须严格掌握其禁忌证，如第38条大青龙汤证中指出：“若脉微弱，汗出恶风者，不可服之。服之则厥逆，筋惕肉瞤，此为逆也。”此云大青龙证若见脉微弱、汗出恶风等阳虚证象者，汗法当禁。岂止如

此,大凡人体气血阴阳偏盛偏衰,纵使感受风寒表证,亦不得率用辛温发汗之法。若误用,或伤津,或损阳,变证丛生,可不慎欤。故仲景继第38条之后,复申禁汗九条(第49、50、83～89条),以全禁汗之义,并昭示来者,“欲知其用,先知其禁”,可谓度人金针。

下法可以泻热存阴,但在一般情况下,仲景使用下法也是极有分寸的。例如,在用作下法的主要方剂后面,均有“得下,勿余服”“一服利、止后服”之类的说明。甚至在游移于燥热盛与未盛、燥屎坚与未坚之际,欲予大承气汤,宁先予小承气汤作试探性治疗。如此既不延误病情,又可免除妄下之灾。慎下之外,复垂禁下之戒,如“伤寒呕多”(第204条);“阳明病,心下硬满者”(第205条);“阳明病,面合赤色”(第206条)之类。此与慎用汗法乃同一匠心,即在顾护正气之前提下进行祛邪,在存津液上下功夫。

吐法祛邪,常收立竿见影之效,用之失当,亦易造成伤津损胃之后果,故论中有因吐致逆之论述。使用吐法,必须严格掌握其适应证,并须注意“得吐者,止后服”即中病即止的投药原则。尽管目前吐法已不常用,但对吐法伤津损胃之弊应有所了解。

至于利小便法,乃为水气内停而设,其主证为小便不利。但小便不利亦有因津少而致者,此时切勿妄施渗利,如第59条说:“大下之后,复发汗,小便不利者,亡津液故也。勿治之,得小便利,必自愈。”又如第224条说:“阳明病,汗出多而渴者,不可与猪苓汤,以汗多胃中燥,猪苓汤复利其小便故也。”本条属胃中燥热而小便不利,故连育阴利水之猪苓汤亦在禁用之列,而清热育阴,以充化源之法,妙在不言之中。示人诊疾治病,务必伏其所主,先其所因。

(二) 祛邪兼予益阴,邪去津存

在伤寒初期或中期,病有伤阴之势,或已有伤阴迹象者,治疗时,祛邪之法虽势在必行,但须兼予益阴,即增强阴精,以制阳邪。例如太阳中风证,其主要病理机制为卫强营弱,其病发热汗出不愈,故所主桂枝汤中,既用桂枝、生姜疏风调卫,复有芍药、甘草、大枣益阴和营,服时啜热粥亦是阴液之助。此方由于阴阳兼顾，阴以助阳，阳以护阴，故迄今仍不失为治疗营卫不调的有效方剂，是用发汗祛邪之手段，而达敛汗存阴之效果。正如徐灵胎在注解第53条所说："自汗与发汗迥别，自汗乃营卫相离，发汗使营卫相合，自汗伤正，发汗祛邪，复发者，因其自汗而更发之，则营卫和而自汗反止矣。"又因为本方在和营中有调卫之功，于发汗中寓敛汗之意，故除治太阳中风之外，所用甚广，柯韵伯尝用本方治虚疟虚痢，自汗盗汗，随手而愈，皆取其益阴和阳之用。

再如第57条："伤寒发汗已解，半日许复烦，脉浮数者，可更发汗，宜桂枝汤"。是证属太阳伤寒，但因已经发汗治疗，津液有所耗伤，不宜再行峻汗，故取桂枝而舍麻黄。此外，如表实证兼项背强几几者不用麻黄汤加葛根而用桂枝汤加麻黄、葛根，小柴胡汤之用人参、甘草等，均是顾护津液之意。

阳明居中土而主燥，又为津液之府，故伤寒在其传变过程中，最易传入阳明而从燥化，此时患者除阳热亢盛外，尚多伤津之象，如身大热、口大渴、汗大出、脉洪大等，当以泻热存阴为正治，主以白虎汤，方中生石膏泻热，知母、粳米益阴。如果津伤严重，见"大烦渴不解""欲饮水数升""口干舌燥"者，又当于白虎中更加人参，否则难当阳明之燥渴。盖人参，其味苦甘，为益气生阴之佳品。柯韵伯视白虎加人参汤为阳明起手三法之一，称它因"总为胃家惜津液""不肯令胃燥"而设。

"阳明病，法多汗"，高热大汗是阳明正局，故有人称热病为"汗病"。若阳明高热之下而反无汗身痒，仲景断之为"此以久虚故也"（第196条）。所云"久虚"，是指患者素体阴虚，化源不足。此时治疗，当以益气阴为首务，白虎加人参亦为对之方。综上以观，白虎加人参汤用于阳明病热盛津伤，有汗者服之热清汗止，无汗者服之汗出热退，真是妙趣横生，然其要领，不越"存津液"三字。

（三）祛邪及时有力，旨在存阴

根据人体邪正盛衰情况，抓住有利时机，积极祛邪，便是有效的存阴，此亦为《伤寒论》存津液之一要着。它与慎用祛邪方法构成相辅为用的两个侧面。

例如汗法，在一般情况下本应慎用，但在表闭严重的情况下，仲景却有峻汗之设，大青龙汤证是也。由于风寒外束，阳郁于经而亟欲化热伤津，其人因不汗出而烦躁，此时用大青龙汤峻汗，后人喻之为“龙升雨降”。这种峻汗，粗看似乎暂时损耗了人体部分津液，实则是发汗存津，盖汗后表解热退，人体阴阳自和；设不峻汗，病邪不去，必致酿热伤津。又如衄家禁汗，第55条曰：“伤寒脉浮紧，不发汗，因致衄者，麻黄汤主之。”此条以风寒外束，在表之阳气重，损伤络脉，若不速去其邪，则伤津化燥恐在顷刻，故主以麻黄汤，使风寒得解，则郁阳自伸，不仅表证及衄血自愈，同时更无伤津之虞。若但见衄血而遽投滋阴凉血之品，不唯无益，且反使阳郁更甚，津液难存。

再如下法。前面说过，仲景对下法的使用也是极有分寸的，但是，在腑实明显或腑实危重之时，仲景又有急下之设。这与上述峻汗的用意类似，是通过及时的祛邪以达到保存津液的目的。因为燥热内结，燔灼莫制，不亡胃津，必耗肾液，终必使津液消耗殆尽，真阴枯涸无存。究其治法，“扬汤止沸，莫如釜底抽薪”，急下之后，燥结得去，烈焰消解，津液自有生存之望，此即人所乐道之“急下存阴”法。

急下证在论中凡六见，其中除第254、321条证情较为危重外，其余四条则较为轻缓，而俱曰急下，说明急下存阴一法，有不得已而用之者，有顾护其津液而用之者。其病情危重者，不得不急下，盖舍此一法，则津液难存。然病至危笃，下法再急，恐亦有难痊者，是以若必待病危而后言急，实在已嫌其晚，故仲景复将证情较轻但腑实已成、津伤之端倪已现者，并属急下之列。如此，不仅攻邪较为可靠，而且存津液更有把握。可见急下存阴之法，不得已而用之者固不可废，顾护津液而用之者实为上策，后世温病学家“救阴”之说，似可溯源于此。又六急下证均曰“宜大承气汤”，“宜”字应注意，它提示我们，腑实证津伤势急者，可变通承气之用法，如后世之增液承气汤、黄龙汤等，均由此演化而来。又如热邪内陷心包，腑实而兼见神昏谵语者，用牛黄承气攻下或与安宫牛黄丸、紫雪丹之类并用亦属此类。

（四）养阴兼顾祛邪，阴复阳平

伤寒后期，多入三阴，其中以少阴较为常见。少阴为水火之脏，如邪从火化，则极易灼伤真阴，《伤寒论》多以血肉有情之品滋填真阴，或育阴而辅以泻火、利水等法，以攻补兼施，其代表方如黄连阿胶汤、猪苓汤、猪肤汤等。这一部分的方和法被后世温病学家加以继承和发展，终于形成了比较完善的热病后期养阴疗法。

黄连阿胶汤为滋阴降火法的运用开了先河，主治阴虚阳亢之证，方中一方面用芩、连泻火坚阴，另一方面用芍药、阿胶、鸡子黄滋填真阴。其中黄连用至四两，独冠一方，仍是祛邪以扶正之意。猪苓汤为阴虚水热互结而设，此方以二苓、泽泻、滑石清热利水，而用一味阿胶以滋真阴，组成滋阴利水之剂。滋阴碍湿，利水伤阴，今滋阴与利水合法，乍看起来，似乎不伦不类，然则实有相辅相成之妙。滋阴者，扶其正，利水者，祛其邪，俱寓存阴之意。否则，若只顾其阴伤而不与利水，则津液无以宣化，俱停为水。水停愈多，津液愈少，犹清泉而注入污淖之中，虽污淖遍野，而能为人所用者反少矣。临床上慢性肾盂肾炎有阴亏正虚见证者，用此方颇效。至于猪肤汤，是论中唯一的甘润平补之剂，为治少阴虚热咽痛之佳方。然此方不太被人重视，据王孟英的经验，温病伤津液，有时用滋阴药亦不得恢复者，或津枯便秘者，用猪肤汤频服有效。本省民间也有在热病初愈时少量频服清炖猪肉（撇去浮脂）以复气阴的传统用法。从以上三方可以看出，热病后期真阴受损者，当选用血肉有情之品（俗称“荤药”）予以滋填，邪未尽者应同时予以祛邪，不得闭门留寇。这与第二部分所述祛邪时兼顾益阴也是相辅为用的两个侧面。论中第58条说：“凡病，若发汗、若吐、若下，若亡血、亡津液，阴阳自和者，必自愈。”在正损邪存的情况下，当视邪正盛衰情况，或以养阴为主，祛邪为辅，或以祛邪为主，益阴为辅，其目的均不外促使“阴阳自和”，以平为期。

这里还必须提一下炙甘草汤，此方对后世滋阴法影响颇大，曾被人誉为“千古养阴之祖方”。本方原治心阴心阳俱虚之“伤寒，脉结代，心动悸”。方中以滋补心阴为主,用生地黄一斤,炙甘草四两,大枣三十枚。虽有桂枝、生姜等阳药,实为仲景滋阴法之魁。后世去其阳药,增加滋阴之品,变为咸寒养阴之剂。吴鞠通作为"热邪劫阴之总司"的加减复脉汤,还有治阴虚风动之大定风珠等,均在此方基础上增减而成。后者滋真阴之力甚宏,为六味地黄丸、左归丸等所莫及,亦可用于杂病。

(五)寄存阴于扶阳,阳回阴生

寒为阴邪,易伤人体阳气,与温病相比,伤寒后期多见亡阳之证,因此,扶阳气历来被认为是伤寒救逆的重点。但是,阳与阴无论是在生理还是在病理变化上,都是对立统一的。二者相互依存,彼此影响,在一定条件下,还可以相互转化。如亡阳之变,多缘于吐利汗出,阴伤过甚;而在一定条件下,亡阴之变又缘于阳气衰微,固摄无权。若因阳气衰微、固摄无权而致亡阴之变,治疗上必须以扶阳为先,通过扶阳气以存阴液。如论中第 385 条:"恶寒脉微而复利,利止亡血也,四逆加人参汤主之。"此条所称"亡血",是指津液高度耗损,以致无利可下(相当于现代医学的严重脱水),当此阴竭阳亡之时,有形之阴不能遽生,无形之阳所当急固,阳固则阴液可以渐复;如用益阴之法,则恐缓不济急也。上述证情,现代虽可采用输液方法,暂缓病情,但若不取回阳救逆而作根本之图,必然随补随泻,终非存阴良策。更有急性失血而致气随血脱时,采用现代输血方法,在某种情况下虽有重要意义,但若一味输血,而舍补气摄血之要法,是犹流水循环,此入而彼出矣。故补气摄血之独参汤、参附汤迄今仍不失其积极意义。至于桂枝加附子汤之治阳虚漏汗不止,桃花汤之温涩固脱止利等,皆是扶阳气以存阴液之明证。

此外,"急温"一法,亦寓存阴之意。如第 323 条说:"少阴病,脉沉者,急温之,宜四逆汤。"此条仅举脉沉而云"急温",示人但见少阴阳衰之象,宜未雨绸缪,否则,吐利厥逆之候将接踵而至,阳亡阴伤自在预料之中。

由此可知,扶阳气之衰竭,即所以救阴液之危亡。然阴阳二气,互为依存,若仅知救阳一端,堪虑"皮之不存,毛将焉附"。故仲景处方用药,常主以扶阳,而辅以益阴，或明予扶阳，而暗予益阴，此《伤寒论》扶阳疗法之基本原则。如四逆加人参汤、茯苓四逆汤、真武汤等是主以扶阳，辅以益阴，而桂枝加附子汤、四逆汤等，是明予扶阳，暗予益阴。甚至在亡阳重证，阳气欲越之时，仲景亦不单纯扶阳，而是在回阳救逆的基础上，加人尿、猪胆汁等咸寒滋润之品，从阴引阳。张景岳深得此旨，有云："善补阳者，必于阴中求阳，则阳得阴助而生化无穷。"临床实践证明，扶阳时兼以益阴之法，较诸单纯扶阳，常能显著提高疗效。当然，在某些特殊情况下，如寒邪直中、阴气独盛时，因其起病急骤，阴液尚未过多损耗，此时自宜重用辛热之品，单刀直入，以破阴回阳，如干姜附子汤证、通脉四逆汤证等。

以上从五个方面探讨了《伤寒论》存津液的运用规律，虽未能有曲尽变化之妙，但可概见存津液在《伤寒论》中的作用与地位，似可一正世人认为仲景专从寒邪伤阳立论之偏见。

——载于《湖北中医杂志》1980 年第 4 期

四、答黎明同志的《商榷》(再论"存津液"在《伤寒论》中的运用规律)

读完黎明同志的《与〈略论"存津液"在《伤寒论》中的运用规律〉一文的商榷》(以下简称《商榷》)后，受益良多。然笔者认为，若非《商榷》与拙作的论题不一，便是拙作引起了一些不应有的误会，因此，首先有必要说明笔者写作"存津液"一文的目的和原则。

众所周知，《伤寒论》的主要内容是论述广义伤寒的辨证论治规律的，其中关于六经病证治则，我院主编的《伤寒论选读》云："总的说来，不外祛邪与扶正两方面，而且始终贯穿着'扶阳气'和'存津液'的基本精神，从而达到邪去正安的目的。"鉴于人们对"扶阳气"多无异议，而对"存津液"则历来有不同看法，如《商榷》所推崇的温病学家吴鞠通所提出的"伤寒一书，始终以救阳气为主"(《温病条辨・汗论》)便是其例。吴氏之言不谈正确与否，但有偏弊。因为，正如《商榷》所云,在《伤寒论》中,"既有存津液,又有通阳",不应有主次之说。古之吴氏如此,而今之著述,有无类似说法,尚难确定。然《商榷》断言:"当今之世,并无仲景专从寒邪伤阳立论"之偏,实未敢苟同。以我们国域之大,世人之多,学派之众,文献之繁,难以估量,而吾人所知,能有几何!为此,笔者特将《伤寒论》中"存津液"之基本精神,勉笔成文,以求教于同道,此乃笔者写作"存津液"一文之主要动机。虽非有的放矢,尚属"有病呻吟"。

拙作是本着以下两个基本原则进行写作的。第一,在肯定扶阳气的前提下论述"存津液"。拙作中明确指出:"仲景立论于扶阳气、祛寒邪诸法,历历在目,而存津液之秘旨,则潜移默化,渗透于字里行间,常为人所忽视。"此段亦为《商榷》引用,还有未被引用者,如"寒为阴邪,易伤人体阳气""因此扶阳气历来被认为是伤寒救逆的重点等"。以上所云"历历在目",即"显而易见"之谓;既称"重点",绝非"次要";既称"潜移默化",自与"历历在目"相辅相成。文虽不精,想亦清楚。不知《商榷》何以发"是以扶阳为主,还是以存津液为主"之问?故将《伤寒论》"扶阳存津液"五字,单纯归结为"存津液"三字,绝非拙作之观点,愿同道鉴之。

第二,拙作之标题为《略论"存津液"在〈伤寒论〉中的运用规律》,文字浅显,当可一目了然,即拙作既非论述扶阳气之运用规律,亦非讨论扶阳与存阴的辨证关系,更非扬"存津液",抑"扶阳气"之文。惜《商榷》不顾拙作本意,于一篇有限之文字中,强求上述内容,犹之问论表证之文曰:"为何不谈里证?"须知,写文章必须突出论点,不应该也不可能面面俱到,这是写作的基本原则。

下面就《商榷》提出的若干问题略做说明。

"《伤寒论》与温病学说有无区别"?前面说过,拙作并不涉及这个问题,而《商榷》欲从二者的区别中,证明拙作"存津液"之非,故生此问。不言而喻,二者既有区别,又有联系。就各自范围来讲,区别在于:温病学说大体是讨论外感温热类疾疾(如四时温病、瘟疫、瘟毒等)的,而《伤寒论》则包罗较广。细阅仲景原文,似乎六淫之邪,俱已涉及,绝非单纯寒邪致病。不过因《伤寒论》成书较早,受历史条件限制，书中虽有温病内容，但不如后世温病学说完备并自成体系。其联系是温病学说发展了《伤寒论》中的温病内容，因而存在着源流关系。既然如此，在看到二者区别的同时，亦应看到联系。《商榷》指出："寒邪伤阳，热邪伤阴。"这是正确的。那么后续之文当是寒病以救阳为主，温病以救阴为主，方能顺理成章，而《商榷》后续之文为"伤寒以救阳为主，温病以救阴为主"，令人费解。因为"伤寒"二字若属广义，则"救阳为主"之说难从。若指狭义，则拙作与《商榷》并无分歧！

关于"广义伤寒乃热病属"：语出《素问·热论》"今夫热病者，皆伤寒之类也"。这里热病与广义"伤寒"，文字虽异，所指实同，而《商榷》却说"未闻"，并斥为"纲目颠倒"。若果然未闻，则不妨看《千金要方》，其云："伤寒，是雅士之辞。天行温疫，是田舍间号耳。"《肘后方》亦云："贵胜雅言，总名伤寒，世俗因号为时行。"可见古代知识分子中，已习惯地将一切外感热病，统称伤寒（广义）。至于《商榷》将《难经》"伤寒有五"中之"有热病，有温病"，与《素问·热论》之"今夫热病"相提并论，则真有"纲目颠倒"之嫌。盖"有热病，有温病"，据《难经》本意，仍可称为伤寒（广义），否则"伤寒"何以"有五"？

关于"所受之寒邪，亦每可化火伤阴"。"亦每可"即"也往往可以"之意，并非必然之词，而《商榷》斥之以"事实并非均如此"，试观"亦每可"与"非均如此"之间，并无原则差别，何置一问。关键是寒邪是否每可化火伤阴。《伤寒论》第4条："伤寒一日，太阳受之，脉若静者，为不传；颇欲吐，若躁烦，脉数急者，为传也。"说明在某些情况下，太阳伤寒是会化热传里的。再就论中因汗吐下火逆所致之变证，不乏化火伤阴之例，诸家所见略同，无须列举。即如温病大家叶天士亦云："伤寒之邪留恋在表，然后化热入里"（《温热论》），人所共知。再则贵院（湖北省钟祥县中医医院，现钟祥市中医医院）梅叔肱同志也说："伤寒论阳明篇概括很多急性热病，后世温热学说很多主要方治，亦多本诸阳明（《医案两则话阳明》）。"此亦属临床经验之谈。所必敬问者，"温病寒邪化热"，未知何意，企待说明。《商榷》又提出"患者正虚阳衰，伤寒日久不愈，传入三阴或寒邪直中三阴,出现腹满、下利清谷、脉微欲绝、厥逆等一系列损阳、亡阳的病情……怎能说'所受寒邪亦每可化火伤阴'呢?言过有失。"且不说拙作之功过得失,重温仲景原文,自可了然。第187条"伤寒脉浮而缓,手足自温者,是为系在太阴。太阴者,身当发黄,若小便自利者,不能发黄,至七八日大便硬者,为阳明病也。"第293条"少阴病,八九日,一身手足尽热者,以热在膀胱,必便血也。"第334条"伤寒,先厥后发热,下利必自止。而反汗出,咽中痛者,其喉为痹。发热无汗,而利必自止;若不止,必便脓血。便脓血者,其喉不痹。"以上从三阴证中,各举一条化火伤阴之例,则是非可明。

关于"偏弊"问题。《商榷》认为拙作引陈修园、冉雪峰之言目的在论证《伤寒论》"是以存津液为主",此结论未免主观。凡著述立论,需有充足的事实依据。经再次检校拙作,并无此言论,亦无此意义。拙作在引陈说之后,只客观地介绍,"方引起广泛注意",在引冉说之后,有所评论,并未原封不动地肯定二氏之言。拙作接着说:"《伤寒论》存津液之秘旨,首在于'存'。'存'有生存、保存之意。欲使其"存",必先祛邪,盖邪气不去,终为津液之害,故《伤寒论》多寓存津液于祛邪法中,此与单纯甘寒或咸寒养阴之法,大相径庭矣。"此段仅揭示《伤寒论》存津液之本来面貌,并未涉及孰主孰从问题。再就具体内容而言,拙作阐述《伤寒论》存津液的运用规律,类分五条:①祛邪谨防伤津,寓"存"于"防";②祛邪兼予益阴,邪祛津存;③祛邪及时有力,旨在存阴;④养阴兼顾祛邪,阴复阳平;⑤寄存阴于扶阳,阳回阴生,亦毫无《伤寒论》"是以存津液为主"之意。文中还说"寒为阴邪……因此扶阳气历来被认为是《伤寒论》救逆的重点,但是,阴与阳无论是在生理还是在病理变化上,都是对立统一的。二者互相依存,彼此影响,在一定条件下,还可以相互转化"。在强调扶阳之后亦云:"然阴阳二气,互为依存,若仅知救阳一端,堪虑'皮之不存,毛将焉附'。"至此转问《商榷》者,以上可作"《伤寒论》以存津液为主"之证据否?

关于陈修园、冉雪峰之评价,自有公论,因篇幅所限,不做一一阐述,这里仅就《商榷》之言,说明如下。

陈修园，医人旨知，所作何官，亦非不晓，然而对其医学成就，绝不能以做官而轻易否定或诋毁。做官与行医，所当联系，但官自官，医自医，亦应区别。回顾我国历史，做官而同时在自然科学（包括医学）上确有造就者，代不乏人，何独修园而已哉！故不予评论。重要者乃“陈修园曰《伤寒论》一百一十三方，以存津液三字为主”，是否因其做官而至偏至弊？考修园之言，本从医界中有对《伤寒论》存津液认识不足者而立，非谓《伤寒论》中别无他法。在以上引文的同一篇文章中，修园又云“照仲师法，四逆、白通以回阳；承气、白虎以存阴”；在注释桂枝加附子汤证时指出，“方中取附子以固少阴之阳，固阳即所以止汗，止汗即所以救液，其理微矣”。可见修园对《伤寒论》扶阳救阴之基本精神，已有深切了解，即使求证于今日之临床实践，仍十分正确。故责“偏”者，须持客观态度，否则被观之事不偏亦偏。

冉雪峰乃现代名医，早年悬壶武汉，名噪一时，晚年赴京，专司中医研究工作，平生不曾为官，且精于伤寒、杂病，旁及儿妇诸科，临床经验丰富。其言“一部伤寒论纯为救津液”，拙作指出“失之过激”，但不能说冉氏不知《伤寒论》有救阳诸法。综观冉氏遗作及现存医案，自然可知释。大凡补偏救弊之言，有时会出现矫枉过正现象，这并不奇怪。奇怪的是《商榷》论修园，则云做官而无临床经验以非之；冉氏经验丰富，论冉氏则不提经验及全部学说，但以无偏可补，无弊可救而掩之，或以本身之偏而斥之。

自刘河间以降，至叶、吴诸家，确实发展了温病学说及滋阴疗法，但他们均未直接阐释《伤寒论》存津液之基本精神，而直接提出者，首称修园，故拙作直接引用，未尝不可。因拙作并非考问古今之文，故不追溯其渊源，若必加追溯，则河间亦不敢贪其功，功劳须记在无名氏之作——《黄帝内经》《难经》诸经上。仲景言撰用《素问》《九卷》《阴阳大论》《八十一难》等是也。须知一个学术观点的提出，常常须孕育很长时间，尤需许多科学工作者辛勤劳动，而后方由一人（或数人）完整系统地提出，在一般引用中，多指后者，而不必考古。犹“八纲”之提出，一般看作程钟龄所为，但究其根源，可推至明代之张景岳、王执中等人，甚至更早，直至《伤寒论》《黄帝内经》。

最后，关于炙甘草汤之通阳与益阴关系，《商榷》用了较大篇幅，笔者只提两点以供参考。一是就全方而论，是通阳之比例大，还是滋阴之比例大。二是叶天士云："舌淡红而无色者，或干而色不荣者，当是胃津伤而气无化液也，当用炙甘草汤，不可用寒凉药。"叶氏医案中还有"顾阴液，须用炙甘草汤"之类警语，宜参观。

仓促成文，错误难免，请同志们指正。

——载于《湖北中医杂志》1981 年第 1 期

五、论桂枝汤法及其变化

桂枝汤始见于《伤寒论》。云桂枝汤法者，乃因方而名治法，即调和营卫，解肌祛风是也。然方之与法，必因证而立，因证而变，故有主证，必有主法主方；有变证，必有变法变方；有兼证，必有灵活加减，亦谓之活法。方法虽异，而理无二致，总在辨证论治之中。研究桂枝汤法及其变化，莫不如此，兹分述于后。

桂枝汤法，为治太阳中风而设，恶风寒，发热汗出，头项强痛，脉浮缓，或鼻鸣干呕等，是其证也。多由腠理疏松、卫气不固、风寒外袭、营卫失调所致。风寒袭表，卫失固密，不能温分肉则恶寒；卫阳之气抗邪于外则发热；风性开泄，卫强营弱，营不内守，故使汗出。脉浮主表，又因风性散漫，汗出肌疏，故兼呈缓象。头项为太阳经脉所过之处，因风寒袭入，经气不利，故使强痛。肺胃失和，气逆不降者，可有鼻鸣干呕之象。主证如此，治法必须调和营卫，解肌祛风，桂枝汤是其代表方剂。按《伤寒论》，原方由桂枝三两、芍药三两、甘草二两、生姜三两、大枣十二枚组成。方中主以桂枝之辛温，解肌通阳，祛风散寒，辅以芍药，以酸苦微寒和营血而敛阴液。桂枝得芍药之酸，于解表中寓敛汗之意；芍药得桂枝之辛，于和营中有调卫之功。甘草、大枣、生姜皆佐使之品。生姜宣散，温胃止呕，助桂枝以通阳。甘草、大枣甘缓，益气调中，并助芍药以和营。本方配伍谨严，有主有从，疗效显著，因而本方本法，对太阳中风而言，是定而不移之法，定而不移之方。

由于病变十分复杂，而桂枝汤的应用范围又较为广泛，于是以固定之法，难应复杂之病，故于定法中又有活法，归纳起来，大致有如下几种情形。

（一）因病有兼证，法有兼治，方有加减

在太阳病过程中，随感邪轻重，病程久暂，体质强弱，阴阳气血偏盛偏衰，治疗当否等，可能出现若干兼证，故治法需加以兼顾，如：

1. 调和营卫，兼升津舒脉法

本法适于太阳中风，兼邪入经输之证，见恶风寒，发热，自汗，项背强几几，脉浮缓等，方用桂枝汤调和营卫，解肌祛风，加葛根（桂枝加葛根汤）升津液，舒经脉，以解项背之强急。

2. 调和营卫，兼生津解痉法

此为治柔痉之法。柔痉虽不能称为太阳中风兼证，但据《金匮要略·痉湿暍病脉证》所载："太阳病，其证备，身体强，几几然，脉反沉迟，此为痉，栝蒌桂枝汤主之。"知本证有明显的太阳中风征象，其风寒袭表，营卫不调，仍为基本病理变化。所不同者，"身体强，几几然"重于"项背强几几"。脉不浮缓而"反沉迟"。多因太阳病发汗太过，或误用下法，致津液受伤，风邪化燥，筋脉失养而成。惟其津伤化燥，故方中不欲葛根之升散，而宜栝楼根之滋养津液，润燥解痉。上二者，药仅一味之差，而治法及主证有别。

3. 调和营卫，兼降气定喘法

本法适于太阳病，风寒之邪内迫于肺，或为太阳中风，引发宿喘，见恶风寒、发热、汗出气喘、脉浮缓等症，宜桂枝加厚朴杏子汤，祛风解表兼以降气定喘。

4. 调和营卫，兼益气养营法

本法适用于太阳表证，因发汗太过，伤及营气，或营气不足之人复感外邪所

致之身疼痛、脉沉迟。太阳表病，本有身痛，一般经发汗后，其病当愈，身痛当止。本证则于发汗后，表证未罢，身痛不休。同时，表病身痛，其脉当浮，今反沉迟，总由妄汗伤及营气而成，故于桂枝汤中加重芍药、生姜用量，并加人参(桂枝新加汤)，一则以和营卫而解未尽之表，二则以补营气之不足，而疗身疼痛、脉沉迟。

5. 调和营卫，兼缓急止痛法

本法适于表病误下，伤及太阴，不仅表证仍存，而且邪乘虚入，兼见腹满时痛，故于桂枝汤中加重芍药(桂枝加芍药汤)，则有通阳行阴、和脾缓急之效，以解太阴腹痛。

6. 调和营卫，兼通阳明法

本法适于表病误下，不唯表证不解，而且邪入阳明，腑气不通，而致腹部"大实痛"。此虽涉及阳明，但无潮热、谵语等症，知病变仍偏重在表，故以桂枝汤调和营卫，加重芍药并加大黄(桂枝加大黄汤)，兼治阳明而疗"大实痛"。综观以下二证，虽均成于表病误下，但有涉及太阴与阳明之不同，其变化每以中焦虚实而定，故有"虚则太阴，实则阳明"之说。此处云太阴、阳明者，非纯属太阴、阳明，因此治法亦非建中、承气可比。然则桂枝加芍药，有和脾止痛之效，桂枝加大黄，寓泻实和胃之旨。正如柯韵伯所言:"桂枝加芍药，小试建中之剂;桂枝加大黄，微示调胃之方。"

7. 调和营卫，兼扶阳解表法

病在太阳，汗而发之，病在少阴，温而摄之。本法之适应证既非全在太阳，亦非全在少阴，而是太阳病发汗太过，损伤阳气，阳虚不能固摄于表，遂使汗漏不止，并见恶风，小便难，四肢微急、难以屈伸等症。此时纯于解表，则更虚其阳，甚则厥利呕哕接踵而来。纯于复阳，则外邪不去，易生他变。唯扶阳解表兼施，则无顾此失彼之患。故用桂枝汤调和营卫而解表，加附子(桂枝加附子汤)温经扶阳而止汗。

8. 解肌祛风，兼通胸阳法

太阳病误下后，胸阳受损，邪乘胸阳之位，而踞于胸中，所幸正气仍能抗邪于外，故表病不解，更增胸满、脉促之症。若论治法，解表固属必然，但胸满、脉促，最忌阴柔之品，恐敛邪不散。故于桂枝汤中去酸收之芍药（桂枝去芍药汤），既可解未尽之表，更利于宣通胸阳。或云桂枝汤去芍药，必逊调和营卫之功。然则病证如此，有不得不去之理由。况且去芍药之后，方中姜、枣犹能调和营卫，更主以桂枝，自能疏风解表于外。从全方来看，桂、甘、姜、枣为伍，属辛甘发散为阳之剂，其宣阳行阴之力仍存，实为治疗本证之佳方，何疑虑之有？当然，胸满并非成于上述原因者，又当别论，则芍药未必当去，故于一证之中，求原因之异同，必须审慎。

更有证如上述，而见恶寒加重，脉不促而微弱者，是不仅胸阳受损，而且伤及肾阳，故于前方中加附子（桂枝去芍药加附子汤），温经复阳，是以药添一味，而为太少兼施之计，真方外之方，法外之法也。

9. 调和营卫，兼健脾利水法

太阳病误下后损伤脾胃，或脾失健运之人复感外邪，以致表证不罢，加之水饮内停，见发热恶寒、头项强痛、无汗、心下满微痛、小便不利等症，仲景与桂枝去桂加茯苓白术汤，解表利水兼行。关于本方，历来看法分歧，争讼纷纭，难于一时统一意见，因限于篇幅，笔者不加分析，乃宗成无己“与桂枝汤以解外，加茯苓白术利小便行留饮”之说，以明我见。

（二）因病机相同，而有异病同治

前已论及，桂枝汤调和营卫，为治太阳中风之定法。然而有病非太阳中风，而属营卫不和者，其临床见证自异于太阳中风，仍可相机而投桂枝汤，使营卫和则愈。此虽法不变，方亦不变，但主证不同，故属活法。例如患者因劳倦太过，或病后、产后失调，致营卫不和，见自汗、盗汗、发热恶寒、发热汗出等症，酌情使用桂枝汤，其效常佳。《伤寒论》第 53 条“病常自汗出者，此为荣气和，荣气和者，外不谐，以卫气不共荣气谐和故尔。以荣行脉中，卫行脉外，复发其汗，荣卫和则愈，宜桂枝汤”。第 54 条“病人脏无他病，时发热自汗出而不愈者，此卫气不和也。先其时发汗则愈，宜桂枝汤”，多对此类病情而言。柯韵伯云：“愚常以此汤治自汗、盗汗、虚疟、虚痢，随手而愈。”是于实践中加以证明。若不明异病同治之理，而强辨外感内伤，凿分中风伤寒，必使仲景佳方，置之疑窟。

（三）因病之表里缓急，而定桂枝汤之先后使用

在外邪入里过程中，常有表里并见之病，临证之际，必视表里证之轻重缓急，而定先用桂枝汤，或先用治里之法。一般说来，表里同病，病情以表证为主者，应先解其表，如《伤寒论》第 234 条“阳明病，脉迟，汗出多，微恶寒者，表未解也，可发汗，宜桂枝汤”即属此种情形。虽表里同病，而以里证为重且急者，则应先治其里，后治其表，如第 91 条“伤寒，医下之，续得下利清谷不止，身疼痛者，急当救里；后身疼痛，清便自调者，急当救表。救里宜四逆汤，救表宜桂枝汤”。二者使用桂枝汤固然相同，但先后次序有别，故仍属活法。

（四）其他

桂枝汤之活法，尚有如下情形，例如：太阳中风证，初服桂枝汤，表不解，而病者反增烦热之感。此烦热，仍为在表，是因感邪较重，邪盛于经，正邪相争之故。治法仍宜解表，但若续服桂枝汤，必使烦热之反应加重，故先刺风池、风府，疏通经络以泄邪，后与桂枝汤，微汗而愈。说明病属太阳中风，而有缓行桂枝汤之例。更有太阳伤寒，服麻黄汤发汗，病解未久而复发，或虽汗出而病不解，则不宜继用麻黄汤。盖汗后卫气发泄，腠理已开，倘若再行峻汗，则有“令如水流离，病必不除”，甚致反生他变之忧。故不能再用麻黄汤而宜与桂枝汤调和营卫，解肌表之邪。说明病非太阳中风，而有亟宜桂枝汤之例，充分体现了辨证论治精神。

总之，活法虽多，而步步不离调和营卫，解肌祛风，是活法中必有定法，定法中亦有活法，颇具辩证思想。

桂枝汤经适当加减，而与原治法根本不同者，谓之桂枝汤变法，例如：

1. 平冲降逆法

桂枝汤原方加桂枝二两（桂枝加桂汤），则变解表而为平冲降逆之剂，是治奔豚气的有效方剂之一。如此加量，粗看似乎只能增强通阳作用，而与平冲降逆不侔。然而，桂枝本有降阴寒气逆作用，如《本经疏证》论桂枝云：“盖其用之之道有六，曰和营，曰通阳，曰利水，曰下气，曰行瘀，曰补中。”因此当桂枝用量较大时，确有降逆作用。再则通阳与降逆实有相反相成之妙。阴寒之气何以得降？只有令阳气宣通，才能有效地降逆。故下焦阴寒，乘心胸阳虚而上逆之奔豚气，得此即可平复。

2. 通心阳，镇浮越法

桂枝汤去芍药加蜀漆牡蛎龙骨，即成此法，治伤寒脉浮，误用火攻，或辛温发汗太过，所致之心阳虚损，心神浮越，其症以惊狂、卧起不安为主。本证之阳虚，限于心胸，故于桂枝汤中去芍药，使桂、甘、姜、枣相配，旨在宣通心胸之阳。又因心神浮越，故加牡蛎、龙骨，重以镇怯，宁心安神。心阳虚损之病，每有痰浊凝聚，故加蜀漆以除之。

3. 祛风散寒除湿法

桂枝汤祛风之力较强，而散寒除湿之力稍逊。若于方中去芍药之阴柔，加附子之辛热（桂枝附子汤），则可祛风散寒除湿于肌表，治风寒湿痹之在肌肉，症见身体疼烦、不能自转侧、不呕不渴、脉浮虚而涩者。本方药味，与桂枝去芍药加附子汤完全相同，仅因桂枝、附子用量不同（彼方桂、附量小，此方桂、附量大），而主治不同。彼证前已论及，为表证兼阳虚，并无湿邪缠绵，故无需大量之桂、附。而此证风寒湿邪相互搏结，留着肌肉，身体疼烦，故需大量之桂枝通阳祛风，大量之附子以温经散寒，除湿止痛。可见一方之中，随着药量变化，方、法异名，此正是仲景处方用药之精密周到处。

更有值得深究者，如上所述，风湿之在肌肉，宜去芍药之阴柔，恐其敛邪不散；风湿日久，深着筋骨，伤及营血，正气不足者，则芍药又在可用之列，如桂枝芍药知母汤便是。可见同为治风湿之方,同为桂枝汤变法,而一去芍药,一用芍药,大有奥义。

4. 建中法

桂枝汤倍用芍药而加饴糖(小建中汤),是甘温建中法。本方以饴糖为主药,佐甘草、大枣,有甘温养脾之功。更辅以芍药敛阴养营,并能制约桂枝、生姜辛温走散之性,而使之温养于里,故可温中补虚,而昌气血生化之源。凡因虚损劳伤,阴阳气血双虚者,恒可酌情用之。

他如当归四逆汤之温通经脉;桂枝加龙骨牡蛎汤之调和阴阳,重镇摄纳;黄芪桂枝五物汤之养气血,通血痹;桂枝加黄芪汤之泄汗孔,除水湿,疗黄汗;桂枝去芍药加皂荚汤之温肺化痰等,虽难以尽述,但可概见方、法变化在辨证论治、理法方药中的地位与作用。若能如此反复推求,则可见病知源,法明而方效,犹规矩备具,而奇工百出也。

——载于《中医杂志》1980 年第 4 期

六、仲景胸腹切诊辨

胸腹者,脏腑之廓也,五脏六腑,无所不包。而人身之疾病,多以脏腑为主宰,故研究胸腹切诊,对临床辨证及立法处方,意义十分重大,不可等闲视之。仲景胸腹切诊之独特优点,不在于辨一般寒热虚实之概念,而是着眼于疾病的发生发展,并由概念到具体,由具体到概念;由局部至整体,由整体至局部,以明个别之胸腹状态。其有貌似相同,而实有大异者;有实质相同,而表现相离者;有一证多因及一因多证者;有胸腹之主证一致,而伴见证各非者,无不谨慎求证,果敢判断,曲运匠心,辨析周详。且其文风,不尚浮华,专重实践,足为后学师法。拙作为结合临床计,谨以胸胁、心下、大腹、少腹之次序入手,将有关内容,贯串其间,未知合仲景精义否,愿同道指正。

（一）胸胁切诊辨

胸胁内含心、肺、肝、胆，又为三焦分部。六经病证中，见胸胁证候者，莫过于少阳。以胆附于肝，其经脉循行于两胁故也。病至少阳，多由“血弱气尽，腠理开，邪气因入，与正气相搏，结于胁下”（第97条）而成。故胸胁苦满，为少阳主证之一。切其胸胁但增满闷之苦而已，并无特殊形象可得。治以小柴胡汤，和解表里，畅达气机，则胸闷可愈。邪结较重者，每有“胁下痞硬”（第96条），或硬满之情。胁在胸廓之侧，内衬胁骨，似无特殊之硬满可言。然胁下自异于胁，切诊时，当胁之下，腹部之侧，轻循或觉饱满、重按或觉抵抗力强，或病者微痛是也。治宜小柴胡汤去大枣之壅滞，加牡蛎之软坚，乃仲景成法。若“病胁下素有痞，连在脐旁，痛引少腹，入阴筋者”，谓之“脏结”（第167条）。其证并无少阳之形，而有脏气衰微、阴邪凝结之实，且有形之痞块，必梗梗于指下，病者之痛状，楚楚于容颜；呻吟之声，萦萦于耳际，如此重病，补而助邪，攻则伤正，救治诚难，多有不测。况区区咸寒牡蛎，难破痼结之邪，得与少阳之胁下硬满同日而语乎？又有疟久不止，结为疟母，亦在两胁之下，其来也，悠忽不知，成则扪之可得，一般不似脏结之疼痛，而边缘清晰，或如脏结之病重，而正气有强有弱，其弱者危笃不在目前，而在淹缠失治之间；强者常可带病延年，是与脏结大异也。至于癥瘕之类，皆属有形，或在胁下，或在腹中，随其所生而定其位也。或大或小，或痛或否，或轻或重，依病情不同相机而见也。更有非癥非瘕，而“胁下偏痛”（《金匮要略·腹满寒疝宿食病脉证治》）之大黄附子汤证，是扪无痞块，痛而便闭，发热，脉弦紧。

前述少阳之胸胁苦满，或胁下痞硬，主以小柴胡汤随证加减，已成定论。如柴胡加芒硝汤证之“胸胁满而呕”（第104条）；柴胡加龙骨牡蛎汤证之“胸满烦惊”（第107条）；柴胡桂枝干姜汤证之“胸胁满微结”（第147条）；三阳合病之“胁下满”（第99条）；少阳阳明合病之“胁下硬满”（第230条），或“胸胁满不去者”（第229条）均是。不过定论中仍有若干特殊情形，不可不辨。有寒湿兼表发黄之胁下满痛，则与少阳无关，如“得病六七日，脉迟浮弱，恶风寒，手足温。

医二三下之，不能食，而胁下满痛，面目及身黄，颈项强，小便难者，与柴胡汤，后必下重”(第 98 条)，是与前者形同而实异也。亦有实质相合而表现相离者，如太阳少阳并病之满痛多不在胸胁，而在心下(第 142、146、150、171 条)，更有大柴胡汤证，乃热结胆腑之候，仲景明言“心下急”(第 103 条)，“心中痞硬”(第 165 条)，“按之心下满痛”(《金匮要略·腹满寒疝宿食病脉证治》)。此证不论伤寒、杂病，切诊所见，大抵相同，即患者心下拘急疼痛，按有硬感而拒按，其机理与胆腑位置及经脉循行有关，而太少并病与本证之心下硬满或痛，大有轻重之别，宜详而审之。

肺居胸中，凡六淫七情，瘀血痰饮，脏腑虚实，涉及肺者，多有胸胀满或胸痛现象。如《金匮要略》所言之肺痈，当裁为二证。其一，痈者，壅也。即水气逆行，壅实肺气，故有喘不得卧、胸胀满等症，主予以葶苈大枣泻肺汤。若切其胸部，觉胁间饱满，略加压力，则患者如窒息样。视其胸廓，则膨膨然若桶状，且周身浮肿，按之没指。其二，痈者，痈脓也，胸部切诊，多无异常发现，仅按压及叩击时，胸痛加重，其人一般不肿，但咳唾脓血，状如米粥，腥臭难闻。二证悬殊，而用词则一，切忌毫厘千里之谬。

瘀血在胸，必然或胀或痛，其特点为满痛固定不移，按之加重。如“病人胸满，唇痿舌青……腹不满，其人言我满，为有瘀血”(《金匮要略·惊悸吐血下血胸满瘀血病脉证治》)。亦有瘀血在下，而满痛在胸者，如妇人热入血室，血结重点在下，而病者“胸胁下满，如结胸状”(第 143 条)是也，乃瘀血与热邪相搏，循经上犯，经脉瘀阻所致。

痰饮水气，上犯胸肺，仍多胸满或痛之象。切诊时，或有特殊形象可得，或无异常发现，属前者，如悬饮证，胸膈“内痛”(《金匮要略·痰饮咳嗽病脉证并治》)，随呼吸加重，既是患者之主观感觉，亦是切诊之要点。按时觉心下硬满，且牵引胸胁疼痛，并觉窒息难忍(心下一般不痛)。论云：“心下痞硬满，引胁下痛”(第 152 条)是也。证之临床，应验良多，故特申之。他如支饮家，“胸胁支满”(《金匮要略·痰饮咳嗽病脉证并治》)；黄汗及水病“胸中痛”或“胸中窒”(《金匮要略·水气病脉证并治》)；吴茱萸汤证之“呕而胸满”(《金匮要略·呕吐哕下利病脉证治》)等,切诊常无所得。

肝居于胁,象应风木,性喜条达,故凡肝气郁结,胸胁满痛,乃必然之势。如“肝中风”之“两胁痛”;“肝中寒”之“喜太息,胸中痛,不得转侧”(《金匮要略·五脏风寒积聚病脉证并治》);“水在肝,胁下支满”(《金匮要略·痰饮咳嗽病脉证并治》);“趺阳脉微弦,法当腹满,不满者必便难,两胠疼痛……”(《金匮要略·腹满寒疝宿食病脉证治》),以及“伤寒热少微厥”之“胸胁烦满”(第339条)等皆是。此类胸胁满痛,一般不喜揉按,按之愈甚,以邪实故也。然邪实者,未必尽如斯也,如“肝着,其人常欲蹈其胸上”(《金匮要略·五脏风寒积聚病脉证并治》),乃肝经之血瘀气滞使然,是邪实于内,而外见欲得揉按之状。王清任有血府逐瘀汤验案两则,可作佐证,一为“胸不任物——江西巡抚阿霖公,年七十四岁,夜卧露胸可睡,盖一层布压则不能睡,已经七年,召余诊之,此方五付痊愈”(《医林改错》)。二为“胸任重物——一女二十二岁,夜卧令仆妇坐于胸,方睡,已经二年,余亦用此方,三付而愈……”(《医林改错》)。如此,一证而表现歧异。实难为之解释,无怪王氏有“设一齐问病源,何以答之”之叹。笔者1981年曾见两例肝癌患者,门诊均以“腹痛待查”收入住院。两例患者形容消瘦,腹软如棉,俱系虚象,胁腹疼痛,喜揉喜按,终日由家属揉按其上。医者施以按摩术,可暂缓其痛,旋复痛甚于前。以虚论治,其痛依旧,且益虚其虚。会诊再三,方药屡易,终难稍缓。后经剖腹探查,证实为肝癌,奄缠数月而死亡。噫!至虚有盛候之理,虽能口诵心记,但遇表里不一之病,则常能眩于目而惑于心也。可见实证得实象者易明,而得虚象者难知,故尤须提防。至于机理安在,王氏止于“何以答之”?愚意揣度,似应以体质为依归。实证遇实体,必然反应强烈,故有拒按等情形。相反,在百脉空虚之人,必然反应微弱而掩其实象。虚则喜实,故欲借揉按,以求暂安。不过毕竟实在其中,故按后反甚。

结胸证,无有不痛者。其中大结胸证,一般以“心下痛,按之石硬”(135条),或“从心下至少腹硬满而痛,不可近者”(第137条)为典型,何以结胸证之硬满反在心下?盖病在胸膈,外被肋骨,故胸膈唯“拒痛”而已,硬满当无所现,而所现者仅在邻近之心下,仲景云“……膈内拒痛……心下因硬”(第134条)是也。

寒实结胸，证象如前，而寒热可分。至于热扰胸膈证，或见“心中懊侬”（第76条），或“胸中窒”（第77条），或“心中结痛”（第78条），均系患者之主观感觉，心下必柔软不痛，观“下利后更烦，按之心下濡者，为虚烦也，宜栀子豉汤”（第375条）可知。若病后劳复而兼宿食者，又当别论，其证用栀子、香豉清宣于上，枳实、大黄推荡于下（第393条），知心下及腹部之满痛，为临床常见。

（二）心下（心）切诊辨

古称心下者，约当胃上脘，横膈、脾胃、肝胆、肠道，是其四维也。故凡心下见证，所系非止一端，除前述结胸、大柴胡等证外，尚有如下情形。

五泻心汤证，通称痞证。痞者，闭塞不通之谓也。按其成因，可分两类。一为无形邪热结于心下，故虽痞满而“按之濡”（第154条）。一为脾胃不和，寒热错杂所致，故心下痞仍为必然见证，不过柔软与否，则视病情之差异及轻重而定，如半夏泻心汤证，“呕而肠鸣，心下痞”（《金匮要略·呕吐哕下利病脉证治》）。未言硬否，则应作“按之濡”观。而生姜泻心汤证，兼水饮食滞；甘草泻心汤证，为胃虚较重，痞利俱甚，故明言“心下痞硬”（第157、158条），论中文字昭昭，可谓痞必柔软乎？他如旋覆代赭汤证（第161条）、桂枝人参汤证（第163条），虽不在其列，但心下痞而兼硬，切诊显然，此痞之为言，其意一也。然有未尽之旨，能不深究？观《说文解字》训“痞”为“痛”，而仲景之言，未曾及者何？曰：非不及也，而有难及之故也。盖心下痞，临床所见，痛者有之，不痛者亦有之，全在医师裁决，未可死于句下。观生姜、甘草二泻心汤证，均有“腹中雷鸣”“下利”，则疼痛之意，依稀可见。附子粳米汤证，虽不言痞，但考诸“雷鸣切痛”（《金匮要略·腹满寒疝食病脉证治》）句，知腹中雷鸣下利者，常与腹痛相伴。或问曰，仲景云：“但满而不痛者，此为痞”（第149条），又将何解？此痞证与结胸对举之文，若以结胸之大痛而论，则痞证之痛，是不足言也，论中类似文法甚多，恕不列举。另有五苓散证（第156条）、小半夏加茯苓证（《金匮要略·痰饮咳嗽病脉证并治》），亦有心下痞，为水气上逆所致，而且仅属副证，不得与主证齐观。又“伤寒吐下后，发汗，虚烦，脉甚微，八九日心下痞硬，胁下痛……”（第

160条)，乃阳气太虚，水饮攻冲之象，痛甚于前，故痞而兼硬。总括前述，是一证多因，其辨固非纯为切诊之功，然则指下所得，参合其余，并心领神会，则病犯何逆，自有成竹在胸。

病有貌似心下痞硬，而不能以痞名之者。如“气分，心下坚，大如盘，边如旋杯，水饮所作，桂枝去芍药加麻辛附子汤主之”；“心下坚，大如盘，边如旋盘，水饮所作，枳术汤主之”(《金匮要略·水气病脉证并治》)，其证与心下硬满何其相似，但若认真切按，仍可区分。夫心下痞硬，不论范围大小，绝无明显边界，而上二者，心下如盘，并有钝圆之边界，清晰可辨。并因水停胃中，故切诊时，每有如囊裹水，激荡有声之感，则与痞证大异也。

水饮为患，变幻无穷，凡气击水升，涉及心下者，俱可出现心下见证。如“水在心，心下坚筑，短气，恶水不欲饮”(《金匮要略·痰饮咳嗽病脉证并治》)，乃心阳衰，水饮凌心之象。临床所见，不独心下坚满，按之作痛，而且以手扪之，觉筑然悸动不安，既为医者易察，亦为患者所苦。凡遇此类证候，温通心肾，化气行水，乃必然之治法，是切诊而关乎治疗也。有留饮不去之甘遂半夏汤证，“病者脉伏，其人欲自利，利反快，虽利，心下续坚满”(《金匮要略·痰饮咳嗽病脉证并治》)，是留饮上下攻冲，上则心下坚满，下则欲自利，切诊之特点，为心下之坚满时重时轻，轻时多在利后，重时多在下利之前，较诸水在心，心下坚筑，终日不止，情状异歧。有脾虚水停证，“伤寒若吐、若下后，心下逆满，气上冲胸，起则头眩，脉沉紧”(第67条)，斯证心下满则满矣，坚硬与否，则非必然，况且逆满，一指切诊心下有胀满之势，一为患者觉气上冲胸，此与水在心之短气又不同也。盖短气者，谓胸中气短不足以息；气逆者，是逆气上冲，呼吸不利。

痰实结在胸中，因与心下毗邻，故除“胸中痞硬”(第166条)外，“心下满而烦”(第355条)及“心中温温欲吐，复不能吐”(第324条)颇为常见。若切其心下，患者必烦而不受，但求畅吐为快。

胸痹心痛之类，主症为胸背痛，或心痛彻背，背痛彻心，程度剧烈，或涉及心下，或正在心下剧痛，甚则患者如有临死之恐怖感，常以手护其痛处，闭目蹙眉，深惧旁人侵扰。医者但需急投方药，切勿任意切按。其轻者，切按无妨，然鲜有异象,仲景所立乌头赤石脂丸、栝蒌薤白半夏汤等(《金匮要略·胸痹心痛短气病脉证治》),疗效显著。

有病不在心下,而心下硬满者,尤须细辨,不得以部位限定之。如“少阴病,自利清水,色纯青,心下必痛,口干燥者,可下之,宜大承气汤”(第 321 条),“下利三部脉皆平,按之心下坚者,急下之,宜大承气汤”(《金匮要略·呕吐哕下利病脉证治》)。考大承气汤证硬满疼痛,多在大腹,或绕脐而痛,是中有燥实,腑气不通之候。此与上二条相较,似乎不侔,然心下硬痛之可下者,总而言之,必有实邪内阻,心下硬痛必涉及于腹,而与胸胁无关。且下利多为稀水、臭秽、灼肛、窘迫不爽。虽利,但不能缓解其疼痛,若不及时攻下,则恐津液重伤,而结实更甚,凶险之候,接踵而来。析而言之,少阴病之急下,属水竭土燥,多在热病过程中出现。后者下利三部脉皆平,而心下坚,纯系实邪内阻,津伤就燥,多属杂病范畴。不仅如此,即使小承气汤证(第 251 条)及“阳微结”(第 148 条)亦有心下硬满,然伴见证候迥异于前。至于邪实在中,而硬痛见于心下之根由,无非为大肠小肠皆属于胃,肠道不通,胃气因而壅滞,乃常中之变也。

心悸一证,临床颇多,前后文俱有涉及,兹择其未及者言之。小建中汤证有“心中悸而烦”(第 102 条),在瘦弱者,扪其心之部位,悸动常能应指,按其腹部,或柔软如棉,或较为紧张,柔软者,虚之本象;紧张者,气血不主濡养也。炙甘草汤证为“脉结代,心动悸”(第 177 条),扪之不仅觉心脏悸动,且其节律参差,亦如脉有结代,是与小建中汤证之显著区别也。

前言,“心中悸”“心动悸”,系指当心之部位而悸,而心下悸之所指,则应具体分析。如桂枝甘草汤证,因心阳不足,其“心下悸”(第 64 条),仍指心之部位,观“其人叉手自冒心”可知。关于水饮逆动之心悸,如真武汤证、茯苓甘草汤证等,则应视病情而定,有确属心下者,亦有在心者,更有从心下至少腹者,患者为之震撼不安,医者当其处轻循可得,甚至不必切诊,可望而知之。若问其故,愚以水饮逆升,良由离照失所,阴霾肆横,上下冲突,无所制约使然。

奔豚证,或为肾中寒气上逆,或为情志伤动所致,见气“从少腹起上冲咽喉,发作欲死,复还止”(《金匮要略·奔豚气病脉证治》)等。其病涉范围虽广,但无凶险之象，胸腹虽有气上下游移，如豚之奔，但多为患者主观感觉，切诊并无特殊发现。仲景或以平冲降逆为法，如桂枝加桂汤；或以疏肝解郁为治，如奔豚汤之类（同上）。若“欲作奔豚”（第 65 条）之候，是欲作而未作也，仅有脐下悸动，并无气之奔突，有下焦水饮欲动之象，而无肾气上逆之形。故在瘦人，以手轻按脐下，便知筑筑然跳动不安。综上以观，水饮凌心而心（下）悸者，重在温阳，前已论及；下焦水气欲动而脐下悸者，重在行水。如“假令瘦人脐下有悸，吐涎沫而癫眩，此水也，五苓散主之”（《金匮要略・痰饮咳嗽病脉证并治》），是又一有力证明。有病情酷似奔豚，而实非奔豚者，如“青龙汤下已，多唾口燥，寸脉沉，尺脉微，手足厥逆，气从小（疑为少）腹上冲胸咽，手足痹，其面翕热如醉状，因复下流阴股，小便难，时复冒者，与茯苓桂枝五味甘草汤”（《金匮要略・痰饮咳嗽病脉证并治》）。痰饮咳逆证，服小青龙汤后，寒饮将化，而冲气上逆之象，故予敛气平冲为治，其病属饮家之变证，与奔豚证区别不难，恕不赘言。

（三）大腹切诊辨

大腹者，脾胃之处也，太阴阳明虽未可概括全部病情，但若能循此纲领，思过半矣。

太阴属至阴之脏，体阴用阳，但凡中阳不振，或寒湿内侵，必致转输不能，故为胀为痛。太阴提纲云：“腹满而吐”“时腹自痛”（第 273 条）是也。其满痛以时时减轻，旋复如故，喜温喜按为特征。若更见“自利不渴”（第 277 条），乃太阴之证候，予理中四逆辈，不易之法也。然太阴为病有但满而不痛者，“厚朴生姜半夏甘草人参汤证主之”（第 66 条）。斯证腹胀较重，午后尤重，夜半自行缓解，叩之空空然有声。以其不利，知阳虚未甚，而气滞显著，故舍姜、附之“守”，而取厚朴之“走”。又有只痛而不胀者，如小建中汤之“腹中急痛”（第 100 条），“虚劳里急”（《金匮要略・血痹虚劳病脉证并治》）是也，其痛有微甚，或绵绵不止，或急痛阵作，仍喜温喜按，此乃中有寒邪而气血俱虚，筋脉失养所致，主以小建中汤，在于立中气，以昌气血之源。夫病有轻重，方有大小，故大建中汤所主“心胸中大寒痛，呕不能饮食，腹中寒，上冲皮起，出见有头足，上下痛而不可触近”（《金匮要略·腹满寒疝宿食病脉证治》）。必甚于前者，切诊觉腹中有包块游移隐现，犹胎儿之在母腹，随胎动而有头足伸缩然，且痛而拒按，是虚寒腹痛之特例也。寒凝腹痛，尚有附子粳米汤证之"雷鸣切痛"（《金匮要略·腹满寒疝宿食病脉证治》）。扪之常无包块，拒按与否，则依寒凝之程度而定，不可强求。以上腹痛诸证，均与太阴有关，若细分之，则理中、小建中汤证重在脾，大建中汤证重在胃（肠），而附子粳米汤证，又与火不生土有关。故切诊之中，若能存乎心，达于理者，庶可见病知源，法明而方效也。

腹满痛而需辨太阴阳明之归属者，还有因误治失治，太阳表证未罢，而腹满痛继起之症。如"腹满时痛"，喜温喜按者，"属太阴也，桂枝加芍药汤主之；大实痛者，桂枝加大黄汤主之"（第279条），若虽大实痛，而其人"脉弱"，"续自便利"者，宜再斟酌，下剂未可直率而往也，故云"设当行大黄芍药者，宜减之，以其人胃气弱，易动故也"（第280条），可见证如上述，而大黄、芍药之当加当减，既需指下别其"实痛"，亦需根据体质，辨胃气之强弱。

太阴虽位居中土，但因脏腑相连，病情相关，故有本非太阴而涉及太阴者。例如少阴阳气大衰，火不生土，阴寒内盛，而于吐利厥逆诸证中，见腹"内拘急"而痛者，四逆汤证（第353条）类是也。此类腹痛，固属虚寒，然拒按者并非罕见。盖寒主收引，筋脉挛急，按之不唯无益，且反增疼痛。若非阳气温煦，终难舒展，故喜温而拒按，乃必然之势。诸凡内寒特甚，或暴寒直中之病，大抵如此，不一一列举。若四逆散证，"或腹中痛"（第318条），虽以少阴病冠首，但实非阳衰，而是阳郁于里、气机不展所致。故喜揉按，以展气机。有肝木乘脾之腹满，宜分二类，一为"伤寒腹满谵语，寸口脉浮而紧"（第108条），甚或大便难，腹满与谵语并见，属热者居多，"诸胀腹大，皆属于热"（《素问·至真要大论》）是也。其腹必不柔软而拒按，仲景立刺期门之法，以泻肝实。二为肝虚而浊阴郁气致伤脾土，则腹满见于脾虚证中，切诊所得，与太阴腹满相关，仲景虽未直指治法，但规矩已立，曰："见肝之病，知肝传脾，当先实脾""肝虚则用此法，实则不在用之"（《金匮要略·脏腑经络先后病脉证》）。另有木火刑金之腹满，则与太阴无关，当作别论。如"伤寒发热，啬啬恶寒，大渴欲饮水，其腹必满，自汗出，小便利，其病欲解，此肝乘肺也，名曰横，刺期门”（第 109 条），其腹满乃治节乖常，水道失调，小便不利而成，多属实证，故腹不柔软而拒按。

阳明多气多血，主燥化而为受纳之所，故阳明之腹满痛，实证居多。如阳明腑实之满痛，常与燥结为伴，切诊以腹部胀满硬痛拒按为显著特点。病情重者，则腹硬如板，疼痛剧烈，有不可触及之势，尤须急下。阳明之下法，分大、小、调胃承气三方，其具体运用，切不应以满痛之程度为转移，盖有“腹大满不通”而用小承气汤者（第 208 条），有“腹都满，胁下及心痛，久按之气不通”（第 231 条），而不可用大承气汤者，有“伤寒吐后，腹胀满”而用调胃承气者（第 249 条），故必须考其外证所合，方可断之。

阳明腑实而腹硬满，人所共知，然亦有不硬者，似难确信。观 215 条“胃中必有燥屎五六枚也”，绝非臆测，而是切诊时，觉肠中有硬粪块，若断若续，屡屡于指下。试问若腹满而硬，如何触知，得非不硬之证据乎？结合临床，此类病情并不少见，只需切诊如此。又见阳明征象，可放胆用下，常取效甚捷，若必待腹壁硬满而后下，是病加一等，坐失良机矣。

此外，阳明腑实，尚有“绕脐痛”（第 239 条）拒按之典型证候，相反，若谓凡绕脐痛，俱属阳明，则大失仲景本意。如“夫瘦人绕脐痛，必有风冷，谷气不行”“寒疝绕脐痛”（《金匮要略·腹满寒疝宿食病脉证治》）之类，皆与阳明风马牛不相及也。

阳明“腹满而喘”（第 208 条），更见潮热等症，是腑实已成，宜以大承气汤攻之。然阳明中风之“腹满微喘”，则下法当禁（第 189 条）；太阳中风，误以火劫致变之“腹满微喘”，良由“邪风被火热”“阴阳俱虚竭”（第 111 条），而热壅胃肠所致，当属坏病之列，不得以阳明腑实论之。

阳明燥实之“脉迟”“腹满”（第 208 条），得下则解；阳明中寒之“脉迟”“虽下之，腹满如故”（第 195 条）；阳明发黄之腹满，可清可下；太阴发黄之腹满，唯“于寒湿中求之”（第 259 条）。有“太阳病三日，发汗不解，蒸蒸发热者，属胃也”，宜调胃承气汤，泻热存阴（第 248 条）。有“不更衣十日，无所苦”（第 244 条），脾约也，只宜润肠滋燥。由是，仲景文法，岂可以词害意？能不于指下判其虚实，于全局辨其证候耶?

另有干血劳之腹满，必形体羸弱，而“肌肤甲错”(《金匮要略·血痹虚劳病脉证并治》)；水病腹满，不论肝水、脾水、肾水或其余，多兼“小便不利”，或“腹满因肿”或“腹满肠鸣相逐”(《金匮要略·水气病脉证并治》)，与阳明燥结，处处有别。

蛔厥证，仲景虽未言腹痛，但从“病者静，而复时烦”(第338条)分析，并结合临床，知此证或因痛而烦，或因烦而痛，时发时止。发时切诊，其腹或硬或软，包块或有或无，各随其轻重，而拒按则一；此时切诊，其腹多如常人，或按之则痛。

(四) 少腹切诊辨

仲景论少腹者，概言小腹也。本文仍宗其旨，以少腹概之，膀胱、小肠、胞宫等寄寓其中，肾肝冲任诸脉循行其地。

六经病中，见少腹证候者，以太阳较为明显。太阳蓄水证，为邪与水结，膀胱气化失职，故小便不利，少腹“里急”(第127条)。里急者，内有拘急之意也，多为患者主观感觉，不易为切诊所知。然，蓄水较重，小便极少，或有水肿之人，切其少腹，觉膨胀而有抵抗。太阳蓄血，乃热邪循经入里，与瘀血结于下焦膀胱部位，故少腹硬满疼痛拒按。复因轻重缓急不同，而有桃核承气汤证之“少腹急结”(第106条)，抵当汤证之“少腹当硬满”(第124条)、“少腹硬”(第125条)，抵当丸证“少腹满”(第126条)之别。以上文字相似，但若从字里行间细心玩味，则自有等次参差。“淋之为病”，多由热聚膀胱，煎熬津液而成，其证“小便如粟状，小腹弦急，痛引脐中”(《金匮要略·消渴小便不利淋病脉证并治》)。少阴为太阳之里，若少阴病阳复太过，亦可化热，而使脏邪还腑，故有“热在膀胱，必便血”(第293条)之证候，临床多见，此证少腹急结、硬满等，亦常有之。热结膀胱如此，若“冷结膀胱关元”，因寒凝气滞关系，仍有“小腹满，按之痛”(第340条)，是切诊相类，而寒热异派也。

虚劳为病，证候繁多。肾阳不足，水道不利者，多有“少腹满”或“少腹拘急”

之象。如“男子脉虚沉弦，无寒热，短气里急，小便不利……少腹满，此为劳使之然”(《金匮要略·血痹虚劳病脉证并治》)，“虚劳腰痛，少腹拘急，小便不利者，八味肾气丸主之”(《金匮要略·血痹虚劳病脉证并治》)是也。

仲景所言“夫失精家，少腹弦急，阴头寒”(《金匮要略·血痹虚劳病脉证并治》)，乃阳虚精耗所致，而临床之中，失精亦有热扰精室，湿热下注，肾阴不足而成者，其见证虽各不相同，但少腹弦急恒多。属热而弦急者，自在意料之中，因虚而弦急者，似乎费解，然阳气主温煦，阴精主濡养，今两虚相得，筋脉何以温煦濡养？于是“弦急”由生。或问曰：“弦急”状何？答曰：患者少腹牵引或抽搐感，一日之中，轻重缓急，变化无时，或偶尔有之，或发作频繁，则失精愈甚。发时切诊，觉小腹绷急，偶有抽掣跳动之势。笔者曾治一男子，年在三旬，平昔体弱，婚后三年未育，查女方无病，男则因欲念较多，竟至早泄而精液量少，小腹有抽掣感。化验：精子数少，死精过半。因师仲景法，投桂枝龙骨牡蛎汤合五子衍宗丸十剂。二诊来告，精量增多，早泄好转，正在治疗过程中，足见失精家少腹弦急，可信可征。

因肾虚而少腹急迫者，尚有女劳疸。仲景云：“膀胱急，少腹满，身尽黄，额上黑……此女劳之病，非水也。”(《金匮要略·黄疸病脉证并治》)。考诸黄疸病，属太阴、阳明者，其满在大腹；属肾虚者，其满在少腹，是疸病而内根于脏腑故也。

胞宫为女子经水盈亏之地，亦为孕育胎产之所，凡病及此，每见少腹证候。《金匮要略》妇人三篇所论，以寒证、实证居多，而热证、虚证较少。其病因就寒证、实证而言，论云：“妇人之病，因虚、积冷、结气，为诸经水断绝，至有历年，血寒积结，胞门寒伤，经络凝坚”(《金匮要略·妇人杂病脉证并治》)，可得其梗概。

因瘀血而明言少腹满者，有土瓜根散证(《金匮要略·妇人杂病脉证并治》)、枳实芍药散证、下瘀血汤证(《金匮要略·妇人产后病脉证治》)，及“产后七八日，无太阳证，少腹坚痛，此恶露不尽”(《金匮要略·妇人产后病脉证治》)等。有未言满痛，而满痛必见者，如“妇人经水不利下，抵当汤主之”(《金匮要略·妇人杂病脉证并治》)，“妇人经水闭不利，脏坚癖不止，中有干血，下白物，矾石丸主之”（《金匮要略·妇人杂病脉证并治》）。以上诸证，切其少腹，必然硬满，痛点固定，压痛明显，有水与血俱结在血室，而外见少腹满如敦状者（《金匮要略·妇人杂病脉证并治》）；有漏下见于外，而癥块藏于内者（桂枝茯苓丸证）。若瘀血见于虚寒之中，如温经汤证，仲景只曰“少腹里急”（《金匮要略·妇人杂病脉证并治》），如硬痛逊于前者。至若纯因虚寒而痛者，加当归生姜羊肉汤所主“产后腹中疞痛”（《金匮要略·妇人产后病脉证治》）。必绵绵不已，温之按之则舒。

“肠痈者，少腹肿痞，按之即痛如淋，小便自调，时时发热，自汗出，复恶寒……”（《金匮要略·疮痈肠痈浸淫病脉证并治》），此言少腹肿痞，确在小腹之侧，重则腹壁板硬，痛引上下，其脚难伸。又云：“肠痈之为病，其身甲错，腹皮急，按之濡，如肿状，腹无积聚，身无热，脉数，此为肠内有痈脓”（《金匮要略·疮痈肠痈浸淫病脉证并治》）。此病必在病久体弱，脓成而局限者见之，从“肌肤甲错”“身无热”可知。另据“腹皮急，按之濡，如肿状，腹无积聚”推测，则痈脓应在腹壁深层，而不在肠，若确属在肠，则腹中包块明显，何言腹无积聚。

另有阴狐疝之疼痛，多在少腹及阴股，为肝经所过之地，并有包块外见，辨识不难，故略之。

本文仅就仲景胸腹切诊而论，并非辨证不及其余也，否则，“省疾问病，务在口给”“按寸不及尺，握手不及足，人迎趺阳，三部不参”“短期未知决诊，九候曾无仿佛，明堂阙庭，尽不见察”。深为仲景所非，笔者敢蹈其覆辙耶？审之！审之！

——载于湖北中医学院硕士研究生试用教材《伤寒论专题讲座》

七、论叶天士“益胃阴”之运用规律

叶氏于温热门中首揭“热邪不燥胃津，必耗肾液”之旨。于病程中胃津肾液之多寡，刻刻留意体察，救胃救肾之治法，处处详明。试就益胃阴之理，分述于后。

(一)泻邪热之有余即益胃阴之不足

凡热邪炽盛,无有不伤津劫液者,故燥热与胃津势难两立。急泻邪热,便是存胃津。若表病失治,致舌苔“白干薄者,肺津伤也,加麦冬、花露、芦根汁等清轻之品,为上者上之也”。其治法仍以辛凉为主。若见津伤,即舍辛凉而取甘寒之法,必遏伏外邪,入里就燥,伤津劫液。又有表病,而齿光燥如石者,似乎阳明热盛伤津,但若无燥热烦渴之象,而有“无汗恶寒”之形,乃“卫气偏胜也,辛凉泄卫,透汗为要”,此时,卫气壅盛于表,津液敷布不周,但得卫阳宣通,津液四布则齿变润矣。若一见齿燥而滥投滋腻,则可使热邪由肺卫顺传阳明而津伤立见。

由是观之,滋阴之法用之得当,则如旱天之甘霖,否则,反成伤阴之根由。阳明多气多血,故阳明热极有波及血分而发瘢者,叶氏云:“瘢出而热不解者,胃津亡也,主以甘寒,重则如玉女煎,轻则如梨皮、蔗浆之类。”似乎本证甚轻,梨皮、蔗浆,寻常饮料,亦可为功。其实瘢出而热不解者,乃热毒鸱张,营血受劫,而其中胃热不休,胃津消亡,则多有未达者,故先生议论,非教人以区区甘寒之品,而疗发瘢重证。究其治法,仍需大剂以清热解毒,凉血化瘢为主,兼以甘寒濡润,是保护胃津,以免内陷痉厥之忧。试观下文,与此对勘,不啻珠联璧合。瘢出宜神情清爽,为外解里和之意。如瘢出而神昏者,正不胜邪,内陷为患,或胃津内涸之故。又云:“瘢色红者属胃热,紫者热极,黑者胃烂。”先生论瘢,处处不离胃热、胃津,而论治只曰“依法治之”及“主以甘寒”,而泻热毒炽盛,确保胃津之意,已跃然纸上矣。

前述胃阴损伤,乃病气使然,但亦有医药不当所致者,故叶氏于“存胃津”之外,复示“药劫胃阴”之戒,最能发人深省。如幼儿春温,医者不明苦味坚阴之理,而多用消滞,胃汁先涸,阴液劫尽者多矣。诸凡此类,叶氏案中,记载颇多。

(二)救胃液之枯涸即所以祛邪热

温病之中,有胃津已涸,而余热未尽者,此时以胃阴不足为主,余热羁留为从。胃阴一时不复,则病邪一时不解,故救胃阴之枯涸,已成当务之急,与前述热邪炽盛之治法，虽属相反，而实相成。

救胃液之法，必曰甘寒，众口皆同。固然甘寒益胃，为叶氏所创，但若谓仅此而已，则不唯去道远矣，而且大失先生本意。先生曰："救阴不在血，而在津与汗。"热病救胃阴之目的，在于生津养液，资助汗源，祛邪外出。反之，通过汗出之多少及其状态，可测邪热之盛衰，以及津液之枯荣。如阳明热病，蒸蒸汗出，则知燥热内盛，因燥热汗出而知津少，故欲救其津，必先止汗，欲止其汗，必先泻热，其意一也。另有气分热炽之后，胃汁大受戕残，而余热不休，故无汗而肌肤枯槁，则知无汗缘于津少，复因津少而无祛邪之力。此时欲祛其邪，必先增液，唯使津充四布，方能汗出邪解，其意二也。是以前者但清其热，必热退汗止，后者但滋其液，必汗出热退，妙趣盎然，尽在叶氏言中。

祛邪首重益胃阴者，尚有下列情形：如邪郁肺卫，舌苔薄而干者，是邪虽祛而津受伤也，苦重之药当禁，宜甘寒轻剂可也；有发白痦如水晶色者，是湿热伤肺，邪虽出而气液枯也，必得甘药补之；有热病舌绛而光亮者，胃阴亡也，急用甘凉濡润之品；有舌无苔而上如烟煤隐隐者，平时胃燥舌也，不可攻之，仍宜甘寒益胃。均属益胃阴便是祛热之明证。

（三）泄湿浊之郁伏而寓益胃之意

湿热或湿热疫毒为患，以清热泄湿为第一要义，然则当热为湿遏时，或阻闭三焦，或郁伏膜原，透解不易，若至久延，多有里结胃肠化燥，而伤津劫液。亦有湿热里结胃肠，虽不化燥，而熏蒸不已，煎熬津液，化浊酿毒，以致湿热秽浊与胃津不足并存，故宣泄湿浊郁伏，即寓益胃之理。

如湿热疫证中，见"舌白如粉而滑，四边色紫绛"，而憎寒壮热者，乃"温疫病初入膜原，未归胃腑"，此时热势虽重，但胃津不伤，故当抓住机宜，"急急透解"，用吴又可达原饮之类，多有效应。否则延捱失治，或投苦寒清热，必致疫邪愈伏愈深，更兼苦能化燥，则传陷最速。以其膜原近于胃口，故传陷则胃腑首当其冲，或闭结不解，而胃气败坏，或化燥劫液，而胃津断丧，或毒邪猖獗莫制，肆虐脏腑，威逼营血，无所不至，故曰："莫待传陷而入为险恶之病。"由是言之，急急透达膜原，是不益胃津，而胃津自存之意。

湿热症见白苔绛底者，乃湿遏热伏之重证，湿遏愈重，则热伏愈深，最防化燥伤津，故需泄湿透热，辛开苦降是投，湿开则热透，胃腑舒展，自能气化津生，阴阳以平。

若湿热郁于三焦久不解，亦可里结阳明，或腹胀痛而大便困难，或便溏不爽而腹痛有加，是湿热秽浊尽成积滞，归并胃肠，胃阴大受煎熬。此时用芳香苦辛，从外透解无望，淡渗利湿从下导水不能，只需放胆用下，切不可因湿温禁下，而踌躇不决。总之，湿温禁下，乃顾护脾家之阳气，而有时不得不下者，是欲存胃家之津液。

湿热证，“若齿垢如灰糕样者，胃气无权，津亡湿浊用事”，叶氏未言治法，但云多死。以理推之，以及临床所见，当与补气生津，化湿导滞为治，所谓“滋燥兼行”，乃湿热证益胃阴之又一法门也。

（四）清养胃阴以化肺热

“清养胃阴以化肺热”，追溯其源，不越土来生金之意，然则阴土阳土，寒证热证攸分。补己土之清阳，可疗肺中寒逆，此东垣法也。益戊土之阴液，能解肺中之燥热，此叶氏法也。然具体运用之灵巧，未可不言。其一，风热犯肺伤津而咳嗽或咳血，并无痰湿相兼者，先生于甘寒之中必加桑叶、杏仁，以宣肺散风。热邪较重者，选用栀子、黄芩，以为肺胃合治。其二，证如上述而兼湿阻肺气者，于甘寒之中加入芦根、滑石、薏苡仁，以渗利之。其三，证如上述而兼痰热阻肺者，于甘寒之中选用浙贝母、陈皮、芦根、滑石之类。其四，风热咳嗽咳血之证，若胃中“津液久已乏上供，腑中之气亦不宣畅，议养胃阴以杜阳逆，不得泛泛治咳”，用药纯以甘寒，以《金匮要略》麦门冬汤为主方。即或因阴伤而外见寒热等情，亦明言叮嘱，“用药莫偏治寒热”，并云“治嗽之药，谅无益于体病”“见咳治肺，生气日惫矣”。寥寥数语，说尽益胃救肺功夫。

（五）清养胃阴以制木横

清养胃阴以制木横，其宗旨不过木土相乘意。叶氏立说，括而言之，曰清养胃阴以制木横，据病情偏重不同，又有养胃阴以制厥阳，以及滋肝阴以充胃汁之别。

属前者，如“冲阳上逆……仍是阴弱，夫胃是阳土，以阴为用，木火无制，都系胃汁之枯”。其病证显然偏重在胃汁之枯，故益胃制肝，乃必然之治法，兹引一例以证之。“范，胁痛入脘，呕吐黄浊水液，因惊动肝，肝风振起犯胃。平昔液衰，难用刚燥，议养胃汁以熄风方：人参、炒半夏、炒麦冬、茯神、广皮白、炒香白粳米”。

属后者，多为肝阳升动伤胃阴，“内风阳气，鼓动变幻，皆有形无质，为用太过。前议咸苦入阴和阳，佐麦、枣以和胃制肝获效。盖肝木肆横，胃土必伤。医治既僻，津血必枯。唇赤舌绛咽干，谷味即变酸腻，显是胃汁受劫，胃阴不复”。投“生牡蛎、阿胶、细生地、小麦、炒麻仁、炒麦冬、炙草”。案中虽明点“显是胃汁受劫”，然实由“肝木肆横”所致，故用方暗合滋肝阴以充胃汁之意。

上述二法，亦有结合使用或交替使用之时，所主病证，不尽相同。

结合使用者，大抵肝胃之阴液俱虚，而且胃关不开，难进谷食；或疟利伤阴之后，阴气冲逆，而胃不得苏醒；或胎产之人，痢久伤阴，虑其胎元不保等。治法虽肝胃同治，但非甘寒之中加入咸寒，而是取意甘酸，化生阴液，以平肝镇胃。如“蔡，恶进谷食，舌干龈胀，不饥不知味，寤多寐少，皆由疟汗呕逆，都令诸阳交升，胃气不降，则不食。阳不下潜则无寐。肝风内震，则火升心热，法当和胃阳，平肝气。肝平胃醒，必进谷能寝矣。知母、北沙参、麦冬、新会皮、乌梅肉、新谷露”。说明在某种特殊情况下，甘酸益胃仍属良法。

交替使用者，一般适于忧思郁结，久而化火，肝肾胃液俱亏，久延成劳，病情复杂而重者，治宜标本兼顾。如“尤（氏），寡居烦劳……本虚在下，情怀悒郁，则五志之阳，上熏为咳，固非实火。但久郁必气结血涸，延成干血劳病，经候涩少愆期，已属明征，当培肝肾之阴以治本，清养肺胃气热以理标，刚热之补，畏其劫阴，非法也”。拟汤丸交替，汤方为生扁豆、北沙参、茯神、炙草、南枣肉。丸方为熟地黄、鹿角霜、当归、怀牛膝、云茯苓、紫石英、青盐。另熬生羊肉胶和丸，早服四钱，开水送服。

（六）甘凉益胃以制龙相之火

益胃用甘寒，滋肾用咸寒，先生已有定论。今言甘凉益胃阴以制龙相之火者，不过定法中之活法也。而活法之中，就大要而言，又有如下几种。其一，肾水素亏之人，其来也渐，欲其速复，诚非易事，而温邪上受，肺卫阴伤在急，故权宜益胃，再商其余。如“汤（二四），脉左坚数促，冬温咳嗽，是水亏热升。治不中窾，胃阴受伤，秽浊气味，直上咽喉，即清肺冀缓其嗽，亦致气泄，而嗽仍未罢，先议甘凉益胃阴以制龙相，胃阴自立，可商填下”。其二，有肝肾肺胃之阴液俱虚，阳气升腾，谓之脏阴失守，如“徐，阴脏失守，阳乃腾越，咳甚血来，皆属动象，静药颇合，屡施不应，乃上下交征，阳明络空，随阳气升降自由，先以柔剂填其胃阴，所谓执中近之。金匮麦门冬汤去半夏加黄芪”。其三，老年元真虚惫，治节乖常，适逢燥气加临，肺肾重伤。古云：上燥治肺，下燥治肾，不易之理也，然则遇此龙钟之体，治上治下，何所适从？故先生据前述之理，融会诸法，另立新规，汤剂与膏滋并进，早服与晚服异途。案中有丁姓者，年且六旬再三，“秋令，天气下降，上焦先受燥化，其咳症最多，屡进肺药无功。按经云……古人于有年久嗽，都从脾肾子母相生主治。更有咳久，气多发泄，亦必益气，甘补敛摄，实至理也。兹议摄纳下焦于早服，而纯甘清燥暮进，填实在下，清肃在上，凡药味苦辛宜忌，为伤胃泄气预防也”。

（七）清润阳明以束骨而利机关

凡阳明衰惫。气血不主濡养，而筋肉骨节酸麻疼痛者，从阳明立法，人多知之，不过多从温补着手。而先生深明甘温者，利气血之温养；甘寒者，利津液之濡润，而其治均在阳明之旨，故当夏令暴暖泄气，胃汁暗亏，筋骨不束，两足酸痛者，主用甘寒，仿金匮麦门冬汤为治。或风温热灼之后，津液未复，阳明脉络不旺，骨酸背楚者，“治以和补”，用生黄芪、鲜地黄、北沙参、麦冬、归身之类。

（八）益胃阴需看体质之宜忌

人有老壮妇孺，体有阴阳偏胜，病有新疾沉疴，故益胃阴需看体质之宜忌。如某妪“久热风动，津液日损，舌刺咳嗽，议以甘药养其胃阴，老年纳谷为宝”。此案载中风门下，知患偏枯，而津液日损，论其治法，一般当从肝肾入手，奈何胃口不开，谷食难进，生气不振，纵有益肝肾之仙方，势难久延。故远咸寒之腻补，而就甘寒之清润，但得多进水谷，生气渐旺，方可与言治病耳。

乳幼之儿，尚未纳谷，胃气稚弱，但凡论治，勿损胃气为佳。况乎乳儿热袭肺卫者多见，其用药欲苦宜轻，或竟用甘寒，保胃津以化肺热。有陈姓孩半岁，“冬温入肺，胶痰化热，因未纳谷之身，不可重药消痰通利”，而投“炒麦冬、桑叶、大沙参、甜杏仁、地骨皮”，是其例也。

胎孕之身，固需重视肝肾及冲任督带诸脉，然阳明为水谷之海，亦需重视，盖初孕之时，常多恶阻，水谷难进；月份既高，则更赖阳明之水谷，化血养胎。如“谢，始而热入阴伤，少腹痛，溺不爽；秋暑再伤，霍乱继起，今不饥不食，全是胃病，况怀妊五月，胎气正吸脾胃真气，津液重伤，致令咳逆。人参、知母、炒麦冬、木瓜、莲子肉、茯神”为治。

（九）益胃阴要察时令以机宜

人处天地气交之中，应四时以生长化收藏。四时之中，人体色脉变化，无论生理病理方面，均有一定规律。至于病态，虽千差万别，但就总体而言，有因误治失治，而伤及阳明胃津者，先生谓之“表里苦辛化燥，胃汁已伤”，法宜益胃阴，自在不言之中。夏暑发自阳明，更属显然。秋燥为患就防液干，若燥伤肺胃，除甘寒而外，别无良策。冬宜收藏，顾护真元为要，若冬不藏精，当春阳发泄之时，易患温热，此证伤津最速，稍有延缓，或用药有偏，则胃汁先涸，阴伤严重者甚多，叶氏《温热论·三时伏气外感》言之详明。

至于杂病，一般于春夏阳气发泄之时，或长夏土气当旺之日，或秋燥降临之候，若疗宿疾，亦应顾其胃阴。

——载于《江西中医药》1983 年第 3 期

八、医论二则

（一）乙状结肠冗长症

乙状结肠冗长症，乃西医病名，中医文献无此称谓。然则中医文献对结肠之长短，有所记载，《灵枢·肠胃篇》曰："……回肠当脐……长二丈一尺。广肠传脊，以受回肠……长二尺八寸。"张介宾注云："回肠，大肠也"（现代解剖学谓之结肠）。"广肠，大肠下节也，亦名直肠"（《类经》卷四）。二者共长二丈三尺八寸，在此长度中，自赅乙状结肠，惜无明确区分焉（因古今量具不同，测量方法未必一致，上述长度应如何折算为今日长度单位，尚待研究。）《灵枢·本脏》曰："肺应皮，皮厚者，大肠厚，皮薄者，大肠薄，皮缓，腹裹大者，大肠大而长，皮急者，大肠急而短，皮滑者大肠直，皮肉不相离者，大肠结。"据此，似乎中医亦可确立大肠冗长之诊断。须知此以脏象学说为基础，因肺合皮毛，而肺与大肠为表里，故可从皮肤状态，而推论大肠之功能状态，并以长短厚薄缓急等表述之。可见此云大肠大而长，乃表述大肠纵缓难收，传导不及之意。况且中医诊断疾病，须四诊合参，谨守病机，切忌据其一点，不及其余。若能观得皮肤变化，并详知全部病情，对诊断大肠疾病自有其临床价值。故沈金鳌称上述经文为"大肠外候"（《杂病源流犀烛》卷三），确有至理。而《灵枢·肠胃》所载之大肠长度，则以解剖学为其基础，其精细程度虽不能与现代解剖学相比，然则，毕竟"八尺之士，皮肉在此，外可度量，切循而得之，其死可解剖而视之。其脏之坚脆，腑之大小，谷之多少，脉之长短……皆有大数"（《灵枢·经水》）。可见在古代，欲知脏腑之大小，必待死而剖视，方可得之。故中医文献有大肠长度之记载，而无大肠冗长之病名。

若夫人有此病，何以名之？曰：必考诸证候。按乙状结肠冗长症，常表现为下腹胀满或疼痛，便秘或腹泻，便意频繁，窘迫难解，牵引阴部乃至尾骨附近胀痛,甚至有不能排便之时,似痢非痢,似泻非泻,似秘非秘,实难为之正名。因思《难经·五十七难》"泄凡有五"之论,曰:"大瘕泄者,里急后重,数至圊而不能便,茎中痛。"从证候而论,似觉两相类似。因其积滞在肠,是属有形。因肠道冗长迂曲,传导失常,故有形者,常游移不定,更因伴见溏泄,故总名大瘕泄。至于里急后重,数至圊而不能便者,乃积滞所阻,气机不畅故也。茎中痛者,经脉相连故也。

笔者曾主治乙状结肠冗长症一例,报道如下:

患者程某,男,50 岁,体态如常人,自诉腹胀,泄泻与"便秘"相间,里急后重 6 年,曾多方诊治无效而入院。详察病情,知腹胀以脐下至横骨处为重,时兼疼痛,不因排便而缓解,压痛明显,终日便意频繁,登厕达五六次之多,每次 20 至 30 分钟,多为里急后重所苦,而不能排便。其中能排出少量大便者,仅为 1 至 2 次。粪质溏,无恶臭及黏液,时或初硬后溏(即患者所称之"便秘"),便时牵引尾骨处疼痛。口味正常,腹中知饥,因腹胀及排便困难而控制饮食。口不渴,小便清而量略少,脉弦缓,苔薄白。做钡剂灌肠摄片,证实为乙状结肠冗长症。初因审证不确,以致理气和血,润肠通腑;脾肾双补,温通中阳;行气活血,通阳化湿;清热利湿,行气导滞之方杂投,1 个月之后,未获寸功。因知病有疑难不可以常法视之。观其频登厕,里急后重而多不能便,况且似痢疾而无赤白,似泄泻而窘迫异常,似便秘而实为初硬后溏。反复思考,觉得与大瘕泄相符,而病机则与肝气郁结、疏泄反常有关。盖肝郁则不唯克害中土,湿邪下流,更使燥金之令不行,而传导失司。久则糟粕滞留肠中,此即瘕泄之来由。而里急后重,小腹胀痛,脉弦苔白,俱系肝郁之象。唯尾骨疼痛,与茎中痛似不相侔。考肝脉过阴器,抵小腹,而任督二脉相贯,尾骨及二阴,俱属循行之地,故茎中痛与尾骨痛,其理可通。治法以疏肝解郁为主,复因便溏而尿量略少,故兼通阳化气以分利之。方用四逆散合五苓散化裁:柴胡 12 g,枳实 15 g,白芍 15 g,甘草 6 g,当归 6 g,茯苓 30 g,猪苓 10 g,焦白术 10 g,肉桂末 2 g(冲)。服药 9 剂,大便 2 日 1 行,略呈干燥,里急后重减轻,是湿邪虽化,而气机未调,仍宗前方去肉桂末,加小茴香、香附、肉苁蓉,再服 19 剂,大便日行 1 次,为成形软便,诸证消失而出院。

（二）胸膈悬饮辨表证

《伤寒论》152条曰："太阳中风，下利呕逆，表解者，乃可攻之。其人漐漐汗出，发作有时，头痛，心下痞硬满，引胁下痛，干呕短气，汗出不恶寒者，此表解里未和也，十枣汤主之。"悬饮证人所共知，笔者不欲详悬饮之象，而在辨所兼表证之实。本条明言"太阳中风，下利呕逆，表解者，乃可攻之"，足见悬饮证必待表解之后，方可攻逐。笔者近年来主治本证二十余例（西医均诊断为结核性胸膜炎，胸腔积液），其中兼见发热恶寒，汗出头痛者，约占半数。初以表证而论，曾遍用解表诸法，毫无影响。延绵既久，则胸膈之饮逐渐增多，因而部分病例中途改用西药。亦有部分病例，恃其体强，不待表解而行攻逐之法，则变化更速。如体温升高，悬饮胸痛更重，体力难支，甚则卧床不起等，亦被迫停用中药。据以上事实，一则说明"表解者，乃可攻之"，言非虚发。再则此表证之性质如何，有不得不令人深思者。注家有据"太阳中风"云云，而释为太阳表证者。既属太阳表证，何用太阳解表诸法，毫无效果？此其一也。有谓兼发热恶寒等，乃太阳类似证，既言类似，必实非太阳。既非太阳，又属何证？何以处治？惜其语焉不详，此其二也。太阳篇中有温病之记载，因虑其是否为风热外感所致，于是选用辛凉诸法，亦不见效，此其三也。总表证而论，不外风寒、风热及其兼夹之邪，治法亦在辛温、辛凉及其兼治之中，投而不效，岂非悬饮所兼之"表"另有妙谛，而自成一局耶。

进而从深入分析病情入手，冀有所获。考其发热恶寒等症，有先于悬饮而发者，亦有悬饮已成而始见者，此与外感诱发内证之规律，难以吻合。表证（指风寒、风热所致，下同）之恶寒发热，无午前午后及昼夜轻重之分，而本证之寒热以午后较明显，入夜亦然，黎明前自行减轻，甚至清晨退尽；表证汗出一般不多，而本证汗出较多，夜间尤甚，或但头汗出；表证其脉多浮，而本证以弦数、滑数、濡数为主；体质壮实而患表证之人，多有不药而愈者，而本证之寒热，自愈者极为罕见。凡此种种，俱与风寒、风热表证不同。是以本证既非表证之象征，亦非表证之性质。欲明个中旨趣，仍须将发热恶寒、头痛汗出等与悬饮证作整体统一观。夫悬饮结于胸膈,见心下痞硬满,引胁下痛之类,乃必然见证,毋庸赘言。其有兼寒、热等证者,必是饮邪妨害脏腑功能所致,谨述其大要:①饮停胸膈,必壅塞肺气,因而治节乖违,皮毛开阖失司,以致卫气当固密者,难以固密,当发泄者,不得发泄,故于咳烦胸痛之中,而有恶寒发热汗出之象。②胸膈乃三焦之分野,手少阳之脉行属其间,《灵枢·本脏》曰:"三焦膀胱者,腠理毫毛其应。"因之悬饮而见寒、热等,与三焦不无关系。③少阳相火与厥阴风木为表里。饮邪属阴而阻于三焦分部,则风木不达,郁而化火堪虞,故其证似有阴分发热之象。④头痛乃饮邪干犯清空使然。牵一发而动全身,情理之常也,非故弄玄虚。总之,寒热等证,是上述脏腑功能失调之综合表现,若依仲景而称之为"表",则称为悬饮之表象或外证,似较妥帖。

逐饮固有定方,而退寒热则无成法,笔者于病机探讨中,悟出和解枢机,化饮散结,兼从阴分透邪之法,仿柴胡桂枝干姜汤及青蒿鳖甲汤方义,加减化裁,试治一例,而获得满意效果,兹引述于下。

患者饶某,女,19岁。于1981年9月24日出现右胸刺痛,深呼吸时加重,于10月12日开始,每晚8时左右发热恶寒(体温38℃),次晨退热无汗。胸痛加重,伴干咳气急。口干而苦,喜热饮,其量不多,食欲大减,手足心热,大便干,小便短黄。曾用青霉素、链霉素治疗数日无效,于10月22日入院。因病延1个月,故面色暗黄,精神萎靡,形体消瘦。诊得脉缓,察舌淡,苔白润。按其心下,觉抵抗力增强,牵引胸痛加重。胸部X线及超声探查,均证实右侧胸腔积液,其平面在第七肋间。血常规检查,白细胞11600/mm^3(中性粒细胞79%、淋巴细胞21%),血沉37 mm/0.5 h、98 mm/h。诊断:悬饮。病机为饮阻胸膈,三焦失司,枢机不运,风木渐欲化火,治法如前述。处方:桂枝10 g,柴胡20 g,黄芩15 g,白芍10 g,天花粉10 g,生牡蛎30 g,泽泻10 g,青蒿30 g,鳖甲15 g,条参15 g,地骨皮15 g,延胡索12 g,郁金10 g,连皮茯苓45 g。5剂之后,患者胸痛减轻,精神好转,进食增多,寒热消失,体温正常,汗出减少,舌质较红,余症同前。因饮邪发热,其性缠绵,治疗未改弦易辙,仍宗前方加减:桂枝6 g,柴胡20 g,黄芩10 g,白芍6 g,白薇15 g,玫瑰花15 g,生牡蛎60 g,泽泻10 g,青蒿30

g,鳖甲 20 g,条参 15 g,地骨皮 24 g,连皮茯苓 30 g。13 剂后,仍无寒热现象,胸痛甚轻,悬饮渐退,食饮大增,体重增加。若以“胸膈悬饮辨表证”之初衷而论,至此似可告一段落。然则其后之变化过程,似亦有某种意义,故续之以全其貌。后因体质增强,可任攻伐,曾用控涎丹 2 日(日服梧桐子大四粒)未曾得泻,改用十枣丸 2 日(日服梧桐子大四粒),亦未得泻,反见便秘,溲赤,五心烦热(体温不高),心中懊侬,胸闷而痛,舌质红,脉细数。揆其机理,一则悬饮大势虽去,而阴伤渐显,再则仲景逐悬饮,必用汤剂,而此例误用丸药,且剂量较小,故泻水无益,而药性逗留有害。考遂、戟、芫花之类,其性辛烈,留而不去,必促其阴伤烦热,故于前法中,更仿柴胡加芒硝汤及栀子豉汤方义投之:青蒿 24 g,鳖甲 20 g,地骨皮 24 g,南北沙参各 24 g,知母 10 g,牡丹皮 10 g,丹参 24 g,石斛 10 g,柴胡 10 g,黄芩 15 g,淡豆豉 10 g,炒栀子 6 g,玄参 12 g,芒硝 12 g(冲服)。服上方 7 剂,诸症消失,偶有五心烦热及右胸痛,尚有极少胸腔积液。后去芒硝、淡豆豉、炒栀子、柴胡,随症用药,调理半个月。经反复胸部 X 线及超声探查,证实胸腔积液完全吸收,血沉降至 7 mm/0.5 h,23 mm/小时。于 12 月 7 日出院。在治疗过程中,除前后两次共抽得草绿色澄清胸腔积液 1250 mL 外,未用任何西医疗法。

——载于《黑龙江中医药》1984 年第 1 期

九、水泉不止,膀胱不藏——浅议五苓散治消渴

消渴一证,名类颇多,《素问》即有消中、消渴、风消、膈消、肺消等。后人分三消而统括其证,总以多饮、多食、多尿为凭。如《外台秘要》引《古今录验》云:“渴而饮水多,小便数,有脂似麸片甜者,皆是消渴病也。”医者多从其说。此为消渴之一大类也。其有渴饮不止,而所食不多,小便不甜之证,中医亦以消渴名之,当属消渴之又一大类也。以上属热而阴伤者居多,治法以养阴清热为要。张仲景《伤寒论》有五苓散所主之消渴,就病机而论,属津液运行失调,其治法以通阳化气为主,兹论述如下。

五苓散主治消渴,根据病情不同,又当分为两证:其一,“太阳病,发汗后,大

汗出，胃中干，烦躁不得眠，欲得饮水者，少少与饮之，令胃气和则愈。若脉浮，小便不利，微热消渴者，五苓散主之”（第 71 条）。本条前半段，是太阳病发汗后，津伤胃燥，与五苓散证自不相属。而后半段，为太阳病误治（失治），外邪循经深入膀胱，使其气化失职，水饮停蓄之病，故见小便不利，而消渴则由气不化津所致。临床所见，五苓散证有以小便不利（甚或水肿）为主症者，自不能以消渴名之。然则，亦有小便不利与消渴等症伴见者。其二，“发汗已，脉浮数，烦渴者，五苓散主之”（第 72 条）。本条但曰烦渴，未及小便利否，历来注家多将本条与第 71 条对勘，谓本条省略了小便不利之主症。余每读至此，常掩卷自忖，设果如注家之言，则本条与第 71 条何异？似无并存之必要。若本条即以烦渴为主症，而见小便通利或频多，将做何解释？诚然，临床实践中，确有部分病例烦渴不止而小便频多，究其成因，较为复杂。其中有津液运行乖违而致者，用五苓散通阳化气，从而使津液运行复常，正合其治。《素问·灵兰秘典论》曰：“膀胱者，州都之官，津液藏焉，气化则能出矣。”可见膀胱气化功能正常与否，与下述两点有关：首先，膀胱所藏之津液，在气化作用下，其清者，复归津液运行之轨道，其浊者，排出体外，反此则病，见前述第 71 条所论之证。再者，膀胱所藏之津液，其来源大致有：小肠泌别清浊而渗入膀胱；饮入于胃，由脾上输于肺，由肺而通调水道，下输膀胱；肾为水脏，对膀胱有供养和促进作用。源流若是，而膀胱能藏与否，亦赖其气化功能。若膀胱气化不健，津液失藏，则必然小便频多，而烦渴不止。至于伴见证候，如心下痞、心悸、小腹微急之类，种种不一。舌质淡，苔白，望之若干，扪之原有津液，脉濡数或滑等，亦为常见。盖因其证，不属六淫外感，而属脏腑功能失调，故汗下温清等法，皆非所宜，而以五苓散复气化之职，即所以能藏津液。其津液能藏，则渴止而水泉有所制约。《素问·脉要精微论》曰：“水泉不止者，是膀胱不藏也。”令人群疑冰释。

某患者，女，43 岁。1981 年 6 月就诊。素有胃病史。今多饮多尿 2 个月，经治不效而入院。自觉心烦，口中黏腻而渴，虽大量饮水（日至 12670 mL），而渴难稍解。饮后移时即尿，小腹微急，有难以控制之势，小便清白如水（尿量日至 5400 mL），汗出溱溱，心悸而心下痞，头昏而肢软无力，失眠多梦，饮食尚佳。

舌质淡，边有齿痕，苔厚白而粗糙，望之若干，扪之原有津液，脉濡数。三大常规、血糖、尿糖、甲状腺碘[131]测定，以及头颅正侧位拍片，均无异常发现。诊断：消渴。揆其病情，良由胃病多年，脾肺气虚，津液运行失常，津流于下，而膀胱气化无权，以致收藏不利，而渗泄增多。故投五苓散通阳化气，使其当藏者得藏，当泄者得泄。而脾胃旧疾，又不可不予兼顾，是以并用茯苓甘草汤，助胃阳而宣散之。方拟桂枝 5 g、茯苓 15 g、泽泻 10 g、猪苓 10 g(因缺货而以车前子代)、白术 10 g、甘草 10 g、生姜 10 g、大枣 12 枚。渴甚加沙参、海蛤粉，心烦懊侬加牡丹皮、栀子，腹胀去牡丹皮、栀子，加厚朴。每日 1 剂。3 日后略见效果，连服 33 剂，饮水量及尿量恢复正常，诸症消失出院，迄今未发。

由上观之，五苓散既治小便不利之消渴，亦治小便频多之消渴，犹金匮肾气丸，既疗虚劳小便不利，亦主消渴小便反多。肾气丸之治消渴，治在水脏；五苓散之治消渴，治在水腑，又不可混同立论。

——载于《上海中医药杂志》1985 年第 5 期

十、朱丹溪老年医学思想初探

朱震亨，字彦修，婺州义乌(今浙江义乌)人。因世居丹溪，学者尊之曰丹溪翁。生于 1281 年，卒于 1358 年，终年 77 岁。

朱氏聪明豪爽，自幼好学，日记千言，“读书即了大义，为声律之赋，刻烛而成，长老咸器之”。早年“尚侠气，不肯出人下”(《丹溪心法·故丹溪先生朱公石表辞》)，后听说许文懿先生得朱子四传之学，讲道东阳(今浙江中部，金华江上游)八华山上，从学者甚多，“先生叹曰：丈夫所学，不务闻道，而唯侠是尚，不亦惑乎？乃抠衣往事焉。先生之年，盖已三十六矣”(《丹溪心法·故丹溪先生朱公石表辞》)。他专心治学，对于道德性命之学，深入研究，理论联系实际，不以一丝一毫苟且自恕，如是数载，学业大进。斯时仍存出仕之想，而参加过科举考试。然因科场不利，遂废举子业，而立志于医。先以为其母治脾胃病，而略通医学。待学医志趣坚定后，又苦于乡村偏僻，名师难求。因而整装出游，拜访名医而求教诲。乃渡淅河（钱塘江上游之新安江），走吴中（今苏州一带），出宛陵（今安徽宣城市），抵南徐（古州名，治所在今镇江），达建业（今南京），皆无所遇。至其返回武林（今杭州西，灵隐、天竺诸山）时，偶闻罗知悌医学高明，得到刘完素再传之学，又旁通张子和、李东垣二家之学说。然而罗氏性情孤傲，震亨欲拜罗氏，十次往返而不能得见，而求学之志弥坚，“日拱立于其门，大风雨不易”。有人将此情告知罗氏，乃得相见，一见如故。“即授以刘、张、李诸书，为之敷扬三家之旨，而一断于经”（《丹溪心法·丹溪翁传》），使其宿疑冰释，学成而归。朱氏医道因而精益求精，治病多效，“四方以病来迎者，遂辐辏于道”（《丹溪心法·丹溪翁传》）。然其不觉满足，而“穷研《素问》之旨，洞参运气之机，辟《局方》之非宜，悟戴人之攻击，别阴阳于疑似，辨标本于隐微，审察血气实虚，探究真邪强弱，一循活法，无泥专方”（《丹溪心法·序二》）。对于刘、张、李三家之学说，则扬其长而避其短，深明湿热相火理论之精华，力倡“阳常有余，阴常不足”之说，创相火论，成为后世医家研习之重要课题。至于朱氏对老年医学的贡献，则“养老”“茹淡”有专论，“饮食”“色欲”有箴言。还有很多有关养生的论述，散见于其各种医著中，然而其要领不外阴虚火动及湿热内盛之宗旨。其著作有《素问纠略》《本草衍义补遗》《局方发挥》《格致余论》《金匮钩玄》《医学原理》《外科理例》《痘治理辨》《运气易览》等。

朱氏一世操劳，而精力充沛，又得高寿。性情“孤高如鹤，挺然不群”（《丹溪心法·故丹溪先生朱公石表辞》），双目炯炯有神，有不可凌犯之意，“而清明坦夷，不事表襮，精神充满，接物和粹，人皆乐亲炙之。语言有精魄，金锵镇铿，使人侧耳耸听，有蹶然兴起之意”（《丹溪心法·故丹溪先生朱公石表辞》）。将卒犹训子榻前，“言讫，端坐而终”。若非养生有道，并亲自体验，坚持不懈，实难如此。他对于修身养性之学，必“稽诸载籍，一以躬行为本，以一心同天地之大，以耳目为礼乐之原，积养之久，内外一致。夜寐即平昼之为，暗室即康衢之见，汲汲孜孜，耄而弥笃”。“至于拈英摘艳之辞，尤不乐顾，且以吾道蠹贼目之。及自为文，率以理为宗。”“居室垣墉，敦尚俭朴，服御唯大布宽衣”，“藜羹糗饭，安之如八珍，或在豪大姓家，当以肆筵设席，水陆之羞，交错于前。先生正襟默坐，未尝下箸。其清修苦节，能为人之所不能为。而于世上所悦者，澹然无所嗜”（《丹溪心法·故丹溪先生朱公石表辞》）。其仁人之心态，礼义之节操，恬淡虚无之情志，忠正刚直之气魄，由此可见一斑。尤其终身用藜藿以代珍馐，俭室以作玉堂，布衣视为锦帛，勤奋而为乐事，正是其长寿之秘诀。

朱氏研究医学，旁通博采，而“一断于经”，故师承有自，学识渊博。其对老年医学之贡献，殆以湿热、相火为本，而摄养诸法，为其用也。

（一）湿热相火为本

先生倡明相火学说，特发前人之所未备。盖宋以前之医学，虽有论及火热者，而诸般诊疗方法，则详于寒而略于温。至河间、子和辈论火，似多阐述外受之火热，并以汗吐下法攻击之。东垣论阴火，虽为内在之火，实属劳倦内伤，脾虚气陷，阴火上乘之证，而与肝肾内发之相火有别，故有“湿热相火，自王太仆注文，已成湮没”（《格致余论·序》）之叹。是以穷毕生之精力，研讨相火学说。于医疗、摄生、养老，一以恭行为验。证诸今人今事，老年阴亏火旺者恒多，故先生之老年医学思想，首必称此。

相火之为物，平人以脏腑冲和，火寄水中，不可得见。而水升火降，蒸腾气化，以供人身之用，故凡脏腑强盛，气血充沛，四肢矫健，耳目聪敏，衰老迟来，是其征也。是谓相火“生于虚无”（《格致余论·相火论》），其验在兹。其不可得见，易为人所忽视。少壮不明运动以长养，不思妄用以残伤，必致或盛或衰。正当中年，则衰老先至，恍然若梦，不知所以。老年阴易亏，火易动，故随时调摄，臻于和平，最为怡老之要妙。凡七情变化，虽分属五脏，然心主神明，又无不有感于心。故老年七情冲和，毋使太过，必能君火以明，相火以位。观目前国内外之高寿者，其生活规律，皆与此相合。

相火寄寓肝肾二脏，而分属包络、膀胱、三焦、胆腑。盖肝属木，肾属水。胆者肝之府。膀胱者，肾之府。包络代心用事，下配肾水，为肝木涵养、温煦之资。三焦为水火升降之道路，相火游行其中，脏腑咸得其利。故云“天非此火不能生物，人非此火不能有生”（《格致余论·相火论》）。又云“天主生物，故恒于动，人有此生,亦恒于动。其所以恒于动,皆相火之为也”(《格致余论·相火论》)。此论虽指相火,实为天人恒动观之根本法则。由是言之,则生命在于运动,不解自明。是以养老之法,切勿静以纳福,而需于动中求静,以养相火充沛,运行造化。有关资料表明,坚持运动者,多能长寿。

相火妄行,便是邪火,先生仍以相火名之,无关宏旨。云:“相火易起,五性厥阳之火相扇,则妄动矣。火起于妄,变化莫测,无时不有,煎熬真阴,阴虚则病,阴绝则死”(《格致余论·相火论》)。况人年四十,阴气自半,若能善自珍摄,或有反为充盛者。阴气充,则相火平,故可抗病延年。若不明调护之旨,“强壮恣饕,比及五十,疾已蜂起,气耗血竭,筋柔骨痿,肠胃壅阏,涎沫充溢”“六七十后,阴不足以配阳,孤阳几欲飞越,因天生胃气尚尔留连。又藉水谷之阴,故羁縻而定耳”(《格致余论·养老论》)。然则,终是衰病浸凌,痛苦不堪。老年阴血亏虚之证,先生所列甚多,如头昏目眵,肌痒溲数,鼻涕牙落,涎多寐少,足弱耳聩,健忘眩晕,肠燥面垢,发脱眼花,久坐兀睡,未风先寒,食则易饥,笑则有泪,心烦易怒等。故赅之曰:“相火,元气之贼。”(《格致余论·相火论》)

湿热之邪,或自外受,害及中土;或自内生,乃中土不健,停湿蕴热使然,故湿热之学首重脾胃。二者健旺,则气血生化有源,而阴精赖以滋养,相火得以平复。否则湿热生痰,本多疾病,况与相火儿狼狈为奸。“夫老人内虚脾弱,阴亏性急,内虚胃热,则易饥而思食,脾弱难化,则食已而再饱。阴虚难降,则气郁而成痰,至于视听言动,皆成废懒”(《格致余论·养老论》)。由脾胃虚而成寒湿之候,人所共知,而成阴虚难降,牵动相火之证,每多忽视,故其论述,不唯有据,且能补所不足。可见湿热与相火理论,实相互发明,故先生治老年医学,既重肝肾,亦重脾胃,以其昌则俱昌,亡则俱亡故也。

(二)摄养诸法为用

1. 承制相火

相火运动之正常反常,与亢则害,承乃制之理论息息相通。大凡相火得其承制，则能正常游行出入，以为温煦蒸化之用，亢盛则为疾病之根由。何以承制相火？群众自必参阅以下诸法，并坚持运用，则能承制相火于无形之中。而医者视病，须根据五行制化规律，扬此抑彼，以平为期。其具体之立法处方，固难枚举，而原则如斯："相火之下，水气承而火无其变；水位之下，土气承而水气无其灾；土位之下，木承而土顺；风位之下，金承而风平"（《丹溪心法·亢则害承乃制》）。在老年体弱者，若见相火之旺，便投苦寒，则火未必得平，而苦寒就燥，暗伤阴液，绝非良策。复因五行相贯，如环无端，故承制相火，亦不得专滋其水。假令中土燥热，既耗胃津，亦灼肾液，而成土燥水竭之候。故清泻中宫，实为预安相火之先着。推演此义，变化无穷，以五行皆能化火故也。更不可反此规律而施医药，如"火热承其燥金，自然金家之疾；阴精承其君火，自然火家之候"（《丹溪心法·亢则害承乃制》），兹不赘述。

2. 顺应四时

天有四时之序，人有生长化收藏之纪，二者密切相关，顺之则昌，逆之则病，甚则促成衰老，以致夭折。近时"生物时钟"学说昌行，实本乎中医学天地阴阳之基本规律。以时令而论，"四月属巳，五月属午，为火大旺。火为肺金之夫，火旺则金衰。六月属未，为土大旺，土为水之夫，土旺则水衰。况肾水常藉肺金为母，以补其不足"（《格致余论·阳有余阴不足论》）。老年假令此时无病，亦须淡泊，以养金、水二脏。若相火妄动，则滋养肾水，清肃肺金，至关紧要。"十月属亥，十一月属子，正火气潜伏闭藏，以养其本然之真，而为来春发生升动之本"（《格致余论·阳有余阴不足论》），此时最宜温养，引火归原。先生提出摄养之法，必须"不见所欲，使心不乱。夫以温柔之盛于体，声音之盛于耳，颜色之盛于目，馨香之盛于鼻，谁是铁汉，心不为之动也？善摄生者，于此五个月，出居于外。苟值一月之虚，亦宜暂远帷幕，各自珍重，保全天和"（《格致余论·阳有余阴不足论》）。此论似属矫枉过正，然终以保养为上。

3. 茹淡节酒

茹淡，指食物清淡。即取自然食物之性情，而长养人身之脏腑气血及其功能，勿使其偏。须知养我者食物，害我者亦食物也。先生云“山野贫贱，淡薄是谙，动作不衰，此身亦安。均气同体，我独多病”(《格致余论·饮食箴》)，从而提出茹淡理论。茹淡，其义有二：一者，少盐为淡。夫过咸则伤血伤肾，现代科学证明，久嗜咸味者，因水钠潴留，引起代谢功能障碍，发生多种病证者，尤以心血管疾病为最。三者，味之厚薄有天赋及人为之殊，“天之所赋者，若谷、菽、菜、果，自然冲和之味”，其性清淡，“有食人补阴之功”。“人之所为者，皆烹饪调和偏厚之味”，其性浊厚，“有致疾伐命之毒”(《格致余论·茹淡论》)。然则天赋之物，仍有五味之分，并非一律清淡。如鱼肉之咸，谷物之甘，葱韭之辛，果带酸味等，各具性情，若能以天赋之物而五味调和，仍属茹淡范畴，而不失天和之性。若偏嗜某物，如鱼肉之类，更加煎炒，添加佐料，乃偏厚之味，足以蕴湿生痰，或促动相火。在有些国家或地区，农药被广泛运用，各种生长激素被普遍推行，工业造成各种污染，食品中被添加防腐剂，以致生物变态，人们常以食物违反天和为忧，如是则更觉《茹淡论》之可贵。

至于治病用药，大抵以药物气味之偏，而矫正人体阴阳之偏，又当别论。然昔时有《局方》之擅扬温补，而用者不论体质，不分证候，以致温补之风盛行，为害非浅，深为先生所诮。今日老年亦有乐于温补者，而奉养之人，常以投其所好为尽职，故温补之风，不亚于前。若确属阳虚之人，作权宜之计，固无不可。殊不知盲人执射，中者盖寡，而害者实多。由是言之，补药滥用，反成毒品，慎之！慎之！

醇酒性热有毒，非人生必须之品，故以不饮为上。唯酒气芳香，使喉舌辛美；味厚而燥热提神，故饮者实多。饮则难以释杯，久必助其相火，灼伤真阴，或致湿热生痰，变化种种不一。如溺涩、呕吐、自汗、疮痍、鼻皶、泄泻、心脾痛、消渴、内疸、肺痿、内痔、臌胀、失明、哮喘、劳嗽、癫痫等，为先生所列之酒病。又云“古人终日百拜，不过三爵(低浓度酒)，既无酒病，亦无酒祸”(《格致余论·醇酒宜冷饮论》)，示人少饮之意明矣。更主张饮冷酒，视冬时为之，但活气血耳。以今时而论，劳作之余，偶尔少饮，是无不可。少壮尚应如此，若当老境，则需禁酒，而免痰火之忧。

4. 晚婚节欲

先生据天地阴阳消长理论，而阐述人体阴阳盛衰之基本规律，谓阳常有余，阴常不足。年少阳气较旺，而阴乃有形之物，最防暗耗。虽曰男十六而精通，女十四而经行，合阴阳方能有子。此时不过由童体甫入发育阶段，阴气未实，阳气方长，形气尚属稚弱。必得十年以上，阴气方可充实，阳气始能刚健，既为长寿之根基，亦是民族繁衍昌盛之大计。先生引证“古人必近三十、二十而后嫁娶”(《格致余论·阳有余阴不足论》)，示人晚婚之意明矣。况年少之人，心气难收，若令早婚，为物所惑，则相火僭越而情欲难节，毁伤难成易亏之阴气，良有以也。世界之大，人群之多，难以胜计，而早熟、早婚、早衰之人群，每见报道，而我中医学术，倡导晚婚理论，深得科学之内涵。

色者，男女之私也，亦出生理之自然及人伦之常态。禁忌色欲固不足言，而妄为犹须谨慎。若纵其所欲，则心火难以潜降，相火焉能禀命守位？于是必加速肝肾疏泄，肾精何以封藏？故作强不能而肢体懈惰，神明失聪而精神衰愦。是以节制者色也，纵欲者亦色也。如水能浮舟，亦能覆舟，全在明科学原理，而为自我之主宰。“眷彼昧者，徇情纵欲，唯恐不及，济以燥毒”“血气几何，而不自惜，我之所生，翻为我贼”(《格致余论·色欲箴》)，观此则原理都尽。《千金要方》有房中补益篇，是以房中为补益，先生讥之曰：“苟无‘圣贤’之心，‘神仙’之骨，未易为也。”(《格致余论·房中补益论》)夫此心此骨，孰能有之，故非说梦向痴，便是取悦于古之上层社会，深不可取也。现代统计资料表明，节制性欲者，可延迟衰老之期。于是未可不于先生《格致余论·色欲箴》作深长之思。

5. 谨治未病

治未病其义有二：一者，未病先防，旨出《素问·四气调神大论》，先生简括为“夜卧早起于发陈之春，早起夜卧于蕃秀之夏，以之缓形无怒而遂其志”“与鸡俱兴于容平之秋，必待日光于闭藏之冬，以之敛神匿志而私其意”(《丹溪心法·不治已病治未病》)。此非教人消极摄养，前言天地万物皆恒于动，乃先生对生命医学之根本观点，故必于运动中顺应阴阳消长规律。此法之施行，固非医药，若诚能如此，则人人皆医也。少壮之年，精气尚充，对自然之适应能力较强。而老弱之躯，精气衰减，若能于运动中合此规律，是假天时之长春，以养吾生之长春，则较诸医药更胜一筹。二者，治未病之脏腑，意出张仲景《金匮要略》，先生申言之曰："见肝之病，先实其脾脏之虚，则木邪不能传；见右颊之赤，先泻其肺经之热，则金邪不能盛。"(《丹溪心法·不治已病治未病》)余以类推，深得未雨绸缪之旨。诸凡某病，有累及某脏之可能者，则先安某脏，使不受邪，则势孤矣。若必待某脏受病，方才觉悟，不亦晚乎？故先生于老年相火方升之时，务先壮肝肾之阴精；湿热始萌之际，必先昌脾家之运化；痰浊欲成之证，必先畅达气机，则步步却病，步步强身。以上二法，相辅相成，与其救疗于有疾之后，莫如防患于无疾之先，乃其真谛。

——载于《国医论坛》1986 年第 2 期

注：此稿原为《传统老年医学》约稿而作，标题为《朱丹溪》，收载于该书第 32～35 页(湖南科技出版社，1986 年 1 月出版)，后以《朱丹溪老年医学思想初探》，发表于《国医论坛》1986 年第 2 期，载于该刊第 33～35 页。

十一、胃家实之我见

《关于胃家实的探讨》一文(以下简称《探讨》)，对《伤寒论选读》(以下简称《选读》)中"胃家实"的解释，提出了争鸣意见，拜读之余，获益良深，然有以下问题，尚待商榷。

(一)"胃家实"当涵经、腑二证

"胃家实"为阳明病提纲，是从病机上提示阳明病以燥热实为其主要特征。故有阳明外证——身热，汗自出，不恶寒，反恶热(第 182 条)；阳明主脉——脉大(第 186 条)之补述，方得全貌。考"外证"及"主脉"为阳明经、腑二证所共有，皆燥热使然。《探讨》提出诊断依据问题，则上述两条内容，已构成阳明病之诊断。至于属阳明病下何证，则需根据其他症状进一步分析，而未可将阳明病之提纲、病、证混为一谈，此其一也。其二，第 210 条“夫实则谵语，虚则郑声”，是谵语多属实证，故阳明腑实证常见谵语。而第 219 条“三阳合病，腹满身重，难以转侧，口不仁而面垢，谵语，遗尿……若自汗出者，白虎汤主之”。虽言三阳合病，实以阳明燥热为主，其证有谵语而投白虎汤，其邪焉得不实？其实焉能离乎阳明？故张锡纯云：“白虎汤为治阳明实热之正药。”又第 265 条“伤寒，脉弦细，头痛发热者，属少阳。少阳不可发汗，发汗则谵语，此属胃。胃和则愈；胃不和，烦而悸”为少阳病误治而发谵语，且明言属胃，据“胃不和，烦而悸”看，则非阳明腑实，而是阳明燥热津伤之证，因知“胃家实”不必限于腑实证。其三，“脉浮而芤，浮为阳，芤为阴，浮芤相搏，胃气生热，其阳则绝”。“绝”者，非绝灭之绝，而是极盛之意。胃热既已极盛，则属实无疑。然无大便不通、腹满痛等，知非有形之腑实，而为无形之燥热，亦实也。其四，即令用承气汤之证候，在某种特定条件下，亦未必有燥屎，唯以泻热和胃而已。如第 105 条“伤寒十三日，过经谵语者，以有热也，当以汤下之。若小便利者，大便当硬，而反下利，脉调和者，知医以丸药下之，非其治也。若自下利者，脉当微厥，今反和者，此为内实也，调胃承气汤主之”。本条误下后仍用调胃承气汤，其属阳明腑实，皆无异词。然则，误下之前，大便不通而硬，却曰“以有热也”，而误下之后，燥屎已去，病者下利，反曰“此为内实也”，是燥热之有形无形，皆为实证之确据。综观以上论据，何以得出“胃家实”即是阳明腑实之结论？冉雪峰认为：阳明病表层以经证为显彰，里层以腑证为肯定。阳明之上，燥气治之。胃家之实，其病源皆在一燥字。余无言云：“胃家实之实字，约有二义，食肠积滞而实者，实也；表热传里而实者，亦实也。食滞而实者，为承气汤证；热入而实者，是白虎汤证。”冉、余二氏，文字寥寥，其意毕矣，可引为笔者之结论。

（二）关于阳明腑实证

《选读》在阳明病“概说”中有以下文字：“病邪侵袭阳明，多从燥化，其证候以胃肠之燥热实为特点，即所谓胃家实。胃家实包括两方面：一为……阳明经证。二为燥热之邪与肠中糟粕相搏而成燥屎，影响腑气通降，出现潮热，谵语，腹满硬痛，或绕脐痛，大便秘结，手足濈然汗出，脉沉实有力，舌苔黄燥，或焦裂起刺等，称为阳明腑证。"《探讨》提出："编者所写的'胃家实'所包括的证候，就是阳明病的特征，为阳明病所必有。但是具有这样特征的阳明病，《伤寒论》没有一条条文记载，也未见临床报道。"为答此问难，兹分析如下：首先，概说者，概其大要。既有概说，必有详论在后。即令概其大要，亦非含混不清，观前述《选读》文字，首段是从病机上说明"胃家实"之特征。二段是说"胃家实"包括经、腑二证。须知病机特征与证候类型概念不同。第二，上述阳明腑实诸症，俱从《伤寒论》原文来，若谓"无一条条文记载"，则未必也。盖论中有关原文甚多，如第208条"阳明病，脉迟，虽汗出不恶寒者，其身必重，短气，腹满而喘，有潮热者，此外欲解，可攻里也。手足濈然汗出者，此大便已硬也，大承气汤主之……"此外，"绕脐痛"见于第239条；"腹满痛"见于第241条，观此，当信言之不诬。至于上述病情"未见临床报道"，亦未必也。古代医案且不讲，现代之临床报道亦时有所见，如广东现代名医黎庇留先生曾用大承气汤治愈黄某之阳明腑实证，即有大便不通，"腹痛甚，手足躁扰，循衣摸床，肆咬衣物""惕而不安"等。例证甚多，举不胜举。第三，西医学所称"肠梗阻"有属阳明腑实者，亦有属非阳明腑实者。今以属阳明腑实之肠梗阻而论，病情有轻有重，皆谓阳明腑实，即如《探讨》中亦谓《选读·阳明病概说》所载之阳明腑实证，"是阳明病发展到严重阶段的临床表现"，可见《选读》无误。至于肠梗阻重证是否能全部用承气汤治愈，则恕其不能尽然。盖以本属外科手术之疾病，而要求中医内科疗法尽如人意，是为客观所不允许。若必以此为准，方为理论指导临床，则西医内科必不承诺，即西医外科亦有死亡病例。可见各种疗法，皆有其局限性，而又不得以疗法之局限性，而斥其对疾病认识之非。犹须申言者，阳明腑实证是多种外感热病发展过程中，依一定条件，化燥成实之病理阶段，追究其始发病证，则种种不一，非必以"肠梗阻"为然。笔者曾治一例肺源性心脏病、肺部严重感染、肺脑综合征患者(女，60岁，住院治疗)。先系统使用抗感染等西医疗法，一周后，体温降至正常，血常规各项检查值降至接近正常，病情有所缓和。然则神志始终似清非清，不能识人，烦躁，答非所问，或语无伦次，咳痰不易出，呼吸较为表浅，微发绀，不能平卧，下肢微肿，大便数日未行，苔灰黑略干，而配合中医治疗。辨证属痰热阻肺，上蒙心包，下兼阳明腑实。用宣白承气汤加减，送服安宫牛黄丸，泻下粪便甚多，臭秽异常。次日神清索食，渐而高枕平卧。半月后，因重复感染，病情急剧恶化，中西医抢救无效而死亡。此案虽以死亡告终，然其间用承气类方剂，度过其阳明腑实阶段，却是事实，而此腑实证并非“肠梗阻”。另外，《探讨》之阑尾炎穿孔案，则又不属阳明腑实。第四，《选读·阳明病概说》所述之阳明腑实各症，是说阳明腑实可以出现的症状，自当赅轻重诸症而言之，并未言必然如此，方可用承气汤。即使小柴胡汤证，尚有“但见一证便是，不必悉具”之明训，何况阳明腑实证？观论中六条急下证，有四条病证暂不凶险，仍须急下，其意自见。况且《选读》按语云：“急下之证固多凶险，而急下之法则不必待病情凶险而后用之。”其有可下者，犹分峻下、和下、缓下；其不可下者，需反复推求，另谋治法。其病证疑似者，宁予试探之法，勿予峻攻；其显著者，须当机立断，切忌踌躇。皆孜孜于审证求因，审因论治，何尝教人但凭只言片语，以定病证、治法。笔者学识有限，请同道教正。

——载于《中医杂志》1987 年第 8 期

十二、论表里治法的先后缓急

表里治法的先后缓急，是研究表里同病时的治疗原则。因病位有深浅，病情有轻重，病机有进退出入，故临床上相互兼夹之证候甚多，其中表里相兼者，亦复不少。然表里之间，有由表及里，由里及表，表里相干，以及二者孰多孰少，孰轻孰重，孰缓孰急之别，是以治疗有先后缓急，偏此偏彼之异，可归纳为先表后里、先里后表、表里同治三类。否则，表里治法失序，轻重缓急颠倒，必致延误病情，甚则危及生命。正如叶天士所云：“前后不循缓急之法，虑其动手便错，反致慌张矣。”

(一)慎辨表里疑似证

病之纯表纯里者,易辨易明,医家了若指掌,毋庸赘述。然其表里疑似者,则易眩易惑,故不可不为之精审详辨。

前人谓有一分恶寒,即有一分表证,而笔者以为就一定范畴而言,以上论述,自无非议。如外感始初恶寒,发热,头身疼痛,无汗或自汗,脉浮,苔白,或鼻鸣干呕,或咳等,则其恶寒属表证无疑,继则外邪传里,而表证未罢之时(指兼上述病情,下同);或表邪外解,尚有余邪之际;或表里合病,除恶寒外,仍有表证可辨者,则此类恶寒,均属表证范畴,概言之,不得孤立视恶寒为表证,而应考其脉证之所合,确有表证之苗窍者为准。程郊倩在注释"太阳之为病,脉浮,头项强痛而恶寒"(第1条)时指出"……不问何气之交,而但兼此脉此证,便可作太阳病处治。亦必兼此脉此证,方可作太阳病处治。虽病已多日,不问其过经已未,而尚见此脉此证,仍可作太阳病处治"(《伤寒论后条辨》)。是不纯以恶寒为表证,已十分明确。若舍此而泛论之,则未必尽合符节。譬如阳明病初起,有一短暂之恶寒阶段,即令白虎加人参汤证,亦有背微恶寒,或时时恶风者,至于三阴证候(指无兼夹证),恶寒者恒多,则无表证可言。纵然阳衰阴盛,虚阳外越,恶寒而见假热者,亦绝非表证。又有热邪久留气分,欲作战汗之时,必先懔然寒战,不得疑其旧病而兼新感,而是里病外解之机栝。更有热毒内盛,邪实正实,正邪剧烈交急,气血逆乱,表里阴阳乖违,而呈憎寒壮热之证象者,多是里证深重之反映,如疫毒痢初期,常见此类情形。有患者李某,女,14岁。孟秋下利赤白。起初微寒壮热(体温39.5℃),腹痛,里急后重,下利频繁,兼有呕吐。1日后住院治疗,患者面色苍白,精神萎靡,寒战高热,腹痛下利有增无减,口渴,皮肤弹性差,腹扁平,目眶凹陷,脉虚数,苔微黄。血压60/40 mmHg,时时欲脱。显系疫毒内伏,津气两伤,阴阳逆乱所致。虽有恶寒,而绝无表证。予以针刺治疗(仅配合输液,未用其他药物),先刺素髎,捻转10分钟后,血压升至80/60 mmHg,其后间断捻转,半小时后血压为90/60 mmHg,共留针6小时,血压维持正常水平。同时刺足三里、天枢、内关(首日12小时一次),其后1日1次,经

24 小时后，恶寒停止，体温 38 ℃左右，下利次数减半，面色红润，精神好转。经治 2 周，症状消失。连续三次做大便培养，均无痢疾杆菌生长而出院。考其针刺穴位均无明显解表作用，而恶寒自罢，则其恶寒确非表证所为。此外，肺热内闭等证，多有恶寒，虽病情各异，而恶寒非表证之情理则一。其鉴别要点在于除恶寒而外，毫无在表之征。由是言之，有一分恶寒，即有一分表证，与虽恶寒而非表证，是既对立而又统一的两个侧面。

里证似表，所辨非一，非独辨恶寒为然，试举例言之。如《伤寒论》第 56 条"伤寒不大便六七日，头痛有热者，与承气汤。其小便清者，知不在里，仍在表也，当须发汗。若头痛者，必衄，宜桂枝汤"，说明不大便六七日，头痛有热，既似表证，又似里证，而小便清者，知其属表，宜桂枝汤；小便黄者，知其属里，宜承气汤，是据小便状况而辨表里。暑温证，治法首用辛凉（重剂），白虎汤是其主方。此证亦有类似于伤寒表证者，如吴鞠通《温病条辨・上焦》第 22 条"形似伤寒，但右脉洪大而数，左脉反小于右，口渴甚，面赤，汗大出者，名曰暑温，在手太阳，白虎汤主之；脉芤甚者，白虎加人参汤主之"。自注云："形似伤寒者，谓头痛、身痛，发热恶寒也。"又云，伤寒则"先恶寒而后发热"，"若伤暑则先发热，后恶寒"。"然则伤暑之发热恶寒虽与伤寒相似，其所以然之故，实不同也，学者诚能究心于此，思过半矣"。此以恶寒之先后而辨表里。第 34 条"太阳病，桂枝证，医反下之，利遂不止，脉促者，表未解也；喘而汗出者，葛根黄芩黄连汤主之"，第 37 条"太阳病，十日以去，脉浮细而嗜卧者，外已解也；设胸满胁痛者，与小柴胡汤。脉但浮者，与麻黄汤"，是以脉象而参辨表里。第 387 条"吐利止而身痛不休者，当消息和解其外，宜桂枝汤小和之"，是以身痛而参辨表里。举凡数则，以示表里之辨，难以执一而终。

（二）先表后里法

先表后里是治疗常法，一般表里同病应先解表，表解方可治里，否则易致外邪内陷，造成变证。故张仲景指出"表解者，乃可攻之"（第 152 条）。但若不加分析，泛泛而论，则表里同病，似乎仅此一项足矣。须知先表后里，是根据疾病发展的总趋势而定，不能代替具体治法。盖外感热病，有由表入里，由浅而深之基本规律，故云先表后里。若就具体运用而言，先表后里之法，大抵适于表里同病，而以表证为主者。因为此时里证之进退，在很大程度上取决于表证之动态。反之，表证能否及时解除，将对里证产生较大影响，故首先解表，迅速切断病理状况下之表里联系，则里证必孤。由是轻微之里证，或可随之而解。即令表解而里未和，然后治里，则不仅较为容易，且无引狼入室之忧。如太阳阳明合病，发热恶寒无汗，喘而胸满，不大便，而尚无潮热，腹满痛者，可暂置里证于不顾，而用解表之法，宜麻黄汤。往往于一汗之后，随病邪外解，体内阴阳自趋和平，津液还入胃中，而使大便通畅。假令未通，再予通便，尚属易事。

《素问·至真要大论》曰："从外之内而盛于内者，先治其外而后调其内。"表里同病有类似于此，而仅治其外者。盖以此时里证之出现及其性质，完全决定于表证，换言之，若无此表证，则无此里证，因而解表便是和里，无先后之分。如太阳与阳明合病，见发热恶寒无汗，头项强痛，下利等。此下利为里证，而且较重，然则，实由外邪不解，太阳水寒之气内迫阳明，大肠传导太过所致，张仲景主用葛根汤，外散风寒，则下利自止，谓之解表治里法。钱乙创人参败毒散，治风寒外束之痢疾与腹泻，疗效甚佳，称为逆流挽舟法，均属此范畴。

表里同病，急需解表，然有不用解表之法，而反用治里之法者，换言之，即通过治里之手段，而达解表之目的。此法似与先表后里相反，实则联系颇为密切，以其目的在于解表故也。目的既达，则里证必然随之减轻或消失。况且此等证情，若用解表手段，以求中的，则纵有解表妙方，势必表证不解，而里证更甚，以致变证丛生。例如素来里虚之人，遇和风而闭户，得微凉而增衣，犹不能幸免邪袭，因而经常外感缠身，表里俱病，正气日亏。故扶正即所以祛邪，治里即所以解表，用仲景小建中汤、黄芪建中汤，累获良效。另有薯蓣丸，主风气百疾，若遇上述病情，相机而投，可为根本之计。李东垣创补中益气汤，能治气虚外感，亦属此类。笔者曾治室女杨某，年方十七。自幼气血双亏，以致十六岁经水初潮，少腹痛，经期延迟，而且经常感冒，遍求解表之方，依然如故。时值冬季，因感冒而求治于笔者，嘱服当归生姜羊肉汤，守方不变。数月之后，不仅消除外感，且体质大有增强，月事以时而下，腹痛消失。今患者早已参加工作，一如常人，足见治里图表，其言不诬。

有三阴而兼风寒袭表之证，用先里后表，或表里同治之法，人所共知，而径用解表之法者，亦复不少。盖三阴证候，有轻有重，有发作之时，亦有未发之时，若当轻时或未发之时而患外感，便可急则治标。笔者推崇桂枝汤，实为妙法。此方乃刚中之柔剂，祛风寒之圣药，和营卫之佳品。有攘外安内，汗而不过，敛而不凝之功。不特上述病情可用，即虚人感受风寒，亦多稳妥。观《伤寒论》三阴篇中各具“中风”证一条，且太阳篇有桂枝汤之运用，故笔者以为此方经适当加减，可为三阴“中风”通治之方。

（三）先里后表法

先里后表是治疗变法，适于表里同病，而以里证为急者。此时里证之状况，在总体上决定疾病之发展变化，人体之安危。因而迅速解除里证，已成当务之急。有时随里证之治愈，正气恢复，则表证自解。纵使尚存表证，再议解表，则无后顾之忧。反之，里证深重，而欲图其表，必然本末倒置。因之断然治里，以为急救之法。如《伤寒论》第 91 条“伤寒，医下之，续得下利清谷不止，身疼痛者，急当救里；后身疼痛，清便自调者，急当救表。救里宜四逆汤，救表宜桂枝汤”，是先里后表之范例。又如患者黄某，女，50 余岁，患哮喘约 20 年，肾阳日衰，深秋凉风忽至，遂使哮喘发作，不能平卧，喘甚则大汗出，咳痰清稀，每一咳嗽，即有小便失约之状。伴见发热(体温 38 ℃左右)，恶寒特甚，四肢逆冷，近于肘膝，难以转温。头痛鼻塞流涕，四肢关节酸痛，频呷流水，其量甚少。舌淡，苔白滑，脉沉细数。证属少阴阳气大虚，不能制水，水寒射肺，兼以太阳外感。治宜回阳救逆，温化寒饮。待阳复再议其余。急投四逆汤加党参、黄芪、细辛、茯苓、五味子。2 剂而寒热止，鼻塞流涕、头痛、身痛、肢厥均有减轻。4 剂而哮喘减半，手足转温，渐进饮食，后以温肾纳气之方调理半个月而愈。此例说明先救其里，而兼收解表之效。否则，先投表剂，拖延时日，必致厥甚而脱，所谓“少阴病，六七日，息高者，死”(《伤寒论》第 299 条)，焉能无虑。

以上为先里后表法中里证属虚寒性质,若里证属实热性质,一般应取先表后里或表里同治法。如《伤寒论》第 106 条“太阳病不解,热结膀胱,其人如狂,血自下,下者愈。其外不解者,尚未可攻,当先解其外;外解已,但少腹急结者,乃可攻之,宜桃核承气汤”。若在里之实热深重且急,则仍以治里为先,如第 124 条“太阳病六七日,表证仍在……其人发狂者,以热在下焦,少腹当硬满,小便自利者,下血乃愈。所以然者,以太阳随经,瘀热在里故也,抵当汤主之”。综观以上两条,虽同为蓄血而表证未罢,然则“发狂”重于“如狂”。“少腹硬满”重于“少腹急结”,故前者先予解表,后者先攻蓄血。

在温病范畴中,特别是温疫、温毒以及外科疔疮走黄之类,往往发病迅速,热毒漫延,顷刻充斥全身,或一日或半日,或数小时之内,卫气营血俱病,脏腑经络悉受其累,病情危笃,治宜大剂清热解毒,切勿受表证之羁绊,而失去宝贵之治疗时机。余师愚《疫病篇·疫证条辨》,首条揭出温疫证“颇似伤寒”,说明温疫证初期,有类似伤寒表证者。若“误用辛凉表散,燔灼火炎,必转闷证”。此论卓有见地,1966 年初,笔者参与治疗“流行性脑脊髓炎”近二百例(多为轻型、普通型,亦有转为重型者)。入院之初,多有发热恶寒,头痛,或鼻塞流涕,或兼咳嗽等症。然则传变迅速,甚至发热伊始而斑疹显露,恶寒未罢而神昏痉厥已成。先师洪子云教授拟清热解毒,凉血化瘀,兼以息风之“流脑Ⅰ号方”(金银花 30 g,连翘 15 g,生地黄 15 g,牡丹皮 10 g,赤芍 10 g,大青叶 10 g,生石膏 60 g,知母 10 g,僵蚕 10 g,蝉蜕 6 g,黄芩 6 g,菊花 12 g,玄参 15 g,芦根 30 g),“流脑Ⅱ号方”(金银花 30 g,连翘 10 g,生地黄 15 g,花粉 15 g,钩藤 15 g,生石膏 30 g,地龙 10 g,僵蚕 10 g,玄参 15 g,牡丹皮 10 g,黄芩 10 g,大青叶 10 g),昼夜频服(一般 24 小时内 2 剂,多则 3～4 剂),完全置表证于不顾,收到满意效果。其后先师又拟定流脑注射液方(金银花,连翘,胆草,黄连,板蓝根,钩藤,贯众,生石膏,知母,甘草),制成 300％静脉注射液,用以治疗暴发型、脑膜脑炎型流行性脑脊髓炎(配合西药对症处理),疗效亦为满意。不仅如此,此方尚能治疗多种急性感染之重证,亦不问表证有无,而但求气营热炽,气血两燔之病机,疗效亦佳。可见在通常情况下,叶天士所定“卫之后方言气,营之后方言血”之绳墨不可废。

而余师愚论温疫治法，唯以清热解毒为先，尤须领会。

（四）表里同治法

表里同治法适用于表里相对均衡之病例，唯其相对均衡，则彼此相干较为明显。若纯以治表，则里证不去。纯以治里，则表证不解。故需表里同治。如太阳伤寒兼水饮之小青龙汤证，若水无寒激，则难以上犯而为咳喘；寒无水滞，则难以流连，故解表化饮，相对均衡。又太少同病之柴胡桂枝汤证，一则太少之间，证候难分轻重，再则表证略进一步便是少阳，而少阳为表里出入之机，是以不可顾此失彼，而应均衡用药。然则，仔细分析，相对均衡中，寓有不均衡之意，故表里同治法，仍可有所侧重。例如太阳伤寒兼内热之大青龙汤证，是侧重解表，兼清内热；太阳与太阴同病之桂枝人参证，是侧重温里，微予和表。此类有所侧重之表里同治法，临床运用更为广泛。如患者罗某，女，40 岁，有胃痛史多年，因感受风寒，以致胃痛发作，腹胀满，不思饮食，时时反酸，大便溏薄，并兼发热恶寒，鼻塞流涕，全身荨麻疹，瘙痒难忍，脉弱，舌淡苔白。证属太阴虚寒，兼太阳表证。治以桂枝人参汤加丁香、砂仁、乌贼骨之类。3 剂之后，除腹胀、不思饮食外，其余症状消失，经调理而愈。此例表证明显，何以仅用一味桂枝走表？以其脉弱故也。“太阴为病，脉弱，其人续自便利”（第 280 条）。不仅慎用大黄、芍药，辛温表散品亦当慎用。恐耗伤中阳，以致里寒更甚。故于温中散寒止痛之中，微和其表即可。又有在同一类证候中而有所侧重者，如桂枝附子汤与麻黄细辛附子汤，均可治太阳少阴同病，然前者侧重在太阳，后者侧重在少阴。由于表里证的均衡状态是相对的，而不均衡状态是绝对的，故表里同治之方，有所侧重者甚多，而平分药力、无所侧重者甚少，这是符合辩证法的。

从“六经”病证来看，表里同治，往往涉及多经，除前述者外，如《外台秘要》引《延年秘录》方——水解散（麻黄、大黄、黄芩、桂枝、甘草、芍药）治在太阳阳明。刘河间创防风通圣散，吴又可创三消饮，治在三阳。理中汤若加肉桂、附子，麻黄细辛附子汤若加干姜、白术，则治在太阳与三阴。

从卫气营血病证而言，有卫气同病、气营两燔等。从脏腑病证而论，表里同病有涉及多脏多腑者，情形虽属复杂，然表里之治则，可以互通。况前贤纲领既立，大法垂成，赖规矩以为方圆，全在医者之运筹。

——载于《光明中医》1988年第3期

本文曾以先师洪子云教授口述，梅国强执笔而见于内部资料，此次做较大的补充修改，谨表追思仰慕之意云耳。

十三、湿热内伏膜原而成厥热胜复

《伤寒论》载厥热胜复，人所共知，而证之临床，则众议纷纭。随今人对《伤寒论》之深入研究，逐步阐明厥热胜复是多种外感热病过程中的特有病机表现，而非一个独立证候。据此细心体察许多危重病之厥热现象，则信而有征，故从之者众。《伤寒论》如斯，《温病学》如何？曰：既言多种外感热病，则温病自在其中。盖厥有寒、热二大类（其余厥证不属此处论证范畴），据理推之，热邪深伏，随气机升降出入，则有暂通与未通之时，其暂通者，热势外张，故见为热；其未通者，热势蛰伏，故见为厥。张仲景曰："凡厥者，阴阳气不相顺接。"（《伤寒论》第337条）可一言以蔽之。

湿热证乃热与有形之湿相合，胶结难解，最多气机阻滞之因由，何况湿热内伏膜原，"舍于夹脊之内，去表不远，附近于胃，乃表里之分界，是为半表半里……"（吴又可《温疫论》）凡表里之间，为气机升降出入之道路，一有滞碍，安无厥热胜复之象！吴又可论其证曰："其始也，格阳于内，不及于表，故先凛凛恶寒，甚则四肢厥逆。阳气渐积，郁极而通，则厥回而中外皆热。"此言邪实而正不衰者，若资禀薄弱，或因宿疾体亏，则"……微疫能感不能化，安望其传？不传则邪不去，邪不去则病不瘳，延缠日久，愈沉愈伏，多致不起……"（吴又可《温疫论》）。观此则湿热内伏膜原而成厥热胜复，当无疑虑。

笔者曾治一女，赵某，24岁。1981年7月25日起病，头痛，微寒微热（体温37.9℃），作感冒医，数日无效，头痛更甚，全身乏力，不欲食。又予输液及抗菌药物治疗，诸症不减，头痛如破，动辄干呕，时而吐物，畏寒高热（体温39.9℃），于8月1日入某县人民医院住院治疗，用抗菌药物、激素等，除体温转为低热外，余症不减，亦不能确诊。9月11日转来我院就医。详询病史，发病无明显诱因，先恶寒后发热，一般发热数日，退热数日，或高或低，不受药物影响，无规律可循。心悸、胸闷、自汗、盗汗，形体消瘦，面色苍白，头痛有轻有重，难有间断之时，恶心呕吐，肢体微痛，不红不肿，大便干如羊屎，或为溏便，肠鸣辘辘，苔厚黄腻，舌质胖，边有齿印，脉濡数。西医体检除心尖及主动脉瓣区可闻Ⅱ～Ⅲ级收缩期吹风样杂音外，无异常发现。三大常规仅尿检有蛋白质少许，白细胞少许，上皮细胞(＋＋)。中医诊断为湿温(邪在气分)。西医诊断为：①泌尿系统感染；②伤寒；③肺结核。采用中药治疗，方用藿朴夏苓汤(据症有所增损)，并配合支持疗法。服药3周，病情尚无改善，体温常呈低热状态，即令体温降至正常数日(患者称自发病以来，体温常有自然降至正常数日者)，余症依旧，至10月4日，仍复寒战高热，每日可达39.8～40 ℃，呈弛张热型，因知病证疑难，而多次邀院内外专家会诊，并做各种检查20余项，其阳性发现为：①心电图部分T波改变；②超声心动图ST段有时可见附加条索状反射；③血沉76～93 mm/h，故提出诊断可从如下几方面考虑：①风湿热活动期；②变应性亚急性败血症；③亚急性细菌性心内膜炎。中医仍诊断为湿热，拟清气化湿，兼益阴和胃为治，方药屡易，历5周(共8周)，仍发热数日与降温数日交替出现，其病如故。

久治不愈，提示病情另有症结所在，因仔细分析，并查阅有关文献，知前述辨证论治似有疏漏之嫌。盖患者发热期，除先寒后热外，伴四肢厥冷，待体温升至39 ℃以上时，方厥回但热。退热期(指体温正常)，则四肢始终不温，而恶风寒，此厥热胜复之势早已形成，以病久体虚障目，而未曾介意。幸如吴又可所言，体虚者，常淹淹摄摄，缠绵日久，其邪流连，未曾传变，故无险象。从全部病情来看，其先憎寒后壮热，日晡热甚，头痛身痛，胸脘痞闷，苔腻或黄或白，脉濡数，以及“不因他故，越三五日前证复发”等，皆与吴氏《温疫论》所载湿热内伏膜原相符。由是则厥热胜复与湿热内伏膜原，可一理贯通，故群疑冰释。论其治法，当以达原饮为主方，随症加减，于10月7日改方如下：煨草果仁10 g，厚朴10 g，黄芩10 g，白芍10 g，知母10 g，甘草6 g，茯苓15 g，法半夏10 g，生姜6 g，桂枝 10 g,大枣 5 枚,柴胡 10 g,乌梅 10 g,藿香 10 g。方中加桂枝、柴胡者,因其尚兼太、少二经征象,与吴又可三消饮之加减法略有不同。加乌梅者,是酸苦涌泻,令肝气条达,以疏利气机,而助病邪透解,乃师乌梅丸之意也,余无奥义。冀其膜原透达,无所关隘,庶可望痊。

服上方 2 剂,体温降至正常。因余邪未尽,又恐是前述自然退热阶段,故守方续服,略事加减,共 22 剂,体温连续正常达 20 日,诸症亦随之缓解。唯以恶风、自汗、盗汗较多,衣裳湿透,兼腹胀纳呆,断为湿胜伤阳,表气不固,营卫失和,故于 11 月 28 日改用桂枝汤加味,处方:黄芪 15 g,桂枝 10 g,白芍 10 g,生姜 3 片,大枣 12 枚,炙甘草 10 g,焦白术 10 g,防风 10 g,当归 10 g,茯苓 15 g,枳壳 12 g,神曲 10 g。服后自汗逐渐减少,乃至消失,亦不恶风,精神爽利,饮食增加,无明显自觉症状。心脏听诊杂音同前,而各项复查报告均转为正常,于 12 月 5 日出院,共住院 91 天。随访两年未见复发。出院时西医诊断为:风湿热活动期,风湿性心脏病,二尖瓣关闭不全及主动脉瓣狭窄,心功能代偿期。同时在出院记录中说明“亚败血症”不能排除。以今日之反思,当以“亚败血症”之诊断较妥。再回顾《伤寒论》厥热胜复诸条,皆有论无方,此非漏简,而具无穷理趣,示人审证求因,审因论治而已,岂有遍治厥热胜复之仙方。

——载于《国医论坛》1993 年第 6 期

十四、手足少阳同病刍议

《伤寒论》中少阳病,为外邪传入少阳,正邪分争,枢机不利,胆火内郁而上扰,故见往来寒热等象。《温病学》有三焦湿热证候,其病变在手少阳经之壅滞。二者见证似是而非。其辨证要点,前者乃外邪挟胆火为病,无湿象可言。后者则以湿热为主体,必有三焦证候,而非相火独发,故叶天士曰:“……邪留三焦,亦如伤寒中少阳病也。彼则和解表里之半,此则分消上下之势,随证变法,如近时杏、朴、苓等类,或如温胆汤之走泄……”对两类证辨证论治之提挈,可谓简明深邃。然则,有手足少阳同病者乎?笔者于临床所得,似可确信,而典籍所载,亦见端倪，惜余蕴尚未透达，特表而彰之。

手足少阳同病，可概分为两类。其一，《伤寒论》第 147 条“伤寒五六日，已发汗而复下之，胸胁满微结，小便不利，渴而不呕，但头汗出，往来寒热，心烦者，此为未解也，柴胡桂枝干姜汤主之”。是少阳兼水饮证，而水饮所犯者何？观胸胁满微结，为饮阻上焦所致，盖单纯足少阳证，则胸胁满而不结；小便不利是水阻下焦，气化失常之象，而少阳主症为小便利，小柴胡汤证或有小便不利者，仍是下焦微饮，故去黄芩加茯苓以渗利之；饮阻三焦，尚未涉及胃腑，故渴而不呕。但头汗出亦为饮阻三焦之佐证。由是观之，此条为手足少阳同病之示例，唯犯手少阳者，水饮也，而非湿热，故用柴胡桂枝干姜汤，和解而兼温化。此医者习已成诵，用之多验。笔者亦曾报道用此方加减治疗悬饮证获得较好疗效，兹略而不详。

其二，有手足少阳同病，而在三焦为湿热者。据笔者所见，此证四季皆有，夏秋为多。江南地处潮湿，此证常见。论其病源，有湿盛之体，加之外感，邪传少阳，以致足少阳与三焦同病者。有嗜酒之人，湿热先伏，未发之时尚不知觉，偶因外邪触犯少阳而成者。有暑兼湿热，初似表证，而用辛凉表散之法，淹淹数日，病邪既未顺胃腑，亦未逆传心包，而在半表半里之间，为手足少阳分传（文献无此称谓，乃笔者之假称）而成斯证者。入秋忽凉忽热，暑湿未消，若贪凉饮冷无所节制，更易触犯外邪，邪入少阳而手足分传者，亦为斯证。至于证候，有以下几方面：①寒热现象，因手足少阳同病，故热型难以划一，如往来寒热、寒热起伏、寒热似疟非疟、午后热盛、热势不扬、寒热一日几度发等，参同全身症状，均在考虑范围之内。②足少阳症状，如胸胁苦满、胸满胁痛、口苦咽干目眩、默默不欲饮食、心烦喜呕等，但见一二症即可。③手少阳三焦症状，如脘痞呕恶、胸痞胁胀、腹胀便溏，或腹泻，或初硬后溏，或便排出不爽、小溲短赤、口干而饮水不多，或口中黏腻，或带甜味，苔黄润、黄腻、黄滑，或苔白舌质红（或绛）等，亦不必悉具。以上三方面，宜综合分析，但得手足少阳同病之征象者，概可以此而论。又病程长短不一，短者，初发即如斯证，或在数日、半月之间。长者可达数十日之久，延绵难愈，寒热不退，故辨此证，可不计病之新久。此证与西医之诊断对照，有病毒感染、全身多种细菌性炎症、胃肠功能紊乱等多种疾病，以及不明原因发热等。

治宜和解清宣，分消走泄。其具体运用，则有偏于和解者，有偏于分消者，方以小柴胡汤与蒿芩清胆汤合并化裁，笔者尚觉效果满意，试举例言之。

偏于和解者，大抵以足少阳证为主，手少阳证次之。如乔某，男，42 岁。自诉起病时酷似感冒，发热恶寒，腹泻，日三四行，用西药治疗，腹泻停止，体温转为低热（37.4～37.6 ℃），共计 17 天，每日上午不发热，午后先微寒后发热，持续至夜半后汗出热退。两胁胀而痛，脘痞不适，四肢烦疼，默默不欲饮食，头晕目眩，二便尚能自调，脉弦缓，苔薄白而润，舌质红。综观此证，当以足少阳为主，而三焦湿热尚轻。另外四肢烦疼与寒热并见，当虑其表证未罢，故略加解表之品。处方：柴胡 10 g，黄芩 10 g，法半夏 10 g，生姜 10 g，大枣 10 g，炙甘草 6 g，桂枝 10 g，白芍 10 g，青蒿 10 g，茯苓 10 g，藿香 10 g，7 剂。服完 2 剂寒热停止，体温正常。7 剂服完，诸症大减，调理 1 周以善其后。

偏于分消走泄者，以手少阳三焦证为主，足少阳证次之。如何某，男，76 岁，老态龙钟，形体消瘦，面色苍白，诉恶寒发热 4 个月余，治疗未曾间断，而病证依然。初似感冒，因疗效不佳，而多方投医。一般为微寒微热，一日发 2～3 次，未曾间断，偶有高热（体温可达 40 ℃），1～2 日，即转为低热，左胁下隐痛不休，无明显压痛，默默不欲饮食，神疲乏力，口中黏腻而泛涎沫，晨间口苦，头昏目眩，小便黄赤，大便初硬后溏，排便窘迫，脉弦数、重按无力，舌根白腻、苔满布、尖心部剥落无苔，舌质胖嫩，边有齿痕，此证以手少阳三焦之湿热为主，足少阳次之。处方：青蒿 10 g，黄芩 10 g，法半夏 10 g，陈皮 10 g，茯苓 15 g，竹茹 10 g，枳实 10 g，碧玉散 12 g，柴胡 12 g，生姜 6 g，泽泻 10 g，鸡内金 10 g。服上方 4 剂，寒热退尽，厚苔变薄，精神有所好转，唯左胁隐痛未减，纳呆，又年事已高，体虚未复，残存湿邪难以速化，故以轻通灵活之品，化湿而兼益胃，调理月余而愈。

至于手足少阳证候相对均衡者，则将药味剂量做相对均衡之调整，而法不离其宗可也。

——载于《光明中医》1995 年第 1 期

十五、病毒性心肌炎频发室性早搏初论

病毒性心肌炎而致“早搏”，临床证候纷繁，如阴(血)虚、阳(气)虚、阴阳气血两虚、水饮、痰浊、瘀血，以及外邪尽与未尽等，治法各异。今以笔者心得，着重探讨病因病机和若干治法，恕不求全。

此病多起于外感之后，或发在当前，或移时发作。临床所见，无论风寒、风热、湿热、外感，均可导致此病。外感表病而迅速累及心脏，或表病已愈，而心脏受累难愈者，中医文献无专篇论述，多散见于伤寒、温病、杂病中。今试以病毒性心肌炎频发“室性早搏”为对象，从中医学理论加以探索，力求系统认识本病之发病机制。

笔者以为表病不已，内舍于心，难从脏腑经络关系找到直接依据，似可从营卫与心脏关系加以探讨。营卫皆源于中焦，营为阴，行于脉中，卫属阳，在脉外运行。《素问·生气通天论》曰：“阴者，藏精而起亟也。阳者，卫外而为固也。”说明卫气抵御外邪，为人身之藩篱，营气营运周身而为内应。营卫和调，虽有外邪而弗能为患，又何由入脉入心？以营卫气弱，或失其和煦，则虚邪贼风为害非浅。《素问·痹论》有“脉痹不已，复感于邪，内舍于心”之论述，可见其病以脉痹为内之所伏，复感于邪为外之所因，“内舍于心”乃其结果。《灵枢·九宫八风》有“风从南方来，名曰大弱风，其伤人也，内舍于心，外在于脉”。此篇有八风之名，其致病各不相同，故可推论，风邪为病，有内舍于心者。有不舍于心者，此与临床所见，极为相符，如患外感者众多，而酿成病毒性心肌炎者甚少。可见外感而成此病与否，当有两大要素，一为病邪性质，二为体质对病邪之反应如何。体质对病邪而言，为内之所因。一般内因为变化之依据，如心气之虚实、心阴心阳之偏盛偏衰、心在五行生克制化关系之常与变等。未病之时，多借胃气充养，以维系其生态运动；感邪之后，必因心脏之潜伏状况，而引起病理反应，其病虽难预料，然因发知受，其理固然也。以此对照西医学说，则病毒种类甚多，而最易引发心肌炎者，不过数种，其发病机制可能与过敏或自体免疫有关，亦为预先潜伏之体质因素。基于上述原因，目前无论是西医还是中医，对本病皆难预料，似有不谋而合者。

或问曰："大弱风，其伤人也，内舍于心"诚属有据，而"脉痹不已，复感于邪，内舍于心"乃痹论中心痹之属，与病毒性心肌炎何关？曰：二者确有不同，然则外邪侵袭，营卫之行涩，邪不能被祛之外出，而内舍血脉、心脏之理，尚可类从。换言之，病证有异，而途径相同。细玩《痹论》："荣者，水谷之精气也，和调于五脏，洒陈于六腑也……卫者，水谷之悍气也，其气慓疾滑利，不能入于脉也。故循皮肤之中，分肉之间，熏于肓膜，散于胸腹，逆其气则病，从其气则愈。"可视为营卫受邪，病与不病之总论，并非专指痹证，由是风寒、风热、湿热外感，由营卫而内舍于心之理，当可成立。此段后文"不与风寒湿相合故不为痹"，乃专指痹证与营卫之关系，不可不知。

为证明前述观点，更以伤寒、温病言之。《伤寒论》第 21 条"太阳病，下之后，脉促胸满者，桂枝去芍药汤主之。"第 22 条"若微寒者，桂枝去芍药加附子汤主之"。以上两条虽难以证实专指病毒性心肌炎，然亦难排斥其外，尤可深入分析者，有如下四点：其一，病于太阳之表，则卫气首当其冲。卫气不固，则营阴不能内应而与之和谐，必间接受其影响。其二，表病之初即见促脉，非其常也。注家失察，而作胸阳受损，外邪欲陷，正邪相争之诠释，故谓脉促为急促或短促之象。且不说与古今脉学专著不符，即以事实分析，急促无非言其快速，与疾脉同类；短促无非言其短而数，乃短、数二脉相兼，或为短促难伸貌。表病脉数，论中记载颇详，而胸不必满；桂枝汤不必去芍药。表病脉促，多是里虚，而亦有实邪阻滞者，若是则桂枝去芍药汤并非得法。所云促脉者，数中一止。古今皆同(促脉有属阳盛、阳虚之别，恕不论述)。况脉搏与心搏相应，脉搏之止，必因心搏之止，不解自明。此亦外邪通过营卫而内舍于血脉、心脏之证据。其三，胸满(闷)，在病毒性心肌炎患者多见，当促脉发生时尤甚。病重者，少阴阳气虚衰，其脉于微弱之中仍兼中止之象，不唯胸满(闷)，而且恶寒，亦为病毒性心肌炎所常见。其四，桂枝去芍药汤，虽不失辛、甘发散之性，尤有温通心阳而复脉之效。桂枝去芍药加附子汤，虽无表散之力，而有温养少阴、强心通脉之功。笔者以此二方辨证投药，随症加减，对病毒性心肌炎频发早搏者，每获其效。《伤寒论》第177条曰："伤寒，脉结代，心动悸，炙甘草汤主之。"外感以及杂病而见结代之脉、动悸之症者，若以西医诊断，则名目繁多，而病毒性心肌炎发生早搏者，自在其中。脉结与代，当别为二脉，其相提并论者，一则皆属阴类，再则此二脉于同一病者可相间而见，即或结或代，无一定规律。以证而论，云心动悸者，与一般心跳加快不同，患者每于心悸之余，欲止之际，觉一次心搏较为强烈，心前区有较强之冲击感，随即脉搏中止，则患者心前区又有突然之失落感，其时精神紧张，甚至恐惧。病毒性心肌炎频发早搏，脉结代，心动悸，由心阴心阳两虚而致者，炙甘草汤当为首选方剂。

叶天士《温热论》有"温邪上受，首先犯肺，逆传心包"之论，其证虽与病毒性心肌炎相去甚远，然风温表病而逆传心包者，仍以营卫变化，累及心包之训释为妥，更进一层，则心营热炽，乃表病而入心入脉之证据，亦是病证不同，而途径无殊也。若病毒性心肌炎而频发"室性早搏"，呈虚热阴伤之象，则《温病条辨》之加减复脉汤，乃至一、二、三甲复脉汤，皆可相机而投。此与炙甘草汤寒温异其性，而治本病有异曲同工之妙。

兹以炙甘草汤加减变化为例，说明其具体用法。按此方为心阴心阳双补之剂，而临床运用有偏于补阳与补阴之别，较诸原方似觉适应面更宽。

如在阳气虚弱为主之人，可于阴阳双补中，侧重补阳。如患者肖某，女，34岁。怀孕期间，曾患感冒发热，治疗数日而愈，只余胸闷、心悸始终不已6年余。西医诊断为病毒性心肌炎，频发室性早搏，T波轻度改变。屡医不效，而来我院就诊。诉心中动悸，日发数次，夜间尤甚，伴左胸及胸骨处隐痛而胀闷。严重时有晕厥现象，全身冷汗淋漓，需卧床休息片刻，方可逐渐恢复。精神饮食一般，怕冷，面色苍白，四肢难以转温。月经先期，瘀血块甚多，小腹痛。苔薄白，舌质坚敛，其脉于沉细弱中或结或代，每分钟约10次。孕期营卫气血下养胎元，卫外之力不足，偶感外邪，则易内舍于心，故发此证。揆其病情，当以阳气虚弱为主，营血不足次之。月经瘀血甚多，而脉见结代，则未尝无瘀。故书方于下：炙甘草25 g，桂枝、党参、阿胶（烊化）、麦冬、大枣、制附片、干姜、五味子、鸡内金、生蒲黄各 10 g,黄芪 30 g,茯苓 60 g,煅龙牡各 15 g。此方系炙甘草汤去掉部分阴柔之品,与四逆汤合并化裁而成。补阳方中而用麦冬、阿胶之类,是取补阳者,必于阴中求阳之意。至于炙甘草用至 25 g(一般应逐渐加量为妥),不虑其肿满乎?须知方中配茯苓 60 g,一则可制甘草之肿满,再则增强宁心作用。笔者以为,若辨证用方准确,而此二味之剂量比例是否得当,则与疗效之优劣有关。服此方至 50 余剂,守方不变,略事加减,不只症状消失,月经正常,且心电图报告为:①窦性心律;②心电轴正常;③正常心电图。为巩固疗效,续服此方 1 周,以巩固之。

如在营阴虚弱为主之人,可于阴阳双补中,侧重补阴。如张某,男,15 岁。4 个月前,体检发现频发室性早搏,因尚在少年,体力可支,而坚持学习,后因病情加重而休学治疗。追询病史,自幼常患感冒发热,咽痛,未知病起何时。西医诊断为病毒性心肌炎。患者面色红润,体形发育正常,每于专心读书时频发室性早搏,每夜必发,发时心中动悸,胸微闷,心烦难寐,纳呆,腹胀,舌质红,苔白,脉细而结、代相间,每分钟 15 次左右,余无明显不适。初以炙甘草汤加活血之品治疗,因对面赤、心烦、舌红等未加深入分析,而致方中阳药较多,故疗效不如人意,因之转方养阴为主,兼以益气,而通阳之品,只作权宜之计,其方与《温病条辨》之加减复脉汤似是而非。处方:西洋参 5 g(另包,睡前顿服),黄芪、沙参、煅龙牡、茯苓各 30 g,麦冬、法半夏、五味子、阿胶(烊化)、牡丹皮、玉竹、枸杞子各 10 g,砂仁 6 g,生地黄 20 g,丹参 24 g,分 3 次煎服。另包桂枝 10 g,仅于夜间第三煎时投入,是于至阴之时微通其阳。自服此方后,病情明显好转,白昼不发早搏,偶尔夜间发生,每分钟约 3 次。

又因人体气血相通,脏腑相关,故此病从证候类型来看,有肝血不足,木郁化火,上犯心神者,临床亦不罕见。是外邪内舍于心之病证在前,而久病之后,则脏腑间可相互影响。如张某,女,27 岁。3 年前于孕期常发心悸,心电图报告偶发室性早搏,每分钟约 3 次,病因未明,症状不重,亦未曾治疗。产后恶寒发热数日,使症状迅速加重,室性早搏每分钟 10 余次,西医诊断为病毒性心肌炎。此后治疗未断,而病情依旧。余接诊时,从心论治,疗效不佳。详询病史,知早搏发作无时，夜间为多，一般持续30分钟左右，甚则彻夜心悸难寐。发时心前区有冲击感，并觉其气上冲咽喉。恐惧，如临险境，胸闷微痛，两胁亦痛，心烦易怒，焦虑失眠，即令安然入睡，亦常惊惕而醒，口干而饮水不多，大便干结。所谓君火以明，相火以位，而此证显系木郁化火，向上冲逆，以致君火燎原。故欲正君火之职，必先安相火之位，拟柴胡加龙骨牡蛎汤化裁：柴胡、郁金、黄芩、法半夏、枣仁、柏子仁、女贞子、旱莲草、五味子各10 g，琥珀末6 g(冲服)，煅龙牡、生铁落、茯苓各30 g，分3次煎服。另包桂枝10 g，于夜间第三煎时投入，助君火而通心阳，或用或不用，视夜间胸闷情况而定，亦权宜之计也。患者自有西洋参若干，嘱自觉不适时，于睡前服5 g。此方共服2个月，诸症消失，偶尔夜间心悸片刻，即令有早搏，每分钟3次左右，但10分钟后可自行缓解，继续善后调理。

——载于《湖北中医杂志》1997年第19卷第2期

十六、论扩大《伤寒论》方临床运用途径

《伤寒论》方，为外感热病立法，然其兼说杂病者，亦复有之，而辨证论治，原理互通，故《伤寒论》之方，可兼疗杂病；其中杂病之方，略加变化，亦可兼治伤寒(广义)。此所以扩大其临床运用之来由，一也。石寿棠谓："汉张太守仲景著《伤寒》一书，立一百一十三方，三百九十七法，随病之变迁用之，千变万化，灵妙无穷，万病皆当仿之为法，不可仅作伤寒书读也。"(《医原·论张仲景〈伤寒论〉》)"万病"，言其多也；"仿之为法"，并非按图索骥，谓其仿效、近似、以类相从，灵活变通之意也。是以一百一十三方，虽为伤寒而立，然不专治伤寒，更非仅治一百一十三证，医者务须穷其理致，精于变化，触类旁通，以少应多，方得《伤寒论》之奥妙。其二，大论文辞古朴，示人以规矩，多显而彰之；示人以灵活，则往往隐于幽微。所述证治，或主随客省，客随主略；或以方测证，以证求方；或评其病机，或明其证候，或定其治法，种种不一，因之探隐索微，条分缕析，或因其证，或假其方，或合其机理，乃可扩大其方治范围。其三，仲景以六经立论。六经者，经络脏腑之总称也，而脏腑经络各有生理、病理特性，各踞其部位；经络

根于脏腑，运行气血阴阳，循其路径，网络全身，而为有机整体。故其病证，合之为六，且曰阴曰阳，分之则名目繁多。唯其如此，则论中治脏腑病证之方，常可移作经络病证之法；疗经络病证之方，亦可易为脏腑病证之用。而调治脏腑经络，则气血阴阳得以和平；或旨在气血阴阳，而效在脏腑经络，是以扩大《伤寒论》方之临床运用，又可于整体恒动观中加以揣摩。执方治病，最为实际，拙文不求理论之高深，但求临床之实验，兹探讨于下。

（一）突出主证，参以病机

此言“主证”者，其义有二。一为某方所治之证候，就其典型而言，须脉证病机相合方可投剂。然则临床所见，典型病例较少，而不典型者恒多。故有主证虽同，而病机难以丝丝入扣者。此时用方，但求病机大体相合，无寒热虚实之径庭，便可据证用方，故云“参以病机”。此说似乎不经，然则仲景已开其先河，如栀子豉汤证，须见心烦懊侬之类，病机为热扰胸膈，而在太阳篇则有发汗吐下后云云，在阳明篇则曰“阳明病……若下之，则胃中空虚，客气动膈，心中懊侬，舌上苔者，栀子豉汤主之”（第 221 条），“阳明病，下之，其外有热，手足温，不结胸，心中懊侬，饥不能食，但头汗出者，栀子豉汤主之”（第 228 条）；在厥阴篇则曰“下利后更烦，按之心下濡者，为虚烦也，宜栀子豉汤”（第 375 条），试比较以上数条，皆同中有异，是同为栀子豉汤所主，而演变过程实不相同。又如四逆汤证，多见于少阴、厥阴二篇，且不说此二篇之四逆汤证同中有异，即以六经病证而论，除少阳篇无此证外，其余各篇皆有，而太阳自非阳明，阳明自异于三阴，何以均有此证？盖不同疾病之发生发展演变，依一定条件，可出现相同之病理阶段，阶段既同，是必病机大体相同，于是投方则一，故不得谓其某方专治某病。以此而证之临床，并非虚妄，如太阳、阳明病之汗多亡阳，热利及肺热毒盛之虚脱等，皆可投四逆汤类，待阳回再议清热。前人有同书四逆、白虎二方，先后与服之验案，今有四逆、参附注射液，用于多种外感热病之相同阶段（亡阳或脱），更为简捷，甚或有内闭外脱之证，可同时使用清热解毒（汤剂）、回阳固脱（注射液）者。以上是从阶段而论，若以疾病而论，如太阴病“宜服四逆辈”（第 277

条)，而少阴病、厥阴病、“霍乱”，四逆汤为主方之一，此一方而治多病之例也。更以笔者之医案为证。如小陷胸汤原治“小结胸病，正在心下，按之则痛，脉浮滑者”(第 138 条)，为痰热结胸之候。而患者刘某，女，36 岁，以月经 50 日未行为主诉。询知多年经水愆期，少腹剧痛，量多色暗而有瘀块，渐致纳食甚少，胃脘胀闷，按之则痛，苔白而粗糙，脉弦缓，显系肝气郁滞，下损冲任，上犯胃腑之象。观此并非典型之小结胸证，然则胃脘胀闷，按之则痛，与小结胸证同，而病机大体属实，故以小陷胸汤为主方，随症加减，冀其各奏其效：瓜蒌、法半夏、广木香、柴胡、制香附、炒川楝子、乌药、枳实、煅瓦楞子、炒神曲各 10 g，黄连 6 g，丹参 20 g。7 剂而经水已下，少腹痛大有减轻，且胃脘和畅，饮食增进，精神爽利。此非求病机之大体相符而何？再如乌梅丸又主久利，按理而论，当属寒热错杂之久利，然临床之久利，有寒热不甚明显者，亦可酌情用之。有邓姓者，男，38 岁，腹泻 3 年，时发时愈，食荤尤甚，未曾根治，脉弦缓，苔薄白。正值壮年，胜任体力劳动，则非虚非寒；口和纳健，腹痛甚轻，乃非热非实。径用乌梅、黄连、炒黄柏、炒川椒、干姜炭、党参、附片、桂枝、焦楂炭各 10 g，细辛 5 g，经服 2 周，已不腹泻，偶尔大便日行 2 次，为成形软便。后以之调整脾胃月余，1 年未见复发。此方治寒热不显之慢性痢疾及长期低热，而寒热虚实难以分辨者，每获满意效果。

“主证”之第二含义，即某证候中之主要症状(主症)。唯其主症出现，则可据以选方，论中已有明训。如“伤寒四五日，身热恶风，颈项强，胁下满，手足温而渴者，小柴胡汤主之”(第 99 条)，“阳明病，发潮热，大便溏，小便自可，胸胁满不去者，与小柴胡汤”(第 229 条)，“阳明病，胁下硬满，不大便而呕，舌上白苔者，可与小柴胡汤”(第 230 条)。以上三条，皆非纯属柴胡证，唯其胁下硬满之类主症出现，选用其方，而有所增损，此即但见一症便是，不必悉具。笔者引申其意云：主症参以病机，非独柴胡证不必悉具，其余诸症莫不皆然。盖凡主症，常为某一证候之重心，病机之主脑，据此选方遣药，用之多验。如刘某，男，35 岁，以右侧腰脊、少腹痛为主诉，伴见胃中嘈杂，纳呆，干噫食臭，头昏，脉弱，舌苔白而粗糙。此例之主诉与生姜泻心汤证无关，然则胃中嘈杂，纳呆，干噫食臭，则为生姜泻心汤之主症，虽无肠鸣、下利，仍选用生姜泻心汤为主方者，以其主症突出故也。疏方如下：法半夏、黄芩、党参、神曲、柴胡、炒川楝子、制香附、杜仲、续断各 10 g，干姜 5 g，生姜 6 g，黄连 6 g。5 剂病愈。

（二）谨守病机，不拘证候

谨守病机，不拘证候而用《伤寒论》方者，尤为多见，此为扩大《伤寒论》方运用范围之重要途径。盖以症状为表象，病机为实质故也。有表象迥异而实质相同者，故可异病同治，论中有吴茱萸汤，能治阳明寒呕；少阴吐利，手足逆冷，烦躁欲死；厥阴头痛、干呕、吐涎沫三症，以其浊阴上逆下犯所同也。笔者常以此方略事加减，治疗胞宫虚冷之痛经证，效果亦佳。如章某，24 岁，月经愆期，经来小腹冷痛，牵引阴部及两股内侧，甚或全身恶寒，乳房胀痛，呕逆难以进食，一般须卧床数日，方可恢复。为书吴茱萸汤加减（炒吴茱萸、法半夏、党参、乌药、郁金、延胡索各 10 g，生姜 12 g）。嘱每次行经前数日服药，经停则止。治疗五个周期，竟使多年之痛经痊愈。又如麻黄连轺赤小豆汤，为治黄疸病之方，其病机为湿热内盛，熏蒸肝胆，兼以风寒袭表。笔者曾治一人眼疾，引用此方，原属臆测，不料疗效非同一般。患者黄某，女，25 岁。十日来双目微红而肿甚，不痛而痒甚，迎风流泪，结膜及睑缘有细小水泡甚多，微寒微热，无汗，不思饮食，小便黄，舌质红，苔白腻，脉浮。曾用多种抗生素眼药及银翘解毒片之类无效，分析其病机为湿热内蕴，循肝胆经脉上犯，且合外感之风寒，投方如下：生麻黄、连翘、赤小豆、生姜、甘草、桑白皮、蒺藜、谷精草各 10 g，薏苡仁 30 g，茯苓 15 g。服药未及一周，而病证若失。因思前贤所言：医者，意也；方者，仿也。寓意极为深刻，绝非空泛之词。笔者于临证之际，分析病机之余，若有意会所至，则精心选用大论之方，每有收获，此皆谨守病机，不拘证候之例也。

又有某些疑难病证，西医固有明确之诊断，而疗效未能尽如人意，中医之治法虽较丰富，而不能准确称其病名，为临床计，可不论其病名，唯以病机是求，暂以病机称其证候，亦可借用论中之成法。如谢某，女，23 岁。发育正常，形体修长。素来恶寒，手足冷，面部经风吹后便起红色斑块，数日后逐渐脱皮。初起未曾介意，以致逐渐加重，入院治疗于冬季，双颊可见散在之红斑或紫斑，双手有黄豆大之硬结数枚，无明显压痛，继而皮肤发红，水肿，有散在水肿性红斑，并有少许水疱，痛痒不适。破溃后有深褐色之结痂，右侧拇指有虹膜样皮损，双足病变与手略同，舌质暗红，苔薄白，脉细。西医经各项检查，确诊为"多型性红斑"，曾用氯喹、维生素 E、葡萄糖酸钙等治疗无效。中医诊断虽难以指其病名，然则病机属血虚寒凝，考诸经方，唯当归四逆汤与之相合，而该条所述证候唯"手足厥寒，脉细欲绝"(第 351 条)而已，故舍证候而求病机，处方如下：当归 12 g，赤白芍各 12 g，桂枝 10 g，细辛 5 g，生姜 3 片，大枣 10 枚，木通 12 g，鸡血藤 10 g，熟地黄12 g，红花 3 g，川芎 10 g，内服。另用当归 10 g，肉桂 10 g，干姜 10 g，细辛 6 g，红花 10 g，煎汤，趁热熏洗。治疗二十六日，症状消失，各项指标转为正常而出院。迄今五年余，未见复发。笔者遇疑难病证，若用常法不效，必求诸经方，或偏方杂说，亦有释疑解难之时，未知同道以为然否。

(三) 根据部位，参以病机

此言部位，指体表部位而言，如胸胁、心下、腹、少腹、头颈、项背等。一定部位之症状，每与相应脏腑功能失调相关。然须别其寒热虚实，故需参考病机，论中有关内容十分丰富，毋庸赘述。兹就其灵活运用，略举数则，以明根据部位，扩大经方运用范围之意。

部位有泛称者，有确指某部位者。先以泛称者言之，如白头翁汤所治湿热下利，其湿热虽来自中焦，而所损伤者，却在下焦之结肠，故有腹痛(小腹为甚)、里急后重等症，以部位言，可泛称下焦。由是联想，下焦湿热而有非痢疾者，可否使用白头翁汤? 初，笔者以为不妨试用，即令疗效不佳，亦无原则错误。盖以带下证，虽非大肠疾病，而常有小腹胀及阴部坠胀，与痢疾相似，且女阴与直肠、肛门毗邻，未尝不可一试。于是试用于湿热带下而阴痒者，不冀推理与实践相符，而且证明无论滴虫性、霉菌性或细菌性阴道炎(属于湿热阴痒者)，皆有疗效。基本方为：白头翁 15 g，黄连 6 g，炒黄柏 10 g，秦皮 15 g，苦参 15 g，蛇床子 10 g，兼胸胁胀闷者，加柴胡、郁金、枳实；兼中焦湿热症状者，加苍术、薏苡仁之类;病重者,加败酱草、忍冬藤。此方不仅内服有效,而用药液坐浴,效果仍佳。此对病情复杂者,尤有临床意义。如患者胃痛属寒,而兼湿热带下,两相龃龉,处方困难。若胃痛处以内服方,带下处以坐浴方(于基本方中去黄连,加生大黄、明矾),则可并行不悖,互奏其功。兹举例如下:黄某,女,39岁。黄带多年不愈,量多质稠而臭,阴痒难忍,小腹坠胀,胃脘膨胀,饮食少进,脉缓,舌质红,苔白。处以基本方加苍术、薏苡仁,头煎、二煎内服,三煎坐浴。经治二周而病证解除。

泛指部位尚有另一情形,如身疼痛之类,所属病证及其机理十分复杂。仅就桂枝新加汤证举其例。宋版《伤寒论》第62条曰:"发汗后,身疼痛,脉沉迟者,桂枝加芍药生姜各一两、人参三两新加汤主之。"历来诸家皆曰太阳病之身痛,发汗则止。本证之身痛,汗后不休,为发汗太过,营气不足所致。曾治一例身痛患者杨某,女,28岁。既无太阳病史,亦未服发汗药,其身虽痛,然非痛无休止,询其病情,乃一年前服西药(药名不详)治疗血吸虫病,疗程将近结束,便觉身痛,呈闪痛性质,并有抽掣感,四肢尤甚,一处闪痛之后,迅速转移他处,游走不定,移时缓解,旋复如故,痛苦不堪,不能参加劳动,脉弱,苔白。治疗未断,而病情逐渐加重,查阅前方,多是祛风胜湿、辛燥之品,或为"消炎痛"之类。揆其机理,由药物毒性损伤营气,经脉失养所致,更兼久服辛燥,重伤营气,故反加重,经脉及其营阴,周身无所不至。因之,益气养营即所以和利经脉,和利经脉即所以治身痛,遂仿桂枝新加汤方义,处方如下:桂枝10 g,生白芍24 g,炙甘草6 g,生姜10 g,黄芪15 g,党参15 g,生地黄10 g,当归10 g,鸡血藤15 g,忍冬藤15 g,川芎6 g。服药半个月,身痛消失,可参加轻微劳动。

确指部位者,如项背强几几,原属太阳兼证,无汗者用葛根汤,有汗用桂枝加葛根汤。而有些病情,虽项背强几几,然无太阳表证,如落枕、颈椎病即是。笔者皆以其部位确定不移,凡无热象者,均仿此而用。然在老年,无论体质强弱,咸以桂枝加葛根汤为宜,疗效尚称得上满意。吴某,男,43岁,患颈椎病及"肩周炎"两年余。项背强痛,难以俯仰及左右顾盼(第四、五颈椎骨质增生),右肩关节疼痛,活动受限,勉强活动则喀喀作响,无明显寒热征象,脉缓,苔薄白。

处以桂枝加葛根汤为主：葛根 10 g，桂枝 10 g，白芍 10 g，生姜 10 g，大枣 10 g，炙甘草 6 g，黄芪 15 g，鸡血藤 20 g，忍冬藤 20 g，当归 10 g，川芎 10 g，每日一剂，连服一个月，颈椎骨质虽无改变，然项强及肩痛消失。此方对病证日久而阴血不足之上肢、项背疼痛，亦有疗效。

（四）循其经脉，参以病机

《伤寒论》虽有专论经脉病证之文，然为数极少，治法更未详明。经脉因内属脏腑，故经脉循行部位之多种病证，皆可借鉴脏腑治法。若能辨证准确，依法化裁，一般能收效明快，是于无法中求法，亦法外之法也，足以补充《伤寒论》之未备。如柴胡桂枝汤治太阳兼少阳病，见“发热微恶寒，肢节烦疼，微呕，心下支结”等，笔者以此方治疗太、少阳经脉为病，而无上述症状者多例，均有疗效。如杨某，男，23 岁。左侧颈连项部肿痛，运动不能自如，皮肤不红（西医诊断为左胸锁乳突肌炎），余无不适，身体素来健康。考足少阳胆经“起于目锐眦，上抵头循角，下耳后，循颈……”足太阳膀胱经“从颠入络脑，还出别下项……”可见胸锁乳突肌恰与二经相连，患者体质壮实，脏无他病，则柴胡桂枝汤用亦不妨。用此方约十日，颈部肿胀消失，亦不疼痛。

循经脉以疗疾病，尚有以下情况，即病证原属多种，而在同一条经脉之不同部位出现症状，不论部位之高下，均可依脏腑之方，权衡而用。如足厥阴肝经，绕阴器，过少腹，循胸胁，凡上述部位之疼痛、硬结等，皆可用疏肝理气法，以四逆散为主，随症加减。此为循经脉之法，亦为执简驭繁之法也。病例如下：

例 1：淋巴结结核。程某，男，9 岁。双侧锁骨上窝有肿硬之淋巴结二至三枚，大如拇指，小如蚕豆，压痛明显，低热（体温 37～38.5 ℃）三个月不退，盗汗，纳差，形体消瘦，用链霉素、异烟肼无效，转中医治疗。初服青蒿鳖甲汤加减，一周而体温正常，盗汗减少。考虑淋巴结结核尚属侧部，为肝经所主，乃肝气兼痰郁结所致，故投下方以消淋巴结结核：柴胡 6 g，白芍 6 g，枳实 6 g，炙甘草 3 g，夏枯草 10 g，浙贝母 6 g，黄药子、白药子各 6 g，制香附 6 g，沙参 6 g，每日一剂，连服两个月余，淋巴结结核基本消失（或留绿豆至黄豆大小）。

例 2:乳腺增生病。季某,女,24 岁。左乳外上方有肿块如鸭蛋大,边缘较为整齐,活动,轻微压痛,皮肤正常。经穿刺做细胞学检查,证实为乳腺增生,伴经期少腹痛,余无不适,仍参加体力劳动,因思前人有乳房属胃,乳头属肝之说,是肝经亦主乳房部位,故投四逆散加郁金 10 g,制香附 10 g,浙贝母 10 g,昆布 10 g,海藻 10 g,夏枯草 20 g,生牡蛎 20 g,黄药子、白药子各 15 g,连服三个月余,肿块消失。

例 3:附件炎。陈某,女,45 岁。十年前做输卵管结扎术后而患右侧附件炎,右少腹痛而坠胀,扪之局部软组织增厚,压痛明显,月经失调,经期乳胀,少腹痛加剧。仍从肝经论治,用四逆散加制香附 10 g,橘核 10 g,炒川楝子 10 g,荔枝核 10 g,牡丹皮 10 g,丹参 15 g,红花 6 g,桃仁 6 g。治疗过程中略有加减,服药二个月余,症状消失,局部切诊无异常发现。

例 4:阑尾炎术后肠粘连。王某,男,38 岁。六年前阑尾手术化脓,治愈后,经常右少腹疼痛。近来因劳累过度,不唯疼痛再发,且创口瘢痕明显肿大,赤热,质硬,压痛明显,拟疏肝理气,活血化瘀,兼清热解郁为法,方用四逆散加槟榔片 15 g,当归 10 g,制香附 10 g,乌药 10 g,知母 10 g,黄柏 10 g,败酱草 20 g,薏苡仁 30 g,服药一周则疼痛大减,半个月后腹痛消失,瘢痕缩至原来大小。

考四逆散为疏肝理气之祖方,若据《伤寒论》“少阴病,四逆,其人或咳,或悸,或小便不利,或腹中痛,或泄利下重者,四逆散主之”(第 318 条),则与上述病证极难相符;若据后世变化之方,如逍遥散、柴胡疏肝散之类,则名目繁多,难于记忆;若据经脉脏腑之原理,组方之法则,病情之差异,而自为变化,必能扩大其运用范围。

(五)酌古斟今,灵活变通

《伤寒论》成书以来,凡一千八百多年,况上溯先秦,渊源有自,而学术发展,不无沧桑之变。有病名古今不一者,有方药主证,所见不同者,以及有证无方,有方无证者,种种变迁,故须斟今酌古,灵活变通,有时亦能于临床踯躅之际,而恍然有悟。如《难经·五十七难》有“泄凡有五”“大瘕泄者,里急后重,数至圊而不能便，茎中痛”之说。而今已不用其名，张山雷竟斥之为“门外汉所羼入”。笔者曾治乙状结肠冗长症一例，初因审证不确，以致方药杂投。一个月之后未获寸功。因知病有疑难，不可以常法视之，观其频登厕，里急后重而多不能排便，况且似痢疾而无赤白，似泄泻而窘迫异常，似便秘而实为初硬后溏。反复思考，觉与大瘕泄相符，而病机则与肝郁气滞、疏泄反常有关。治法以疏肝解郁为主，复因便秘而尿量略少，故兼通阳化气以分利之。方用四逆散合五苓散化裁，共服二十八剂，诸症消失而出院。（详见《医论二则》）

又治一例“皮肌炎”患者，徐某，女，24岁，半年前发病，初为发热，关节游走性疼痛，全身散在红疹，瘙痒，曾服“强的松”之类，病情暂安，停药则复发，且体温更高（39～40 ℃），红疹密集，布满全身，奇痒微痛，并有脱屑样改变，关节疼痛。门诊以“风湿性关节炎”及“发热待查”收入病房。经用清热解毒祛风等，治疗三十三天，毫无效果，高热弛张不退，请院内外皮肤科会诊，确诊为皮肌炎。中医诊断如何定其名称？翻阅资料，觉与“赤白游风”相似，“此证发于肌肤，游走无定，起如云片，浮肿焮热，痛痒相兼，高累如粟，由脾肺燥热，而兼表虚腠理不密，风邪袭入，怫郁日久，与热相搏则化热益盛而成……初俱宜荆防败毒散疏解之”（《医宗金鉴·外科心法要诀·赤白游风》），其中“表虚腠理不密”云云，极有启发性。据患者高热前每有轻微恶寒，汗出较多（右侧尤甚），体温虽高，而口不渴，脉浮数，舌质淡，苔白等，确为腠理不密，营卫失调，风邪袭入之象。然则汗多而用荆防败毒散，自不相宜。因而仿桂枝汤方义，处方如下：桂枝10 g，白芍10 g，黄芪15 g，当归10 g，防风6 g，白鲜皮10 g，牡丹皮10 g，丹参15 g。自服此方以来，体温于数日内降至正常，皮肤病变逐渐好转，然后据症调理以为善后之法，以致血沉，血与尿之肌酸、肌酐等指标转为正常，住院93天痊愈，十余年未曾复发，所生一子，健康，若非斟今酌古，谁料桂枝汤法，竟有如此功效。

（六）厘定证候，重新认识

《伤寒杂病论》虽为仲景手笔，而今之《伤寒论》曾流散民间，辗转抄录，复经王叔和整理成册，虽功绩卓著，然不无错漏之嫌，或因古文质朴，义有未详者。

故对某些条文，或某方所主之病证，实有厘定之必要。厘定之法，可从考据入手，亦可从临床实践入手，往往厘定证候之日，便是扩大经方运用之时。今从临床实践举例如下：

如第 71 条“太阳病，发汗后……若脉浮，小便不利，微热消渴者，五苓散主之”，此为太阳蓄水证，用五苓散化气行水，势所必然，然第 72 条“发汗已，脉浮数，烦渴者，五苓散主之”，本条但曰烦渴，未及小便利否。历来注家多将本条与第 71 条对勘，谓本条省略了小便不利之主症。笔者每读至此，常掩卷自忖，设果如注家之言，则本条与第 71 条何异？似无并存之必要。若本条即以烦渴为主症，又用五苓散主之，则渴从何来？是必膀胱气化不行，津液偏渗于前，而能正常运行之津液减少，津少必渴。然而渴饮无度，必小便频多，方能水津平衡，愚以为此即第 72 条消渴之真谛。诚然，临床实践中，确有部分病例烦渴不止而小便频多，究其成因，较为复杂。其中有津液运行失常而致者，用五苓散通阳化气，从而使津液运行复常，正合《素问·灵兰秘典论》中所说：“膀胱者，州都之官，津液藏焉，气化则能出矣。”可见膀胱气化功能正常与否，与下述两点有关：首先，膀胱所藏之津液，在气化作用下，其清者，复归津液运行之轨道，其浊者，排出体外，反此则病，见前第 71 条所述之证。再者，膀胱所藏之津液，其来源大致有：小肠泌别清浊而渗入膀胱；饮入于胃，由脾上输于肺，由肺而通调水道，下输膀胱；肾为水脏，对膀胱有供养和促进作用。源流若是，而膀胱能藏与否，亦赖其气化功能，若膀胱气化不健，津液失藏，则必然小便频多，而烦渴不止。“以五苓散复气化之职，即所以能藏津液。其津液能藏，则渴止而水泉有所制约。《素问·脉要精微论》曰：‘水泉不止者，是膀胱不藏也。’令人群疑冰释”。(《水泉不止，膀胱不藏——浅议五苓散治消渴》，上海中医药杂志)此论似乎不经，然观《金匮要略》肾气丸既主虚劳小便不利，又主消渴，小便反多，饮一斗，溲一斗，证候相反，而温肾化气则一，是治在水脏。而五苓散既主小便不利，又主消渴小便频多，是治在水腑，异曲同工，其妙无穷。有患者，女，43 岁。渴饮不止，日至万余毫升，小便清长，日至五千余毫升。已排除糖尿病，中医诊断为消渴。复因兼胃病多年，故投五苓散合茯苓甘草汤，治疗 33 天，诸症消失出院，随访未见复发。

又如第152条"太阳中风，下利呕逆，表解者，乃可攻之。其人漐漐汗出，发作有时，头痛，心下痞硬满，引胁下痛，干呕短气，汗出不恶寒者，此表解里未和也，十枣汤主之"。悬饮证而用十枣汤攻逐，自无异议。"表解者，乃可攻之"，亦为临床所证实。然则所兼表证为何性质？笔者于1980年至1982年初，观察二十余例住院患者，认为非一般所谓风寒、风热表证，十分难以解除，分析患者发热、恶寒、汗出、头痛等，"为悬饮之表象，或外证"，病机为"饮阻胸膈，三焦失和，枢机不运，风木渐欲化火"，宜和解枢机，化饮散结，兼从阴分透邪之法，方用柴胡桂枝干姜汤化裁。曾治一饶姓女，不唯悬饮之表象解除，而且未用攻逐之法，悬饮亦愈(《医论二则》)，其后又以此法治疗数例，仍有效果。可见厘定证候，或依原来之治法，或借石他山，是为经方之运用，另辟蹊径。

(七)复用经方，便是新法

经方配伍，往往药味较少，故功效较为单纯，若病情相宜，运用得当，每能效如桴鼓，因而有谓用经方需按经方之法，不得随意变更者。诚然，经方之优点，仍需继承，对解决临床问题仍有现实意义。然则经方以至今日，时移世易，生态环境、社会因素、物质生活、文化教育等，无不有所变更。故人群之疾病，古今难以完全相同，此所以用经方而需发展经方之来由。笔者酷爱经方，然不主张死守之，前文已有表露。今言复用经方，便是新法。正以经方配伍谨严，功效单纯，而予复用经方，这为治疗复杂之病带来有利条件，有时二方或三方相合而药物不过十味，而适应范畴不大相同。如前述四逆散合五苓散治疗乙状结肠冗长症，五苓散合茯苓甘草汤治疗消渴之类，是单一经方难以为功者。至于复用之原则大体如下：①上下病情歧异；②脏腑病变不同；③兼证明显；④表里寒热不一。如此则选择相应之经方复用。如桂麻各半汤、桂枝二越婢一汤、桂枝去芍药加麻黄细辛附子汤之类，乃仲景示范在先；而柴胡陷胸汤、柴苓汤(即小柴胡汤合五苓散)之类，是后人所发挥。以此为鉴，则复用经方必能变幻无穷。笔者常合小陷胸汤、大黄黄连泻心汤、桔梗汤治疗肺热痰盛,兼阳明燥热;小陷胸汤合栀子豉汤治肺热胸痛;半夏泻心汤合枳术汤治胃病心下痞硬而痛;五苓散合小半夏汤治寒饮吐泻;真武汤合麻杏甘石汤,治下焦阳虚水泛,上焦痰热之咳喘;真武汤合五苓散治慢性肾炎水肿有尿毒症者,并用大黄附子细辛汤灌肠等,确能提高疗效。

笔者于病房工作期间,曾治慢性肺源性心脏病较多,其中有属下焦阳虚,上焦痰热者,见咳嗽痰多色黄,或白而黏稠,喘息不能平卧,发绀,恶寒肢冷,小便短少。全身浮肿,心悸不安,脉虚数,或沉微,苔白等症,若清化痰热,则益虚其真阳;若温阳利水,则痰热更重,施治颇为棘手,疗效不佳。后以真武汤合麻杏甘石汤,虽难以根治其病,然则确能提高疗效。如吴某,男,66 岁,证候与上述略同,处方:制附片 10 g,茯苓 30 g,白芍 10 g,焦白术 10 g,干姜 10 g,麻黄 10 g,杏仁 10 g,甘草 5 g,黄芩 30 g,鱼腥草 30 g,治疗一个月左右,咳嗽稀少,活动则微喘,浮肿消失,缓解出院。犹须说明者,方中并无石膏,何谓麻杏甘石汤?盖以石膏大寒而质地沉凝,量少则无效,多则副作用明显,故取轻清上浮之黄芩、鱼腥草以代之,以为权变之法,黄芩虽重至 30 g,实践证明并无毒副作用,何况病轻则减。

至于经方复以时方,则前景更为广阔,而原理与前述略同,故不赘述。

(八)但师其法,不泥其方

对《伤寒论》之运用,有更为超脱者,即但师其法,而不泥其方。仲景对此已有提示,如“自利不渴者,属太阴,以其脏有寒故也。当温之,宜服四逆辈”(第 277 条),是说太阴虚寒证,根据病情轻重,可酌情使用理中、四逆类方,并未指明某方主之。又如“伤寒发汗已,身目为黄,所以然者,以寒湿在里不解故也。以为不可下也,于寒湿中求之”(第 259 条),说明对寒湿发黄,务在温阳散寒除湿,其方可酌情选用,或自拟其方。再如“病痰饮者,当以温药和之”(《金匮要略·痰饮咳嗽病脉证并治》),乃示温化之法,而不定其方剂。以上为但师其法,而不泥其方药。更有仅师六经辨证之法，而不泥其具体治法方药者，如“脉浮数者，法当汗出而愈。若下之，身重心悸者，不可发汗，当自汗出乃解。所以然者，尺中脉微，此里虚。须表里实，津液自和，便自汗出愈”（第 49 条）。说明表病误下，以致表里俱虚，而出现身重、心悸，或兼表证未解，然不可发汗，以虚其虚。“须表里实”，则可表里证俱解。如何实其表里？必“观其脉证，知犯何逆，随证治之”（第 16 条）。可见治法与方剂可相机而投。大论精神如此，而临证之际，医者务须发挥创造性思维。患者李某，女，64 岁。从足至腰部满布紫斑一年。患者于三年前确诊为膀胱癌，做部分切除术，继以膀胱局部化疗三年。于一年前发现足部瘀斑扩散，渐至双膝关节，愈发愈多，融合成片，呈深紫色，足背近似黑色。三个月前仍向上发展，直达腰部，色深红带紫，几无完肤。西医曾做多种检查，诊断为“毛细血管扩张性紫癜”，服“止血芳酸”之类，不能控制其发展，伴微痒不痛，口干不欲饮，多饮则恶心，大便秘结，三日一行，微咳有痰，足底疼痛，不任远行，脉弦，苔薄白。考发癍一证，多属胃热炽盛，波及营血，血热妄行所致。而发癍之论治，非《伤寒论》所长，乃温病学之能事。因思叶天士论癍：“如淡红色，四肢清，口不甚渴，脉不洪数，此非虚癍，即属阴癍”（叶天士《温热论》）。此例与叶氏所言较为相合，唯癍色略有不同。盖叶氏之论，病在初发，血络受伤未甚，而此例病程一年，癍色逐渐加深，故不得以癍色而否定之，是以当属虚癍。叶氏又云：“齿缝流清血，痛者为胃火冲激；不痛者为龙火内燔。”齿衄与发癍，自不相同，而属热伤血络无异。此例皮肤微痒而不肿痛，更无阳明燥热之征，以理揆之，则非胃热损络，而属龙火灼伤。分析至此，则如何与六经辨证联系？盖病起于膀胱，又为化疗所伤，似与肾移热于膀胱有关。观“少阴病，八九日，一身手足尽热者，以热在膀胱，必便血也”（第 293 条），本条以尿血为临床征象，是肾移热于膀胱，耗伤血络所致。此例患者不曾尿血，而血溢肌肤发癍，是病证不同，而相火伤络之机理相同。又此例患者足底疼痛，与足少阴肾经相关，考《灵枢·经脉》曰：“肾足少阴之脉，起于小趾之下，斜走足心，出然谷之下，循内踝之后，别入跟中”。发癍与足底痛，应视为有机联系，似可印证前者之思考。《灵枢·

本脏》曰："肾合三焦膀胱，三焦膀胱者，腠理毫毛其应"。此例患者于膀胱癌术后，继以局部化疗，内则伤其所合，令肾阴暗耗，龙火亢盛，而亢盛之火，伤及外应之腠理皮毛，络脉受其煎迫，血溢其间。此乃全部病情之机理所在。是师六经辨证原理，并参合温病学说之结果。师法如此，则滋肾养液，活络化瘢，兼以和胃为法，乃必然之势，而用方以六味地黄汤为主，是不泥其方也。拟方于下：生地黄 10 g，山药 10 g，山茱萸 10 g，茯苓 30 g，牡丹皮 10 g，泽泻 10 g，当归 10 g，川芎 10 g，赤芍 10 g，广木香 10 g，砂仁 10 g，紫草 10 g，鸡血藤 30 g，忍冬藤 30 g。上方略事加减，共服五周。瘀斑消退，唯足背部斑退后有色素沉着，精神好转，足底不痛，口干不明显，二便自调。迄今二年，未见复发。

头绪纷繁，病案未精，不揣简陋，黾勉成章，敬请指正。

后记：本文之（八）"但师其法，不泥其方"，乃补写，以全运用经方之途径。其中发瘢病案，原依某西医院病历之诊断——"毛细血管病变"而写，据兰州医学院（今兰州大学医学部）许自诚教授建议"似以毛细血管扩张性紫癜为妥"，而加以修改，谨表谢意。

——载于《湖北中医学院学报》1999 年第 1 卷第 4 期

十七、仲景"治未病"思想临证撮要

"治未病"思想，《黄帝内经》阐述较多，归纳其要义，约分二类。一为无病之人，通过各种不同手段，以强壮体质，预防疾病，属预防医学范畴，非本文所能论及。二为已病之身，根据病程、病性、病位、脏腑虚实、发展趋势等方面，综合分析，而防治"已病"条件下种种潜在的病情病机，便是治"已病"条件下之"未病"，如仲景所言"夫治未病者，见肝之病，知肝传脾，当先实脾"之类。而肝病之虚实与否，其核心在于"知肝传脾"，"知"者有明了、诊察、分析之意。盖肝之与脾，木土相克，故肝病则暗伏克害脾土之机。然则，仅此一端，不足以言"知"，若能进而明确肝病并非邪实，脾病虽不明显，而有某种苗窍显露；或平素中土不足等，方得肝病实脾之真谛。否则，一见肝病，而漫投实脾之法，得无虚虚实实之过乎？拙文治未病思想之临床撮要，皆本于这种严密性，不求理论之完备，但求所指之未病，言之有物；所治之未病，法明方效。其遣方用药未必尽是《伤寒论》之方，而指导思想务求符合仲景之法。初衷如此，未知然否。

仲景发展了《黄帝内经》治未病思想，内容十分丰富，形成了完整而严密的体系，如先时而治、先安未受邪之地、早治已成之病、已病防传、未盛防盛、已盛防逆、新瘥防复等，现谨就笔者之实践，撮要如下。

（一）先时而治

先时而治，其义有二。一为在已病之中，先于某种病状而用药，如《伤寒论》第 54 条“病人脏无他病，时发热自汗出而不愈者，此卫气不和也。先其时发汗则愈，宜桂枝汤”，此与治未病关系不大。二为对易发或常发之病，当其未发时治疗，令其不发或少发。如《金匮要略·血痹虚劳病脉证并治》“虚劳诸不足，风气百疾，薯蓣丸主之”，此方可治已病，亦可治未病。治已病者，当以方测证，必方证相合而后用之；其治未病者，设若虚劳较重，病在发作之时，证候多端，论中各有其病机归属与治法，岂薯蓣丸所能奏效？若虚劳暂缓而风邪为患在急，则当分风寒风热，内风外风，并兼顾其虚，安能执成主以治多变之病？由是言之，必当虚劳暂安且邪风尚未生变之际，投此方以理虚于内、御风于外，而作根本之图。笔者师其法，酌情拟方，屡获效验。如患者宋某，男，34 岁，自幼体质较弱，成年以后，不胜劳累，常患感冒，每患则服解表药以求缓解，岂料愈治则感冒愈频，或半月或月余发生一次，恶寒发热，鼻塞流涕，无汗或自汗，头痛身楚，腹胀不适，于 1995 年 6 月中旬来诊。适值感冒已愈，苔薄白，脉细弱，求根本之治，据其所述，当属气血两虚，中气不足，拟膏剂于下：黄芪 300 g，焦白术 150 g，生晒参 150 g，当归 150 g，川芎 150 g，白芍 150 g，生地黄 100 g，砂仁 150 g，广木香 150 g，炙甘草 100 g，陈皮 150 g，升麻 150 g，柴胡 200 g，荆芥 150 g，上药 1 剂，共熬，加白蜜 2200 g 收膏，每日 3 次，每次 1 匙。1996 年 1 月复诊诉膏剂于 3 个月内服完，停药已 3 个月，共半年余，未发生感冒，体质亦有所增强，因思药效之可靠，欣然再求方药，以巩固之，故仍拟前方照服，其后得知于次年 2 月中旬持续寒潮侵袭时,有轻微感冒,仅鼻塞流涕、打喷嚏而已,能照常工作,除服膏剂以外,未服其他方药,数日而愈。由是观之,先时而治,远胜于发病时而治。

(二)先安未受邪之地

在已病之中,某脏腑或气血津液虽暂未受邪,然据疾病发展演变规律分析,其暂未受邪之地,存在着受邪之必然性,因此处治之法,不仅在于治疗已病,而且在于使暂未受邪者,预先安宁,不受其累,则已病必孤,以利痊愈,此即谓之先安未受邪之地。其语出自叶天士,实源于仲景预扶胃气、预存津液等思想。有S君,非洲来华人员,于1995年9月就诊,身材高大而壮实,诉左背胁阵发性疼痛7年,甚则牵引颈项部疼痛,胃脘不适,精神、饮食等正常,脉缓,舌质淡而胖,裂纹满布而润泽如常,苔薄白。经多种检查,未发现器质性病变,据疼痛部位分析,当属太阳少阳二经,故投柴胡桂枝汤加和胃通络之品。断续服药2周,似有减轻而复发如前。12月27日三诊,病证如前,并补述每于房事后疼痛必发且重,于是令笔者猛醒,此证若断为胁痛显然不妥,盖胁痛非必发于房事之后,故投柴胡桂枝汤疗效不佳。因思《名医名方录》(第四辑)载有福建林庆祥先生据闽南方言提出"色风"一证,表现为房事后腹中绞痛不休,并拟蝉凤色风汤(蝉蜕、凤凰衣、莱豆衣、苏叶、马蹄金、香附、广木香、大腹皮、桂枝)治之,林氏曰:临床50载,经治10余例每每顺手,并无危象。然观其案例,属于初发,与S君病程7年不侔,况因国域不同,体质差异,性观念多有不一,故难以直接援引林氏方。揆度S君病情,肾精已有暗耗,不过借先天精气尚充,后天水谷奉养,且在年轻体壮之时,故无肾虚之证可察,而前述之舌质变化,则微露肾虚(未病)之端绪,故当交合之际,百脉动摇,则肝胆之经脉何以濡养?更兼沐浴更衣,易受风邪袭击,自在情理之中。若长此以往,宁无肾亏脱绝、风气百疾之忧?有鉴于此,拟益肾祛风之法似属合拍。处方如下:生地黄10 g,山药10 g,山茱萸10 g,泽泻10 g,牡丹皮10 g,茯苓30 g,蝉蜕10 g,全蝎10 g,蜈蚣2条,木瓜10 g,防风10 g,白芍30 g,炙甘草10 g,乌梢蛇10 g,服药2周,略有加减。诉疼痛偶发,程度甚轻,疼痛时间缩短,因而精神爽朗。仍按原方15剂,以善其后。因而叹曰：先安未受邪之地，可信可征；林氏指出“色风”证，言无虚发，要在汇通原理而灵机应变。

（三）早治已成之病

早治已成之病，而免生变化之例，在《伤寒论》中俯拾即得。徐春甫发挥曰：“圣人治未病不治已病，非谓已病而不治，亦非谓已病而不能治也。盖谓治未病，在谨厥始防厥微以治之，则成功多而受害少也……始初微略，恣意无忌，酿成大患。”有王某，男，74 岁，龙钟老态，步履蹒跚，于 1995 年 12 月来诊，诉周身疼痛困重，寒战 3 天。3 天前突患腹泻稀水，日行八九次，自服呋喃唑酮治之，服后当日痢止，而周身疼痛，寒战不休，一日几度发，自觉无热，而扪其头额及胸腹灼手，不欲饮食，头昏，舌质鲜红，苔白略厚（有冠心病心绞痛史），属手少阳三焦湿热征象。盖手少阳三焦，外通腠理，乃元真流通之所，今为湿热弥漫，腠理闭郁，故周身疼痛。苔白而略厚，舌质红者，湿热之确据。叶天士曰：“白苔绛底者（包括鲜红，笔者屡试屡验），湿遏热伏也。”寒战发热，一日几度发，与足少阳枢机不利有关，是为足少阳同病，拟以柴胡蒿芩汤加减：柴胡 10 g，黄芩 10 g，法半夏10 g，太子参 10 g，陈皮 10 g，茯苓 30 g，竹茹 10 g，枳实 15 g，炙甘草 6 g，青蒿 15 g，藿香 10 g，佩兰 10 g，芦根 15 g，滑石 10 g。共 7 剂。其后来人相告，服药过程中，病情渐减，7 剂尽，周身微汗而寒战自止，通体和畅，精神爽利，口和纳健。此例始病 3 日而治，可谓早。早治而速愈，不唯免除传变之忧（尤其老年体弱），且冠心病宿疾未曾引发，则治未病之理，出诸自然。

（四）已病防传

传有本经自传者，如太阳、阳明之邪由经入腑之类；有传入他经者，如太阳传阳明之类。而传经与否，取决于三大要素，即感邪轻重，体质强弱，治疗当否，不得漫无目标谓其传变，而称某法为治未病。如胡氏，45 岁，1996 年 1 月求治，诉慢性萎缩性胃炎病史 10 余年，近因劳累受寒，复发 1 个月，经治不验，见胃脘痞胀隐痛，胃脘部如囊裹水，激荡有声（日本学者称为“振水音”），故饮食少思，勉进饮食尤甚，有时牵引右下腹疼痛，大便时结时溏，恶寒，手足厥冷，时有心悸，脉缓弱，苔薄白。本证属胃阳不足，水饮内停，与《伤寒论》第356条"伤寒厥而心下悸者，宜先治水，当服茯苓甘草汤，却治其厥。不尔，水渍入胃，必作利也"同，法当温胃阳以宣散水饮为主，免致胃气衰败，水饮漫然无制，而累及太、少二阴。处方：茯苓30 g，炙甘草6 g，桂枝10 g，生姜15 g，焦白术15 g，枳实20 g，广木香10 g，砂仁10 g，九香虫10 g，泽泻10 g，延胡索15 g，郁金10 g。服1周而胃脘振水音消失，痞胀疼痛减轻，心悸大减，纳食不馨，口干不欲饮，成形软便，日行三四次。原方加片姜黄10 g，鸡内金10 g，再服1周而胃痛基本消失，无心悸。脉舌同前，是水停心下之证候病机得以解除，续拟辛开苦降、行气和胃之法为治，方宗半夏泻心汤加减，以为善后调理。此例水停心下，较快消弭于已病之时，而未出现第356条"水渍入胃，必作利也"之变局，是以在某种条件下，治已病，即所以治未病之法也。

（五）未盛防盛

病情由轻到重，乃一般发展趋势，有时由轻到重，其证未变，治疗之目的在于防其盛者，有时病情加重，变化多端，甚至危及生命，则治疗之目的在于防止病情坏逆之危害，这种治未病思想尤为重要。如段某，男，48岁，身材魁梧壮实。1994年3月初诊，左下肢肿胀7个月，加重2个月。患者于1992年因车祸而使左小腿下1/3处成开放性胫腓骨骨折，经骨科治疗痊愈，唯存创面瘢痕。1993年7月瘢痕作痒，因而搔破继以感染。其时局部红肿热痛，肿胀逐渐向上蔓延，肿及髋关节处已2个月。患处高度肿胀，肤色紫暗，感染处溃疡，脓液及渗出液甚多，其气略有臭秽，周围皮肤肤色紫黑，活动受限，腹股沟淋巴结肿（如鸽子蛋大小）数枚，体温不高。经某医院检查，诊断为：①左下肢慢性溃疡；②左下肢深静脉炎，病损部位接近腹股沟。经抗感染、扩管、溶栓等治疗1个月无效，因而建议截肢，患者坚拒而转治于余。诊得脉缓，舌质鲜红，苔薄白。证属湿热下注，经脉瘀阻，薰蒸化腐。治法以清热化湿、解毒通络、活血化瘀为主，若能应手渐复，则治疗有望，否则截肢之势，似难避免。尽管如此告诫，患者仍存百般希望，安心治疗。基本方如下：苍术 15 g，黄柏 15 g，土牛膝 15 g，土贝母 10 g，土茯苓 30 g，泽泻 10 g，茯苓 30 g，益母草 30 g，土鳖虫 10 g，水蛭 10 g，全蝎 10 g，蜈蚣 2 条，铁菱角 30 g。加减法：若肿甚，去土牛膝，选加木瓜、槟榔，加重泽泻用量；若溃疡面扩大，脓液多，选用黄药子、败酱草、白花蛇舌草、半枝莲；痛甚加刘寄奴、徐长卿；青紫甚加红花、赤芍、生蒲黄；口渴燥热去苍术加黄连、黄芩。同时坚持服用季德胜蛇药片，6 片，每日 3 次；溃疡面掺黄柏粉。服药 1 周，肿胀有所减轻，髋关节及腹股沟部疼痛消失。连服 35 日之后，除溃疡部位以下仍青紫肿胀疼痛外，其上部位肿胀全消，肤色正常，腹股沟肿大之淋巴结消散。仍依前法加减治疗，共计 5 个月，以致肿胀青紫全部消退，唯有色素沉着，溃疡面基本愈合，步履如常。再授药 15 剂，以善其后。时隔 1 年半，偶然路遇，见其蹬三轮车购物，问其所苦，曰无。反思病情及其治疗，患者下肢高位深静脉炎，以致建议截肢，当属重病，似与标题“未盛防盛”不符，然患者年富力强，尚无全身感染，除局部溃疡外，尚无组织坏死，以中医学而论，湿热虽已成毒，而尚未波及营血，内损脏腑，故相对曰“未盛”。患者，自发病 7 个月以来，治疗未断，而呈进行性加重，医者不能如履薄冰，兢兢乎其后之结局。西医建议截肢即本于此，中医之治疗亦应本于此。由是言之，其治未病似乎可跃然可见。

（六）已盛防逆

对已盛之病，防其逆变，是为当务之急。如仲景所言“一逆尚引日，再逆促命期”，不解自明。有陈姓者，男，31 岁，农民。双侧多囊肾，已发现 10 余年，初无症状，近五六年来，时有浮肿，腰痛，渐至在腹部可扪及肿大之肾脏，于 1995 年 10 月初诊，诉腰痛，连及侧腹胀痛，难以俯仰，乏力，短气，肛门坠胀，便意频繁，而难以排便，勉力努责方可排出成形软便，尿量较多，下肢浮肿，形体消瘦，精神委顿，饮食少进，肤色黧黑。B 超提示双侧多囊肾，以左侧为甚，囊腔最大者 40.5 mm×38.0 mm，化验结果表明肾功能中等度损害，血压 140/105 mmHg，脉弦缓，苔薄白。询知其母、兄皆因此病而逝，故自叹命运多舛，精神负担颇重。因而做心理疏导，并处方如下：柴胡 10 g，郁金 10 g，枳实 10 g，白芍

10 g,桂枝 10 g,焦白术 10 g,猪苓 10 g,泽泻 20 g,王不留行 20 g,铁菱角 30 g,益母草 30 g,制三棱 10 g,制莪术 10 g。治疗中略有加减,如浮肿甚加金钱草、海金沙,下腹及肛门坠胀加荔枝核、乌药、黄柏,大腹胀甚加厚朴,增强软坚散结作用加皂角刺。服药 1 周,腰及侧腹胀痛明显减轻,肛门坠胀有所缓解,因而患者信心增强,连续服药 4 周,诸症减轻,恢复轻微劳作。因其家境清寒,其后仅能断续服药,亦无力复查,前后历时 4 个月余,自觉症状不明显,扪其腹部,肿大之左肾下缘虽仍平脐,但已明显变软,无压痛,血压正常。此乃先天性疾病,发展至此,已属重症,预后不良,若不能缓解病情,推迟其发展,则肾功能衰竭之种种危象(逆证),必接踵而来。犹须申言者,笔者在检索病历中发现,以往之治疗不外补脾利水、补肾利水法,如济生肾气丸之类,因而醒悟,必须另辟蹊径,别裁新方。盖肾脏肿硬如石,乃邪实太过之征,且僭踞肝经之位,亦显肝经之证;尿量较多而浮肿,大便频繁,乃膀胱气化失职,津液输布异常所致。故以四逆散与五苓散合方为之,随症加减,不冀病情缓解,但逆象暂未发生。

(七) 新瘥(包括病情稳定者)防复

病有食复、劳复、复感等,因而新瘥防复,仍属重要。如李某,男,50 岁,机关干部。于 1994 年 4 月初诊,诉心悸、胸闷、气喘反复发作 5 年。患者于 1989 年即出现上述症状,因其尚轻,经休息后可自行缓解,故未做诊查。1992 年因感冒发热,使宿疾加重而住院治疗,经各种检查诊断为“风心病”“二尖瓣狭窄”“心功能四级”。经强心利尿扩管治疗,病情缓解。同年底心力衰竭(简称心衰)再发而住院,行二尖瓣球囊扩张术,术后 1 年心衰频发。地高辛用量较小则不能控制,用量较大则发生中毒现象,医院建议再做手术治疗,被患者拒绝,因而转就于余。其时一派慢性充血性心衰表现,心功能三级(症状从略),脉结代,苔薄白。据“强心口服液”处方(科研处方,恕难引录),改为煎剂,经 3 周治疗,心衰控制较好,缓步登四楼无明显症状。自此以后,处方同前而改作丸剂常服 2 年,未发生心衰,且能长途出差公干。此例作为“风心病”,是不能痊愈之病,而作为心衰,若处置得当,则可较长时间不使复发,浅见如是,敬请指正。

十八、风心病慢性心衰之巩固疗法

风心病，按中医属痹证范畴，其有关节痛者，乃风寒湿或风湿热邪流注筋肉、关节所致，有发病时全身症状严重，既病及筋肉、关节，又累及心脏者，有关节疼痛日久，逐渐侵犯心脏者，有发病之后，心脏受损而关节不痛者，有关节疼痛治愈后，而遗留心脏损害终生难愈者，皆痹症之心痹证候。然其病轻者，可较长时间尚无明显症状，随年龄增长，或中途复感于邪，则出现症状，《素问·痹论》曰："心痹者，脉不通，烦则心下鼓，暴上气而喘，嗌干善噫，厥气上则恐。"此为心痹之一般症状，重则少阴阳衰，水气凌心（详见后文）。或问既称痹症，何以关节不痛？原因有二，一为经治疗后，筋肉、关节之邪尽除，唯余心脏损害，故而不痛。二为病久而深，经络瘀闭，营卫气血不能温煦濡养，则痹而不痛，《素问·痹论》曰："病久入深，营卫之行涩，经络时疏，故不痛。皮肤不营，故为不仁"是也。

风心病慢性心衰，就症状而论，常见心悸、怔忡，虚里搏动应手，并且喘喘然不安。气喘难以平卧，甚则端坐呼吸（倚息）。恶风寒，甚则四肢厥逆，全身浮肿，按之没指，小便短少，大便溏，心胁下坚满（肝脏肿大）或痛。面如猪肝色，两颧尤为显著，唇舌俱紫。脉律不齐（促、结、代等脉均可见）。就治疗而言，病情发展到如此地步，属心脏瓣膜病变，除少数病例可以施行手术外，多数尚无根治之法，故当心衰发作时，西医采用强心、利尿等法，常能较快地控制病情，待病情缓解后，用长效洋地黄制剂长期维持。惜久服之后，副作用明显，或产生耐药性，以致治疗量与中毒量十分接近，不服则无法控制，服则中毒，常使医者踌躇，进退两难，因而欲从中医治法另辟蹊径，分析上述症状，当属少阴真阳大衰，心肾俱损。肾火虚弱，则不能蒸腾化气，以致水饮泛滥；心火式微，则离照失所，易受阴霾冲激，是以下焦水饮漫然无制，凌心犯肺，种种证象由此而来。同时心主血脉，肝主藏血，心火既微，又受水饮冲激，则血脉必然为之不利，久必瘀血，故两颧、唇、舌俱紫，心胁下痞硬。病证如斯，自以温阳化饮为务，真武汤是其主方。然则水停既久,更兼瘀血,二者互为因果,又不可不予兼顾,故须配合活血化瘀之法。当心衰发作时,可用汤剂,力求迅速加以控制(Ⅱ度心衰可单纯用中药,若Ⅲ度心衰,须先用西地兰、毒K(毒毛花苷K注射液)、利尿剂等西药,并即时煎服中药以继之)。心衰控制之后,则以原方为主,制成蜜丸,长期服用,既可控制心衰发作,或延长发作时间,又无毒副作用。笔者临床运用较多,疗效尚称满意,兹举例说明之。

李某,女,51岁。患病十余年,西医确诊为风心病,二尖瓣狭窄加闭锁不全,心房颤动,心功能失代偿期。常发心衰,曾三次住院治疗,并经常门诊就医,依赖"地高辛"及利尿剂维持。因服洋地黄类药物过久,产生耐药性,一般剂量不能控制心衰,用量较大则心悸、气喘,咳嗽稀痰(量少),行动困难,不能平卧,常须端坐呼吸。胸闷而胀,心胁下痞硬(肝脏在右锁骨中线肋下2 cm、剑下3.5 cm,质硬),纳食减少,四肢厥冷,浮肿明显,按之没指,小便短少,大便溏,脉象于迟涩之中结、代互见,两颧、唇、舌发绀,如猪肝色,苔薄白。证属少阴真阳不足,水气泛滥,凌心犯肺,兼血络瘀阻,法宜温阳利水活血。处方:红参6 g,制附片10 g,干姜10 g,炙甘草5 g,茯苓60 g,红花10 g,桃仁10 g,枳实10 g,郁金10 g,生蒲黄10 g,泽泻10 g,五味子10 g。每日1剂,日三服。共服21剂,心悸气喘明显减轻,安静休息则不心悸、气喘,可以平卧,轻微发绀,肝脏较前缩小1 cm,中等硬度,饮食增加,下肢轻度浮肿,脉象、舌苔同前。改用丸剂长期维持,处方:制附片100 g,茯苓200 g,焦白术100 g,白芍100 g,干姜100 g,生蒲黄100 g,五灵脂100 g,五味子100 g,泽泻100 g,桂枝100 g,煅龙牡各100 g。共研细末,炼蜜为丸,如梧桐子大,每日三次,每次10 g。3个月后,因丸剂服完,再来门诊。诉一般不发心悸、气喘,唯劳累后偶发,休息可自行缓解,肝脏变软,心胁下亦无痞胀感。二便正常,饮食尚可,发绀消失,下肢未见浮肿,精神仍觉疲惫,脉象、舌苔同前。原方去五灵脂加红参为丸,又过3个月,病情稳定,可做轻微家务。尤需说明,笔者于门诊观察此类病情,多在一年左右,若时间更长,是否仍然有效而无副作用,尚待继续观察。好在中药丸剂有可随病情变异而做调整,乃维持方药有效,避免副作用之有利条件。一管之见,愿同道教正。

荆楚中医药继承与创新出版工程·
荆楚医学流派名家系列（第一辑）

梅国强

医案精选

一、桂枝汤

乔某，男，32岁。

初诊（2002年3月27日）：精神不振，疲劳乏力，恶风寒，遇风寒则头痛，鼻塞，饮食尚佳，大便溏，日行1～2次，脉缓，苔薄白而润，舌质正常。

桂枝10 g，白芍10 g，炙甘草10 g，生姜10 g（自备），大枣10 g，黄芪30 g，防风10 g，焦白术10 g，僵蚕10 g，蝉蜕10 g，当归10 g，川芎10 g，广木香10 g，砂仁10 g。7剂，嘱其注意休息和锻炼。

共服药两周而愈。

按：梅老认为，患者正当身强力壮之时，而有神疲乏力、恶风寒等，似为虚象。若言脾胃之虚，除便溏而外，别无证据可寻。应属工作紧张劳累，缺乏休息与锻炼，“劳则气耗”（《素问·举痛论》），以致营卫气血功能失调，故有似外感而非外感，似脾肾虚损虚亦非之状。其证似有第276条“太阴病，脉浮者，可发汗，宜桂枝汤”之意，为脾胃气弱，累及肌腠，营卫失调，而呈虚而兼风之象，故以桂枝汤合玉屏风散，辅以祛风和血、调理中焦之品，共服药两周病愈，疗效明显。

桂枝汤出自《伤寒论》第12条：“太阳中风，阳浮而阴弱，阳浮者，热自发；阴弱者，汗自出。啬啬恶寒，淅淅恶风，翕翕发热，鼻鸣干呕者，桂枝汤主之。”梅老尝云：本方内证得之，不唯调和营卫，并因之而调和气血、燮理阴阳、舒通经络，犹且肺主气属卫，故能上达清窍、外合皮毛；心主血属营，故内通于心，外及血脉，下关冲任。此机体固有之内在联系，亦本方证治广泛之由。临床应用甚广，若辨证得法，其效显彰。本方解肌祛风，调和营卫，治外感证如感冒、咳嗽等，治内伤杂病而属营卫不调者（如第53、54条等）。本方治疗杂病乃至妇、儿诸科疾病重在“调和”二字，其双相调节作用，尽在临证变化之中。服药后“遍身漐漐，微似有汗者益佳，不可令如水流漓”，则告诫学者“发表药不谓汗多为愈”（《伤寒微旨论》）。

柯韵伯称此方为“仲景群方之魁,乃滋阴和阳、调和营卫、解肌发汗之总方”。梅老强调,其应用贵在谨守病机,而后方曰,灵思妙用,不论外感内伤,必四诊合参,确有营卫(气血、阴阳、经络)不调之征兆;其临床表现虽以汗出恶风为多见,然临证表现变化多样,脉缓、苔薄白、不渴、不躁(燥)、无热象者,可酌情选用,此其常法。如柯韵伯《伤寒来苏集》所语:“凡头痛发热,恶风恶寒,其脉浮而弱,汗自出者,不拘何经,不论中风、伤寒、杂病,咸得用此发汗,若妄汗、妄下,而表不解者,仍当用此解肌,如所云头痛、发热、恶寒、恶风、鼻鸣、干呕等病,但见一症便是,不必悉具,唯以脉弱自汗为主耳。”据临床所见及医案记录,又有湿邪阻遏营卫正常运行,导致营卫不和,见汗出恶寒,苔厚白,舌质正常等,以常法不效者,则用调和营卫兼化湿之法,如桂枝汤合温胆汤;有营卫不和,而卫气不固明显者,以桂枝汤合玉屏风散等,常获佳效,此为变法。经方复用固为仲景首创,后世医家运用过程中多有发挥,有经方合经方者,有经方合时方者,亦有时方合时方者,均是师仲圣之法而不囿的实例。(病案选自《桂枝汤临证思辨录》手稿)

二、桂枝加葛根汤

李某,男,45 岁。

初诊(1992 年 2 月 17 日):头昏眩、项强反复发作十余年。患者近十余年反复头昏,目眩,颈项强连及肩背,曾诊为“颈椎骨质增生”,大便略干结,脉弦缓,苔薄白。

黄芪 30 g,桂枝 10 g,赤白芍各 10 g,葛根 15 g,鸡血藤 30 g,天麻 10 g,钩藤 30 g,焦白术 10 g,茯苓 30 g,当归 10 g,川芎 10 g,全蝎 10 g,蜈蚣 2 条,僵蚕 10 g,10 剂。

二诊(1992 年 4 月 1 日):服前方后,症状明显好转,项强减轻,疼痛消失。停药后,又有上肢麻木感,头昏,大便略干,脉弦缓,苔薄白。

按上方继服7剂后，项强明显好转，微有头昏，余无不适。

按：其病在头项、肩背，为太阳经脉的循行之处，膀胱足太阳之脉，“起于目内眦，上额，交颠……从颠入络脑，还出别下项，循肩髆内，夹脊抵腰中……从髆内左右别下贯胛，夹脊内”，小肠手太阳之脉，“出肩解，绕肩胛，交肩上”(《灵枢·经脉》)，又据其脉弦缓，苔薄白，诊为太阳经气不利，拟桂枝加葛根汤合半夏白术天麻汤方义，并以当归、川芎和气血，全蝎、蜈蚣、僵蚕祛风通络止痛，乃重视病邪，亦注重“病久入络”，疗效良好。

桂枝加葛根汤由桂枝汤加葛根而成，出自《伤寒论》第14条：“太阳病，项背强几几(音“紧”)，反汗出恶风者，桂枝加葛根汤主之。”为风寒袭表，营卫不调，兼太阳经输不利，故与桂枝加葛根汤，以调和营卫，解肌祛风，升津液，舒经脉。桂枝汤原有疏通经脉之功，今加葛根，辛、甘、凉，其性疏风通达，故对风寒外感而见汗出，项背强几几等证有效。又因其具有调和营卫、气血，疏通经络功能，故可治诸多经脉不利之病证。至于本方治外感腹泻，原由葛根汤治太阳伤寒兼下利证拓展而来，即太阳中风兼下利者，可使用桂枝加葛根汤。《伤寒论》所载桂枝加葛根汤原有“麻黄三两”，历代医家均以“汗出恶风”及葛根汤方药，认为不应用麻黄，只用桂枝汤加葛根耳。更有许叔微《伤寒九十论》记载徐某“伤寒背强，汗出，恶风”病案，服葛根汤后“汗出愈加”，改用桂枝加葛根汤，则“微汗而愈”，是其明证。

梅老运用此方，不离桂枝汤之法度，又以“项背强几几”为辨证关键之一。太阳中风证多兼项背强几几，而杂病中见项背强几几者亦复不少。杂病项背强几几者，不必在意有无表证，而须明确必无热象。至于汗出与否，有汗者可用之；无汗或汗出不明显者，若为幼年或老年体弱之人，用本方较之葛根汤，更为稳妥。又有秦之桢《伤寒大白》谓桂枝加葛根汤，“此仲景治太阳病，项背强几几，有汗之方……若热令南方，用羌、防易桂枝。”则示其灵活变化。杂病中属太阳经脉不利，气血瘀滞，营卫不调之病证，如颈项强痛、额痛、头痛、肩痛、眩晕等，病机相应者，用之多验。

三、桂枝加厚朴杏子汤

白某，女，66岁。

初诊（2003年11月28日）：咳嗽白痰，汗多恶寒，伴胸闷、心悸，鼻咽不适，饮食尚可，大小便正常，脉缓，苔薄白。

桂枝10 g，白芍10 g，炙甘草6 g，生姜（自备）10 g，大枣10 g，厚朴15 g，杏仁10 g，浙贝母20 g，桔梗10 g，枳实15 g，百部10 g，前胡10 g，败酱草20 g，射干10 g，忍冬藤30 g，7剂。

二诊（2003年12月5日）：咳嗽明显减少，夜间咽痒，干咳无痰，昨日便溏5～6次，胸闷、心悸减轻，口干渴，脉缓，苔白略厚。

上方去射干、忍冬藤，加广木香10 g，砂仁10 g，黄连10 g，7剂。

按：此患者虽非"喘家"，但咳与喘，若病机相同，仅有轻重程度不一。患者汗多恶寒，咳嗽，脉缓，苔薄白，责之肺寒气逆，是桂枝加厚朴杏子汤证。伴胸闷、心悸，考虑有二。其一，上焦气机宣肃失职，清空难得滋养，可见胸闷、心悸，宣降以复其气机是为其治；其二，若因其反复汗出，伤及心阴心阳，亦可见胸闷、心悸，方中白芍、炙甘草酸甘化阴，桂枝、炙甘草辛甘化阳，可复其阴阳。复诊时症状明显减轻，因便溏频作，则加广木香、黄连、砂仁，有香连丸意，以行气除湿，恢复中焦气机正常运转。

桂枝加厚朴杏子汤解肌祛风，调和营卫，降气定喘，出自《伤寒论》第18条："喘家作，桂枝汤，加厚朴杏子佳。"第43条："太阳病，下之微喘者，表未解故也，桂枝加厚朴杏子汤主之。"为外感引动宿疾作喘，或太阳病误下后微喘。就主症来说，或喘或咳，不拘泥于喘，当与麻黄汤证之实喘鉴别；用方权衡而言，"佳"示斟酌之意，如钱天来《伤寒溯源集》曰："此示人用药之活法，当据理合法加减，不可率意悖理妄加也。""主之"则有明确主导地位之意，为仲景行文所常用。

梅老认为，此方治疗肺寒气逆之咳、喘，不论有无表证，均可取效。内伤杂病之喘而用本方者，其辨证要点如下：其一，自汗，气喘（咳嗽）。应当说明的是，详询喘证之汗，当询其气喘相对缓和时情况，此时有汗，便称自汗。反之，当气喘严重，甚至唇绀时，若无清气(氧气)输入，则汗出而肢末微凉，是清气不足，真气失守之先兆，当虑其虚脱，不得与本条相提并论。正如成无己《注解伤寒论》所言："下后大喘，则为里气大虚，邪气传里，正气将脱也。下后微喘，则为里气上逆，邪不能传里，犹在表也。"其二，本方治杂病之喘，多无发热。其三，舌苔薄白而润，质正常或偏淡。其四，治喘之方，略加变化，多能治咳，但求病机相同，用之多效。临证运用时，可据症状多寡、轻重，而辅以化痰止咳及清热之品，如浙贝母、桔梗、百部、前胡、败酱草等，以增疗效。

四、桂枝加附子汤

张某，男，56岁。

初诊(1988年8月12日)：恶风寒十余日，患者自十余日前，因连续田间劳作，汗出如雨，渐至恶风寒。初，未曾介意，仍坚持劳作，以致恶风寒加重，汗出较前减少，精神疲惫，四肢困倦，不能劳作。正值酷暑季节，来诊时，下着秋裤、外裤；上着秋衫、衬衣、外套，并无热感。症见恶风寒，絷絷微汗，精神疲惫，饮食减少，口不渴，饮水正常，二便正常，体温正常(36.5 ℃)，脉缓弱，苔薄白而润，质正常。

桂枝10 g，白芍10 g，生姜10 g(自备)，大枣10 g，炙甘草10 g，制附片10 g，黄芪30 g，防风10 g，焦白术10 g，煅龙牡各30 g，3剂。

二诊(1988年8月15日)：恶风寒不明显，着单衣单裤，汗出正常，精神饮食好转。原方去制附片，加浮小麦30 g，再服3剂以善其后。

按：梅老思辨如下。其一，是否为外感风寒，营卫不调。患者体温正常，亦无头痛、身痛、鼻塞清涕等，因知其非。其二，是否如《伤寒论》第53条"病常自汗出者，此为荣气和，荣气和者，外不谐，以卫气不共荣气谐和故尔"所言。此条强调"常自汗出"，固可微恶风寒，然非定论。而患者以恶风寒为主，正当酷暑时节，又着厚衣，孰能无汗？故知与第53条不侔。其三，是否与伤暑有关。若属暑证,初起虽可短时恶寒,而后必发热多汗,不恶寒,反恶热,口渴心烦等,与本案相去甚远;若谓其暑兼湿邪,而以湿邪为主,初起虽可恶风寒,不发热,然多属无汗或少汗,且有脘痞纳呆,或呕恶,或便溏,苔厚白,舌边尖红等,与本案亦不相符。其四,患者年逾半百,劳累太过,始则"阳气者,烦劳则张"(《素问·生气通天论》),故汗出甚多。此时若休息将养,多能不药自愈;而继续勉力劳作,阳随汗泄,卫外不固,以致营卫失调,故恶风寒加重,而汗出减少,是"劳则气耗"也(《素问·举痛论》),故以调和营卫、扶阳固表为法,拟桂枝加附子汤合玉屏风散。兼用玉屏风散,使本固枝荣。

桂枝加附子汤解肌祛风,扶阳固表,由桂枝汤加附子一枚(改炙甘草为三两)而成。出自《伤寒论》第20条:"太阳病,发汗,遂漏不止,其人恶风,小便难,四肢微急,难以屈伸者,桂枝加附子汤主之。"此漏汗与第12条"汗自出"不同,桂枝汤证因卫强营弱,营不内守而汗自出,故用桂枝汤调和营卫,解肌祛风,"令遍身漐漐微似有汗"以止汗。然本条汗漏不止,违背"不可令如水流漓"之戒,是兼表阳虚、不能固摄所致,桂枝汤已力有所不及,又因太阳卫外之阳源于少阴真阳,取附子以扶少阴之阳,扶阳即所以固表,固表即所以敛汗,敛汗即所以救液。提示辨证务求其本,在病证繁杂时,要分清主次,先主后次,先急后缓。

梅老认为,本方为调和营卫、扶阳固表止汗之良方。表证未罢而汗漏者,或误汗伤及表阳而漏汗者,固可用之。表证已罢,而阳虚汗漏者,亦可用。在临床运用中,对阳虚自汗、阳虚外感之人,可有良好疗效。亦要随证而变,《圣济总录》所载附子汤,以此方加地黄,治"产后荣血虚损,汗出日夕不止,形体困怠";《伤寒集验》认为:妇人伤寒表虚自汗,脉沉迟,四肢急,乃太阳标少阴本病,经水适断,恐至血结,以此方加红花治之,均是灵活变化之例。(病案选自《桂枝加附子汤临证思辨录》手稿)

五、桂枝去芍药汤

叶某,男,43岁。

初诊(1996 年 1 月 17 日):胸闷一年余。曾住院治疗,诊断为"窦性心动过缓"。心电图监测,心率波动在 38～115 次/分,以慢心率为多,平均心率 55 次/分。胸闷而有压迫感,精神不振,易疲劳,乏力,背痛,尿频,脉迟,苔薄白,舌质正常。

桂枝 10 g,炙甘草 10 g,大枣 10 g,生姜 10 g(自备),煅龙牡各 15 g,黄芪 30 g,生晒参 6 g,麦冬 10 g,五味子 10 g,当归 10 g,川芎 10 g,茯苓 30 g,泽泻 10 g,沙苑子 10 g,7 剂。

二诊(1996 年 1 月 24 日):胸闷明显减轻,偶有发作之时,数分钟后,自行缓解,易疲劳,脉缓(脉搏 65 次/分),舌象同前。

患者因路远,要求制成膏剂,以巩固疗效,处方如下:桂枝 150 g,炙甘草 150 g,煅龙牡各 150 g,大枣 150 g,生姜 150 g,当归 150 g,川芎 150 g,黄芪 300 g,生晒参 200 g,麦冬 150 g,五味子 150 g,茯苓 200 g,泽泻 150 g,沙苑子 150 g,枣仁 100 g,焦白术 150 g,枸杞子 150 g,菟丝子 150 g。1 剂共熬,加白蜜 2400 g 收膏,每日三次,每次一匙。

按:梅老思辨如下。患者病程一年,是否始于表证,难以追询,而刻下并无外感证象,故属杂病范畴。患者以胸闷背痛、神疲乏力、苔薄白等为主症;迟脉为主脉,显属寒邪内舍于心,外在于脉。主症、病机与《伤寒论》第 21 条相符,故以桂枝去芍药汤,温通心阳,畅行血脉。此为桂枝去芍药汤合黄芪生脉饮为主,功在温通心阳,兼顾心阴,乃取"善补阳者,必于阴中求阳"之意也。心阳得复,燮和心阴,使血脉运行复其常态。加煅龙牡,因其脉迟之中,亦有脉数之时(115 次/分),故以温通心阳为主,佐以镇摄之品。加当归、川芎,以助通行血脉。复因心肾俱属少阴,今心阳虚损,需防肾水上泛,故加茯苓、泽泻,宁心利水。又加沙苑子,温补肾气,治"虚损劳乏"(《本草纲目》)。观患者尿频,则见肾虚之端倪,若置之不顾,犹恐虚甚而水停上泛。由是观之,则所加茯苓等三味,既属预防之法,亦寓通因通用之意也。

桂枝去芍药汤,为桂枝汤去芍药而成,出自《伤寒论》第 21 条:"太阳病,下之后,脉促胸满者,桂枝去芍药汤主之。"桂枝汤去芍药后,桂枝、生姜仍具解表祛风通阳之性;炙甘草、大枣益气和中,以补下后之虚,并能资助汗源,以解未尽之表。诸药有辛甘合化、宣通胸阳之功,故解肌与宣通胸阳两得其宜。芍药酸、苦,微寒,其性收敛,用之则恐敛邪不散,故去而不用,“误下阳虚,浊阴必僭于中焦,故去芍药之酸寒,存一片阳和甘缓之性,得以载还中焦阳气,成清化之功”(《绛雪园古方选注》),含有“治未病”之思想。亦与脉促之辨析有紧密关系。

梅老辨析《伤寒论》之“脉促”,《伤寒论·辨脉法》曰:“脉来数,时一止复来者,名曰促。脉阳盛则促。”对于本条脉促,历代名家多有论述,成无己认为:“此下后脉促而复胸满,则不得为欲解,由下后阳虚,表邪渐入,而客于胸中也。”(《注解伤寒论》)柯韵伯认为:“促为阳脉,胸满为阳症。然阳盛则促,阳虚亦促;阳盛则胸满,阳虚亦胸满。此下后脉促而不汗出,胸满而不喘,非阳盛也。是寒邪内结,将作结胸之症。”(《伤寒附翼》)陈修园认为:“太阳病,误下之后,阳衰不能出入于外内,以致外内之气,不相交接,其脉数中一止,其名为促。”(《伤寒论浅注》)程郊倩则认为促不独主阳盛,强调四诊合参:“促之一脉,复有虚实寒热之异,尤不可不辨。夫促脉为阳盛之诊,人尽知之,不知得之于下后,有阳盛而见促脉,亦有阳虚而见促脉者,仍须辨之于外证也。”(《伤寒论后条辨》)亦提示学者要重视仲景脉学之深刻内涵。(病案选自《桂枝去芍药汤临证思辨录》手稿)

六、桂枝加芍药汤

刘某,女,50 岁。

初诊(2012 年 2 月 1 日):阵发脐周隐痛半年有余,目前脐周隐痛阵发,时有腹胀,大便 3～4 日一行,初硬后溏,纳可,月经调,脉缓,苔薄白。

桂枝 10 g,白芍 20 g,炙甘草 6 g,生姜 10 g(自备),大枣 10 g,延胡索 15 g,郁金 10 g,炒川楝子 10 g,片姜黄 10 g,虎杖 25 g,丹参 30 g,当归 10 g,川芎 10 g,7 剂。

二诊(2012 年 2 月 22 日):脐周隐痛明显减轻,仍腹胀,大便 2 日一行,尚通畅，脉缓，苔薄白。

按上方加枳实 25 g，7 剂。

按：该患者脐周隐痛，时有腹胀，脉缓，苔薄白，应属太阴脾络不通，与“腹满时痛”类似，故梅老拟桂枝加芍药汤，通脾络，缓急止痛。用金铃子散（延胡索、炒川楝子）等，则既行气止痛，又考虑木土关系，为周全之法。另加活血行气止痛之属，以增疗效。二诊症状大减，仍腹胀，大便稍结，则加枳实行气导滞以除腹胀。另外，患者本有脐周隐痛、腹胀、大便 3～4 日一行而排便不畅之症，桂枝加芍药汤外，又用虎杖、丹参、川芎，兼有活血、通便之功，实有桂枝加大黄汤之意，其用方灵活变化，可见一斑。

桂枝加芍药汤通阳和脾，缓急止痛，出自《伤寒论》第 279 条：“本太阳病，医反下之，因尔腹满时痛者，属太阴也，桂枝加芍药汤主之；大实痛者，桂枝加大黄汤主之。”芍药“主邪气腹痛，除血痹”。方中重用芍药有双重作用，一者与甘草配伍，酸甘化阴，缓急止痛；二者芍药加倍可增其活血而散结之功。历来诸家争议表证之有无，本证太阳病误下，腹满时痛、大实痛，均是以里证为主。只因桂枝汤本有解肌功用，故争论颇多，须知建中法亦为桂枝汤之变化，而实为建立中气之法，“病常自汗出”“病人脏无他病，时发热自汗出”等，亦焉与表证无关。况张志聪《伤寒论集注》曰：“乃太阳之邪入于地土而脾络不通，故宜桂枝加芍药汤主之，此即小建中汤治腹中急痛之义也。”尤在泾《伤寒贯珠集》曰：“桂枝加芍药，亦小建中之意，不用胶饴者，以其腹满，不欲更以甘味增满耳。”均认为桂枝加芍药汤亦为小建中之意。故无表证者，自宜以上治法，若有轻微之表证，仍可酌情使用，要灵活看待。

梅老认为，桂枝加芍药汤、桂枝加大黄汤均有通阳和脾、活血通络、缓急止痛之功。后者更有导滞通便而治大实痛之意，故所治病情有同有异。“桂枝加芍药，小试建中之剂；桂枝加大黄，微示调胃之方。”临证诸多痛证，或由外感迁延失治而成；或由误治而成；或由中焦病久，脾阳损伤，络脉瘀滞所致，可酌情使用二方。如胃脘痛、腹部手术后之腹痛等，证候病机相符，故可灵活加减应用。

七、桂枝加芍药生姜各一两人参三两新加汤

王某,男,46 岁。

初诊(1992 年 12 月 9 日):患者诉一周前出差至塞北地区,行前自带感冒药等,以防不测。到达后,住宿条件差,供暖不足,过两日果然感冒,发热,恶寒,头痛身痛,无汗,体温最高时 39 ℃,被迫返回。途中加量服用感冒药,一日三次,汗出甚多,经两日返回,体温正常,头亦不痛,而身痛反重,影响休息,饮食略有减退,精神差,口不渴,二便正常,脉缓,苔薄白而润,舌质正常。

桂枝 10 g,白芍 15 g,炙甘草 6 g,生姜 12 g(自备),大枣 10 g,党参 10 g,当归 10 g,川芎 10 g,鸡血藤 30 g,7 剂。

二诊(1992 年 12 月 16 日):服药至第四日身痛消失,7 剂尽,精神好转,可正常工作。

按:患者初因发热恶寒,而自行加量服用药物,致发汗过多,本以为休息数日可愈,岂料事与愿违,虽体温正常,头痛消失,反致身痛加重。须注意,其病情虽以“加重”二字描述,但此身痛与彼身痛之病机不同,前者并见发热、恶寒、无汗,乃表实证;此则大汗后身痛加重,体温正常,头不痛,乃营阴不足也。此例酷似第 62 条所论之“发汗后,身疼痛”,况其舌脉均无热象,属“不荣则痛”范畴。故拟桂枝新加汤,调和营卫,益气和营,方中当归、川芎、鸡血藤,可助白芍养血和营行滞。

桂枝新加汤出自《伤寒论》第 62 条:“发汗后,身疼痛,脉沉迟者,桂枝加芍药生姜各一两、人参三两新加汤主之。”主治太阳病发汗太过,致营阴不足身疼痛之证。桂枝汤为调和营卫之良方,发汗解肌之妙药,今加重白芍以增强和营养血之功,亦可敛姜桂之辛,不走于肌腠而作汗,潜行于经脉而定痛;加重生姜,外则协桂枝有宣通阳气之用,内则和畅中焦,以利气血生化之源;加党参益气生阴,补营阴而益卫阳,以补汗后之虚。

梅老认为,此方可治身痛、关节痛等,如发汗太过身痛、产后身痛、产后关节

酸痛、股骨头坏死、颈椎压缩性骨折、类风湿性关节炎、格林-巴利综合征等。此方扶正祛邪,故有无表证皆可使用。其方调中有补,补而不滞,用于虚人身痛,可有较好疗效。须指出,其一,必是非湿无热之证,方可用之。其二,临床运用时,可根据病情酌加活血化瘀、行气止痛之品,以增疗效。(病案选自《桂枝加芍药生姜各一两人参三两新加汤临证思辨录》手稿)

八、桂枝芍药知母汤

陈某,女,78岁。

初诊(2016年4月13日):双膝关节肿痛9年,加重3个月余。曾诊断为"滑膜炎"。双膝关节肿痛,右侧面肌痛而麻木,右眼睑下垂,依赖通便药物排便,指关节变形,腰痛,纳可,睡眠不安,惊叫躁动而不自知,脉缓,苔薄白。类风湿性关节炎病史,左侧面瘫后二年,双目白内障术后。

桂枝10 g,白芍25 g,知母10 g,当归10 g,川芎10 g,丹参30 g,土鳖虫10 g,苏木10 g,刘寄奴25 g,徐长卿25 g,老鹳草15 g,威灵仙15 g,全蝎10 g,蜈蚣2条,金钱草30 g,海金沙15 g,益母草30 g,7剂。

二诊(2016年4月27日):睡眠好转,夜间惊叫减轻,大便日行一次,腰腿痛,双膝关节肿痛,皮肤不红不热,食欲增加,天热则头汗多,脉弦数,舌绛,苔薄白。

按上方加制二乌各6 g,焦白术10 g,防风10 g,14剂。

三诊(2016年5月18日):腰腿及膝关节痛明显减轻,睡眠基本正常,夜间惊叫偶发,大便正常,脉弦数,舌绛,苔薄白。病症减轻而病机如前,仍以4月27日方续服14剂,其后未曾来诊。

按:此即《金匮要略》所谓"历节病",关节疼痛变形,睡眠不安,甚则惊叫躁动而不自知,为寒湿在经,兼有里热。拟桂枝芍药知母汤,以祛风除湿,温经散寒,滋阴清热。方中桂枝、防风发表行痹,白芍、知母(其"主消渴热中,除邪气,肢体浮肿,下水,补不足,益气")和阴清热,制二乌行辛热除寒,焦白术合桂枝,可去表里之湿。另加全蝎、蜈蚣,入络搜邪,加强通络止痛作用。当归、川芎、丹参、土鳖虫,行血中瘀滞;刘寄奴、徐长卿活血消肿止痛;老鹳草、威灵仙祛风通络止痛;金钱草、海金沙、益母草,活血利水,解毒消肿。

桂枝芍药知母汤出自《金匮要略·中风历节病脉证并治》:"诸肢节疼痛,身体尪羸,脚肿如脱,头眩短气,温温欲吐,桂枝芍药知母汤主之。"风湿流注于筋脉关节,气血通行不畅,故肢节疼痛肿大;痛久不解,正气日衰,邪气日盛,故身体逐渐消瘦;风邪上犯,则头昏目黑;湿阻中焦,则短气呕恶;湿无出路,流注下肢,则脚肿如脱。病因风寒湿痹阻,历节病日久,渐至化热伤阴,故治以桂枝芍药知母汤祛风除湿,温经散寒,滋阴清热。风湿历节反复发作,多出现身体瘦弱,关节肿大或变形,剧烈疼痛,或发热不解等症,治疗须祛风除湿,温经宣痹,滋阴清热并用,风湿去、虚热除、阴血生,则病自愈。

梅老辨治此类病证,常使用虫类药,如蜈蚣、全蝎、乌梢蛇等,乃虑及"病久入络",增强祛风通络止痛之功效。常使用行气活血药物,如当归、川芎、土鳖虫等,则是兼顾气血之瘀滞;止痛药物,如刘寄奴、徐长卿、老鹳草、威灵仙等,以增疗效。

九、桂枝加龙骨牡蛎汤

欧阳某某,男,48岁。

初诊(2003年3月26日):睡眠不安多年,近期症状加重。患者入睡困难,精神差,头部沉闷感,心烦,大便日一行,溏便,受凉后易腹泻。舌红,苔薄白,脉弦缓。

黄芪30 g,桂枝10 g,白芍10 g,炙甘草6 g,生姜10 g(自备),大枣10 g,煅龙牡各15 g,酸枣仁30 g,茯苓50 g,夜交藤30 g,合欢花20 g,丹参30 g,土鳖虫10 g,7剂。

二诊(2003年4月2日):睡眠明显改善,头昏,脉缓,苔薄白。

按3月26日方,酸枣仁加至50 g,另加牡丹皮10 g,7剂。

按:《难经·十四难》曰:“损其心者,调其荣卫。”《难经正义》曰:“调其荣卫,使血脉有所资也。”《素问·经脉别论》曰:“食气入胃,浊气归心,淫精于脉。”说明营卫源于水谷精微,上注于心,则化而为赤,血脉通引;营行脉中,卫行脉外。患者失眠神疲,头昏心烦,便溏易腹泻,舌红,苔薄白,为阴阳两虚失精证,故治以桂枝加龙骨牡蛎汤。桂枝汤助益心阳、调扶营卫,以龙骨、牡蛎摄神气,宁心镇固,共奏补虚调阴阳之功,辅以酸枣仁、茯苓、夜交藤、合欢花等养心宁心安神之品。

桂枝加龙骨牡蛎汤补虚调阴阳,出自《金匮要略·血痹虚劳病脉证并治》:“夫失精家少腹弦急,阴头寒,目眩,发落,脉极虚芤迟,为清谷亡血,失精。脉得诸芤动微紧,男子失精,女子梦交,桂枝龙骨牡蛎汤主之。”钩元桂枝汤既是“营卫之剂”,亦为“手少阴心之剂”。盖“心为众阳之主,体阴用阳,其阳之依阴,如鱼之附水”,对心阳虚浮者,本方即能“以桂枝引其归路,而率龙牡介属潜之也”(《本经疏证》),对脉动中止,桂枝尤能“导引真阳而通血脉”,长于“疏理不足之阳,而通其为壅为结之痰”,是以卫固营守,即所以心得滋养,脉得常行。用于阴阳两虚,阴虚阳浮之证,诸如早泄、不育、失眠等,可见较好疗效。

十、黄芪桂枝五物汤

谭某,男,60 岁。

初诊(2003 年 10 月 6 日):双臂由疼痛以致肌肉萎缩、功能障碍 3 年,曾多方求医,诊断为:①椎基底动脉供血不足;②高血压病;③颈椎病。新疆某医院疑为“脊髓前角损伤”,上海某医院疑为“多发性神经炎”,迄今尚无结论。目前双上肢萎缩,动作无力,四肢痉挛疼痛,精神食欲尚可,大便日 1～2 次,微溏,脉缓,苔白而略厚。

黄芪 50 g,桂枝 10 g,白芍 10 g,炙甘草 6 g,当归 10 g,川芎 10 g,全蝎 6 g,蜈蚣 1 条,白芥子 10 g,土鳖虫 10 g,丹参 30 g,补骨脂 10 g,杜仲 15 g,淫羊藿 30 g,刘寄奴 20 g,徐长卿 20 g,茯苓 30 g,7 剂。

二诊(2003 年 10 月 29 日)：服药 3 周，四肢痉挛疼痛基本消失，上肢无力现象略有减轻，下肢无力依旧，精神饮食尚佳，大便日行一次，微溏，偶尔心悸，持续约半小时，偶尔恶心，多在早晨发生，制作丸剂以缓图。

黄芪 300 g，桂枝 200 g，白芍 200 g，炙甘草 100 g，当归 200 g，川芎 200 g，陈皮 200 g，茯苓 300 g，黄连 200 g，全蝎 200 g，蜈蚣 20 条，土鳖虫 200 g，丹参 200 g，补骨脂 200 g，杜仲 200 g，鸡血藤 200 g，忍冬藤 200 g，钩藤 300 g，1 剂，水蜜丸，每日 3 次，每次 10 g。

三诊(2004 年 3 月 17 日)：手足抽搐不明显，精神转好，服药自觉轻微恶心，腹泻，双手软瘫无加重，下肢行走乏力，饮食可，大小便正常，苔薄白，脉缓弱。

黄芪 500 g，桂枝 200 g，白芍 200 g，炙甘草 100 g，当归 200 g，川芎 200 g，鹿筋 200 g，制龟板 200 g，焦白术 200 g，茯苓 300 g，红参 200 g，全蝎 200 g，蜈蚣 20 条，补骨脂 200 g，杜仲 200 g，淫羊藿 300 g，刘寄奴 200 g，徐长卿 200 g，土鳖虫 200 g，红花 200 g，砂仁 200 g，1 剂，水蜜丸，每日 3 次，每次 10 g。

按：《灵枢·邪气脏腑病形》曰："阴阳形气俱不足，勿取以针而调以甘药也。"患者双上肢初因疼痛，而后废用以致萎缩，动作无力，仍有四肢痉挛疼痛，系气血亏虚，因痹致痿，故以益气养血、通络祛风为法，拟黄芪桂枝五物汤加减。《医宗金鉴·杂病心法要诀》曰："若心清语謇，舌软无力难言者，乃是营卫不足之病，宜用此方。经曰：卫虚则不用，营虚则不仁。"则益气养血，调和营卫是为正治，初诊即见疗效。其后以丸药继进图功，而短时收获甚微，正如《医宗金鉴·删补名医方论》所言："黄芪五物汤治风痱，身无痛，半身不遂，手足无力，不能动履者，久久服之，自见其功。"肌肉痿废不能用，一则需自身锻炼恢复，二则要服药治疗，贵在坚持。

黄芪桂枝五物汤出自《金匮要略·血痹虚劳病脉证并治》："血痹阴阳俱微，寸口关上微，尺中小紧，外证身体不仁，如风痹状，黄芪桂枝五物汤主之。"本方功能益气助阳，和血行痹。即桂枝汤去甘草，倍生姜，加黄芪组成。方用黄芪补气，桂枝、芍药通阳除痹，生姜、大枣调和营卫，共奏温阳行痹之效，诸药"调养荣卫为本，祛风散邪为末也"。

梅老认为，其病有轻重不同，表现不一，而病机相似。血痹的症状，主要以局部肌肉麻木为特征，如受邪较重的亦可有酸痛感，所以说“如风痹状”，正如《素问·逆调论》中所说：“营气虚则不仁，卫气虚则不用，营卫俱虚则不仁且不用。”血痹与风痹的症状有一定的区别，前者以麻木为主，后者以疼痛为主，不能严格区分，其病机核心仍在营卫不调。如魏荔彤《金匮要略方论本义》曰：“黄芪桂枝五物汤，在风痹可治，在血痹亦可治也。以黄芪为主固表补中，佐以大枣，以桂枝治卫升阳，佐以生姜，以芍药入营理血，共成厥美，五物而营卫兼理，且表里营卫胃阳亦兼理矣。推之中风于皮肤肌肉者，亦兼理矣，固不必多求他法也。”因其病在气血，关乎经络，故梅老在处方用药中，常加用活血、祛风、通络、止痛之品，如当归、川芎、土鳖虫、红花、全蝎、蜈蚣、刘寄奴、徐长卿等，以增疗效。

十一、麻黄杏仁甘草石膏汤

高某，男，66 岁。

初诊(2001 年 5 月 16 日)：咳嗽 2 个月有余，白痰黏稠，不易咳出，胸闷，饮食尚可，二便自调，脉弦数，苔厚黄腻。有慢性支气管炎病史。

麻黄 10 g，杏仁 10 g，炙甘草 6 g，法半夏 10 g，瓜蒌 10 g，黄连 10 g，浙贝母 20 g，桔梗 10 g，百部 10 g，前胡 10 g，紫菀 10 g，款冬花 10 g，白英 20 g，败酱草 20 g。7 剂，每日 1 剂。

按原方共服三周，症状消失。

按：该患者咳嗽、咳痰，胸闷，其病在肺。虽为白痰，但黏稠不易咳出，脉弦数，苔厚黄腻，显属肺热与痰互结，肺气失宣之证，故拟麻黄杏仁甘草石膏汤(简称为麻杏甘石汤)与小陷胸汤化裁(梅老称之为“麻杏陷胸汤”)，加化痰止咳、清热之品，对热邪兼痰之咳喘，而见胸闷、胸痛，苔厚黄腻者，较为有利。方中未用石膏，代之以白英、败酱草等清热之品。若所兼之痰不重，又无胸闷、胸痛，可去小陷胸汤，酌加黄芩、白前等；咽痒加射干、马勃等。

麻杏甘石汤出自《伤寒论》第63条："发汗后，不可更行桂枝汤，汗出而喘，无大热者，可与麻黄杏仁甘草石膏汤。"第162条："下后，不可更行桂枝汤，若汗出而喘，无大热者，可与麻黄杏子甘草石膏汤。"为肺热咳喘证之代表方。以上二条说明外感之后，汗不如法，或不当下而下之，使外邪内陷，入里化热，热邪炽盛，蒸腾津液，则发热汗出。热邪壅肺，肺失宣发、肃降之权，因而气喘。据病机分析，肺热气逆者，亦可为咳，故此证常可咳喘相兼。伴见口渴、心烦、苔黄、脉数等。"无大热"，指病邪由表入里化热，肺热壅盛，而表无大热，并非不发热。此为外感病过程中，肺热咳喘之典型证候。若就内伤杂病而言，则其证多不发热，亦无明显汗出，而脉证均与肺热有关。因无发热、汗出，故于麻杏甘石汤中，去石膏之寒凉沉重，而选加黄芩、鱼腥草、白英、败酱草、忍冬藤之属，效果较好。

梅老认为，在脏腑经脉整体恒动观的指导下，根据肺与其他部位、脏腑的联系，本方除治肺炎、支气管炎等肺系疾病外，还用于治疗其他多种疾病：其一，肺为清金，大肠为燥金。肺与大肠为表里，邪热壅肺，势必影响大肠功能，故肠疾等症见肺热，如结肠炎、痔疮等；又"肺合皮毛"，热邪壅肺，伤其所合，出现多种皮肤病，如荨麻疹等，故清肃其肺，则肤疾可治。其二，肺主气，合自然之气与水谷之气而化生宗气，《灵枢·邪客》说："故宗气积于胸中，出于喉咙，以贯心脉，而行呼吸焉。"因此本方对热邪犯肺，上熏于喉咙诸疾，如咽喉炎等亦可治。其三，肺为水之上源，若肺被热熏，水道失调，而致小便不利、肿满诸症者，清宣肺热，即所以通调水道，如治遗尿等。（病案选自《仲景方治疗肺系疾病临证撮要》）

十二、麻黄连轺赤小豆汤

韩某，女，49岁。

初诊（2003年7月18日）：面部、颈部、胸部等过敏性红疹而痒，划痕反应明显，脉缓，舌红，苔淡黄略厚。

麻黄10 g，连翘10 g，赤小豆10 g，桑白皮20 g，白鲜皮10 g，地肤子10 g，生姜 10 g(自备),黄芩 10 g,法半夏 10 g,陈皮 10 g,土茯苓 30 g,土牛膝 15 g,土贝母 10 g,丹参 30 g,7 剂。

二诊(2003 年 7 月 29 日):面部及胸背部红疹甚少,颈部皮肤微痒,口干口苦,划痕反应消失。脉缓,苔中根部厚白。

按 7 月 18 日方,加柴胡 10 g,黄芩加至 20 g,7 剂。

按:患者舌红,苔淡黄略厚,皮肤出红疹而痒,是湿热蕴结在里、腠理郁闭之故。《素问·至真要大论》曰:"湿上甚而热,治以苦温,佐以甘辛,以汗为故而止。"故与麻黄连轺赤小豆汤(连轺:一说为连翘根;一说即连翘。现今处方中皆用连翘),清热利湿。该患者虽非有身黄之症,但病机相同,为湿热蕴结,如尤在泾《伤寒贯珠集》所言:"麻黄连轺赤小豆汤是散热之剂。"故仍可用之。二诊面部、胸背部红疹明显减轻,划痕反应消失,因口干口苦明显,则加柴胡,与黄芩、法半夏成小柴胡汤,乃遵仲圣"但见一症便是,不必悉具"之旨,亦是梅老临证"效亦更方"之实例。

麻黄连轺赤小豆汤出自《伤寒论》第 262 条:"伤寒瘀热在里,身必黄,麻黄连轺赤小豆汤主之。"以麻黄、生姜等之辛,以开肌表,宣散湿热,有"开鬼门"之功。赤小豆清利湿热,使湿热邪气从下而出,有"洁净府"之妙。连翘清里热,梓白皮理气散湿。大枣、甘草,甘温悦脾,调药和中,有土厚御湿之意。用潦水,皆谓取其味薄不助湿邪。如吴谦《医宗金鉴》曰:"湿热发黄无表里证,热盛者清之,小便不利者利之,里实者下之,表实者汗之,皆无非为病求去路也。"诸药共奏解表清里、利湿退黄之功,实有分消上下之力。

梅老认为,麻黄连轺赤小豆汤主治湿热蕴表证,其辨证要点为身黄,无汗,肤痒,苔厚黄等。窥其功效,外解表邪闭遏,内清湿热蕴结郁蒸。若深入分析,上述病理机制,表里上下,变幻甚多,熏蒸肝胆仅属其中一端而已。若湿热浸淫于皮肤,则为瘾疹、湿疮、水痘、肌衄等;蒸郁于肺系,则为咳嗽、哮喘、鼻渊等;流注于下,则为淋证、水肿等。虽无发黄之症,以麻黄连轺赤小豆汤稍事加减,亦是其对证之方。

十三、麻黄细辛附子汤

洪某,女,30岁。

初诊(2010年12月1日):反复鼻塞2年余,复发约半月。有过敏性鼻炎病史,鼻塞,流清涕,打喷嚏,遇冷易发,腰部酸冷而痛,心悸偶发,月经周期正常,末次月经2010年11月21日,量少色暗,经期腰冷痛加重,7～8日净,脉细弱,苔薄白而润,舌质正常。有荨麻疹病史,此次未发。

麻黄10 g,细辛6 g,制附片10 g,辛夷10 g,藁本10 g,薄荷10 g,苍耳子10 g,炒黄芩20 g,白英20 g,当归10 g,川芎10 g,丹参30 g,全蝎10 g,蜈蚣2条,7剂。

二诊(2011年4月22日):服上方7剂,鼻塞已通,打喷嚏、腰痛好转,月经周期正常,近期发现乳腺增生,经期乳胀,脉缓,苔厚白润,舌质正常。

按上方加橘核10 g,石上柏20 g,7剂。

三诊(2013年7月4日):鼻塞、流清涕、打喷嚏症状消失,而荨麻疹(中医称风疹或瘾疹等)反复发作多时,经治不愈,全身皮肤不时出现荨麻疹,痒甚,影响睡眠,饮食二便正常,脉缓,苔白略厚而润,舌质鲜红。予柴胡温胆汤合四土汤加减,服药一周,病情明显减轻,苔转为薄白,改用柴胡四物汤合四土汤而暂愈。

按:患者鼻塞、流清涕、打喷嚏等,为风寒外感之征。腰部冷痛,经期加重,脉细弱,为肾阳不足之象。至于偶发心悸,抑或阳虚而心神不安所致。月经量少色暗,为虚寒兼瘀。验之于舌,无热象可言。治宜温复肾阳,祛风散寒,兼养血活血,与麻黄细辛附子汤加味。方中内复肾阳,外散风寒之宗旨俱在,唯炒黄芩、白英等清热之品何以加入?师曰:鼻息壅滞已久,不时搐鼻,打喷嚏,振动鼻腔黏膜,鼻翼微有红肿,安非局部郁热?遂尔加入。薄荷本为辛凉之品,似乎不应纳入辛温发散剂中,然则一味辛凉药纳入大队辛温发散剂中,则凉性不显,而通窍有功。丹参亦为寒凉之品,而与麻黄、细辛、制附片、当归、川芎为伍,则温煦活血养血有功,而无燥伤阴血之弊,乃因经水量少色暗之故。

麻黄细辛附子汤出自《伤寒论》第 301 条："少阴病，始得之，反发热，脉沉者，麻黄细辛附子汤主之。"其中制附片、细辛温少阴之经，麻黄发太阳之表，三药合用，温阳发汗，兼顾其阳，"使里温而阳气不脱，表透而寒邪得散"，为表里兼治之剂。主治太少两感证，症见发热，恶寒，头痛，无汗，手足逆冷，舌淡苔白，脉沉而无力。

梅老认为，麻黄细辛附子汤、麻黄附子甘草汤，作用是温经通阳，不但温阳散寒，而且温经除痹。临床运用范围很广，并不限于少阴兼表证，也不一定用于发热，亦可用于杂病，而杂病多不发热。具体运用难以一言而尽，掌握以下原则十分重要：其一，既有太阳伤寒之某种表现，如发热，恶寒，头痛，无汗，太阳经脉所过处之酸麻冷痛等，又有少阴阳虚之某种表现，如精神不振，欲寐，恶寒，手足不温，小便清长，便溏，少阴经脉所过处之酸麻疼痛等。其二，脉可沉，可微，可细，可弦，可紧，可缓而无力等。其三，苔薄白而润滑，厚白而润滑，舌质正常或淡。

十四、小青龙汤

张某，男，31 岁。

初诊：平素身体较佳，因夏日炎热，中午游泳约 3 个小时，回家后在空调房间休息(室温 22 ℃)，食西瓜及冷饮较多，晚餐又饮冰啤酒两瓶，至夜在空调房间睡眠，当时十分惬意。黎明前，因咳嗽而醒，咳白色泡沫痰，周身酸软，精神不振，恶寒。天明仍坚持上班，并自服"强力银翘片"，连续 3 日后方来门诊。诉微恶风寒，不敢用空调，汗出甚少，咳嗽加重，咳白色泡沫痰，日夜不得安宁，周身酸痛，头痛，所幸尚未发热，纳食减少，二便自调，脉弦，苔薄白滑。

麻黄 10 g，桂枝 10 g，细辛 6 g，法半夏 10 g，炙甘草 6 g，干姜 6 g，白芍10 g，五味子 10 g，紫菀 10 g，款冬花 10 g，浙贝母 10 g，桔梗 10 g，陈皮 10 g。3 剂，每日一剂。

复诊：三天后复诊，诉汗已出，不恶风寒，身痛大为减轻，头不痛，饮食如常，咳嗽甚微，原方再进二剂而愈。

按：《灵枢·邪气脏腑病形》曰："形寒寒饮则伤肺，以其两寒相感，中外皆伤，故气逆而上行。"梅老认为此系形寒饮冷伤肺，因夏日炎炎，玄府大开，游泳三小时，又感非时之气（空调 22 ℃），导致外寒侵袭，更兼冷饮较多，内伤中阳，则内饮由生。寒饮相搏，上逆于肺，故有前述诸症。治宜外散风寒，温化水饮，予小青龙汤加味。虽有"用热远热"之训，夏日使用此方，固宜慎重，然脉证如此，唯此方取效便捷。首诊用药三剂，症状大减，再进二剂而愈，中病即止，不可过用。

小青龙汤出自《伤寒论》第 40 条："伤寒表不解，心下有水气，干呕，发热而咳，或渴，或利，或噎，或小便不利，少腹满，或喘者，小青龙汤主之。"治外寒内饮之咳喘，其证恶寒发热，无汗，头痛身痛，咳嗽清痰，喘气，脉浮紧，苔薄白。夫饮之为物，随气机之升降，无处不到，各随其所之而为病，故变化多端，如成无己《注解伤寒论》所言："水气内渍，则所传不一，故有或为之证。"故此条为《伤寒论》为数不多记录或然证及加减法的条文之一。此证与射干麻黄汤证相比，外寒内饮，均较前者为重。如恶寒发热，头痛身痛，无汗等，说明外寒较重；咳喘较重，痰不易出，说明内饮亦重。小青龙汤以麻黄配桂枝、细辛，则温散发汗之力强；射干麻黄汤以麻黄配细辛、生姜，则温散发汗之力较弱。小青龙汤以细辛、干姜、五味子为伍，则温化寒饮之力强；射干麻黄汤以射干、细辛、紫菀、款冬花、五味子为伍，则温化水饮之力略逊。观此二证，轻重有别、强弱各异，会其意用之即可。

梅老认为，小青龙汤证，在触冒风寒，表证明显者，则多有发热，否则亦可不发热，若求得外寒内饮之病机，不论发热与否，恒可用之。本方据《伤寒论》第 40 条"伤寒表不解，心下有水气，干呕，发热而咳"，第 41 条"伤寒，心下有水气，咳而微喘"，以及《金匮要略·痰饮咳嗽病脉证并治》"咳逆，倚息不得卧，小青龙汤主之"而得。则知本方既可治咳、治喘，亦可治咳喘相兼之病。其加减法，可参照上述射干麻黄汤之加减法。至于服小青龙汤后之若干变化，可参照《金匮要略·痰饮咳嗽病脉证并治》。本方之应用指征为：咳喘、白痰清稀量多、发热、恶寒,舌淡或淡胖,苔白腻或白滑,脉浮、弦、滑等。其治呼吸系统病证,兼外感者,必有发热、恶寒、无汗等;若不兼外感,则可不发热,宜从寒饮犯肺求之。更有张志聪《伤寒论集注》曰:"水气逆于心下,故干呕;表不解,故发热;水寒上逆,故咳;气不化而水不行,故有或渴,或利,或噎,或小便不利,少腹满,或喘诸证。但见一证即是,不必悉具,小青龙汤主之。"其"但见一证即是,不必悉具",虽乃套用小柴胡汤之用法,但属"但师其法,不泥其方"范畴,扩大了此方之主治范围,有助于完善临床辨治思维。(病案选自《仲景治疗肺系疾病临证撮要》)

十五、小青龙加石膏汤

马某,女,58 岁。

初诊(1993 年 7 月 2 日):咳嗽气喘反复发作 3 年,冬季尤甚,干咳为主,偶咳清痰,喉中痰鸣,难以咳出。咳喘活动后减轻,因咳致喘,痰出则稍有缓解。心胸部发凉,胸闷,纳食尚可,二便自调,苔薄白,脉弦。

麻黄 10 g,桂枝 10 g,细辛 6 g,干姜 10 g,五味子 10 g,法半夏 10 g,赤芍 10 g,生石膏 30 g,黄芩 30 g,鱼腥草 30 g,7 剂。

二诊(1993 年 7 月 16 日):咳嗽减轻,痰较前易咳出,气喘亦有所减轻,胸闷,脉弦,苔薄白。

按上方加茯苓 30 g,野菊花 10 g,紫苏子 10 g,7 剂。

按:心胸部发凉,与"背寒如掌大"相合,结合患者咳嗽气喘 3 年,冬季为甚,胸闷,苔薄白,为寒饮内伏之证。有痰而难以咳出,梅老多以之为肺寒伏热之苗窍,故用小青龙加石膏汤,而非单纯的小青龙汤。其方用大剂量生石膏、黄芩、鱼腥草等,一则清肺中伏热,二则制辛、姜之燥。

小青龙加石膏汤出自《金匮要略·肺痿肺痈咳嗽上气病脉证治》:"肺胀,咳而上气,烦躁而喘,脉浮者,心下有水,小青龙加石膏汤主之。"其人素有饮邪内伏,复因外感而引动,肺气上逆则为咳为喘;表证未解故脉浮;饮郁化热扰心,则为烦躁,故本方主治外寒内饮挟热之证。其"心下有水"与《伤寒论》之"心下有水气”相同，病痰饮者，当以温药和之，非温药不能开而去之，故以小青龙加石膏汤，寒温并进，水热俱除。此方药力强，服药注意因人而异，如“强人服一升，羸者减之，日三服，小儿服四合”，亦强调中病即止，不可药过病所。

梅老认为，将此方用于寒饮咳喘，兼有化热征象者，多可取效。对于部分易于混淆的临床表现，如干咳无痰或少痰，痰白而黏，难以咳出等，要结合四诊所得，仔细甄别有无明显燥邪、阴伤之指征。此类表现亦可为肺热之不典型症状，故临床运用中，每加清热之品，如白英、败酱草、蒲公英、鱼腥草、忍冬藤等。在小青龙汤证、射干麻黄汤证中，亦是如此，且梅老提出肺寒伏热之观点，对辨治顽固咳喘、咳嗽等，有指导作用。对于久病而有器质性改变者，如肺纤维化、间质性肺炎等，则要考虑“病久入络”，肺络为痰、瘀所阻，难司其职，故用药时亦常用虫类药如地龙，其兼具通络与平喘之职；藤类药，如忍冬藤，解毒通络；散结药，如制三棱、制莪术等，以求器质性改变部位之功能恢复。

十六、大青龙汤

程某，女，25 岁。

初诊（1994 年 4 月 21 日）：双目红肿灼痛、流泪生眵 3 天（某医院眼科诊断为急性流行性结膜炎）。数天前工作单位有红眼病患者，不慎被感染，初起双目微红，异物感明显，畏光，流泪。医院予口服抗生素、滴抗生素滴眼液治疗，而病情加重较快。刻下双目明显红肿难睁，有灼痛感，异物感加重，流泪，生眵，发热（腋下体温 37.8 ℃），恶寒，无汗，头痛，因母婴隔离而心烦较重，脉浮数，苔薄白而润，舌质红。

麻黄 10 g，桂枝 10 g，生姜 10 g（自备），杏仁 10 g，炙甘草 6 g，大枣 10 g，生石膏 30 g，连翘 10 g，板蓝根 10 g，密蒙花 10 g，谷精草 10 g，木贼草 10 g，2 剂。嘱汗出热退则止后服；停服抗生素；滴眼液照用。

二诊（1994 年 4 月 24 日）：2 剂已尽，服药后漐漐微汗，至昨日体温降至正常，不恶寒，头痛消失，双目红肿灼痛、生眵、心烦明显减轻，饮食、二便正常，脉缓，苔薄白，舌质红。

柴胡 10 g，黄芩 10 g，法半夏 10 g，金银花 10 g，连翘 10 g，板蓝根 10 g，蒲公英 30 g，紫花地丁 30 g，赤芍 10 g，丹参 30 g，密蒙花 10 g，谷精草 10 g，木贼草 10 g，7 剂而愈。

按：梅老认为，中医学称此病为“天行赤眼”或“暴发火眼”等，多由风热毒邪引起。此例双目红肿灼痛、心烦等，显然属热。而发热、恶寒、无汗等，则属外感风寒。是外寒内热之证，其病机与大青龙汤证相符。因而依据病机，不拘证候，借用大青龙汤为主方。方中麻黄仅用 10 g，一则因内热较重，故辛温之品宜减量而行。二则发汗过多，恐影响乳汁分泌。二诊时外寒已散，内热未尽，治宜清热解毒疏风，故改柴胡解毒法。或问：何以大青龙汤可治目疾？答曰：“膀胱足太阳之脉，起于目内眦”“小肠手太阳之脉……至目锐眦”，则太阳经与目疾紧密相关，况其病机为外寒内热，则用大青龙汤实为有理有据。其理其法，在四川名医陈达夫《中医眼科六经法要》所载五轮八廓学说、眼科六经辨证中，有详细论述。

大青龙汤发汗解表，兼清内热，出自《伤寒论》第 38 条：“太阳中风，脉浮紧，发热恶寒，身疼痛，不汗出而烦躁者，大青龙汤主之。若脉微弱，汗出恶风者，不可服之。服之则厥逆，筋惕肉瞤，此为逆也。”其发汗力强，服法务须注意，本方分为三服，一服之后，“取微似汗”，可见发汗之力虽峻，而取汗之法不可过用，且告诫曰“一服汗者，停后服”，中病即止。汗出多者，以温粉扑之，意在邪解而正不伤也，否则汗多伤阳亡阳，遂转为虚证，而见恶风，烦躁不得眠等。

梅老强调，本方解表清里，确为千古佳方，唯其发汗力尤胜于麻黄汤，故用之宜慎。《金匮要略·痰饮咳嗽病脉证并治》用本方治疗溢饮：“饮水流行，归于四肢，当汗出而不汗出，身体疼重，谓之溢饮”“病溢饮者，当发其汗，大青龙汤主之，小青龙汤亦主之”。《济阴纲目》载：“大青龙汤加黄芩，治寒疫头痛身热，无汗恶风，烦躁者。”临床有用于治疗呼吸系统疾病，如感冒、支气管炎、哮喘等病证者，亦有用于治疗鼻衄、汗腺闭塞、风湿性关节炎者。其治疗呼吸系统疾病时，必须注意外有风寒，内有郁热，且病情较重者，不得舍此滥用。本方治疗鼻衄，其理有类第55条“伤寒脉浮紧，不发汗，因致衄者，麻黄汤主之”，所不同者，宜着眼于兼内热烦躁。关于治汗腺闭塞、风湿性关节炎等，亦必以病机相符为本，况且本方绝不可久用，若方证相合，则其效甚捷。若用而不效，当改弦易辙。（病案选自《大青龙汤临证思辨录》手稿）

十七、射干麻黄汤

况某，男，59岁。

初诊（2014年10月24日）：反复咳嗽10余年，复发10个月。患者于2014年1月受凉复发，2014年2月27日胸部平片提示：双侧支气管炎并右下肺感染，左侧胸膜粘连，心影增大。历经抗生素等药物治疗，收效甚微。刻下鼻塞，流清涕，咽痒，咳嗽，白痰为主或有少许黄痰，不易咳出，胸闷，咳引胸痛，无恶寒发热，汗出正常，二便正常，脉缓，苔白略厚而润。

麻黄10 g，射干10 g，细辛6 g，干姜10 g，五味子10 g，法半夏10，紫菀10 g，款冬花10 g，浙贝母20 g，桔梗10 g，百部10 g，前胡10 g，半枝莲30 g，白花蛇舌草30 g，白英20 g，败酱草20 g，7剂。

二诊（2014年10月31日）：鼻塞、流清涕消失，咽痒、咳嗽减轻，少许白黏痰，咳出较易，无胸闷胸痛，脉舌同前。

按上方加马勃10 g，僵蚕10 g，蝉蜕10 g，7剂。

三诊（2015年1月7日）：经前二诊之后诸症明显好转，而自行停药。今值隆冬时节，又有咽痒，微咳，少许白痰，易于咳出。恐其加重，故来就医。脉缓，苔白略厚而润。病情虽轻而病机未变，故于二诊之方加山豆根10 g，14剂。其后未来门诊。

按：梅老认为，病由受凉而起，有鼻塞、流清涕、咽痒，知外有风寒。胸闷，咳引胸痛，白痰为主，脉缓，苔白略厚而润，知痰饮上逆犯肺。或有少许黄痰，兼有伏热也。治宜外散风寒，温化痰饮，兼清伏热，拟射干麻黄汤加减。二诊中，咽痒属风，白痰黏稠，乃兼伏热之象，故于前方加马勃、僵蚕、蝉蜕。三诊是自行停药后，病情虽轻而病机未变，仍以原方加减。其用方思路中，包含了“肺寒伏热”的观点，故半枝莲、白花蛇舌草、白英、败酱草，看似格格不入，实则理法井然。

射干麻黄汤出自《金匮要略·肺痿肺痈咳嗽上气病脉证治》“咳而上气，喉中水鸡声，射干麻黄汤主之”。尤在泾《金匮要略心典》曰：“咳而上气，肺有邪，则气不降而反逆也。肺中寒饮，上入喉间，为呼吸之气所激，则作声如水鸡。”以方测证，本证当是外有风寒，内有水饮，寒饮相搏，壅塞肺气所致，见咳嗽气喘，白痰清稀，喉中哮鸣声，恶风寒，无汗，或鼻塞、流清涕，或有发热，若在秋冬之时，四末不温等。以射干麻黄汤外散风寒，内化水饮，为千古治咳喘之名方，用之多验。

梅老认为，射干麻黄汤为外散风寒、内化水饮之方，故其咳喘，乃外寒内饮所致，此证与小青龙汤证病机相似，有轻重之别。夫以风寒外束，卫气郁而抗邪，故多发热恶风寒。若纯属杂病，则但求表寒之征象可也，不必强求发热与否。《诸病源候论·气病诸候》中说：“肺病令人上气，兼胸膈痰满，气行壅滞，喘息不调，致咽喉有声，如水鸡之鸣也。”饮邪内蓄，又为风寒所激，上犯于肺，以致痰阻其气，气触其痰，故咳嗽气喘，喉中痰鸣辘辘。若见苔白滑、脉象浮紧等症，则更为贴切。（病案选自《射干麻黄汤临证思辨录》手稿）

十八、小柴胡汤

李某，男，57 岁。

初诊（2001 年 5 月 16 日）：患带状疱疹约 20 天，初起左胸胁部带状红肿向背部延伸，上有水疱，部分皮损化脓。左胸胁剧痛难忍。经抗病毒药物治疗后，水疱虽已结痂，但疼痛仍重，低热（37.5 ℃）恶风，周身不适，脉弦缓，苔薄白。

柴胡 10 g，黄芩 10 g，法半夏 10 g，太子参 10 g，枳实 15 g，橘叶 10 g，煅牡蛎 15 g，延胡索 15 g，郁金 10 g，当归 10 g，川芎 10 g，忍冬藤 30 g，红藤 30 g，7 剂。

二诊（2001 年 5 月 23 日）：服药 7 剂之后，疱疹结痂自然脱落，红肿亦消，低热已退,唯胸胁疼痛未愈。仍用原方略事加减,如痛重加白芍 30 g,生甘草 6 g,丹参 30 g,土鳖虫 10 g。痛缓时去此四味,加王不留行 20～25 g。共服药 50 天左右,诸症若失,为巩固疗效,将原方作丸,以善其后。

按:带状疱疹,中医称为蛇串疮、缠腰火丹、火带疮、蛇丹等。病起左胸胁部,为足少阳胆经循行之处,据低热恶风,患处疼痛剧烈,辨为热毒入中,不仅少阳枢机不利,而且外及皮肤为患。正如《金匮要略·脏腑经络先后病脉证》曰:"腠者,是三焦通会元真之处,为血气所注;理者,是皮肤脏腑之文理也。"故以和解少阳,行气活血止痛,兼以解毒为法,拟小柴胡汤加减。方中橘叶、煅牡蛎,散结消肿,敛疮止痛;延胡索、郁金疏肝行气止痛;当归、川芎活血行气止痛;忍冬藤、红藤解毒活血,通络止痛。二诊带状疱疹结痂脱落,唯胸胁疼痛未愈,是在表之热毒已尽,而在老年体弱者,经脉损伤难复,仍以原方加减,痛重则加白芍、生甘草、丹参、土鳖虫,以活血缓急解毒;痛缓则改用王不留行通血脉。

小柴胡汤出自《伤寒论》第 96 条:"伤寒五六日中风,往来寒热,胸胁苦满,默默不欲饮食,心烦喜呕,或胸中烦而不呕,或渴,或腹中痛,或胁下痞硬,或心下悸、小便不利,或不渴、身有微热,或咳者,小柴胡汤主之。"是治少阳胆火内郁,枢机不利的主方,以胸胁苦满、往来寒热、口苦咽干、心烦喜呕等为主症。但其临床运用范围广泛。仲景亦将之用于治疗少阳阳明同病、三阳合病、黄疸腹痛呕吐及热入血室等病证。本方临床运用范围甚广,为历代所推崇,究其原因有四:①第 96 条,原有加减法七种,每种加减法,可视为于和解法中,兼用某法。若再结合大柴胡汤等柴胡五方考虑,则可见其变化之多,况且每一种变化,足以发人思考,使临床运用圆机活法。②第 101 条曰:"伤寒中风,有柴胡证,但见一证便是,不必悉具……"说明第 96 条所载诸症,或第 263 条"……口苦,咽干,目眩也"等,但见部分脉证,而病机属少阳者,便可用之,不必拘泥。③第 230 条论述本方功效曰:"上焦得通,津液得下,胃气因和,身濈然汗出而解。"则见其功效亦广。④功效既广,又能与他法相配,而衍生专方,是既宗本方之和解,又具本方之未备。如大柴胡汤、柴胡加芒硝汤,是和而下;柴胡桂枝汤是和而兼汗,柴胡桂枝干姜汤是和而兼温化;柴胡加龙骨牡蛎汤是和解兼通阳泻热,重镇安神。

后世医家谨遵经训，而有所创造发挥，使名方辈出，如柴胡陷胸汤、柴胡平胃散、柴胡温胆汤、柴芩汤等，不胜枚举。

梅老据此概云：本方寒温并用，攻补兼施，升降协调。外证得之，重在和解少阳，疏散邪热；内证得之，还有疏利三焦，条达上下，宣通内外，运转枢机之效。临证善用小柴胡汤及柴胡类方，遵"但见一证便是，不必悉具"之旨，将小柴胡汤、柴胡桂枝汤、柴胡桂枝干姜汤、柴胡加龙骨牡蛎汤、柴胡陷胸汤、柴胡温胆汤、柴胡蒿芩汤、柴胡四物汤、柴胡平胃散、柴胡四土汤等，灵活加减应用于临床各科病证，均取得良好疗效，其法度均详载于《加减小柴胡汤临证思辨录》等文中，兹不赘述。（病案选自《加减小柴胡汤临证思辨录》）

十九、柴胡桂枝汤

倪某，女，34岁。

初诊：午后低热，周身疼痛2个月，加重半个月。2个月前开始低热而恶风，周身酸痛，自认为感冒，而服强力银翘片之类不效，故而就医，中西药杂投，治疗未断，而病证依旧。近半个月来，不唯低热（37.3～37.5 ℃）不退，仍恶风寒，且周身酸痛加重，以胸、左胁、头、项、背部为最。伴胃脘隐痛，纳差，反胃，反酸，偶发心悸，小便有时涩痛，大便数日一行。月经愆期，经期腰腹痛。脉数，苔薄白。有乙肝病史多年。血常规：血红蛋白97 g/L，红细胞3.01×10^{12}/L，白细胞2.8×10^{9}/L。HBsAg（+），HBeAb（+），HBcAb（+），肝功能正常。西医诊断：乙肝。

柴胡10 g，黄芩10 g，法半夏10 g，生晒参8 g（另包），桂枝10 g，白芍10 g，生姜10 g（自备），青蒿15 g，葛根10 g，当归10 g，川芎10 g，黄芪30 g，地骨皮15 g。5剂。

二诊：服药5天，体温正常，而自觉午后微潮热，余症依旧，因而据症而略增减，再服16天而诸症消失。

三诊：继因秋收，于田间劳累太过，以致周身酸楚，恶寒发热，左侧头痛，胃脘不适，轻度压痛。显系劳复，而病机未变。

柴胡 15 g，黄芩 10 g，法半夏 10 g，太子参 10 g，桂枝 10 g，白芍 10 g，炙甘草 6 g，大枣 10 g，当归 10 g，川芎 10 g，延胡索 15 g，半枝莲 30 g。服药 1 周，诸症豁然，继服 2 周，未曾复发。

按：梅老先作外感内伤之辨。因思其 2 个月来，低热恶风，周身酸痛，又自服（或遵医嘱服）散表之剂过多，似属解表不当、余邪未尽。所伴症状，如纳差、反胃、反酸、心悸、小便涩痛、便秘等，显属内伤杂病范畴。况且内伤之候，多有脏腑功能失调，岂非低热不退之因?！而低热恶风，余邪未尽，何尝不是脏腑功能失调之由?！是以外感内伤，相互影响，以致缠绵难解。再辨病机之真谛，观低热恶风，发在午后，状若阴虚，而面不潮红，无咽干口燥，则知其非。盖外邪未尽，历时两个月，虽与表证相若，然非纯属在表；又无阳明里热征象。以三阳病证而论，其病不纯属在表，亦无阳明征象，以理求之，当是其邪入于少阳，在半表半里之间。于是则枢机不利，更兼脏腑功能失调，祛邪无力，而使热型发生变异——午后低热恶风。观身痛之严重部位，俱系太、少二经循行之地，亦与上述分析相合。至于胃脘隐痛、反胃、反酸诸症，与第 97 条所言“……脏腑相连，其痛必下，邪高痛下，故使呕也”之胆木犯胃证，如出一辙。《灵枢·经别》曰：“足太阳……别入于肛，属于膀胱，散之肾，循膂，当心入散。”又曰：“足少阳……别者，入季胁之间，循胸里，属胆，散之肝，上贯心，以上挟咽……”本例病兼太少二经，少阳郁热上逆则犯心，下窜而碍水道；太阳经气不利，久久不解，则自然涉及其腑。以此求之，则前述胸胁头项疼痛、胃痛、反酸、心悸、小便涩痛等，乃情理中事也。看似复杂之病，而循六经辨证，执简驭繁之法，则外感内伤，可寓于一方之中。

柴胡桂枝汤出自《伤寒论》第 146 条：“伤寒六七日，发热微恶寒，支节烦疼，微呕，心下支结，外证未去者，柴胡桂枝汤主之。”按仲景大论，此方为少阳兼太阳表证之主方。文中“微”字有点睛之作用，发热微恶寒、支节烦疼，是太阳证而轻；微呕、心下支结，是少阳证亦轻。病关少阳，不宜峻汗，故欲解太阳之邪，必舍麻黄而取桂枝法。二证皆轻，故以柴、桂二方原剂量减半相合，名曰柴胡桂枝汤。其中桂枝汤调和营卫，为小柴胡汤和解半表半里创造有利条件；小柴胡汤和解少阳，则又为桂枝汤辛散解肌奠定基础。故其主治并非两方主治脉证之机械叠加，而广泛应用于太、少两经多种病证，正如古人所谓“方有合群之妙用”，示人经方复用之法。其方若与第96条之加减法“若不渴、外有微热，去人参，加桂枝”参看，则太、少同病，以少阳为主者，可仅加桂枝，主治少阳，兼治太阳；若基本均衡，则合方，视病情轻重，或各取其半，或原方相合，均是仲景方药变化之心法也。

梅老认为，小柴胡汤寒温并用，攻补兼施，升降协调。外证得之，重在和解少阳，疏散邪热；内证得之，还有疏利三焦、条达上下、宣通内外、运转枢机之效。桂枝汤外证得之，重在调和营卫，解肌祛风；又因肺主气属卫，心主血属营，故内证得之，还有调和气血、燮理阴阳之功。柴胡桂枝汤以二方相合，故其功效当是二者之总括。正如柯韵伯《伤寒来苏集》所言：“表证微，故取桂枝之半；内证微，故取柴胡之半。此因内外俱虚，故以此轻剂和解之也。”至于临床运用，有因外感病而用者，自然不越第146条之宗旨。有因杂病而用者，包括内妇诸科，则必然会其意，引申用之。如何引申？梅老有《论扩大〈伤寒论〉方临床运用途径》一文，提出“突出主证，参以病机”“谨守病机，不拘证候”“根据部位，参以病机”“循其经脉，参以病机”“斟今酌古，灵活变通”等8个方面。引申之途径如此，而观其旨趣，仍在第146条之规矩中。梅老门诊病历中，记载本方所治病证有头痛、心悸、胃脘痛、痹证、肢体疼痛、心下痞、低热、骨蒸、颈项肩（臂）痛、胸痹心痛、胁痛、月经不调等。其西医病名近20种，如神经、血管性头痛，急、慢性胃炎，胃溃疡，颈椎、腰椎骨质增生，冠心病，急、慢性胆囊炎等。（病案选自《加减柴胡桂枝汤临证思辨录》）

二十、柴胡桂枝干姜汤

朱某，女，61岁。

初诊（2008年4月9日）：左侧头部冷痛，颈项强痛，背恶寒，腰膝酸软，胃脘痞塞，睡眠不安，手麻，夜尿3～4次，脉缓，苔厚白，舌质正常。

北柴胡10 g，黄芩10 g，法半夏10 g，桂枝10 g，干姜10 g，煅牡蛎10 g，天花粉10 g，白芥子10 g，鹿角霜10 g，老鹳草15 g，当归10 g，川芎10 g，地鳖虫10 g，红花10 g，7剂。

二诊（2008年4月16日）：服药7剂后，诸症减轻。其后若尿频而有灼热感，则加土茯苓60 g。腰膝酸软加重时，加鸡血藤30 g，全蝎10 g。内痔复发时，加地榆10 g，槐花10 g。至同年6月初，共服药56剂，诸症不明显。

按：患者病在头、颈项、背、腰、腹、手、膝，范围广，概属上、中、下三焦；左侧头部冷痛、背恶寒、腰膝酸软，苔厚白等，为水饮为患，总体看来，证属少阳枢机不利，兼水饮阻结，阳气不伸，拟柴胡桂枝干姜汤加减。须知其“舌质正常”为鉴别要点之一，若舌质红或绛，则不应用此方。

柴胡桂枝干姜汤和解少阳，燮理气机，温化水饮，出自《伤寒论》第147条：“伤寒五六日，已发汗而复下之，胸胁满微结，小便不利，渴而不呕，但头汗出，往来寒热，心烦者，此为未解也，柴胡桂枝干姜汤主之。”本方主治脉证除此条外，还见于《金匮要略·疟病脉证并治》，曰：“治疟，寒多微有热，或但寒不热。”由于方中配伍比小柴胡汤又多温化水饮，故其主治病证的范围亦向外延伸了一个层面。对于其方其名，柯韵伯《伤寒附翼》曰：“小柴胡加减之妙，若无定法，而实有定局矣。更其名曰柴胡桂枝干姜，以柴胡证具，而太阳之表犹未解，里已微结，须此桂枝解表，干姜解结，以佐柴胡之不及耳。”

梅老认为，本方之具体运用，若必依第147条所述之证，固无不可，然则无论外感或杂病，其证如此典型者甚少，而不典型者居多，若必依原文，不加变化，则无异于置利剑于高阁。应用本方总以病机属于少阳火郁水停，或主要脉证与本条论述基本吻合为依据。秉梅老《论扩大〈伤寒论〉方临床运用途径》一文，其中第二条“谨守病机，不拘证候”之精神，而用本方，必有较大拓展空间。梅老指出，运用本方，必注意以下三点：第一，有少阳见证，如口苦、咽干、目眩，或往来寒热之类，或足少阳胆经所过之处有明显症状，如疼痛、麻木之类。第二，有手少阳三焦之水饮证，如眩晕、小便不利之类，或其经脉所过之处有明显症状，如疼痛之麻木类。第三，苔薄白或厚白，润泽或滑，必求舌质正常或偏淡。至于脉象可弦、可缓、可沉、可滑、可濡等，未可一律。（病案选自《加减柴胡桂枝干姜汤临证思辨录》手稿）

二十一、柴胡加龙骨牡蛎汤

张某，女，34 岁。

初诊（2003 年 6 月 27 日）：易惊惕 3 个月余，伴心悸、心烦，月经后期，既往经期腰痛乳胀，睡眠不安，全身肌肉掣跳感。脉弦缓，苔白略厚。

柴胡 10 g，黄芩 10 g，法半夏 10 g，桂枝 10 g，白芍 10 g，磁石 10 g，煅龙牡各 15 g，当归 10 g，川芎 10 g，土鳖虫 10 g，红花 10 g，石菖蒲 10 g，远志 10 g，砂仁 10 g，酸枣仁 50 g，茯苓 30 g，7 剂。

二诊（2003 年 7 月 4 日）：心悸、心烦、易惊惕明显好转，本次月经来潮时腰不痛、乳胀、量少色暗，睡眠差，全身肌肉掣跳感明显减轻，多呈短阵偶发。脉弦缓，苔白略厚。

按上方，7 剂。

三诊（2003 年 7 月 11 日）：心悸、心烦、易惊惕现象消失，后头部隐痛，寐安，齿衄，四肢发麻，会阴部作胀（前庭大腺囊肿），目胀。脉缓，苔白略厚。

按原方加木贼草 10 g，密蒙花 10 g，7 剂。

按：患者心悸、心烦、易惊惕、睡眠不安，乃胆气虚怯，决断失职，兼有痰瘀扰心；又有月经后期、痛经，为枢机不利，疏泄失职；全身肌肉掣跳，为气血不和，经脉瘀滞。故拟用和解枢机、化痰活血、重镇安神之法，选柴胡加龙骨牡蛎汤，辅活血化痰、宁心安神之品。经治两周，心悸、心烦、易惊惕等症状消失，睡眠正常，又因目胀而加木贼草、密蒙花，以明目退翳。

柴胡加龙骨牡蛎汤出自《伤寒论》第 107 条：“伤寒八九日，下之，胸满烦惊，小便不利，谵语，一身尽重，不可转侧者，柴胡加龙骨牡蛎汤主之。”此为外感病，病程较长，复经误治，而衍成复杂之证。误治后，病入少阳，邪气弥漫，表里俱病，虚实互见，症状纷呈。如徐灵胎《伤寒论类方》云："此乃正气虚耗，邪已入里，而复外扰三阳，故现症错杂，药亦随症施治，真神化之（原文为"无"，梅老疑为"之"字）方者也……此方能下肝胆之惊痰，以之治癫、痫必效。"少阳经气不利则胸满。少阳火郁，兼胃有燥热，上扰心神则心烦，甚则神志昏乱，故有谵语。胆火妄动，肝魂不藏，则惊惕。据方中有茯苓、半夏推测，烦惊、谵语还当与痰火上扰相关。三焦亦属少阳，故胆火内郁者，或可引起三焦决渎失职，膀胱气化不利，而见小便不利。气失条达，上下内外皆郁而不通，故一身尽重，不可转侧。

梅老认为，在杂病范畴中使用本方，应以"胸满烦惊"为主症。盖胸满乃少阳主症之一，心烦又其一也，则其病仍在少阳，有据可循。惊，表现为易受惊吓、心惊肉跳、惊恐等。症状之间，常可相互影响，如胸闷时间较长，情怀不展，则易致烦、惊；或因心烦日久，胸臆难舒，而引起胸满、易惊；或突受惊吓，或较长时间接触自己认为可怕之事物，亦可引起惊惕。若惊而不愈，则胸闷、心烦随之。其余症状可以兼有，亦可或缺。梅老所存病案中，将本方应用于痫病、精神分裂症、绝经期前后病症、"善恐"症、颈椎病、眩晕、冠心病等，多取得良好疗效。唯方中铅丹有毒，多以生铁落或灵磁石代之。尤其强调，本方所治疾病中，与柴胡温胆汤所治病种有较多相似，而病机不同，要注意根据四诊所得（其中尤以舌象为重），鉴别运用。

二十二、四逆散

李某，女，26 岁。

初诊（1999 年 2 月 5 日）：甲状腺肿大 3 个月。目前心慌，咳痰多，汗多，尿黄，双手轻微颤动，口渴，喜冷饮，双目突出，脉细数，苔薄白。辅助检查：T3 3.2 nmol/L，T4 202 nmol/L，TSH 1.02 mIU/L。

柴胡 10 g，郁金 10 g，枳实 15 g，白芍 10 g，煅牡蛎 15 g，泽泻 10 g，天花粉 10 g，浙贝母 10 g，夏枯草 30 g，黄药子 10 g，白药子 10 g，玄参 10 g，桔梗 10 g，铁菱角 30 g，7 剂。

二诊(1999 年 2 月 12 日):肿大的甲状腺变软,双目突起似有减轻,视物不明时间减少,食欲亢进,仍心悸,汗多。服药后腹痛,大便日解 3 次,稀便。脉细数,苔薄白。

原方去白药子、玄参,加砂仁 10 g,石上柏 30 g,14 剂。

三诊(1999 年 3 月 5 日):甲状腺肿大明显减小,目胀,心慌减轻,口渴,喜冷饮。双手轻微颤动,脉略数,苔薄白。

按 2 月 5 日方,去白药子、玄参,加石上柏 30 g,石菖蒲 10 g,7 剂。

四诊(1999 年 3 月 12 日):甲状腺肿大明显减小、变软,汗多、心慌、饥饿感减轻,目胀,畏光,下午视物模糊。脉数,苔薄白。

银柴胡 15 g,郁金 10 g,枳实 15 g,赤白芍各 10 g,煅牡蛎 15 g,泽泻 20 g,天花粉 10 g,浙贝母 15 g,夏枯草 30 g,黄药子 15 g,玄参 10 g,铁菱角 30 g,猪苓 15 g,木贼草 10 g,密蒙花 15 g,7 剂。

前后服药 1 个月余,甲状腺肿大明显减小、变软,汗多、心慌、饥饿感减轻,双目突起有所减轻,视物不明时间减少。

按:梅老拓展经方临床应用,有循其经脉、根据部位、参以病机之旨。此案患者病在甲状腺、目,与厥阴肝经脉相关。如《灵枢·经脉》曰:“肝足厥阴之脉……布胁肋,循喉咙之后,上入颃颡,连目系。”若经气不通,则郁结于经脉所过之处。其心慌,汗多,尿黄,口渴,喜冷饮,双目突出,脉细数,均为热象,乃经气郁而化热,易致痰致瘀,而成实质包块,故以疏肝解郁、清热散结为法,拟四逆散加味,辅化痰软坚散结、解毒消肿之品,治疗月余,症状大减,疗效明显。

四逆散具有疏肝和胃、透达郁阳之功,出自《伤寒论》第 318 条:“少阴病,四逆,其人或咳,或悸,或小便不利,或腹中痛,或泄利下重者,四逆散主之。”为临床治疗肝气郁滞,调和肝脾(胃)的名方,方后或然证,咳、悸、小便不利、腹中痛、泄利下重等,结合气为血之帅、气可行津等气血津液关系,以及肝经所循行部位,并从其或然证之病机推断,气郁所致病证繁,涉及脏腑多,也为本方之灵活运用变化埋下伏笔。

梅老认为本方拓展范围甚广,可涵盖以下几个方面:其一,肝经循行部位之病，足厥阴肝经“上腘内廉，循阴股，入毛中，过阴器”，又“循喉咙之后”，又“其支者，从目系下颊里，环唇内”。手厥阴心包经“其支者，循胸出胁，下腋三寸”(《灵枢·经脉》)。但凡经脉脏腑，其气贵在畅通，否则多成郁结，或郁而化热之病。从病机而言，或因气、血、痰、瘀等，在一定条件下均可结于上述部位。如因热而结者，可由外在之热邪，侵袭人体后，随脏腑功能偏胜不同，聚热成实，瘀滞气血，结为瘰疬，其中结于颈部、腹股沟者，较为常见。其二，脏腑相关，肝属木，性喜条达，职司疏泄。脾属土，主运化水谷精微，而奉养周身。在正常状态下，因肝木之疏泄条达，气机舒展，则脾土得以运化不休，必无贼邪之患。若肝气郁结，即成病气，最易克害脾土，因之运化失常，水湿停聚，为肝脾不和之病。其三，月经病，痛经、闭经证，有因肝郁影响冲任二脉而成者。《灵枢·五音五味》曰：“冲脉任脉皆起于胞中，上循背里，为经络之海”。《灵枢·逆顺肥瘦》曰：“夫冲脉者，五脏六腑之海也，五脏六腑皆禀焉”。说明冲脉主营运气血。任脉亦主营运阴血，而主胞胎。肝主藏血，若阴血充沛，疏泄正常，不仅肝木滋荣，而且使冲任二脉与之共荣。反之，肝气郁滞，多能影响阴血运行，则冲任之脉亦受其损害，而出现痛经、闭经等证。叶天士《临证指南医案》曰：“血海者，即冲脉也……女子系胞。”又曰：“凡经水之至，必由冲脉而始下。”《素问·评热病论》曰：“月事不来者，胞脉闭也。胞脉者，属心而络于胞中，今气上迫肺，心气不得下通，故月事不来也。”这些均可说明肝郁协同冲任受损，可出现痛经、闭经等。其四，妇科癥瘕，多由气机郁结，气与血搏，以致气滞血瘀，结为有形之物，有结于胞宫者，有结于冲、任脉或肝经所过之处者。其治法以疏肝解郁、活血消癥为主。《景岳全书·妇人规下》云：“瘀血留滞作癥，唯妇人有之。其证则或由经期，或由产后，凡内伤生冷，或外受风寒，或恚怒伤肝，气逆而血留；或忧思伤脾，气虚而血滞；或积劳积弱，气弱而不行。总由血动之时，余血未净，而一有所逆，则留滞，日积而渐以成癥矣。”癥之有形，可以触及者，故为癥，而在当今条件下，被相关仪器测得，而切诊不可得者，亦应以癥视之。

二十三、桃核承气汤

崔某,女,72岁。

初诊(2010年4月30日):左股骨颈骨折后股部疼痛2个月余。股部动则疼痛,腰酸痛,背部痛,时有自言自语、烦躁,心悸,气短,胸闷,纳可,大便日一行,干结,苔薄黄。

桃仁10 g,桂枝10 g,生大黄6 g(另包),炙甘草10 g,当归10 g,川芎10 g,土鳖虫10 g,红花10 g,刘寄奴20 g,徐长卿20 g,威灵仙15 g,鸡血藤30 g,莱菔子10 g,法半夏10 g,陈皮10 g,7剂。

嘱:首日用生大黄6 g,若大便不超过3次,便质不溏,便后无腹痛等不适,则继续使用;反之,当酌减用量。

二诊(2010年5月7日,代诉):骨折部位疼痛减轻,左下肢及足肿,自言自语及烦躁明显减少,大便日一行,苔薄黄。

上方加泽泻10 g,益母草30 g,7剂。

按:"离经之血便是瘀血",骨折后必有瘀血。苔薄黄、大便干结乃热象,自言自语及烦躁乃神志症状,虽不及"如狂"之程度,符合下焦蓄血证的病机特点,故其证仍属瘀热互结下焦,故以桃核承气汤通下瘀热,辅以活血、止痛之品,疗效明显。二诊见患肢及足肿,乃"血不利则为水",故加用活血利水之品。《伤寒论》桃核承气汤方后记录服药后"当微利",方中生大黄另包,根据服药后大便情况、症状变化而调整,则示灵活、斟酌之意。

桃核承气汤活血化瘀,通下瘀热,出自《伤寒论》第106条:"太阳病不解,热结膀胱,其人如狂,血自下,下者愈。其外不解者,尚未可攻,当先解其外;外解已,但少腹急结者,乃可攻之,宜桃核承气汤。"《素问·阳明脉解》对其病机核心表述得很具体:"实则能登高""热盛于身,故弃衣欲走""阳盛则使人妄言骂詈,不避亲疏",虽表现不一,但病机相符,故仲景以此方治太阳病邪随经入里化热,与瘀血互结之下焦蓄血证。梅老认为,本条蓄血证的形成原因及治疗意义,历代注家认识大体一致。唯对本证之病位，各持己见。如成氏谓“蓄于下焦”，钱氏云“溢于回肠”，而余无言则将蓄血指为“膀胱黏膜出血”，“客留”而“结为瘀块”。膀胱者，胞之室也。胞为血海，居膀胱之外。热结膀胱，熏蒸胞中之血，即所谓的血蓄胞宫。比较而言，应以成氏说法为妥。因为论中第 124 条只曰“以太阳随经，瘀热在里”，并未明确指出是在膀胱，抑或回肠。再则第 106 条虽有“热结膀胱”句，但综观全文，似代指少腹部位，不能理解为单纯血蓄膀胱。而本证有少腹急结或硬满，是瘀血在下焦的明证。又第 340 条曰：“小腹满，按之痛者，此冷结在膀胱关元也。”膀胱关元并称，显是指膀胱所在的少腹部位。所以，认为太阳蓄血当在与膀胱相应的少腹部位，更符合论中本义和临床实际。

梅老认为，应用此方，其病机不离热邪与瘀血互结，即血热挟瘀或血分瘀滞等病机特点。临床可用于治疗神经精神系统疾病，且不仅局限于“下焦”，如精神分裂症、脑外伤后遗症、中风等病属瘀热相结者；其他功能障碍或器质性病变，辨证属瘀属热者；泌尿、生殖系统及妇科疾病，以下腹部急结硬痛及小便、月经异常为主的瘀热互结证候，如急性盆腔炎、反复发作的慢性肾盂肾炎、产后恶露不尽(实证)、痛经、子宫肌瘤(痛重，月经量少，有瘀血块)等。其中月经相关疾病多有经期出现神志症状，或神志症状在经期加重的特征。

二十四、葛根黄芩黄连汤

苏某，男，25 岁。

初诊(2013 年 5 月 8 日)：面部痤疮满布半年余。患者面部痤疮满布，胸部亦有少许分布，瘙痒难忍，搔抓后部分化脓，饮食、睡眠、小便正常，大便干结，2 日一行，脉缓，苔薄白，舌质绛。该患者从事化妆品行业，常试用各种化妆品，患病后不能工作，十分困扰，多方求医而疗效不显，遂来求诊。

葛根 10 g，黄连 10 g，黄芩 10 g，生甘草 6 g，金银花 10 g，野菊花 10 g，蒲公英 30 g，紫花地丁 30 g，紫背天葵 10 g，蚤休 10 g，虎杖 25 g，广木香 10 g，枳实 20 g，7 剂。

二诊(2013 年 5 月 15 日):原有痤疮吸收良好,部分化脓部位已结痂,有少许新发而痒,睡眠不安,心烦,大便偏干,2 日一行,脉弦缓,苔厚白,舌质绛。

按上方加枣仁 50 g,炒栀子 10 g,淡豆豉 10 g,7 剂。

其后以二诊方略事加减,前后共服药 2 个月余,2013 年 7 月 19 日来诊时诉:化脓痤疮均已结痂脱落,皮损周边色红而微痒,其余痤疮吸收良好,未见新发,余无不适,续服原方半个月,并嘱其勿使用化妆品,症状大减,疗效满意。

按:《灵枢·经脉》曰:"胃足阳明之脉,起于鼻,交頞中……下循鼻外……却循颐后下廉,出大迎,循颊车,上耳前,过客主人,循发际,至额颅。"大肠手阳明之脉,"从缺盆上颈贯颊",确分布于面颊。《素问·生气通天论》曰:"汗出见湿,乃生痤疿。"王冰注曰:"热怫内余,郁于皮里,甚为痤疖,微作疿疮。"《素问·阴阳别论》曰"阳加于阴谓之汗",湿邪阻遏,阳气不通,汗出不畅,乃生痤疿,故痤疮与湿和热的关系不言而喻,叶天士曰:"若白苔绛底者,湿遏热伏也。"综观其面部痤疮满布,瘙痒化脓,为湿热毒邪兼风、壅遏阳明经脉属部所致。邪郁日久化腐成脓,或因搔抓外感毒邪而成腐成脓,故梅老以清热燥湿、解毒疏风为法,拟葛根芩连汤合五味消毒饮加味治之。二诊因心烦、睡眠不安,加枣仁、淡豆豉、炒栀子,以清热除烦,养心安神。仍以该方随症加减,共治疗 2 个月余,症状大减。

葛根芩连汤清热止利,兼以透表,出自《伤寒论》第 34 条:"太阳病,桂枝证,医反下之,利遂不止,脉促者,表未解也;喘而汗出者,葛根黄芩黄连汤主之。"前半段,说明太阳表证误下后,不仅表证未解,且引邪深入,化为内热,逼迫津液下趋,大肠传导失司,而下利不止。正如"若不宜下,而便攻之,内虚热入,协热遂利,烦躁诸变,不可胜数,轻者困笃,重者必死矣"所言。此下利,应为肠热下利,兼有发热、恶寒、头痛等症。其后为承先启后之第二段,说明内热加重,不仅热利更重,而且热势鸱张,上逆于肺,蒸腾津液,故伴见喘而汗出。以理揆之,此时应无表证。可见上二证,用方虽一,而热利有轻重之分,表证有兼与不兼之别,可视为一方二法。另外,后世医家常用本方治湿热痢(痢疾),而此病多为湿热奔迫肠道,腐蒸气血所致,用此方何以有效? 答曰:湿热痢之病机重心在于肠道受损,脓血杂下,故治疗重点在于苦寒直清里热,坚阴止痢。本方芩、连并用,大苦大寒,且能燥湿,正合其治。又配大剂量葛根,清轻升发,升津止痢,透邪外出,故疗效恒佳。

梅老教诲,葛根黄芩黄连汤(简称为葛根芩连汤)之拓展运用,可宗以下三点:①脏腑经脉整体恒动观:《灵枢·海论》云:“夫十二经脉者,内属于腑脏,外络于肢节。”此言拓展葛根芩连汤之证治范畴,则手足阳明经脉,胃肠之腑,必作整体观,方得全貌。如足阳明之脉,起于鼻,上行至鼻梁凹陷处之两侧,然后挟口环唇,循行于面部。然后循胸腹下行,直达中趾外侧。其脉属胃络脾,功能有燥湿相调之妙,反此则病。手阳明之脉,起于食指外侧,循指外侧,循臂上颈,贯颊,入下齿中,环口,至鼻孔外侧,与足阳明之脉相交。其脉属大肠,络于肺。肺为清金,大肠属燥金,有清燥燮和之美,反此则病。由此可见,头面部疾病,病机属热(火)属实者,如齿痛、头痛、目赤、鼻干等,可酌情选用本方,此即遵“循其经脉,参以病机”之旨。②主证病机,反复推求:临证之时,梅老必谨守病机,遵各司其属之旨。就论中葛根芩连汤证而言,可主治热利、喘而汗出,亦可主治齿痛、头痛、目赤等。曰:“阳明之上,燥气主之。”是必阳明多燥热偏胜之病。其燥热可偏盛于胃肠,论中白虎、承气之属,言之详明,毋庸赘言。有邪热扰于胸膈者,如栀子豉汤类证;有燥热逼迫肠道而致热利者,如本方证,均属明晰。而临床所见,亦有燥热盛于阳明经脉所过部位之某些病证,因本方能清热解毒,又能清轻升散,故可借用其方。因头痛、齿痛等,部位在上,故热多兼风,而本方重用葛根,兼擅其长。论中虽未明言,然而以方测证,以证审因、求方,则意蕴俱全。上述诸证,有因湿热(或兼风)上壅阳明经脉所致者,本方亦在优选之列。如前所述,本方有苦寒直清里热、苦寒燥湿之功效,与此相符,故可用之。况且此证湿热,不宜利湿,恐其伤阴故也。③病有兼挟,方有复用:经络联系脏腑,网络全身,虽各自走行,仍有循行交叉,经气互通之处。如前述手阳明经脉之循行,关乎头面、口齿、颊部,而手少阳三焦经“其支者……系耳后,直上出耳上角,以屈下颊至𩓨。其支者,从耳后入耳中,出走耳前,过客主人前,交颊,至目锐眦”;足少阳胆经“其支者,从耳后入耳中,出走耳前,至目锐眦后。其支者,别锐眦,下大迎，合于手少阳，抵于顷，下加颊车”，说明阳明与少阳经脉在耳前、面颊均有交汇，故病机相互影响，可出现少阳阳明经脉同病之候，亦可指导经方运用，此即遵“复用经方，便是新法”之旨。梅老用本方辨治杂病，多不发热，应用范围甚广，如因热邪所致之腹痛下利，痢疾；因热邪上扰，阳明经脉受伤之多种痛证，如头痛、三叉神经痛、齿痛龈肿、下颌关节炎；阳明经脉所过部位为病，属湿热者，如痤疮、面瘫、鼻咽癌；热邪伤胃之胃脘灼痛；热邪犯肺之咳喘等。（病案选自《梅国强葛根芩连汤拓展运用思路》）

二十五、真武汤

徐某，男，55 岁。

初诊(1992 年 11 月 13 日)：劳累性心慌、喘气 12 年，加重 1 年。患者于 12 年前即感劳累后心慌、喘气，1991 年 2 月确诊为“风心病(二尖瓣狭窄)、房颤、心衰Ⅲ度”，住院治疗 1 个月好转出院，出院半个月后曾发作“心衰”一次。目前夜间呼吸困难，不能平卧，咳白稀痰，心慌，胸闷，口唇轻度发绀，双下肢轻度水肿，长期服用多种中西药物，而疗效不佳。平素易感冒。脉促，重按无力，苔厚白黏腻。

红参 10 g，黄芪 30 g，制附片 10 g，焦白术 10 g，茯苓 60 g，益母草 30 g，麦冬 10 g，五味子 10 g，煅龙牡各 15 g，泽泻 10 g，野菊花 15 g，佩兰 10 g，7 剂。

二诊(1992 年 12 月 4 日)：服药后，心悸、胸闷、气喘明显减轻，夜间呼吸困难好转，双下肢水肿消失，唇部发绀减轻。

按原方加红花 10 g，14 剂。

按：症见喘气，呼吸困难，不能平卧，咳白稀痰，脉无力，苔厚白黏腻，为阳虚水泛之象；心悸、胸闷、口唇发绀，为气阴不足，血脉不利；双下肢水肿，即《金匮要略》所谓“血不利则为水”。应用“温阳活血利水”法，兼用益气养阴之药。在少阴心肾二脏相关理论指导下拟定此经方，用于治疗阳虚水泛兼血脉不利之证。此经方有良好疗效，乃经方运用之灵活变化。

真武汤温阳散寒，化气行水，出自《伤寒论》第82条："太阳病发汗，汗出不解，其人仍发热，心下悸，头眩，身瞤动，振振欲擗地者，真武汤主之。"和第316条："少阴病，二三日不已，至四五日，腹痛，小便不利，四肢沉重疼痛，自下利者，此为有水气。其人或咳，或小便利，或下利，或呕者，真武汤主之。"论中以之治疗脾肾阳虚而饮邪走窜经脉或泛溢三焦内外之证，是水涵则木荣，水亏则木枯，水淫则木浸，故病及头、心、胃、经脉、肌肉等，均为阳虚而水饮作祟，示人水饮为病之多般变化。

梅老认为，本方辨证要点在于阳虚与饮停并存，病位方面，以肾为主，兼及心脾。临证运用本方最多者，仍属各种原因所致急、慢性心衰、肾衰等危重病而见喘促悸闷肿满、舌淡苔白润之证，因其病机为阳虚饮逆、内外泛溢相合。本方救治充血性心衰时，临床常多配伍活血之品，属心肾同治之法。尤以具有活血利水双重效应的药物最为合适，如泽兰、益母草、地龙、水蛭、蒲黄等。此与少阴心肾生理特点密切相关，盖心肾水火两脏，心主血、肾主水是也。《金匮要略》水分、血分互相影响的观点，也是其理论依据之一。病重者，据其气喘、脉数、下肢水肿等情况，常酌情使用葶苈子10～15 g，与"强心"治疗相似。此外，合用生脉散治疗各型心衰，尤其对强心苷类药物失效或中毒患者，疗效确切。至于肺心病心衰并肺部感染者，临床既见心肾虚寒之肿、悸、尿少等，亦见痰热阻肺之胸闷、喘促、痰黄、发热等，此非真寒假热，实为上热下寒，宜寒热并用，以本方合麻杏甘石汤，疗效明显。

二十六、茯苓桂枝白术甘草汤

柳某，女，28岁。

初诊(2003年11月26日)：头晕眼花2个月余，干咳，怕冷，以手足明显，面色㿠白，饮食可，大便干结，脉缓弱，苔薄白。

黄芪30 g，茯苓30 g，桂枝10 g，焦白术10 g，炙甘草6 g，天麻10 g，钩藤30 g，枳实15 g，桔梗10 g，当归10 g，川芎10 g，龙眼肉10 g，7剂。

二诊(2003 年 12 月 3 日):诸症明显缓解,恶寒,鼻翼右侧微肿而痛,大便干结,脉缓,苔薄白。

上方加火麻仁 10 g,7 剂。

三诊(2003 年 12 月 19 日):无明显自觉症状,脉缓,苔薄白。仍以 12 月 3 日方,续服 7 剂,巩固疗效。

按:本案患者恶寒以手足为甚,面色皖白,脉缓弱,苔薄白,显为脾阳虚之证,又见眩晕、干咳,系水饮上冲为患,成无己《注解伤寒论》曰:"阳不足者,补之以甘,茯苓、白术,生津液而益阳也。里气逆者,散之以辛,桂枝、甘草,行阳散气。"故以温阳健脾、利水降冲为法,拟茯苓桂枝白术甘草汤加味,共服药两周而病愈,疗效明显。

茯苓桂枝白术甘草汤出自《伤寒论》第 67 条:"伤寒若吐、若下后,心下逆满,气上冲胸,起则头眩,脉沉紧,发汗则动经,身为振振摇者,茯苓桂枝白术甘草汤主之。"为温阳健脾、利水化饮名方,仲景用以治疗脾阳虚弱、水饮内停(《伤寒论》),痰饮及微饮(《金匮要略·痰饮咳嗽病脉证并治》)等证。方中茯苓淡渗利水,桂枝温阳降冲,合用则温阳化气,淡渗利水;焦白术配茯苓,健脾利水,配炙甘草健脾益气。诸药合用,温能化气,甘以补脾,燥可胜湿,淡能利水。若阳虚不能温煦筋肉,则筋肉动惕,出现身体震颤动摇的症状,是病已由脾而损及于肾,可与真武汤证合参。其治病证种类繁多,如脾阳虚衰,水饮变动不居,水气凌心之风心病、肺心病、心包积液、心衰等;痰饮犯肺之急、慢性支气管炎等;脾虚水停而为之肿满的肾病综合征、肾小球肾炎、尿潴留;痰饮上蒙清窍的眩晕、目疾等。

梅老认为,本方可用于治疗多种常见病及疑难病证,赅含上、中、下三焦。揆其原理,一是脾虚与痰饮,互为因果。如因劳倦、饮食、外邪等因素损伤脾阳,则必然运化失职,水饮(痰)内停。停饮又能转化为新的病因,饮为阴邪,困顿、损伤脾阳。是致病之所,复为再伤之地,辗转反复,恶性循环。故唯以识得多变之病机,方能驾驭多变之病证。二是痰饮水气,变动不居,随气机之升降,或上冲下窜,或横溢旁流,无所不至,故前述种种病证,尽可赅之。三是痰饮之流注经隧者，常有较强的隐蔽性。如有病证显然，而痰饮难征者，若非仔细推求，难得真谛，此前贤所言“怪病多痰”。四是温阳健脾，利水化饮法，仲景括而言之曰：“病痰饮者，当以温药和之。”此乃治病求本，灵思妙用，尽在掌中。

二十七、茯苓甘草汤

宋某，女，61岁。

初诊（2019年7月19日）：胃脘振水音反复出现约半年。患者近半年来胃脘有振水音出现，反胃，胃胀隐痛，口黏口淡，纳可，大便成形，外阴瘙痒，白带多，脉缓，苔白略厚。

（1）内服方：茯苓30 g，桂枝10 g，生姜15 g（自备），炙甘草6 g，枳实25 g，黄连10 g，吴茱萸6 g，乌贼骨15 g，陈皮10 g，延胡索15 g，郁金10 g，川楝子10 g，片姜黄10 g，14剂。

（2）外用方：白头翁30 g，生大黄30 g，黄柏15 g，苦参30 g，蛇床子30 g，秦皮15 g，明矾15 g，14剂，每日1剂，煎汤外用。

二诊（2019年8月1日）：胃脘振水音、反胃好转，胃脘不胀不痛，鼻塞，未流清涕，外阴瘙痒，白带正常，口黏口淡，纳可，大便成形，脉缓，苔白略厚。

（1）内服方：按7月19日方，加苍耳子10 g，辛夷10 g，藁本10 g，14剂。

（2）外用方：按7月19日方，14剂。

三诊（2019年10月3日）：胃脘振水音明显减轻，无胃痛，偶胃胀，咽喉有梗阻感，饮食咸辣时明显，有少许黄痰，鼻塞，脑鸣，左侧耳鸣，后背部有恶寒感，大便成形，小便余沥，外阴瘙痒消失，白带正常，脉缓，苔白略厚。

茯苓30 g，桂枝10 g，生姜15 g，炙甘草6 g，枳实25 g，黄连10 g，吴茱萸6 g，乌贼骨15 g，陈皮10 g，延胡索15 g，郁金10 g，川楝子10 g，片姜黄10 g，浙贝母20 g，桔梗10 g，苍耳子10 g，土茯苓50 g，乌药10 g，14剂。

按：胃脘振水音为茯苓甘草汤的典型主症，复有反胃、胃胀隐痛、苔白略厚，正合其治，取其温中化饮、通阳利水之功。患者内有水饮中阻，外有妇科湿热病证，则取内外同治，各行其道之治法，可兼顾其疗效。

茯苓甘草汤出自《伤寒论》第73条："伤寒汗出而渴者，五苓散主之；不渴者，茯苓甘草汤主之。"二证之鉴别要点为：渴与不渴。膀胱主气化，若水蓄下焦，膀胱气化不行，水不能化为津液上承，多见上燥而渴。所以口渴是下焦蓄水的特征。本证胃阳不足，水停胃中。胃与口相通，病则亦为水饮浸渍。所以一般不渴是胃中停水的特征。但两种病证还须全面分析四诊所得，如五苓散证因膀胱气化失司，水停下焦，必兼小便不利；茯苓甘草汤证因胃阳不足，水停中焦，可兼有心下悸或四肢厥逆。两者同属水停为患，但前者重在通阳利水，后者重在温胃散水。

梅老认为，本方的主要适应证为中焦水停证之属于阳虚者，多以胃脘振水音、舌淡苔白为要点，如对于慢性胃炎、胃潴留之属于寒饮停于胃脘者，有肯定的疗效，临证运用当变通活用。

二十八、黄芪建中汤

王某，女，45岁。

初诊(1998年10月9日)：精神不振，易疲劳，周身酸软乏力，胃脘痞胀，大便每日2～3次，便前腹痛，平素易感冒。月经后期(多为40天至2个月)，活动后心悸，脉虚数，苔薄白。

黄芪30 g，桂枝10 g，白芍20 g，炙甘草10 g，大枣10 g，饴糖15 g(自备)，当归10 g，川芎10 g，淫羊藿30 g，仙茅15 g，蛇床子20 g，龙眼肉10 g，杜仲15 g，补骨脂10 g，7剂。

二诊(1998年10月16日)：服上药后精神明显好转，乏力减轻，便前无腹痛，纳可，脉缓，苔薄白。

按上方加女贞子10 g，12剂。

其后以二诊方略事加减，服药至12月2日，精神良好，乏力消失，大便正常。则改为膏剂，巩固疗效。

按：患者精神不振，易疲劳，平素易感冒，脉虚数，苔薄白，乃一派虚象。又胃脘痞胀，大便每日2～3次，乃脾阳虚；活动后心悸，月经后期为血虚，故其证乃心脾气血两虚之象，取黄芪建中汤，内补心脾，益气血生化之源。又考虑脾肾关系，用温肾之品以助补脾。再者，患者正值七七前后，其虚证从肾考虑，用二仙之类，实有未雨绸缪之意。

黄芪建中汤出自《金匮要略·血痹虚劳病脉证并治》："虚劳里急，诸不足，黄芪建中汤主之。"此即在小建中汤内加甘温之黄芪，以健脾补虚，扶助阳气。《金匮要略心典》曰："欲求阴阳之和者，必于中气，求中气之立者，必以建中也。"用建中之剂，内补心脾，益气血生化之源，其甘温建中的组方原则，寓温中健脾、补益气血、调理阴阳、燮和营卫诸多功效。又加黄芪，《本经疏证》曰："黄芪，直入中土而行三焦，故能内补中气，则《本经》所谓补虚，《别录》所谓补丈夫虚损、五痨羸瘦，益气也。"本方虽以温中健脾为主，但与理中汤有别，并不适用于阳虚挟湿之证，而用于阴阳两虚以阳虚为主者尤宜。但此方实非"温阳"之剂，正如《灵枢·终始》曰："阴阳俱不足，补阳则阴竭，泻阴则阳脱，如是者，可将以甘药。"则在桂枝汤基础上，以胶饴一升，温补中焦阳气；倍用芍药，滋养中焦营阴；加黄芪以健脾补虚，共奏其功。须注意，湿热内盛者、阴虚内热者，慎用本方。

梅老常用此方治疗内伤杂病，其病证以脾胃虚弱、气血不足者为主，如消化性溃疡、胃酸过多症、胃酸减少症、胃下垂、慢性肝炎、过敏性紫癜、贫血、妇女痛经、儿童夜尿、尿频等。常据病证偏重化裁，如血虚者加当归，气虚者加人参、黄芪，挟痰者加枳实、陈皮、半夏、茯苓等，均为随症加减，难以尽列。

二十九、理中汤

贺某，女，49岁。

初诊（1994年3月8日）：右足蹋趾、次趾青紫冷痛3年，加重1年。3年前右足脚趾疼痛，局部溃烂，经治疗，溃烂愈合而疼痛不休，青紫发冷更甚，痛区沿足背，经腘部上延，牵引右臀疼痛，伴麻木感，胃痛，腹胀，恶心。脉缓，苔薄白。

右股动脉彩超显示：从腘动脉开始，动脉彩色血流色泽变暗，峰值流速明显下降，动脉管壁欠光滑，不排除下肢动脉炎。

干姜 10 g，焦白术 10 g，生晒参 6 g(另包)，炙甘草 6 g，黄连 6 g，鹿角霜 10 g，白芥子 10 g，延胡索 15 g，片姜黄 10 g，土鳖虫 10 g，全蝎 10 g，当归 10 g，川芎 10 g，鸡血藤 30 g，4 剂。

二诊(1994 年 3 月 23 日)：服上方后，右腿麻木感减轻，右足踇趾青紫程度减轻，疼痛有所减缓，肢端温度有所恢复。右腰髋部仍痛，仍胃痛，时有恶心，脉缓弱，苔薄白。

上方去白芥子、片姜黄，延胡索加至 20 g，另加法半夏 10 g，竹茹 10 g，7 剂。

按：《灵枢・经脉》曰："脾足太阴之脉，起于大趾之端，循趾内侧白肉际，过核骨后，上内踝前廉，上踹内，循胫骨后，交出厥阴之前，上膝股内前廉，入腹属脾络胃……是动则病……食则呕，胃脘痛，腹胀善噫……"《赤水元珠》曰："脾主肌肉四肢。"患者右足趾青紫冷痛，痛区沿足背，经腘部上延，牵引右臀疼痛，其循行部位与太阴脾经之经过部位相似，胃痛，脉缓、苔薄白，是脾阳虚衰之征，肌肉溃烂乃局部不得温养所致，气滞血瘀则麻木、疼痛，故以温通为法，拟用理中汤加味，因局部疼痛、麻木等症，则辅行气、活血、通络之品，以增疗效。用药 4 剂后，右腿麻木感、右足踇趾青紫程度及疼痛均有所减轻或减缓，肢端温度有所恢复，疗效明显。

理中汤，《金匮要略》称"人参汤"，《伤寒论》名"理中丸"，方后记载汤法。本方温运脾阳，一般病缓用丸，病急用汤。其应用包括《伤寒论》中的：①霍乱，症见吐利，头痛，发热，身疼痛，寒多不用水；②大病瘥后，喜唾久不了了，胸上有寒；③太阴本证，腹满而吐，食不下，自利益甚，时腹自痛。《金匮要略・胸痹心痛短气病》中的寒气上冲之胸痹，症见心中痞，胸满，胁下逆抢心等，亦可用此方。

梅老运用此方之证候特点为腹痛，喜温喜按，腹满，或兼倦怠乏力，手足欠温，纳差，便溏，舌淡，苔白，脉沉迟弱，亦常见"鞍状脉"。《长沙方歌括》曰："此为温补第一方，论中言四逆辈，则此汤俱在其中。又治大病瘥后喜唾。善读书者,于喜唾二字推广之,凡脾胃虚皆是,便可悟调理之善方矣。”教人应用之法度与推广之要点。在时下之杂病中,根据病证需要,亦常以黄连理中汤(《症因脉治》称“连理汤”)求方圆。或以理中汤与左金丸合用,既温运脾阳,调理中焦,又调肝和胃。

三十、桂枝人参汤

陈某,男,42岁。

初诊(2014年4月19日):反复腹泻20年,低热3日。患者近20年来腹泻反复发作,大便不成形,日行3～4次,或因饮食不慎则为稀水便,时有腹痛,身体瘦弱,平素比常人怕冷,遇冷易鼻塞、流清涕、打喷嚏,近3日低热,体温37.5℃左右,鼻微塞,流清涕,不咳,饮食一般,脉沉弱,舌淡,苔白略厚。

干姜10 g,太子参10 g,焦白术10 g,炙甘草6 g,桂枝10 g,法半夏10 g,陈皮10 g,茯苓30 g,广木香10 g,砂仁10 g,肉豆蔻10 g,黄芪30 g,防风10 g,辛夷10 g,苍耳子10 g,7剂。

二诊(2014年4月26日):服药2日后体温正常,鼻通气,清涕消失。大便日行2次,或成形或不成形,无腹痛,舌脉同前。

按上方去辛夷、苍耳子,7剂。

其后仍以上方加减,断续治疗2个月余,大便正常,余无不适。遂改丸剂长期服用,巩固疗效。

按:患者长期腹泻,身体瘦弱,脉沉弱,舌淡,苔白略厚,乃中阳不足。遇冷易鼻塞、流清涕、打喷嚏,系肺中虚寒。近3日发热,鼻塞,流清涕,乃兼有外感。其病为中阳不足兼外感,治当温中解表,拟桂枝人参汤加味,经治2个月余,症状基本消失,因其素体虚弱,故以丸剂长期巩固。

桂枝人参汤温中解表,出自《伤寒论》第163条:“太阳病,外证未除,而数下之,遂协热而利,利下不止,心下痞硬,表里不解者,桂枝人参汤主之。”其用方值得细细玩味,正如《绛雪园古方选注》所言:“理中加人参,桂枝去芍药,不曰理中，而曰桂枝人参者，言桂枝与理中，表里分头建功也。”“故桂枝加一两，甘草加二两，其治外协热而里虚寒，则所重仍在理中，故先煮四味，而后纳桂枝，非但人参不佐桂枝实表，亦不与桂枝相忤”，故直名桂枝人参汤。

梅老认为，本方临床运用较为广泛，其要有二：其一，表里同病，外有太阳表邪，内有太阴脾虚。方以桂枝外散风寒，以理中汤内温脾阳，故临证用于治疗体虚感冒，或感冒、流涕而兼虚寒下利者。值得注意的是，其表里性质当明辨之。即太阳表风寒性质，又因内兼太阴虚寒，故不拘于中风、伤寒，但凡有发热、恶寒、身痛、咽不痛、口不渴者，可用；若外邪为风热性质，则断不可用。可见表里俱寒是其特征。其二，脾胃虚寒而兼阳不化气者。桂枝一味，既可走表，亦可行里，故有表者可散风寒，无表者可通阳化气，加强理中汤温脾散寒、化湿通阳之效，故今日临床多用于治疗胸痹、慢性浅表性胃炎、萎缩性胃炎、胃及十二指肠溃疡、慢性结肠炎等属脾胃虚寒、湿浊内阻者，均有较好效果。

三十一、吴茱萸汤

黄某，女，50岁。

初诊(2010年10月15日)：头痛头晕，甚则呕吐反复发作半年。头晕严重时有恶寒，头顶痛明显，四肢不温，纳可，二便调，脉缓，苔白略厚，质红。MRI提示：双侧脑室扩大。

吴茱萸10 g，生晒参6 g，生姜12 g(自备)，大枣10 g，当归10 g，川芎10 g，蔓荆子10 g，延胡索15 g，郁金10 g，片姜黄10 g，土鳖虫10 g，红花10 g，全蝎10 g，蜈蚣2条，7剂。

二诊(2010年10月29日)：头晕明显好转，右侧头痛，纳可，二便调，脉弦缓，苔薄白。

按上方加天麻10 g，钩藤30 g，细辛6 g，7剂。

按：《灵枢·经脉》曰：“是肝所生病者，胸满呕逆。”患者呕吐、头痛头晕、四肢不温，与《伤寒论》所载“干呕”“头痛”“手足逆冷”相合，证属肝寒上逆，故拟吴茱萸汤,暖肝温胃,降逆止呕,辅以行气、活血、止痛之品,收效良好。方中行气、活血、通络、止痛之品,可兼顾病邪,加强疗效。

吴茱萸汤出自《伤寒论》第378条"干呕,吐涎沫,头痛者,吴茱萸汤主之",又参考第309条"少阴病,吐利,手足逆冷,烦躁欲死",第243条"食谷欲呕",《金匮要略》又有"呕而胸满"。且患者主症为呕,虽四条脉证有异,但肝寒犯胃,浊阴冲逆的基本病机一致。《素问·至真要大论》曰:"寒淫于内,治以甘热,佐以苦辛。"故选用暖肝温胃、降逆止呕的吴茱萸汤治疗。本汤所治之呕,与仲景主用干姜温中散寒之理中汤,主用半夏化饮降逆之小半夏加茯苓汤所治之呕,同中有异。关键是有无肝寒浊阴冲逆,不可混作一谈。

梅老认为,本方所治病机特点易辨,为寒为逆,病位在肝、胃,其用方应以呕吐清涎冷沫,头痛而胀,位在颠顶为辨证要点,同时并见胸满、手足逆冷、下利、舌淡苔白滑、脉沉细或沉弦而迟等。常用于治疗急、慢性胃肠炎,胃溃疡、神经性头痛、梅尼埃病、高血压、妊娠剧吐等临床表现、病机与本证相符者。

三十二、乌梅丸

程某,女,47岁。

初诊(2003年12月5日):反复腹泻10年。患者近十年来经常腹泻,大便日行3~4次,或溏或难以解出,便前腹痛明显,便后痛除,诊断为慢性结肠炎,饮食正常,脉弦缓,苔薄白。

乌梅10 g,黄连10 g,黄柏10 g,细辛6 g,肉桂6 g,干姜炭10 g,太子参10 g,柴胡10 g,郁金10 g,枳实25 g,炒川楝子10 g,虎杖15 g,当归10 g,川芎10 g,7剂。

二诊(2003年12月17日):服上方后,大便每日1~2次,略不成形,便前腹痛减轻,脉弦缓,苔薄白。

上方虎杖减为10 g,加延胡索15 g,7剂。

按:其病久利,实为难辨之证;慢性结肠炎,亦为反复难治之病。乌梅丸"又主久利"，按理而论，当属寒热错杂之久利，然临床之久利，有寒热不甚明显者，亦可酌情用之。患者虽年逾四旬，胜任体力劳动，非虚非寒；口和纳健，腹痛较轻，乃非热非实，病史十年，确乃"久利"范畴，故以乌梅丸寒温并用、攻补兼施。便前腹痛，便后痛除，为木郁乘土，当用疏木之法，收效良好。

乌梅丸出自《伤寒论》第338条："伤寒，脉微而厥，至七八日肤冷，其人躁无暂安时者，此为脏厥，非蛔厥也。蛔厥者，其人当吐蛔。今病者静，而复时烦者，此为脏寒。蛔上入其膈，故烦，须臾复止，得食而呕，又烦者，蛔闻食臭出，其人常自吐蛔。蛔厥者，乌梅丸主之。又主久利。"乌梅丸寒温并用，攻补兼施，具有清上温下、安蛔止痛之功，酸苦甘辛兼备，蛔见酸则安，得辛则伏，遇苦则下，故可用于治疗上热下寒、蛔虫内扰所致的蛔厥证或腹痛证。其主"久利"，所谓"久"，大多气血不足，或寒热错杂，方中酸可收敛，热可温阳散寒，苦寒可清热燥湿，甘温可补益，寒温互用，攻补兼施，故又能治寒热错杂之久利证。叶天士、吴鞠通加减化裁此方，用于外感暑病及内伤杂病等。如温病后期，阴阳欲绝，邪火内炽，以乌梅丸寒热并投，刚柔相济，辛温而不伤阴，苦寒而不伤阳，为温病后期救逆之妙法。

梅老运用此方，多擅于抓主证。此言"主证"者，为某方所治之证候，就其典型而言，需脉证病机相合方可投剂，然则临床所见，典型病例较少，而不典型者恒多。故有主证虽同，而病机难以丝丝入扣者。此时用方，但求病机大体相合，无寒热虚实之径庭，便可据证选用，故云"参以病机"。在治疗内伤杂病时，必须把握厥阴寒热夹杂，肝风扰胃，肝胃不和这一基本病机，如治疗慢性胃炎、慢性胆囊炎等时。此方亦常用于治疗寒热虚实均不显之久利，如慢性痢疾、慢性结肠炎、溃疡性结肠炎等。在剂型选用方面，治疗之初可用汤剂，待症状基本消失，可改丸剂，以巩固善后。

三十三、小陷胸汤

徐某，男，56岁。

初诊(1998 年 5 月 6 日):患者近十年来胃痛反复发作,胃痛时牵掣左上腹及背部疼痛,反酸较多。脉弦缓,舌绛而胖,苔淡黄略厚。

法半夏 10 g,瓜蒌 10 g,黄连 8 g,枳实 15 g,广木香 10 g,砂仁 10 g,延胡索 15 g,郁金 10 g,片姜黄 12 g,九香虫 10 g,莱菔子 10 g,乌贼骨 15 g,吴茱萸 8 g,建曲 10 g,7 剂。

二诊(1998 年 6 月 5 日):胃痛及牵掣腹背部疼痛基本消失,反酸较多,有时腹胀。苔厚淡黄腻。其症状大减,应患者要求,改丸剂长期服用。

乌贼骨 300 g,浙贝母 100 g,白及 100 g,法半夏 100 g,瓜蒌 100 g,枳实 200 g,黄连 150 g,干姜 100 g,延胡索 150 g,郁金 100 g,片姜黄 100 g,广木香 100 g,1 剂,水蜜丸。

按:其病在心下胃脘疼痛,舌绛而胖,苔淡黄略厚,乃痰热结于心下之证,师拟小陷胸汤,清热涤痰开结。又辅以行气止痛、制酸之品,功在恢复中焦气机,以增疗效。至于其病胃痛,非“按之则痛”,似与论中所载不符,然则病情轻重有别,不可拘泥一字一句。如叶天士《温热论》曰:“再人之体,脘在腹上,其地位处于中,按之痛,或自痛,或痞胀,当用苦泄,以其入腹近也。”则明示病情有轻重之别,表现亦有差异。

小陷胸汤出自《伤寒论》第 138 条:“小结胸病,正在心下,按之则痛,脉浮滑者,小陷胸汤主之。”本方由黄连一两,半夏半升(洗),瓜蒌大者一枚组成。方中黄连苦寒,能燥湿除热;瓜蒌甘寒滑利,清热涤痰开结;半夏辛温,化痰开结,三药配伍,辛开苦降,共奏清热化痰开结之功。心下胃脘,按之则痛,表明痰热结聚。从原文出发,此证多为表病误治失治,病邪入里,痰热壅盛,结于心下而成。

梅老临证恪守“谨守病机,各司其属”之微旨,小陷胸汤为梅老临床运用较多的方剂之一,在内科杂病中,但凡痰热结于中、上二焦者,均可酌情使用本方,如用以治疗病机相符之食管炎及慢性胃炎、肺部感染、冠心病等心、肺、胃相关疾病。①本方治疗胃脘痛、食管炎,是依据第 138 条,“正在心下,按之则痛”之训。然而其病有轻重,若属重者,不按亦痛。其病机为痰热中阻,不通则痛。症见胃脘胀痛,嗳气,反酸,或胃脘灼热感,纳少,便溏或便秘,治宜清热化痰开结,理气止痛，或加活血之品，用本方加味。若治食管炎或胃痛兼食管炎有胸骨后灼热、灼痛、咽喉不适等者，宜于在所用方中，加柴胡、黄芩，即成柴胡陷胸汤。以食管在胸，为少阳所主故也。②本方治疗肺、心疾病，第138条并未明言，梅老指出：胃脘与胸，仅以横膈而相邻，其病机常可相互影响，若此方确证与胸膈无关，则何以"结胸"名证，"陷胸"名方？故本方治疗肺系疾病之理，尽在"结胸""陷胸"之中。由是言之，本方所治肺系疾病，当属痰热壅肺，症见咳嗽，白稠痰或黄绿痰，胸闷、胸痛或气喘等，治宜本方加味，以清热化痰，宣肺开结。③本方治疗心脏疾病，如冠心病之类，当属上焦痰热壅盛，心脉痹阻，宜加活血化瘀通络之品。此与栝蒌薤白半夏汤证之类，有同有异，彼为痰湿（浊）痹阻心脉，此为痰热痹阻心脉，可视为姊妹方，然则治有宜忌，不可不分。以上三类疾病，其脉可数、可弦、可缓、可涩，在冠心病者，其脉亦可结代或促。其苔可厚白、厚黄、厚灰。舌质可绛、可鲜红、可紫暗。若苔薄白而舌绛，或苔薄白而舌质鲜红，仍属痰热之象。《温热经纬·叶香岩外感温热篇》有"白苔（未言厚薄）绛底者，湿遏热伏也"之论，梅老更申言薄白苔，舌质鲜红者，仍属此类。

三十四、栝蒌薤白半夏汤

邱某，女，73岁。

初诊（2011年12月21日）：胸背痛十余年。患者十余年来胸背痛反复发作，曾住院治疗，诊断：①冠心病，心功能Ⅰ级；②心律失常，窦性心动过缓，房性早搏，室性早搏；③颈椎病（混合型）。症见胸部隐痛牵引左胁及背部，心悸、胸闷、气短，爪甲青紫，下半身无汗，尿频尿急，大便日行2次，成形，脉缓，苔厚白，舌质淡。

法半夏10 g，薤白10 g，瓜蒌10 g，枳实20 g，石菖蒲10 g，远志10 g，郁金10 g，当归10 g，川芎10 g，土鳖虫10 g，红花10 g，延胡索15 g，片姜黄10 g，土茯苓50 g，荔枝核10 g，水蛭6 g，7剂。

二诊（2011年12月28日）：诸症均明显减轻。后以上方加减，断续服至

2012年3月底，心悸、胸闷、气短甚轻，偶于活动后轻微发作，胸背痛未发，爪甲青紫明显变淡，活动后下半身可有汗出。

按：胸背痛、心悸、胸闷、气短，显为胸痹之明证。结合脉缓，苔厚白，舌质淡，梅老辨为痰浊痹阻，兼有血瘀，故以豁痰宣痹、化瘀通络、兼化气通淋为法，拟栝蒌薤白半夏汤加味。方中当归、川芎、土鳖虫、红花，行气活血；水蛭破血逐瘀；石菖蒲、远志豁痰开窍；延胡索、片姜黄、枳实，行气散结，均为针对瘀、痰、气滞之用药，加强疗效。

栝蒌薤白半夏汤出自《金匮要略·胸痹心痛短气病脉证治》第4条："胸痹不得卧，心痛彻背者，栝蒌薤白半夏汤主之。"论述痰浊壅盛胸痹之证治。则称其为胸痹方，自在情理之中。从该篇全文来看，此证必俱"喘息咳唾，胸背痛，短气"等，结合梅老临证运用，若有心悸、胸闷、胸背痛、气短或喘息等，脉弦或数或缓或滑或沉，苔白(略)厚，舌质淡或正常，均可酌情选用本方加味治之。

栝蒌薤白半夏汤与小陷胸汤之辨，梅老要言不烦，以"姊妹方"提挈之。小陷胸汤出自《伤寒论》第138条："小结胸病，正在心下，按之则痛，脉浮滑者，小陷胸汤主之。"其治痰热结于心下之"小结胸病"，为大论之旨，学者多深谙其道。二方之中，瓜蒌甘寒滑利，宽胸下气，涤痰开结；半夏辛温，化痰开结；栝蒌薤白半夏汤中薤白辛温，通阳散结；白酒性温通阳，以助药力，则共奏涤痰宽胸、通阳宣痹之功；小陷胸汤中黄连苦寒，燥湿除热，苦辛通痹，则方有清热化痰开结之效。此二方相较，均有"半夏半升、瓜蒌一枚"，区别在于前者配"薤白三两，白酒一斗"，而小陷胸汤则于前者去薤白、白酒，而配"黄连一两"，又改瓜蒌为大者一枚。可见前者为温化通痹之方，后者乃清化散结之剂。药虽些许不同，而旨趣迥异。

梅老指出：①此二方，药微妙参差，而效距千里。临证所见，此二证之症状如出一辙。就脉象而言，因一病可见多脉，故其脉或弦、或滑、或数、或缓、或沉，二证均可出现，细观仲景脉法，不解自明。故舌象之差别，"舌质淡或正常"与"舌质红或绛"，乃辨证之眼目。②叶天士曰："挟湿加芦根、滑石之流……或渗湿于热下，不与热相搏，势必孤矣。"叶氏此言，是对湿温而言，其意自彰。而胸痹证之痰浊、痰热，多与瘀血为伍，故首重温化或清化，则瘀血势孤，易于祛除。③前言首重化痰（温、清），此言必配活血之品，犹之湿热证，绝非利小便可独善其功。梅老常用者，如当归、川芎、土鳖虫、红花、苏木、水蛭、生蒲黄、五灵脂、全蝎、蜈蚣、地龙等，以破结散瘀通络，增加疗效。（病案选自《梅国强教授辨仲景胸痹姊妹方》）

三十五、半夏泻心汤

陈某，女，52 岁。

初诊（2004 年 9 月 15 日）：胃痛断续发作 6 年，复发半年。现胃脘隐痛作胀，牵掣至背部，嗳气，纳食减少。大小便正常，脉缓，苔薄白。2004 年 7 月 6 日胃镜示：①慢性浅表性胃炎；②十二指肠球炎；③食管-贲门炎。

法半夏 10 g，干姜 10 g，黄连 10 g，黄芩 10 g，枳实 25 g，吴茱萸 6 g，乌贼骨 15 g，延胡索 15 g，郁金 10 g，炒川楝子 10 g，片姜黄 10 g，当归 10 g，川芎 10 g，7 剂。

二诊（2004 年 9 月 20 日）：胃痛明显减轻，微有胃胀，嗳气消失，饮食增加，大小便正常。脉弦缓，舌质绛，苔薄白。

按原方加莱菔子 10 g，14 剂。

按：患者以胃胀隐痛、嗳气为主要症状，脉缓，苔薄白，乃中焦气机痞塞，虽寒热不显，仍可用半夏泻心汤辛开苦降，复其气机升降。辅用左金丸调肝和胃、金铃子散疏肝理气，一则助中焦气机升降，二则防木邪乘土，既增疗效，又有未病先防之意。二诊胃痛明显减轻，嗳气消失，微有胃胀，则稍加行气消胀之莱菔子。

半夏泻心汤和中降逆消痞，出自《伤寒论》第 149 条："伤寒五六日，呕而发热者，柴胡汤证具，而以他药下之……但满而不痛者，此为痞，柴胡不中与之，宜半夏泻心汤。"本方寒热并用，升降协调，是治疗脾胃升降失常代表性方剂之一，故《伤寒论》以之治寒热错杂之痞，《金匮要略》以之治呕而肠鸣，心下痞。历代医家均以“痞、呕、利”为其辨证要点。本方有以下特点:①升降相因:姜、夏辛温,开痞升清;芩、连苦寒,清热降浊,恰合脾胃之升降,三焦水火气机运转之枢纽。脾胃升降失常,则中焦痞塞。②寒温并用:姜、夏温可散寒,芩、连寒以胜热,故本方以中焦寒热错杂为其基本适应证。③攻补兼施:姜、夏,芩、连辛开苦降,消痞气,调寒热,为攻邪之法。参、枣、草甘温益气和中,顾护脾胃,为补益之药。

梅老认为,半夏泻心汤可衍生为“辛开苦降”之治法,为调理中焦气机之主要治法,可不拘泥于本方,而扩大到泻心类方及后世所创之新方。也不拘泥于原方用药剂量,可据寒热偏盛、正邪虚实,适当调整辛温、苦寒、甘温药物的剂量。还可据兼夹脉证,加减化裁,与临床疗效直接相关。本方所治之虚,宜以中焦脾胃气虚为主,故以神疲气短、面色萎黄、纳差、脉缓而弱等为其临床特征;本方所治之实,以寒、热、湿邪为主;其苔或黄或白,或兼厚腻、滑润等。临床常用于治疗各种胃肠炎、消化性溃疡、痢疾、小儿消化不良、胃下垂等。

三十六、生姜泻心汤

程某,女,55岁。

初诊(1999年3月24日):胃病史20年,加重半年。曾经住院治疗,诊断:“慢性糜烂性胃炎,食管炎”。目前胃脘痞胀,伴隐痛,腹泻,日2至10余次,肠鸣,反酸,嗳气,干噫食臭,胸骨后热辣感。脉缓弱,苔厚白腻。

干姜6 g,生姜8 g(自备),法半夏10 g,黄连10 g,黄芩10 g,吴茱萸6 g,枳实25 g,藿香10 g,佩兰10 g,莱菔子10 g,延胡索15 g,郁金10 g,片姜黄10 g,炒川楝子10 g,7剂。

二诊(1999年3月31日):腹胀明显减轻,肠鸣减少,饮食稍增,偶尔干噫食臭。大便溏,日一次。脉缓,苔薄白。

法半夏10 g,干姜6 g,生姜8 g(自备),黄连10 g,黄芩10 g,吴茱萸6 g,乌贼骨15 g,广木香10 g,砂仁10 g,延胡索15 g,郁金10 g,片姜黄10 g,鸡内金

10 g，建曲 10 g，山楂炭 10 g，7 剂。

前后共服药 2 个月余，至同年 6 月 2 日来诊时诉，胃痛基本消失，胸骨后灼热感消失，饮食稍增，嗳气，口渴。继以前方随症加减，巩固疗效。

按：胃脘痞胀，伴隐痛，腹泻多次，肠鸣，反酸，嗳气，病在中焦，显系泻心汤证，又见干噫食臭，则生姜泻心汤用之无疑。辅以左金丸、金铃子散，制酸止痛，行气除满。

生姜泻心汤和胃降逆，化饮消痞，出自《伤寒论》第 157 条："伤寒汗出，解之后，胃中不和，心下痞硬，干噫食臭，胁下有水气，腹中雷鸣，下利者，生姜泻心汤主之。"本方由半夏泻心汤加生姜四两，减干姜为一两而成。对其方药组成，吴谦之论甚为全面："其义重在散水气之痞也。生姜、半夏散胁下之水气；人参、大枣补中州之土虚；干姜、甘草以温里寒；黄芩、黄连以泻痞热。备乎虚、水、寒、热之治。"（《医宗金鉴·订正仲景全书·伤寒论注》）而方用"去滓再煎"之法，可助协调诸药。

梅老认为，此方之辨证要点包含食积、饮停两方面，如心下痞硬、肠鸣、下利之症较为明显，而干噫食臭更为其独具之症。然而临证应用，凡寒热错杂或兼食积，或兼饮停，以致中焦升降失职者，均可选用本方治疗。方中大剂生姜有健胃消滞、宣散水气之功，为君，《景岳全书》言"兼滞者，行而和之"，可谓恰当。据此为指导，本方所治之病证有急、慢性胃炎，急、慢性肠炎，幽门梗阻，胃及十二指肠球部溃疡等。

三十七、甘草泻心汤

蔡某，女，22 岁。

初诊（2010 年 1 月 13 日）：口腔、会阴部溃疡反复发作多年。诊断为"白塞综合征"，目前口腔黏膜溃疡，疼痛，咽痛，右侧颈部淋巴结肿大，末次月经为 2010 年 1 月 7 日，伴小腹胀，4 日干净，量中等，脉缓弱，苔白略厚。

生甘草 10 g，法半夏 10 g，生姜 5 g（自备），干姜 5 g，黄连 10 g，黄芩 10 g，

大枣 10 g,太子参 10 g,陈皮 10 g,丹参 30 g,牡丹皮 10 g,赤芍 10 g,土贝母 10 g,土牛膝 10 g,茯苓 30 g,14 剂。

二诊(2010 年 1 月 29 日):口腔溃疡减轻,咽痛,会阴部溃疡而疼痛,脉弦缓,苔白略厚。

按 1 月 13 日方,去茯苓,加土茯苓 30 g,土大黄 20 g,飞青黛 10 g,海蛤粉 10 g,7 剂。

三诊(2010 年 2 月 9 日):口腔溃疡已愈,口角及会阴仍有溃疡,疼痛减轻,脉缓弱,苔薄白。

按 1 月 29 日方,去生姜,加茯苓 30 g,泽泻 10 g,14 剂。

按:白塞综合征为免疫性疾病,有反复发作、缠绵难愈之特征。本案病例口腔、会阴部溃疡反复发作多年,口腔、会阴溃疡而疼痛,正合狐惑病之主证,故拟甘草泻心汤加减治疗。结合其病之病变特点,辅以解毒除湿、凉血宁络之法,疗效良好。须指出者,本病有复发之特征,与湿热毒邪之致病特征相符,又与生活、饮食习惯密切相关,故实难完全治愈,但临床诊治之后,多可较快缓解症状,减少复发次数,减轻复发症状等,改善患者之生活质量。梅老治疗本病,辨证使用解毒四物汤、加减清骨散、甘草泻心汤、四妙散及泻黄散等,多获良好疗效。

甘草泻心汤见于《伤寒论》和《金匮要略》,其与白塞综合征之关联来源于《金匮要略·百合狐惑阴阳毒病证治》:"狐惑之为病,状如伤寒,默默欲眠,目不得闭,卧起不安。蚀于喉为惑,蚀于阴为狐。不欲饮食,恶闻食臭,其面目乍赤、乍黑、乍白。蚀于上部则声喝(一作嗄),甘草泻心汤主之。"其病为湿热成毒所致,而非虫蚀上下,如丹波元简《金匮玉函要略辑义》中说:"蚀是蚀烂之意,湿热郁蒸所致,非虫实食喉及肛之谓也。"《金匮要略论治》亦认为:狐惑"大抵皆湿热毒所为之病",故虫蚀之说,有牵强之嫌。

梅老临床运用此方,多以《伤寒论》第 158 条和《金匮要略·百合狐惑阴阳毒病证治》第 10 条为要旨,亦相互参考。如辨治胃肠疾病,必以中焦寒热错杂,中虚痞利俱甚为主要病机,见心下痞满而硬,心烦呕逆,肠鸣,下利频作,完谷不化,苔白或黄而滑腻等症。若治疗白塞综合征,则多兼中虚、痞、利等胃肠道症状。方中甘草之用法,若用以补中为主,多炙用;若取解毒之功,多生用,使用过程中,防壅中之弊,可配伍茯苓同用。

三十八、干姜黄芩黄连人参汤

杨某,男,40岁。

初诊(1995年3月1日):胃痛10余年,呕吐伴隐痛4个月。患者胃痛10余年,经胃镜检查:胃窦部多发性溃疡,伴幽门部充血水肿,不完全性梗阻,病理切片为慢性胃炎,伴轻度肠上皮化生(活动期)。自去年十月以来,以呕吐为主,干噫食臭,朝食暮吐,服用西药"奥克"(奥美拉唑肠溶胶囊),可缓解呕吐,但停药则复发,胃脘痞胀,遇冷则甚,食欲减退,进食半流质食物,苔根部白腻,脉弦缓。

干姜10 g,黄连6 g,黄芩10 g,生晒参6 g(另包),法半夏10 g,陈皮10 g,茯苓30,竹茹10 g,枳实20 g,藿香10 g,佩兰10 g,降香10 g,7剂。

二诊(1995年3月8日):一周来未吐(仍服"奥克"),自觉症状不明显,舌脉同前,继以前方加减,共服药月余,可停服"奥克",而恶心呕吐不发作。

按:患者呕吐,干噫食臭,朝食暮吐,虽服"奥克"可缓解,但停药则发作,是胃热为患;其长期胃病,胃脘痞胀,遇冷加重,食欲减退,饮食以半流质为主,苔根部白腻,是脾寒,故以干姜黄芩黄连人参汤,寒温并用,辛开苦降,复其气机升降。又苔根部白腻,则兼用燥化、芳化之法,行气除湿以增疗效。

干姜黄芩黄连人参汤寒温并用,辛开苦降,出自《伤寒论》第359条:"伤寒本自寒下,医复吐下之,寒格更逆吐下,若食入口即吐,干姜黄芩黄连人参汤主之。"历代医家皆以其主治胃反呕吐。清代柯韵伯云:"凡呕家夹热者,不利于香砂、桔、半,服此方而晏如。"(《伤寒附翼》)《方函口诀》亦云:"此方治膈有热,吐逆不受食者,与半夏、生姜诸呕吐药无寸效者,有特效。"临床使用本方的病机要点为胃热脾寒。医家常用本方治疗妊娠呕吐、冒风伤胃呕吐、食积呕吐、胃脘痛、吐血等病症。因患者频频呕吐,陈修园提出"若汤水不得入口,去干姜加生姜汁少许，徐徐呷之”，其法可供参考。

三十九、大黄黄连泻心汤

陈某，女，63 岁。

初诊（1992 年 9 月 18 日）：患者前因咯血、咳嗽来诊，以大黄黄连泻心汤治疗后好转，近五六个月来未见咯血，咳嗽亦轻，近日咽干微痛，咳少许绿痰、黄痰，胸部略闷，头顶疼痛，脉弦缓，舌质红，苔薄白。

汤剂：生大黄 6 g，黄连 6 g，黄芩 25 g，金银花 30 g，连翘 10 g，败酱草 20 g，薏苡仁 20 g，紫花地丁 30 g，蒲公英 30 g，芦根 15 g，冬瓜子 60 g，百部 25 g，桔梗 10 g，沙参 15 g，7 剂。

丸剂：生大黄 100 g，黄连 60 g，黄芩 300 g，金银花 200 g，蒲公英 150 g，败酱草 150 g，紫花地丁 150 g，冬瓜子 200 g，百部 200 g，前胡 150 g，桔梗 150 g，沙参 200 g，百合 150 g，大青叶 150 g，紫菀 150 g，款冬花 150 g，蚤休 150 g，研末制丸，每丸 10 g，一日 3 次，每次 2 丸。

二诊（1993 年 2 月 26 日）：服药过程中，病情稳定，但 2 月 16 日咯血一次，色鲜红，最近几日咯两次，为痰中带血，量少许，白痰量多，易咯出，左胸疼痒，咽干，喜饮，脉弦缓，舌质红，苔薄黄。

生大黄 10 g（另包），黄连 8 g，黄芩炭 30 g，金银花 30 g，连翘 15 g，败酱草 15 g，紫花地丁 30 g，冬瓜子 60 g，芦根 15 g，桔梗 10 g，沙参 30 g，川贝母 10 g，紫菀 10 g，乌贼骨 20 g，茜草 10 g，14 剂。

三诊（1993 年 3 月 26 日）：服上方后咯血已止，微咳，以晨起明显，咳黄绿色痰或白痰，易咳出，胸部疼痛消失，左咽喉处干燥疼痛，脉细数，苔薄白。

丸剂：生大黄 100 g，黄连 80 g，黄芩 300 g，金银花 200 g，蒲公英 150 g，败酱草 150 g，紫花地丁 150 g，冬瓜子 200 g，百部 200 g，前胡 200 g，桔梗 150 g，沙参 200 g，百合 150 g，大青叶 150 g，紫菀 150 g，蚤休 150 g，丹参 200 g，研末制丸，每丸 10 g，一日 3 次，每次 2 丸。

四诊(1993 年 7 月 30 日):近一个半月来仅咯血两次,量少,目前痰多,绿痰,咽喉干痛,脉弦,苔薄白。

丸剂:生大黄 100 g,黄连 100 g,黄芩 300 g,赤白芍各 100 g,金银花 200 g,蒲公英 150 g,败酱草 200 g,紫花地丁 150 g,冬瓜子 200 g,百部 200 g,前胡 150 g,桔梗 150 g,百合 150 g,大青叶 150 g,蚤休 150 g,野菊花 150 g,丹参 200 g,牡丹皮 100 g,生地黄 150 g,建曲 150 g,研末制丸,每丸 10 g,一日 3 次,每次 2 丸。

按:患者咳嗽,黄绿痰,显系肺热为患,咯血则是肺热伤络,血溢脉外,论其治法,以清热宁络止血为主,清热降火即所以宁络,宁络即所以止血。又需化痰、凉血,以宁络止血。选用大黄黄连泻心汤加味,加清热解毒、化痰止咳、凉血活血之品,收效良好。

大黄黄连泻心汤泻热消痞,出自《伤寒论》第 154 条:"心下痞,按之濡,其脉关上浮者,大黄黄连泻心汤主之。"本证病在心下,其属中焦,以热郁气滞为其病理特点,故以心下痞闷不舒为主症。其煎服法,尤有精义。大凡苦寒之品,其性每多厚重沉降,入煎剂则易直趋肠胃而成泻下之势。本证属无形热邪郁于心下,故药物用沸水浸渍片刻,绞汁服用,取其气之轻扬,不欲其味之重浊,使之清无形之热,而不泻有形之邪。《金匮要略》云:"心气不足,吐血衄血,泻心汤主之。"本方治疗血证,是其一大特色,故唐容川《血证论》将此方作为止血第一方,甚为推崇。凡起病急、来势凶、血出如喷、量多色鲜者,多可用之。

梅老认为,此言肺热咯血,指气分热盛或兼营血有热,损伤肺络之咯血证,治宜清热泻火,兼凉营(血)宁络止血。若纯属血分热炽,血热妄行之咯血,急需凉血散血,不在此类。《伤寒论》有大黄黄连泻心汤证,治气分无形邪热结于心下之热痞,用大黄、黄连、黄芩三味,沸水浸渍,取其泻热消痞之功,与肺热咯血无关。《金匮要略·惊悸吐衄下血胸满瘀血病脉证治》改其方用法为三味同煎,以治"心气不足,吐血衄血",则与本证有关。"心气不足",是指肺热炽盛,壮火食气。需要说明的是,吐血似乎为上消化道出血,其实应包括肺系出血(咯血)。观同篇"夫吐血,咳逆上气,其脉数而有热,不得卧者,死"可知。又《金匮要略·

肺痿肺痈咳嗽上气病脉证治》有“咳而胸满，振寒脉数，咽干不渴，时出浊唾腥臭，久久吐脓如米粥者，为肺痈，桔梗汤主之”，亦可证明“吐”可指呼吸道出血。从临床实际出发，对热伤血络之消化道出血，或肺系出血，大黄黄连泻心汤均为首选之方。临床常用以治疗鼻衄、咯血、吐血、子宫出血等。其机理为泻火即降气、气降而血宁，故其所主之证多属气分热盛而迫血妄行。梅老早年在住院部治疗急性上消化道出血病症时，因其病势急，无暇煎煮汤药，取权衡之法，将患者概分寒、热二证，病房备理中汤白及胶浆剂、大黄黄连泻心汤白及胶浆剂，病情严重时，根据病情配合生大黄粉、三七粉冲服，待止血后再议其余治疗，多取得良好效果。

四十、厚朴生姜半夏甘草人参汤

王某，女，37 岁。

初诊（1992 年 9 月 17 日）：胃脘胀满 2 年余，偶尔隐痛，牵及下腹，呃逆，纳差，脉缓，苔薄白。有慢性充血性胃炎病史。

川厚朴 25 g，生姜 10 g（自备），法半夏 10 g，炙甘草 6 g，太子参 10 g，枳实 10 g，广木香 10 g，制香附 10 g，炒川楝子 10 g，郁金 10 g，鸡内金 10 g，建曲 10 g，砂仁 10 g，胡黄连 6 g，6 剂。

二诊（1992 年 9 月 23 日）：胃胀略减，饮食增加，矢气少，呃逆减少，脉缓，苔薄白。

上方去炒川楝子，加焦白术 10 g，乌贼骨 15 g，枳实加至 25 g，川厚朴减至 20 g，7 剂。

三诊（1992 年 10 月 7 日）：患者服上方 14 剂，胃痛消失，胃脘胀满明显减轻，仅在饱食后有胀满感，近日经钡餐造影否定胃下垂，饮食增加，脉缓弱，苔薄白。

川厚朴 20 g，生姜 10 g（自备），法半夏 10 g，炙甘草 6 g，太子参 10 g，枳实 25 g，焦白术 10 g，广木香 10 g，砂仁 10 g，茯苓 30 g，鸡内金 10 g，神曲 10 g，炒

二芽各 10 g,6 剂。

按:《素问·脏气法时论》曰:"脾欲缓,急食甘以缓之,用苦泻之。"患者胃脘胀满,隐痛,脉缓,苔薄白,当是气滞为主;亦有纳差,是兼有脾虚之象。其胃痛或引及下腹,则要防土虚木乘。故以厚朴生姜半夏甘草人参汤为主,辅疏肝行气、消食除满之品。

厚朴生姜半夏甘草人参汤行气除满,运脾宽中,出自《伤寒论》第 66 条:"发汗后,腹胀满者,厚朴生姜半夏甘草人参汤主之。"腹胀有虚实之别,各有特征。《金匮要略》曰:腹胀满,"按之不痛为虚,痛者为实"。又曰:"腹满时减,复如故,此为寒,当与温药。""腹满不减,减不足言,当须下之。"这些论述指出了腹胀满虚实辨证要点。本证乃是虚实夹杂,以实为主。论其治法,若单纯行气除满,则脾气更伤;单纯补益脾气,则有壅滞之弊。因而用厚朴生姜半夏甘草人参汤消补兼施,以消为主,最为妥当。

梅老常以此方治疗脾虚腹胀之证,亦指出此证以气滞为主,脾虚为次,从方名中朴、姜、夏在前,草、参在后,以及药物用量均可以看出。而临床运用时不可过于拘泥,要根据病证之主次调整用量,或根据治疗之证候变化,用药比例随之而变。

四十一、当归四逆汤

韩某,女,23 岁。

初诊(2011 年 8 月 12 日):双下肢溃疡伴皮肤紫斑五年。5 年来双下肢皮肤紫斑密集,膝关节以下为重,压之褪色,与皮肤平,双侧胫骨下段溃疡数枚,大小不一,疼痛,遇冷或经期加重,表面渗液,月经、饮食、二便正常,脉沉细,苔白略厚,舌质淡。西医诊断:血管炎。

当归 10 g,桂枝 10 g,白芍 10 g,细辛 6 g,太子参 10 g,川芎 10 g,黄芪 30 g,鸡血藤 30 g,忍冬藤 30 g,白芥子 10 g,干姜 10 g,鹿角霜 10 g,7 剂。

二诊(2011年9月7日):下肢溃疡已结痂,微痛,皮肤紫斑缩小变淡,饮食正常,二便正常,脉缓,苔薄白,舌质淡。

内服方:按8月12日方,加土茯苓30 g,土贝母10 g,土牛膝10 g,土大黄20 g,14剂。

外用方:生大黄30 g,黄柏15 g,红花10 g,丹参30 g,14剂,煎汤泡患处。

其后以初诊方加减,断续治疗2年,至2013年8月2日来诊,下肢溃疡愈合,不痛,受风寒后下肢皮肤或有少许紫斑,色浅,压之褪色,可正常工作生活,其后未曾来诊。

按:综观其症,皮肤紫斑、溃疡疼痛,遇冷或经期加重,结合舌脉,证属血虚寒凝,络脉痹阻,阳气不通,不得温养,故见血溢脉外成瘀斑,甚则皮溃肉腐。况病程5年之久,阳气耗伤,当用温法,主散寒邪,兼复阳气。师拟养血散寒通阳,温里解毒生肌,宁络消癍之法,方用当归四逆汤加减。其治疗方案,内服与外治并用,整体与局部兼顾,疗效明显。

当归四逆汤养血散寒,温通经脉,出自《伤寒论》第351条:"手足厥寒,脉细欲绝者,当归四逆汤主之。"方中当归、白芍养血和营;桂枝、细辛温经散寒;甘草、大枣补益中气;通草通利血脉,全方立足养血,以温为主,以通为要,有温养厥阴以散寒邪之功,调营卫以通阳气之效,尤能活血以通利经脉。虽名"四逆",而与姜、附之"四逆"不同,此方治在经脉,而四逆汤治在脏腑。

上述病证虽然临床表现不一,涉及脏腑、经络、部位有别,但只要符合肝血不足,或营血不足,寒邪凝滞,脉道不利,血行不畅的基本病机,症见手足厥寒、麻木、疼痛,遇冷加重,舌质淡苔白,脉沉细等,不论脉管炎、雷诺综合征、冻疮、痛经、肢体疼痛等,均可用当归四逆汤为基本方,随证加减,而收到满意的疗效。(病案选自《梅国强拓展"通阳不在温"辨治思路》)

四十二、温经汤

叶某,女,23岁。

初诊(2005年1月26日):痛经反复发作7年。月经周期正常,末次月经2005年1月25日。一般行经首日腹痛厉害,伴恶心呕吐,后几日逐渐减轻,伴腰痛,头痛以头顶痛为甚,恶寒,纳差。脉沉弦,苔薄白。

当归10 g,白芍10 g,桂枝10 g,吴茱萸10 g,川芎10 g,干姜10 g,法半夏10 g,茯苓30 g,牡丹皮10 g,丹参30 g,延胡索15 g,郁金10 g,片姜黄10 g,杜仲10 g,续断10 g,7剂。

二诊(2005年2月23日):正值经行期,仅小腹隐痛,程度较前明显减轻,无恶心呕吐,纳可,二便调。脉缓,苔薄白。

按原方加土鳖虫10 g,7剂。

三诊(2005年3月22日):月经于3月22日来潮,无腹痛等不适,大便干结。脉弦缓,苔薄白。

按1月26日方,加土鳖虫10 g,虎杖20 g,7剂。

按:患者痛经反复发作,伴严重腹痛,恶心呕吐,腰痛,头痛以头顶痛为甚,恶寒,纳差,脉沉弦,苔薄白,为冲任虚寒,气滞血瘀,故拟温经散寒,行气化瘀为法,选温经汤加减。

温经汤温经散寒,养血行瘀,出自《金匮要略》:“问曰:妇人年五十所,病下利数十日不止,暮即发热,少腹里急,腹满,手掌烦热,唇口干燥,何也?师曰:此病属带下,何以故?曾经半产,瘀血在少腹不去。何以知之?其证唇口干燥,故知之,当以温经汤主之。”其方证是以冲任虚寒、瘀血内结为主要病机的病证。除治“少腹里急”外,亦主治妇人少腹寒,久不受胎;兼治崩中去血,或月水来过多,以及至期不来等妇产科病。

梅老常灵活加减本方辨治妇产科疾病,辨证要点为经行腹痛,恶寒,甚则恶心呕吐,舌质淡,苔白。其加减自有法度,如程云来《金匮要略直解》对本方的认识:“经寒者,温以茱萸、姜、桂;血虚者,益以芍药、归、芎;气虚者,补以人参、甘草;血枯者,润以阿胶、麦冬;半夏用以止带下,牡丹用以逐坚癥。十二味为养血温经之剂,则瘀血自行,而新血自生矣。”故根据病证之偏重而调整用药,常加用行气活血及补肝肾之药。

四十三、竹叶石膏汤

周某,男,72岁。

初诊(2012年10月2日):自觉少气3个月余。患者饥饿则少气,进食或饮水后呕吐,脘腹不适,咽痒咳嗽,纳差,大便4～5日一行,脉缓,舌质绛,苔少。既往有胆囊息肉、结肠炎病史。

淡竹叶10 g,生石膏10 g,生晒参6 g,生姜6 g(自备),法半夏10 g,大米一匙(自备),陈皮10 g,沙参10 g,麦冬10 g,乌贼骨15 g,黄连10 g,吴茱萸6 g,丹参30 g,3剂。

二诊(2012年10月9日):上述症状明显缓解,口味不佳,苔白而少,舌质绛。

按上方,加灯心草10 g,7剂。

三诊(2012年10月23日):少气不明显,偶尔恶心,不呕吐,口味不佳,大便4～5日一行,脉缓,舌质绛,苔少。

法半夏10 g,生晒参6 g,蜂蜜一匙(自备),沙参10 g,麦冬10 g,乌贼骨15 g,煅瓦楞子15 g,山药10 g,黄连10 g,吴茱萸6 g,丹参30 g,乌梅3 g,7剂。

按:患者少气、呕吐,与“虚羸少气,气逆欲吐”相似,参考舌质绛,苔少,则是竹叶石膏汤证无疑,虽非“伤寒解后”,然《伤寒论》方用于杂病原则之一,即是“抓住主证,谨守病机”。三诊少气不明显,偶尔恶心,舌质绛,苔少,则宜用大半夏汤补虚降逆,其中又有连梅汤意,以酸甘化阴。

竹叶石膏汤清热和胃,益气生津,出自《伤寒论》第397条:“伤寒解后,虚羸少气,气逆欲吐,竹叶石膏汤主之。”本方清热和胃,益气生阴,用于大病瘥后,虚羸少气，气逆欲吐者。温病学家援引本方，还用于温热或暑温证。如吴鞠通《温病条辨·中焦》曰："阳明温病，脉浮而促者，减味竹叶石膏汤主之"。其方为竹叶石膏汤去半夏、人参、粳米。主温热之邪，初传阳明，热势未盛，津伤而轻。比较竹叶石膏汤、减味竹叶石膏汤、白虎汤三方，则不唯清热生津之等次参差可见，所治证候亦各有侧重。雷少逸《时病论》中说竹叶石膏汤"治伤暑发渴，脉虚"，其方为竹叶石膏汤加生姜，所治证候虽为暑温，但此暑热内入阳明，与津气两伤之病略同。加生姜，适用于呕逆表现较明显者。

梅老认为，本方多用于治疗多种疾病，辨证当属气阴两伤，余热未清，肺胃气逆，取其清虚热、益气阴、降逆气之功。其选用原理：一是察证，多有虚羸、少气、乏力之象。二是审因，上述所治诸病，其类不同，见证多端，然皆不离余热未清、气阴两伤之病机，故可据病机相同而用。

四十四、炙甘草汤

罗某，女，65 岁。

初诊(2003 年 7 月 18 日)：心悸反复发作十余年，加重 4 个月。目前心悸多于早晚发作，较为频繁，发作严重时表现为怔忡，饮食正常。大便 1～2 日一行，脉弦，苔薄白。

炙甘草 10 g，生晒参 6 g(另包)，干姜 6 g，桂枝 10 g，麦冬 10 g，生地黄 10 g，火麻仁 10 g，大枣 10 g，阿胶 10 g(另包)，黄芪 30 g，五味子 10 g，茯苓 30 g，当归 10 g，川芎 10 g，7 剂。

二诊(2003 年 7 月 25 日)：白天心悸发作甚少，夜间心悸发作较多，腹胀好转，矢气多。脉数，苔薄白。

按 7 月 18 日方，炙甘草加至 15 g，茯苓加至 50 g，另加土鳖虫 10 g，红花 10 g，7 剂。

三诊(2003 年 8 月 1 日)：白天基本不发心悸，夜间因心悸影响睡眠，胃脘胀，脉弦缓，苔薄白。

按 7 月 18 日方，去大枣，加枣仁 30 g，枳实 25 g，7 剂。

前后以此方加减，服药至同年 9 月 12 日复诊，诉心悸消失，睡眠好转，饮食尚可，大小便正常。

按：患者心悸，甚则表现为怔忡，苔薄白，其证正合"心动悸"之炙甘草汤证。梅老拟炙甘草汤加减，疗效良好。须说明，其一，梅老每于炙甘草汤方中以炙甘草与茯苓同用，一则以茯苓制炙甘草壅中肿满之弊，二则茯苓有宁心安神之功，可增疗效。其二，炙甘草用量，多从小量渐加，初用 10～15 g，根据病情变化，可渐加至 25～30 g。

炙甘草汤滋阴养血，通阳复脉，出自《伤寒论》第 177 条："伤寒，脉结代，心动悸，炙甘草汤主之。"《本草纲目》中谓甘草"通经脉，利血气"，有助于理解炙甘草在本方中的作用，值得注意。同时用生地黄一斤，为群方之冠，此非单为养阴而设，《神农本草经》载地黄"主……伤中，逐血痹"。大枣用至三十枚，在论中以此为最，《神农本草经》载大枣"补少气，少津液"，非单纯补益脾胃也。以上诸药虽使用得体，有典有据，然而其性壅滞，故方中有诸种宣阳行阴药，以相互制约。患者个体差异较大，其具体用量，宜多宜少，全在医者权衡，使阴阳得平，脉复而心悸自安。此方在后世发挥甚广，有叶氏加减复脉汤（《重订广温热论》），加减复脉汤、一甲复脉汤、二甲复脉汤、三甲复脉汤（《温病条辨》），复脉汤、龙牡复脉汤、叶氏加减复脉汤（《通俗伤寒论》），增损复脉汤（《湿温时疫治疗法》）等，丰富了临床加减思路及扩展了其运用范围。吴鞠通还将炙甘草汤和复脉汤进行对比，指出在仲景当时，治伤于寒者脉结代，自有取于参、桂、姜、枣以复脉中之阳；今伤于温者主阳亢阴竭，不得再补其阳也。用古法而不拘用古方，医者之化裁也。

梅老认为，本方益气养血，通阳复脉，气血双补，阴阳并调，使用时当注意以下几点：①方中以炙甘草为主药，通经脉、利血气，可小量渐加。若其量较大时，重用茯苓，既可宁心，亦可避其肿满。②心律失常有"脉结代，心动悸"之症，但患者有阴阳虚损之不同，故宜加减化裁，方能圆活。若属气阴两虚，可原方照用；若属心气虚，可加重人参；若偏阴虚显著，则重用生地黄与炙甘草，减姜、桂之辛；若兼阳虚，可加制附片，适当增加桂、姜剂量，减地、麦、胶、麻等阴柔之品，以温通心阳，复其血脉。③本方治疗心脏疾病、杂病、久病，导致心阴心阳两亏，气血不足之脉结代，心动悸，一般说来，非器质性病变者，治之较易，器质性病变者，其来也渐，固结也深，治之诚难，且治疗之中，常有反复，故宜常服、久服，以冀其功。④本方煎煮时用清酒，以米酒、黄酒为是，酒可畅利血行，利于复脉，且作为溶媒，可促使药物有效成分析出，用时须久煎，使其气不峻，此虚家用酒之法。然有些患者，尤其是器质性心脏病患者，不耐酒力，慎用。

四十五、大半夏汤

朱某，男，78岁。

初诊(2011年7月1日)：确诊肺癌4年，第5～6胸椎有转移可能，外伤后左下肢动静脉瘘史5年。目前咳喘，有白色泡沫痰，胸不痛不胀，左下肢高度肿胀，纳可，大便干结，2～3日一行，不爽，恶心欲吐，今年已化疗5次，放疗35次，脉弦数，舌质红，苔少。

法半夏10 g，西洋参10 g，蜂蜜10 g(自备)，黄芪30 g，麦冬10 g，五味子10 g，玄参10 g，浙贝母10 g，桔梗10 g，百部10 g，前胡10 g，紫菀10 g，款冬花10 g，白英20 g，龙葵15 g，石上柏20 g，壁虎10 g，半枝莲30 g，白花蛇舌草30 g，5剂。

二诊(2011年7月6日)：恶心欲吐减轻，咳喘有所减轻，精神好转，脉弦数，舌质红，苔少。

按上方，7剂。

按：肺癌患者要综合考虑，其一，癌毒为患之正邪关系；其二，患者接受放疗、化疗，杀灭癌细胞的同时，对人体的影响。从临床所见，癌症放疗、化疗后的患者，大多有湿热或阴伤，梅老认为，放疗和化疗，类似于“火邪”，壮火食气则伤阳，故湿浊内生；火热熏灼若伤阴，则阴液亏乏。此案患者病灶在肺，咳喘，舌质红，苔少，是气阴两伤之证，又恶心欲吐，考虑中虚失润，故以大半夏汤合黄芪生脉饮，辅以化痰止咳、解毒散结之品。

大半夏汤补虚安中，降逆润燥，出自《金匮要略》："胃反呕吐者，大半夏汤主之。"以脾阴胃阳两虚，脾胃运化升降失职，胃气上逆为主要病机，多症见朝食暮吐，暮食朝吐，宿谷不化，呕吐不消化或涎沫，心下痞闷，大便燥结如羊粪状，形体瘦弱，神疲乏力，脉象虚缓。

四十六、五苓散

患者，女，43岁。

初诊：多饮多尿2个月，经治不效而入院。自觉心烦，口中黏腻而渴，虽大量饮水（日至12670 mL），而渴难稍解。饮后移时即尿，小腹微急，有难以控制之势，小便清白如水（尿量日至5400 mL），汗出溱溱，心悸而心下痞，头昏而肢软无力，失眠多梦，食欲尚佳，素有胃病史。舌质淡，边有齿痕，苔厚白而粗糙，望之若干，扪之原有津液，脉濡数。三大常规、血糖、尿糖、甲状腺^{131}I测定，以及头颅正侧位X线检查，均无异常发现。

桂枝5 g，茯苓15 g，泽泻10 g，猪苓10 g（后因缺货而以车前子代），白术10 g，甘草10 g，生姜10 g，大枣12枚，3剂。

服药3天后略见效果，渴甚加沙参、海蛤粉，心烦懊侬加牡丹皮、栀子，腹胀去牡丹皮、栀子，加厚朴。连服33剂，饮水量及尿量恢复正常，诸症消失出院。

按：《素问·脉要精微论》："水泉不止者，是膀胱不藏也。"此案患者多尿多饮，应诊断为消渴，根据其病情，因胃病多年，脾肺气虚，津液运行失常，津流于下，而膀胱气化无权，以致收藏不利，而渗泄增多。故投五苓散通阳化气，使其当藏者得藏，当泄者得泄。而脾胃旧疾，又不可不予兼顾，是以并用茯苓甘草汤，助胃阳而宣散之。本方主治"小便不利"，此案却用之治小便频数，其理尽在双相调节作用之中，是膀胱主"藏"和"出"的切实体现。

五苓散化气行水，兼以解表，出自《伤寒论》第71条："太阳病，发汗后，大汗出，胃中干，烦躁不得眠，欲得饮水者，少少与饮之，令胃气和则愈。若脉浮，小便不利，微热消渴者，五苓散主之。"此方通阳化气行水，虽可解表，但不拘泥于解表。方中茯苓、猪苓、泽泻利水于下，白术防水气上冲，桂枝化气助行水，其病皆在水邪为患。其方后"汗出愈"，亦示人气化恢复，津液输布正常则病愈。其应用范围较广，《伤寒论》中治疗以口渴、小便不利为主症的蓄水证和寒湿霍乱偏表之证，《金匮要略·痰饮咳嗽病脉证并治》治疗下焦水逆之脐下悸、吐涎沫而癫眩等；《金匮要略·黄疸病脉证并治》以茵陈五苓散治疗湿重于热之黄疸。

梅老认为，其运用规律大要如下：其一，本方有化气行水和解表之双重功效，故水气不行兼风寒在表者，可酌情用之，如风寒表证而兼小便不利，发热恶寒，吐泻等。其二，虽然本方功能重在化气行水，然多健脾化湿之品，故中焦湿盛，升降反常甚或累及下焦诸病，亦可用之。泌尿、生殖系统疾病多有运用，如可用于肾炎水肿、尿潴留、泌尿系统感染等。其三，下焦气化失司，水气内停，冲逆于上，清阳不振者，以本方通阳化气行水，实为得当之法。头痛、眩晕等症，以及五官科、眼科疾病的辨证运用，可获良效。其四，《灵枢·本脏》曰："肾合三焦膀胱，三焦膀胱者，腠理毫毛其应。"因此据脏腑与其相应部位相互影响的理论，临床运用可进一步扩大。如该方化气行水，可通畅三焦水道运行之通路；治在水腑（膀胱），而取效在水脏（肾）；治在其内，效在其外等。在肾脏疾病、皮肤科疾病的运用是为明证。（病案选自《水泉不止，膀胱不藏——浅议五苓散治消渴》）

四十七、猪苓汤

肖某，女，55 岁。

初诊（2017 年 9 月 16 日）：双下肢浮肿作胀 1 个月余，患者近 1 个月来双下肢浮肿、作胀，双下肢静脉曲张，纳可，睡眠不安，脉缓，偶见结代，舌质红，苔少。

猪苓 10 g，茯苓 30 g，泽泻 10 g，阿胶（另包）10 g，滑石 10 g，金钱草 30 g，海金沙 15 g，鸡内金 10 g，土贝母 10 g，土牛膝 10 g，土大黄 20 g，土茯苓 30 g，丹参 30 g，益母草 30 g，土鳖虫 10 g，苏木 10 g，7 剂。

二诊（2017 年 10 月 7 日）：双下肢浮肿、作胀明显减轻，小腹胀，二便正常，睡眠不安，乍热乍汗，心烦易怒，脉结代，舌质红，苔少。

按上方，加旱莲草 30 g，女贞子 10 g，苦参 20 g，乌药 10 g，14 剂。

三诊（2017 年 10 月 21 日）：诸症均明显减轻，时有心烦，舌脉同前，继予二诊方 14 剂，其后未曾来诊。

按：双下肢肿胀，静脉曲张，舌质红，苔少，是阴虚水热互结下焦，兼有瘀血。故以养阴清热，活血利水，兼解毒为法，拟猪苓汤合四土汤加味，辅活血药如土鳖虫、苏木、丹参等；利水之品如金钱草、海金沙、益母草等。二诊因乍热乍汗、心烦易怒、睡眠不安较突出，系女子七七，绝经前后诸症显现，故以二至丸补益肝肾，滋阴养血，疗效明显。静脉曲张之病，非短时之积累，其病邪如水、瘀血等郁久可胶结不解，亦可化热成毒，更增病势，成为痼疾，此类病证，可加用解毒之品，如本案之用四土汤。

猪苓汤育阴润燥，清热利水，出自《伤寒论》第 223 条“若脉浮发热，渴欲饮水，小便不利者，猪苓汤主之”和第 319 条“少阴病，下利六七日，咳而呕渴，心烦不得眠者，猪苓汤主之”。《金匮要略·消渴小便不利淋病脉证并治》亦用猪苓汤治疗口渴、小便不利等。症见发热，渴欲饮水，小便不利，心烦不得眠，舌质红，苔少，脉浮或细数等。

梅老认为，猪苓汤主要用于治疗外感热病经治疗后余热未尽、气化失司、水热互结、阴液受损的病证。后世医家宗仲景之法，大多用于治疗小便不利或淋沥、口渴欲饮的证候。临床除用治外感病外，还用于内伤杂病，凡辨证属于水热互结，兼有阴伤者，可用本方治疗。其临床表现以小便不利、渴、呕、心烦、咳、不眠等为主，与《伤寒论》中猪苓汤证的表现一致，还可用于伴有尿血、腰酸痛者，因本方确具清热利水、止血养阴之功效。猪苓汤证者的舌质多为红绛，苔少或无，或薄黄，或黄腻。脉多细数，或兼弦、沉、滑等。

四十八、黄连阿胶汤

赵某,女,75岁。

初诊(2011年3月25日):心悸、胸闷、气短2个月余。以半卧位为主,心前区疼痛,头痛头晕,大便量少,日一行,夜尿2次,脉弦,舌中根部苔白略厚,舌前半部苔无,舌质红。有高血压、浅表性胃炎病史。

黄连10 g,黄芩10 g,阿胶10 g(另包,烊化),鸡子黄1枚(自备),白芍10 g,法半夏10 g,瓜蒌10 g,土鳖虫10 g,红花10 g,生蒲黄10 g,制鳖甲10 g,制龟板10 g,煅龙牡各20 g,7剂。

二诊(2011年4月1日):诸症明显减轻,小便次数多,脉缓,舌前半部苔少,后半部厚白。

按上方,加土茯苓50 g,荔枝核10 g,7剂。

三诊(2011年4月8日):半个月来心悸未发,偶尔胸痛,从半坐卧位变为可平躺,胃胀,反酸,皮肤痒,脉弦缓,舌前半部苔少,后半部厚白。

按4月1日方,去鸡子黄,加吴茱萸6 g,乌贼骨15 g,延胡索15 g,14剂。

四诊(2011年4月22日):胸闷、心前区疼痛减轻,头晕减轻,自觉不明显,胃脘胀,不反酸,大便不成形,日一行,排便不爽,舌后半部苔厚白,前半部苔少。

按4月8日方,加郁金10 g,7剂。

五诊(2011年5月13日):心悸、胸闷、胸痛偶发,胃胀减轻,脉弦缓,舌前部苔少。

按4月22日方,7剂。

按:"舌乃心之苗,舌上之苔剥落不生者久矣,是心阴不足、心阳有余也。"其病虽非心烦不得眠,而以心悸、胸闷、气短、心前区疼痛为主,然病在心,舌中根部苔白略厚,舌前半部苔无,舌质红,则是心阴不足,心阳独亢,应滋阴清火,选黄连阿胶汤。舌中根部苔白略厚,舌质红,则是有痰热内蕴,故用法半夏、瓜蒌,合黄连成小陷胸汤;又心主血脉,其心慌、胸闷、胸痛,不可不顾及血脉瘀阻,故加活血之土鳖虫、红花、生蒲黄等。三诊心胸部位症状减轻,而胃胀、反酸明显,则加制酸、行气之品。

黄连阿胶汤出自《伤寒论》第303条:"少阴病,得之二三日以上,心中烦,不得卧,黄连阿胶汤主之。"如柯韵伯所言:病在少阴而心中烦不得卧者,既不得用参、甘以助阳,亦不得用大黄以伤胃矣。用芩、连直折心火,用阿胶以补肾阴,鸡子黄佐芩、连于泻心火中补心血,白芍佐阿胶于补阴中敛阴气,斯则心肾交合,水升火降。是以扶阴泻阳之方,变而为滋阴和阳之剂也。

梅老认为,本方以苦寒为主,配以甘酸咸寒,清降心火,滋养肾水,被后世称为泻南补北之方。所治病证虽多,而在病机方面,必求心火亢盛,肾阴亏虚之真谛;辨证之中,症状虽繁,而口干、舌质红、苔少、脉细数等,十分关键。心烦不得卧(眠)见于诸多病证之中,临床当以鉴别。寒化证中有虚阳浮越,阴阳离决的烦躁不得卧寐,自与本证不难区别。但本证与栀子豉汤证则同属热证,当细加比较。栀子豉汤证病在气分,虽有邪热而阴液未伤,其症见虚烦不得眠、反复颠倒、心中懊侬、胸中窒,或心中结痛、苔微黄等,治宜清宣郁热;本证则为肾阴亏虚,心火亢盛,故其舌尖必绛,苔黄而少津,治宜清火滋阴。

四十九、麦门冬汤

万某,女,45岁。

初诊(1993年9月24日):反复咳嗽40余年。干咳或咳吐白色泡沫痰,量多,难以咳出,早晨和夜间为甚。汗出,咽痒,精神差,大小便正常,杵状指。脉缓,舌质红,苔厚白,中心剥脱。

百合30 g,沙参15 g,麦冬10 g,生晒参6 g(另包),五味子10 g,法半夏10 g,瓜蒌10 g,黄连6 g,桑白皮10 g,胆南星10 g,百部25 g,前胡15 g,7剂。

二诊(1993年10月7日):咳嗽明显减轻,少许白黏痰,咽干而痒基本消失,精神好转,舌质红,中心剥脱,四周厚白,脉缓。故以膏剂巩固疗效。

百合400 g,南北沙参各250 g,麦冬150 g,生晒参100 g(另包),五味子150

g，法半夏 150 g，瓜蒌 150 g，黄连 100 g，桑白皮 200 g，胆南星 150 g，百部 300 g，前胡 150 g，射干 150 g，忍冬藤 200 g，黄芩 300 g，浙贝母 150 g，紫菀 150 g，款冬花 150 g，1 剂共熬，加白蜜 3500 g 收膏，每日 3 次，每次 1 匙。

按：患者咳嗽，咳痰，舌质红，苔厚白，中心剥脱，表明病在肺，阴伤与痰热并存。其杵状指，为久患肺病者多见体征。其病痰热与阴伤互为矛盾，痰热日久易伤阴，阴伤生热助痰热。治疗上，滋阴易助湿生痰，燥湿化痰易伤阴，故务必把握其辨证关系，方可药到病除。梅老以麦门冬汤合小陷胸汤加减，养阴润肺与清化痰热兼顾，疗效明显。

麦门冬汤出自《金匮要略・肺痿肺痈咳嗽上气病脉证治》："大逆上气，咽喉不利，止逆下气者，麦门冬汤主之。""大逆上气"既概括了病机，又代表症状，由于肺胃津伤液耗，必致阴虚火旺，虚火上炎，熏灼于肺，肺失清肃，气逆于上，所以出现咳喘，虚火上烁，肺胃之门户——咽喉必然不利，故可见干燥不适，或痰黏不爽，或时痒不舒，或如有物梗等，对此气因火逆，火由阴虚的上气证，当用麦门冬汤养阴清热，降逆下气。

梅老辨治此类病证，强调"滋燥兼行"且务必注意其法度。"滋燥兼行"又分常变二法：一为常法，即滋而不滞，燥不伤阴。麦门冬汤之用半夏，如喻嘉言所言，于麦冬、人参、甘草、粳米、大枣大补中气、大生津液队中，增入半夏之辛温一味，其利咽下气，非半夏之功，实善用半夏之功，擅古今未有之奇矣。在燥湿化痰方药中，若察湿热中兼夹阴伤之苗窍，如舌质变为鲜红，苔由厚转为部分薄，大便正常转为干结等，防燥药伤阴，常少加沙参、麦冬等品，防用燥湿之药过度，阴液既伤，与湿热狼狈为奸，用药尺度模糊，难以速去。二为变法，即痰湿与阴伤并存，则燥湿化痰之药与养阴润燥之药同用，看似相互矛盾，实则理法井然。其难点在于把握用药法度，燥湿不伤阴，养阴不助湿，此虽寥寥数字，而个中理法，若非数十年之反复琢磨，难得其全。

五十、酸枣仁汤

苏某,女,31岁。

初诊(1994年4月5日):失眠十余年。失眠,难以入睡,甚则数十天不睡,多梦,盗汗,白天头昏头重,情绪易波动,纳可,大便2～3日一行,脉缓弱,苔薄白。

酸枣仁30 g,柏子仁10 g,茯苓30 g,知母10 g,川芎10 g,当归10 g,桂枝10 g,白芍10 g,炙甘草6 g,大枣10 g,煅龙牡各20 g,夜交藤30 g,合欢花15 g,磁石10 g,7剂。

二诊(1996年4月12日):失眠好转,盗汗已止,现能入眠5～7小时,纳可便调,脉缓,苔薄白。

按原方加南沙参15 g,7剂。

三诊(1996年9月6日):近日因事旧病复发,整夜未眠,仍有梦,白天精神一般,中午能入睡,脉弦细,舌质红,苔薄白。

按4月5日方去知母,加南沙参15 g,浮小麦30 g,7剂。

按:《灵枢·邪客》:"阴虚,故目不瞑。"由肝阴不足、心血亏虚所导致,肝阴不足则生内热,心血不足则心神不安,所以虚烦失眠,可治以酸枣仁汤。《灵枢·营卫生会》云:"卫气行于阴二十五度,行于阳二十五度,分为昼夜。"《灵枢·大惑论》曰:"卫气不得入于阴,常留于阳。留于阳则阳气满,阳气满则阳跻盛,不得入于阴则阴气虚,故目不瞑矣。"其病又关乎营卫环周不调。此病例失眠反复发作十余年,难以入睡,甚则数十天不睡,多梦,盗汗,其病重且久,则以养血安神、调和营卫、重镇安神为法,同用酸枣仁汤、桂枝加龙骨牡蛎汤,服药一周,睡眠明显好转。5个月后,病情反复,病机同前,复以原方加减治疗。

酸枣仁汤出自《金匮要略》:"虚劳虚烦不得眠,酸枣仁汤主之。"方中用酸枣仁以养肝阴,安心神;茯苓、炙甘草以宁心安神;知母以清虚热;川芎以理血疏肝,共奏养阴清热、安神宁心之效。

梅老运用此方，参考原方用量"酸枣仁二升"，强调酸枣仁用量要大，一般用量为 30 g，量大时可用至 50～60 g。尤在泾曰："人寤则魂寓于目，寐则魂藏于肝。虚劳之人，肝气不荣，则魂不得藏。魂不藏，故不得眠。"则养肝血，荣肝气，能正常入眠。酸枣仁若作为药物加减时，常与茯苓 50 g、法半夏 15 g 同用，多取得较好疗效。心血不足，心神被扰，神难守舍，亦不能寐。本方所治之症应与栀子豉汤证"虚烦不得眠"区别。虽都为"虚烦"，但彼为无形热邪扰于心胸，与有形之邪相较，称为"虚"，乃伤寒实热证经汗、吐、下后余热未尽，热扰心神所致，故还有反复颠倒、心中懊侬、脉数有力、舌质红、苔黄等症状；此为虚劳证阴虚内热，亦称为"虚"，故可伴有心烦易怒、怔忡、口苦、头痛头眩、乏力、舌质红，苔少、脉弦细数等症。

五十一、白头翁汤

石某，男，41 岁。

初诊(2013 年 11 月 9 日)：下利白黏液约半年，久治不愈。目前肠鸣、腹痛，下利日行 3 次，为白色黏液，大便溏、黄色，饮食尚可，口渴饮水多，小便黄，脉弦缓，苔灰黄而腻。

白头翁 20 g，黄连 6 g，黄柏 10 g，秦皮 10 g，赤白芍各 10 g，广木香 10 g，砂仁 10 g，延胡索 15 g，炒川楝子 10 g，金刚藤 30 g，忍冬藤 30 g，法半夏 10 g，当归 10 g，川芎 10 g，7 剂。

二诊(2013 年 11 月 16 日)：下利白色黏液减少，肠鸣腹痛减轻，小便黄，大便日 3～4 行，矢气多，饮食尚可，脉弦缓，苔灰黄而腻。

按上方，加泽泻 10 g，7 剂。

三诊(2013 年 11 月 23 日)：大便日行 2 次，基本成形，黏液甚少，肠鸣腹痛不明显，脉弦滑，苔淡黄腻。

按 11 月 16 日方，加石榴皮 10 g，7 剂。

其后仍以 11 月 16 日方加减，断续治疗 2 个月余，症状基本消失。

按:患者下利白色黏液,肠鸣腹痛,大便溏,口渴多饮,尿黄,苔灰黄而腻,为湿热下利,正合"热利下重,欲饮水"之证,故以清热燥湿、凉血止利为法,拟白头翁汤加味。用广木香、砂仁、延胡索、炒川楝子疏肝行气止痛,兼顾行气以除后重;用当归、川芎,活血行气;用忍冬藤、金刚藤,清热解毒。

白头翁汤清热燥湿,凉肝解毒,出自《伤寒论》第371条:"热利下重者,白头翁汤主之。"和第373条:"下利欲饮水者,以有热故也,白头翁汤主之。"四药均是苦寒,寒能胜热,苦能燥湿,相伍为用,其清热解毒、凉血止痢作用更强,为治疗湿热或热毒下利之良方。

梅老认为,本方证是以湿热疫毒下迫大肠为主要病机的病证。《伤寒论》载其为热利下重,欲饮水。就临床看来,可见下利脓血,腹痛,里急后重,肛门灼热,身热口渴,小便短赤,舌质红、苔黄,脉弦数等。此外,凡湿热毒邪下迫、上壅所致带下赤黄臭秽,小便涩痛短频,目中红赤涩痛眵多等症,亦可归于此证范围。本方主要作用为苦寒直清里热、坚阴厚肠、凉肝解毒,多用于治疗细菌性痢疾、阿米巴痢疾、急性肠炎和慢性非特异性结肠炎,均有良好效果。由于本方苦寒,燥湿清热,以治下焦热利、湿热痢,从病机病位属性相同来说,可异病同治,如可治疗泌尿系统感染、盆腔炎、崩漏之属于实热或湿热者。本方具有凉肝解毒作用,而肝开窍于目,故可治疗急性结膜炎、病毒性结膜炎等。产后下利或久利不愈,阴血亏虚而见气短乏力,舌干少津,脉虚细数者,可加甘草益气和中、加阿胶补益阴血,成白头翁加甘草阿胶汤。

五十二、胶艾汤

李某,女,22岁。

初诊(2010年7月9日):月经淋漓不尽2个月余,末次月经于2010年5月19日来潮,至今未尽,经期腰腹不痛,不欲食,精神差,面部痤疮,大小便正常,脉缓,苔薄白。

黄芪30 g,生晒参10 g,焦白术10 g,茯苓30 g,炙甘草10 g,生地黄10 g,

当归 10 g,川芎 10 g,白芍 10 g,阿胶 10 g(另包,烊化),艾叶炭 10 g,旱莲草 30 g,女贞子 10 g,三七粉 10 g(另包,冲服),7 剂。

二诊(2010 年 7 月 16 日):月经淋漓,今日月经有血块,脐周疼痛,腹胀,脉缓,苔薄白。

按上方,加仙鹤草 10 g,贯众炭 10 g,淫羊藿 30 g,仙茅 15 g,7 剂。

三诊(2010 年 7 月 30 日):因发热停药一周,近 5 天来,月经血量减少,精神尚可,纳增,二便调,脉缓弱,苔薄白。

按 7 月 16 日方,加蛇床子 20 g,14 剂。

四诊(2010 年 8 月 27 日):本周月经血量甚少,纳可,睡眠不安,腰腹不痛,脉缓弱,苔薄白。

按 7 月 30 日方,14 剂。

其后仍以上方加减,咽痛加射干、马勃;痤疮明显加玫瑰花、月季花、白鲜皮、地肤子;纳差加鸡内金等,断续服至 2010 年 11 月 26 日复诊,诉末次月经 2010 年 11 月 12 日来潮,约 10 日净,前 5 日量中等,后 5 日量少,偶于经间期有少量血性分泌物,余无不适。

按:患者月经淋漓不尽,苔薄白,当属冲任不固,阴血失守,正属"妇人漏下"之症,拟胶艾汤加减,以调补冲任,和血止血。方中用参、术、苓者,因其症有饮食差,精神差,兼顾气血之密切关系,以及后天之渗灌作用,则取胶艾八珍之法。用药之时,在胶艾八珍之基础上,酌用止血之品,以增疗效。

胶艾汤出自《金匮要略·妇人妊娠病脉证并治》:"妇人有漏下者,有半产后因续下血都不绝者,有妊娠下血者,假令妊娠腹中痛,为胞阻,胶艾汤主之。"方中阿胶养血止血,艾叶温经暖宫,四物(当归、川芎、白芍、熟地黄)养血和血,甘草调药补中,另以清酒煮药,增强温、行之作用,共奏调补冲任、和血止血之功。

梅老运用本方,以冲任虚寒、阴血不固为主要病机,症见月经淋漓,经间期出血,伴腹隐痛,喜温按,经色暗,或夹血块,苔薄白,脉沉细等。此方之运用,可视为一方三法,其一为胶艾汤之常用法;其二为胶艾八珍汤,乃胶艾汤合四君子汤,是调理冲任,兼顾气血,肝脾同法之法;其三为四物汤,是后世治妇人病之最常用方,合理调整地、归、芎、芍之用法用量,可适用于较多病证。若在其基础上合用小柴胡汤,则是柴胡四物汤,其应用范围进一步扩大。

五十三、肾气丸

马某,女,25岁。

初诊(2009年4月5日):月经后期7年余。患者18岁月经初潮,月经推迟一个月至一年方至,经期腰痛,乳胀、量少,5～6天干净,面部及背部痤疮,苔薄白,脉缓。

生地黄10 g,山药10 g,山茱萸10 g,枸杞子10 g,菟丝子10 g,覆盆子10 g,五味子10 g,车前子10 g,黄芪30 g,当归10 g,淫羊藿30 g,仙茅15 g,蛇床子20 g,鸡冠花10 g,绿萼梅10 g,月季花10 g,益母草10 g。7剂。

该患者以上方为基础加减,连续治疗半年余,月经推迟时间缩短,痤疮基本消失。

按:该患者18岁月经方初潮,月经后期,量少,乃先天之肾精、肾气不足,故此人体内有热而致痤疮,故需以补肾益精为主,兼以清热,用肾气丸合五子衍宗丸加减。其证以虚为主,用缓补之药,未用峻补之品,谨防温补太过反生变证。梅老常用“四花”即玫瑰花、鸡冠花、绿萼梅、月季花,治疗痤疮、黄褐斑,疗效理想。《素问·上古天真论》明确提出“女子七岁,肾气盛,齿更发长,二七而天癸至,任脉通,太冲脉盛,月事以时下……”这是以7岁为律,按女性生理特点分期的最早记载,并探讨肾气的盛与衰,天癸的至与竭,冲任的充与少诸方面与月经的密切关系。《素问·金匮真言论》曰:“精者,身之本也。”《素问·奇病论》曰:“胞络者,系于肾。”《傅青主女科》有“经本于肾”“经水出诸肾”之言,均说明肾气、肾精在月经产生过程中起主导作用。若阳气不足或肾精亏虚,冲任损伤,可致月经过多、月经过少、月经先期、月经后期、崩漏、痛经、闭经等多种月经病。

肾气丸出自《金匮要略》,论中用以治疗“脚气上入,少腹不仁”“虚劳腰痛,少腹拘急,小便不利”“短气有微饮”“男子消渴,小便反多,以饮一斗,小便一斗”

“妇人病……烦热不得卧而反倚息者……此名转胞”等。方中重用生地黄大补肾精之亏，山药甘以补脾，山茱萸味酸以补肝。佐制附片以助肾阳之弱，取“少火生气”之意。桂枝意在通阳以助制附片，利水以助茯苓、泽泻。茯苓、泽泻利水而通小便。其配伍补肾阴以生气，助肾阳以化水，渗湿以利水邪，而成扶正祛邪，祛邪安正之方。《金匮要略心典》称之为“补下治下之良剂也”。其组方甚妙，《医宗金鉴·删补名医方论》之论颇为中肯：“此肾气丸纳桂、附于滋阴剂中十倍之一，意不在补火，而在微微生火，即生肾气也。故不曰温肾，而名肾气，斯知肾以气为主，肾得气而土自生也。”后世医家在此基础上，衍化出诸多名方，如《小儿药证直诀》的六味地黄丸；《景岳全书》的左归丸、右归丸、左归饮、右归饮等。

《金匮要略》所载为“丸”，而临证使用常改汤剂。梅老常以此方加减化裁治疗妇人病，其基本方药：生地黄、山茱萸、山药、茯苓、泽泻、牡丹皮、制附片、桂枝、月季花、鸡冠花等。此方稍加变化，便成一方三法。基本方为法一；法二为肾阴虚者去制附片、桂枝，另加二至丸；法三为肾阳虚而不宜桂、附之温燥者去制附片、桂枝，加仙茅、淫羊藿、蛇床子等。对于女子月经来潮较晚，月经后期者，常用五子衍宗丸以补益肾精。（病案选自《梅国强教授治疗月经病经验述要》）

五十四、枳实薤白桂枝汤

谢某，女，54 岁。

初诊（1996 年 4 月 5 日）：心悸 2 个月余。2 个月来心悸反复发作，服心律平（普罗帕酮）片，早搏减少。动则心悸加重，静则减轻，耳闭，双下肢不肿，舌质淡，苔中心厚白，脉细弱，偶见结代。心电图提示：心律不齐，频发室性早搏，不完全性右束支传导阻滞。血脂、血糖正常。

法半夏 10 g，瓜蒌 10 g，薤白 10 g，枳实 15 g，桂枝 10 g，白芍 10 g，当归 10 g，川芎 10 g，阿胶（另包，烊化）10 g，炙甘草 20 g，茯苓 40 g，益母草 30 g，苦参

30 g，生蒲黄 10 g，7 剂。

二诊（1996 年 4 月 12 日）：心悸好转，精神好转，耳闭亦好转，纳可，脉结代，苔厚白。

按原方去生蒲黄，加柴胡 10 g，郁金 10 g，7 剂。

三诊（1996 年 4 月 19 日）：心悸好转，偶发短暂心悸，精神明显好转，耳闭减轻，脉缓，苔中心厚白。

按 4 月 12 日方，7 剂。

按：梅老选用枳实薤白桂枝汤治疗心脏疾病，注重观察舌象，该患者心悸，苔中心厚白，舌质淡。故为痰浊中阻，而热象不显，则以枳实薤白桂枝汤为主；又动则症状加重，脉细弱，偶见结代，是心之气阴不足之征，则酌加阿胶、炙甘草等，益气养阴。若苔厚白，舌质绛则选用小陷胸汤。方中瓜蒌、法半夏豁痰宽胸；薤白、桂枝温通、振奋心阳，且合白芍调营卫，阿胶益阴养血，炙甘草益气使气血生化有源，茯苓、益母草利水，茯苓还可制炙甘草壅中之弊，苦参有抗心律失常作用。再者，"心主血脉""血不利则为水"，故方中用益母草，兼具活血、利水之用。二诊诸症好转，效不更方，加柴胡、郁金，为合四逆散之意，畅达气机。

枳实薤白桂枝汤，出自《金匮要略·胸痹心痛短气病脉证治》："胸痹心中痞，留气结在胸，胸满，胁下逆抢心，枳实薤白桂枝汤主之；人参汤亦主之。"是方宽胸下气，通阳散结。方中枳实、厚朴宽胸下气除满，瓜蒌化痰宽胸，薤白、桂枝通阳散结。该方宽胸下气之力较强，其证较栝蒌薤白白酒汤和栝蒌薤白半夏汤而言，更适用于胸痹心痛之气滞较重者，正如唐容川《金匮要略浅注补正》所言："观仲景此节用药，便知义例严密，不得含糊也……故但解胸痛，则用栝蒌薤白白酒；下节添出不得卧，是添出水饮上冲也，则添用半夏一味以降水饮；再下一节又添出胸痞满，则加枳实以泄胸中之气，胁下之气亦逆抢心，则加厚朴以泄胁下之气。"

梅老运用枳实薤白桂枝汤，多在心系病证中，见胸痛、心悸、气短，兼有胸胁不舒或脘腹胀等气滞表现，苔厚白，舌质不红不绛者，而不局限于胸痹，如本案之用于心悸病证。然其辨证要点为痰浊兼气滞明显，胸膺不舒，每与栝蒌薤白白酒汤、栝蒌薤白半夏汤、小陷胸汤等方剂对比、鉴别使用。

五十五、甘草干姜茯苓白术汤

陈某，女，52 岁。

初诊(2009 年 12 月 9 日)：确认强直性脊柱炎 3 个月。症见腰痛沉重感，右下肢酸软乏力伴冷感，睡眠不安，视物模糊，盗汗，正服用激素治疗，偶尔心慌，尿频，脉沉缓，苔薄白。辅助检查(2009 年 11 月 23 日)：ESR 69 mm/h，HLA-B27 61.34 (0～35) U/mL。

炙甘草 6 g，干姜 10 g，茯苓 30 g，焦白术 10 g，木瓜 10 g，槟榔片 15 g，当归 10 g，川芎 10 g，白芍 10 g，刘寄奴 25 g，徐长卿 25 g，老鹳草 15 g，威灵仙 10 g，全蝎 10 g，蜈蚣 2 条，7 剂。

二诊(2009 年 12 月 16 日)：腰痛减轻，双侧腓肠肌疼痛，脉缓，苔薄白。

按上方，加丹参 30 g，7 剂。

其后以上方加减，服药至 2010 年 1 月 6 日，睡眠好转，盗汗减轻，腰痛缓解，视物模糊缓解，脉缓，苔薄白，舌质绛。改四妙散加味断续用汤剂、丸剂至 2010 年 9 月，症状明显减轻而平衡，复查 HLA-B27 恢复正常。

按：据其腰痛而有沉重感，右下肢酸软乏力伴冷感，脉沉缓，苔薄白，正合“腰以下冷痛，腹重如带五千钱”之症，综合四诊，辨为寒湿侵犯下焦，治以温里散寒除湿，活血通络止痛，拟甘草干姜茯苓白术汤加味。方中用当归、川芎行气活血止痛；白芍通利血脉，缓急止痛；刘寄奴、徐长卿、老鹳草、威灵仙，祛风湿，通络止痛；全蝎、蜈蚣，搜邪通络止痛。至 2010 年 1 月 6 日复诊，症状减轻。因舌质由正常变为绛，则易为清热除湿、活血化瘀、通络止痛之法，是梅老“效亦更方”之旨。疗效明显，症状明显减轻，HLA-B27 恢复正常，实属不易。

甘草干姜茯苓白术汤又名“肾着汤”，出自《金匮要略・五脏风寒积聚病脉证并治》：“肾着之病，其人身体重，腰中冷，如坐水中，形如水状，反不渴，小便自利，饮食如故，病属下焦。身劳汗出，衣裹冷湿，久久得之。腰以下冷痛，腹重如带五千钱，甘姜苓术汤主之。”其病因以外感寒湿者为主，病位主要在腰腿部经络肌肉，病不在肾之中脏，而在肾之外腑。故治以散寒除湿、温通阳气为主。方后“腰中即温”即是寒湿祛除、阳气运行通畅的表现。

梅老运用甘草干姜茯苓白术汤，其辨证要点除腰腿痛、冷痛，腰以下沉重，小便正常等症外，必见苔厚白，舌质淡或正常，方可选用。若舌质绛，则不在此方所治范围，正如案中更方之例。此即告诫后学者，临床辨证时，若症、脉、舌等四诊所得不统一时，有从症、从脉、从舌之取舍，慎勿犯虚虚实实之戒。

荆楚中医药继承与创新出版工程·
荆楚医学流派名家系列（第一辑）

梅国强

经验用方

一、自拟四土汤

组成：土茯苓 30 g，土大黄 20 g，土贝母 10 g，土牛膝 10 g。

功效：清热解毒，利湿泄浊通淋，消肿散结，凉血活血止血。

主治：湿热毒邪所致多种疾病。如皮肤类疾病，湿疹、带状疱疹、神经性皮炎、荨麻疹、进行性色素性苔藓样皮肤病、脂膜炎、银屑病、幼年性皮肌炎、双下肢结节性红斑；肾与膀胱类疾病，慢性肾炎、肾功能衰竭、前列腺炎（衣原体感染）、白浊、劳淋、腺性膀胱炎、睾丸鞘膜积液；其他疾病，腘静脉栓塞、小腿溃疡、丹毒、黏膜扁平苔藓、克罗恩病、外阴疖肿、外阴肿胀、脊髓脱髓鞘病变、血小板减少性紫癜等。

方解："四土汤"由土茯苓、土大黄（羊蹄根，下同）、土贝母、土牛膝组成。初用土茯苓、土牛膝，清热解毒，祛湿消肿。其后经临床探索，逐渐增加土贝母、土大黄，则四味同用，因名"四土汤"。

土茯苓，《中药大辞典》（下称《辞典》）谓其为百合科植物土茯苓的根。性味甘、淡，平，归肝、胃经。功用主治：清热除湿，泄浊解毒，通利关节。主治梅疮，淋浊，泄泻，筋骨挛痛，脚气，痈肿，疮癣，瘿瘤及汞中毒。又《本草拾遗》谓："人取以当谷，不饥。"《图经本草》云："味甘，性凉，无毒。"

土大黄，《辞典》之正名为"羊蹄"，其异名中有"土大黄"。为蓼科植物羊蹄或尼泊尔羊蹄的根，梅老请求我校国医堂购入者为"羊蹄根"，因梅老留存之全部病案，均写作"土大黄"，故仍沿用其旧称，特此申明。其性味苦、寒，归心、肝、大肠经。功用主治：清热通便，止血，解毒杀虫。主治大便秘结，吐血，衄血，肠风便血，痔血，崩漏，疥癣，白秃，痈疮肿毒。又《神农本草经》谓其无毒。《辞典》还收录正名为土大黄者，为蓼科酸模属土大黄的根，与羊蹄同科同属，其性味、功用主治，与羊蹄大同小异，是否有混用情形，不得而知。

土牛膝，《辞典》谓其为苋科植物牛膝的野生种及柳叶牛膝、粗毛牛膝等的根和根茎。性味甘、微苦、微酸，寒，归肝、脾经。功用主治：活血祛瘀，泻火解毒，利尿通淋。主治闭经，跌打损伤，风湿关节痛，痢疾，白喉，咽喉肿痛，疮痈，淋证，水肿。《滇南本草》谓其"亦能打胎"。《卫生简易方》云"孕妇勿服，破血堕胎"。中草药运动中，有用本品作人工流产用之事例，故孕妇忌用。

土贝母，《辞典》谓其为葫芦科植物假贝母的干燥块茎。性味苦，微寒，归心肺经。功用主治：清热化痰，散结拔毒，主治乳痈，瘰疬痰核，肿瘤疮疡肿毒，疣赘，蛇虫咬伤。《百草镜》谓其"无毒"。

其中，土茯苓甘凉无毒，清热除湿功效显著，不唯泄浊解毒，犹且助人排出毒物，如排出汞毒，故梅老引以为君药。土大黄除助其清热解毒外，还助其凉血活血止血，有消肿散结的功效，故为臣药。土贝母、土牛膝，性味苦寒，功效主治已于上述，佐助活血祛瘀、化痰、散结、通淋，故为佐药。全方共奏清热解毒、利湿泄浊通淋、消肿散结、凉血活血止血之功。

辨证要点：本方辨治湿热毒邪为病，其应用范围较广，着重强调其舌象必以舌质红绛，苔白或黄为主。

加减运用：因此方应用范围较广，其加减应用亦变化繁多。须提出的是，根据病机，本方既可单独使用，亦可与他方合用，有较好的兼容性，常用之如二妙四土汤（二妙散＋四土汤）、柴胡四土汤（小柴胡汤＋四土汤）、温胆四土汤（温胆汤＋四土汤）等。

按语：梅老使用本方将近30年，病案多而复杂，所治病种，三十有余，为便于书写，基本按中医传统归类法归类，如病证主要表现在皮肤腠理者，则统称为皮肤类；病证主要在肾与膀胱者，统称为肾与膀胱类等。本方有单用者，则名"四土汤"；本方与某些成方（经方、时方）有较好的兼容性，故与成方复用较多，以便适应复杂病情，或提高疗效。其命名原则是：因成方在先，而本方较晚，故于本方之前，冠以成方名，如小柴胡汤合四土汤，称为柴胡四土汤等。因柴胡桂枝汤等方，为君二臣二之先例，故本方与成方合用，可作君二臣二看待。

典型病例：岳某，男，65岁。2015年11月6日初诊。患带状疱疹10天，初用西药，效果不显。来诊时从右乳头下方向右后至近胸椎处，有大片皮损，多为厚痂，均未脱落，并有少许溃烂，疼痛难忍，昼夜不安，饮食少进，形容憔悴，脉弦数，苔厚白润，舌质绛。有冠心病、左肾肿瘤切除7年、胆囊切除3年、胃病、糖尿病病史。从病史看，显然湿热毒邪先伏，正气不足。病发于2015年10月底，在武汉尚挟湿热之余威，若触冒外邪，易致内外相引而发本病。其发病部位，恰与足阳明、少阳、足厥阴经脉所主部位相符，所以予小柴胡汤。处方：北柴胡10 g，黄芩10 g，法半夏10 g，苍术15 g，黄柏10 g，土茯苓30 g，土大黄20 g，土贝母10 g，土牛膝10 g，忍冬藤30 g，鱼腥草50 g，当归10 g，川芎10 g，全蝎10 g，蜈蚣2条，延胡索15 g，片姜黄10 g，炒川楝子10 g，郁金10 g。服药7剂而二诊：结痂已大部脱落，其少许溃烂已结痂，疼痛大减，可以入睡。唯觉胃痛，肠鸣。脉数，舌象同前，知湿热袭表虽已控制，而湿热中阻又现，处方如下：北柴胡10 g，黄芩10 g，法半夏10 g，黄连10 g，瓜蒌10 g，吴茱萸6 g，乌贼骨15 g，枳实15 g，土茯苓30 g，土大黄20 g，土牛膝10 g，土贝母10 g，当归10 g，川芎10 g，地鳖虫10 g，苏木10 g，鱼腥草30 g，全蝎10 g，蜈蚣2条，延胡索20 g，片姜黄10 g，炒川楝子10 g，九香虫10 g，共服21剂，则二证皆平。此方可称为柴胡四土汤。于拟成“四土汤”前，对本病治法及其思路，基本同此，唯因未用“四土汤”，疗效不尽如人意，而加用之后，则疗效明显。尚有带状疱疹愈后1～2年，而神经痛不愈者，于辨证论治中，合用四土汤，可明显提高止痛效果，乃至痊愈。（根据《自拟“四土汤”临证思辨录》手稿整理）

二、白头翁洗方

组成：白头翁30 g，秦皮15 g，黄柏15 g，苦参30 g，明矾15 g，大黄30 g。

功效：清热燥湿，解毒杀虫。

主治：湿热带下，阴痒。霉菌性、滴虫性、细菌性阴道炎所致之赤、白、黄、青带下。

方解：本方由白头翁汤（古今治疗痢疾之名方，其方义不解自明）去黄连，加苦参、明矾、大黄而成。因黄连药价较贵，用量较大，所以去除。又因大黄外用能燥湿、杀虫、敛疮、止血，故于本方可取代黄连而优于黄连。加苦参能增清热解毒、燥湿杀虫之效,明矾有助敛疮止痒之功。

加减运用:湿热痒甚者,加蛇床子 30 g。每剂药加水半脸盆,煎半小时,得药液半盆略少,待温(以不烫皮肤为度)后,坐浴半小时。每日 2 次,1 周为 1 疗程。

辨证要点:本方以湿热带下为主,因为外用,其辨证不必严格,凡霉菌性、滴虫性、细菌性阴道炎所致之带下皆可用之。

按语:本方去大黄、明矾后,略减苦参、黄柏剂量,亦可作煎剂口服,效果仍佳。然其洗剂优点在于,当病证复杂时,采用坐浴方法十分稳妥。如患者脾胃虚寒而下焦湿热带下,显然不宜内服苦寒之剂,于是对于内服药可辨证论治,重点治疗脾胃虚寒,同时外用此方坐浴,则两全其美。

典型病例:张某,女,38 岁,农民。带下 5 年不愈,初为白带,未曾治疗,渐成黄带,偶兼少许血液,阴痒,方才就医。经某医院妇产科检查,确诊为霉菌兼滴虫性阴道炎,经用灭滴灵(甲硝唑)、制菌霉素阴道栓等治疗,效果不显,而转投中医。自诉带下灰黄色,量多,秽恶,偶兼少许血液。外阴常有细小水疱,破后流水,难以愈合,阴痒难忍,苦不堪言,腰痛,小腹坠胀,形体正常,面色晦暗,目眶微黑,精神不佳,纳少。脉弦缓,苔厚白而润。显系下焦湿热之象,遂用上方,如法使用,1 周而病减大半,2 周而临床治愈。(根据《名医名方录》(第四辑)整理)

三、柴胡蒿芩汤

组成:北柴胡 10 g,黄芩 10 g,法半夏 10 g,青蒿 10 g,竹茹 10 g,枳实 10 g,党参 10 g,碧玉散 10 g,炙甘草 10 g,生姜 10 g,大枣 10 g,陈皮 10 g,茯苓 30 g。

功效:和解表里,分消湿热。

主治:少阳枢机不利兼三焦湿热之手足少阳同病。

方解:此方乃小柴胡汤与蒿芩清胆汤合方。以柴胡、黄芩、青蒿和解表里,配陈皮、法半夏、枳实、竹茹、碧玉散分消湿热之邪,以党参、大枣、生姜、炙甘草健中益胃。本方集攻补、和解、分清、清化于一体，祛邪不伤正，扶正而助达邪，用药温凉相揉，适合各种感染性疾病而见手足少阳证候者。

辨证要点：本证以少阳枢机不利，湿热之邪阻滞三焦为主，辨证要点有三：一为寒热之象，因手足少阳同病，故热型难以划一，如往来寒热、寒热起伏、寒热似疟非疟、午后热盛、热势不扬、寒热一日几度发等，参同全身证候，均在考虑范围之内。二为足少阳症状，如胸胁苦满、胸满胁痛、口苦咽干目眩、不欲饮食、心烦喜呕等，但见一二症即可。三为手少阳三焦湿热症状，如脘痞呕恶、胸痞胁胀；腹胀便溏，或腹泻，或初硬后溏，或软便而排出不爽；小溲短赤；口干而饮水不多，或口中黏腻、或带甜味；苔黄润滑，或苔白，舌质红（或绛）等，亦不必悉具。以上三方面，宜综合分析，但见手足少阳同病之征象者，即令无寒热，概可以此而论。

加减运用：湿热甚者，去党参、大枣、炙甘草，加茯苓、车前草、泽泻；兼湿浊者加藿香、佩兰；少阳邪郁较重者，去大枣、炙甘草，加重北柴胡用量，并加香附、郁金；胸闷胁痛者，去炙甘草、大枣，加牡蛎、橘叶；兼阴伤者，酌加沙参、麦冬；兼太阳表证者，加桂枝、白芍。

按语：此证四时皆有，夏秋为多，江南地处湿热，更为常见。论其病源，有湿盛之体，加之外感，邪传少阳，以致足少阳与三焦同病。有嗜酒之人，湿热先伏，未发时尚不知觉，偶因外邪触犯少阳而成。有暑兼湿热，初似表证，而用辛凉表散法，淹淹数日，病邪既未顺传阳明，亦未逆传心包，而在半表半里之间，为手足分传而成斯证者。入秋忽凉忽热，暑湿未消，若贪凉饮冷太过，触犯外邪，邪入少阳而为手足分传，亦为斯证。

典型病例：何某，男，76 岁。形体消瘦，面色苍白。诉恶寒发热 4 个月余，治疗未曾间断，而病症依然。初似感冒，因疗效不佳而多方求医，一般为微寒微热，一日二三度发，未曾休止，偶有高热（体温可达 40 ℃），一二日即转为低热。左胁下隐痛不休，无明显压痛，默默不欲饮食，神疲乏力，口中黏腻而泛涎沫，晨起口苦，头昏目眩，小便黄赤，大便初硬后溏，排便窘迫，脉弦数，重按无力，苔厚白腻满布，舌尖、心部剥脱无苔，舌质胖嫩，边有齿痕。证属手足少阳同病，而以手少阳为主,法宜分消湿热,兼以和解。处方:青蒿 10 g,黄芩 10 g,法半夏 10 g,陈皮 10 g,茯苓 15 g,竹茹 10 g,枳实 10 g,碧玉散 12 g,北柴胡 10 g,生姜 6 g,泽泻 10 g,鸡内金 10 g,服上方 4 剂,寒热退尽,厚苔亦薄,精神有所好转,唯左胁隐痛未休,纳呆。又年事已高,体虚未复,残存湿邪难以速化,故以轻通灵活之品,化湿而兼益胃,调理月余而愈。(根据《名医名方录》(第四辑)整理)

四、加减鳖附散

组成:制鳖甲 10 g,制香附 10 g,当归 10 g,川芎 10 g,金钱草 30 g,海金沙 15 g 等。

功效:软坚消癥,化瘀止痛,利湿消肿。

主治:肝硬化(腹水)、肝癌等。

方解:制鳖甲软坚散结,制香附疏肝行气止痛;当归活血补血,川芎活血行气止痛;金钱草、海金沙利湿通淋。诸药合用,共奏软坚消癥、化瘀止痛、利湿消肿之功。

辨证要点:此方适用于肝硬化(腹水)、肝癌患者,见腹大如鼓,下肢或全身肿胀,黄疸,面色苍黄或青灰,腹水,尿少等,多可加减用之。

加减运用:湿热证合温胆汤,用法半夏、陈皮、茯苓、枳实等;气滞血瘀证合血府逐瘀汤,用柴胡、枳实、生地黄、赤白芍、土鳖虫、红花等;湿热兼阴伤合猪苓汤,用猪苓、茯苓、泽泻、阿胶、滑石等。肝硬化严重加制三棱、制莪术、半枝莲、白花蛇舌草等;腹水、水肿严重加益母草、茯苓、泽泻等;大便不通加虎杖、枳实、莱菔子等;疼痛剧烈加延胡索、炒川楝子、郁金、片姜黄等;黄疸明显加茵陈、田基黄、垂盆草等;病久加白英、龙葵、石上柏等;肝癌加壁虎、山慈菇、八月扎等。

按语:加减鳖附散用于治疗肝硬化(腹水)、肝癌等,似有一病一方之嫌,但据患者病证之不同,多有变化,仍在辨证论治范围内。其组方要点在于瘀血、痰湿、气滞等胶结日久,甚至化热成毒等变化,临床运用中,常获得较好疗效。

典型病例:陈某,男,47 岁。2012 年 9 月 15 日初诊:肝硬化,脾大,腹水病史三年。目前腹胀，两胁疼痛，下肢凹陷性浮肿，面色黧黑，神疲乏力，手颤抖，纳可，大便一二日一行，脉弦，苔薄白。制鳖甲 10 g，制香附 10 g，当归 10 g，川芎 10 g，金钱草 30 g，海金沙 15 g，生蒲黄 10 g，五灵脂 10 g，柴胡 10 g，郁金 10 g，枳实 10 g，白芍 10 g，壁虎 10 g，白英 10 g，龙葵 10 g，山慈菇 10 g，服药一周，腹胀胁痛减轻，下肢浮肿减轻，精神好转，面色好转，大便干结，舌脉同前，原方加虎杖 20 g 续服，其后以原方随症加减，前后共服药三个月余，症状大减，生活质量明显改善。

五、加减清骨散

组成：银柴胡 10 g，南北沙参各 10 g，地骨皮 10 g，胡黄连 10 g，海蛤粉 10 g，飞青黛 10 g，丹参 30 g，牡丹皮 10 g，赤芍 10 g，法半夏 10 g，陈皮 10 g。

功效：清热燥湿解毒，凉血养阴敛疮。

主治：口疮。口腔溃疡，反复发作，缠绵难愈，局部疼痛，舌质红或绛，苔黄或白(略)厚。

方解：方中银柴胡甘，微寒，善退虚热而无苦泄之弊。《本草正义》言其为“退热而不苦泄，理阴而不升腾，固虚热之良药”；胡黄连入血分而清虚热；地骨皮降伏火，凉血退蒸，从阴分以清伏热于里；南北沙参清热养阴益胃。又加海蛤粉、飞青黛清热解毒，收涩敛疮；法半夏、陈皮理气健脾，燥湿化痰；丹参、牡丹皮、赤芍凉营宁络。

辨证要点：口疮之所以反复发作，缠绵难愈，原因大致有四。一为饮食不节，嗜食辛辣肥甘，生痰化湿蕴热，郁热外发则为溃疡，痰湿内蕴则缠绵难愈。二为素体阴虚，劳伤过度，亏耗真阴，虚火上炎，熏灼口唇，发为溃疡；实火易清，虚火难疗，故缠绵难愈。三为年高体弱，劳倦内伤，脾虚气陷，阴火上乘，上熏于口，则发为溃疡；气血亏耗，疮疡难敛。四为口疮日久，瘀血内停，脉络不通，腐肉难去，新肉难生。正如《医宗金鉴》所云，口糜“由阳旺阴虚，膀胱湿水泛溢脾经，湿与热瘀，郁久则化为热，热气熏蒸胃口，以致满口糜烂，甚于口疮”。饮食不节,劳倦内伤,思虑劳神,脾胃虚损,转运不力,痰湿内生,化热成瘀而致者多也。

加减运用:痛甚加金刚藤、忍冬藤、白英、败酱草;大便溏加广木香、砂仁,可改胡黄连为黄连;胃痛反酸加黄连、吴茱萸、乌贼骨;心烦加炒栀子、淡豆豉;失眠加枣仁、茯苓。

按语:实火、虚火皆能上炎于口唇,发为溃疡,然实火者既有实火证,必有实火之因。因痰湿而致者,其苔多厚腻,因宿食而致者,多纳谷不馨,因气滞而致者,其胸腹多胀闷,治疗当各随其所得而治之。然口腔溃疡急性发作期,因湿热、痰瘀、毒邪互结所致者亦不少见,可酌情加用二妙散、四土汤、白英、败酱草、半枝莲、白花蛇舌草等以利湿解毒。口疮日久,瘀血内停,脉络不通,腐肉不去,新肉难生,加忍冬藤、金刚藤等以清热通络。年高体弱,劳倦内伤,脾虚气陷,阴火上乘,上熏于口则发为溃疡;气血亏耗,疮疡难敛。治疗可在基本方的基础上加黄芪生脉饮、理中汤、肉桂等以滋阴清火,化痰活血,扶正敛疮。临床所见口腔溃疡,典型病例较少,而不典型者恒多,故有主证虽同,而病机难以丝丝入扣者。此时用方,但求病机大体相合,无寒热虚实之径庭,便可据证用方。如患者仅见口腔溃疡,舌质淡,苔白,余证不显,加减清骨散亦在使用之列,即突出主证,参以病机。辨证使用加减清骨散,能明显缩短溃疡持续的时间,缓解疼痛等不适症状,延长发作周期。病情稳定后,改为丸散剂,持续服用两个月左右,同时要求患者养成良好的饮食、生活习惯,调畅情志,以减少复发。

典型病例:患者,女,54 岁。口腔溃疡反复发作 10 年,近发作 2 天。初诊:上、下唇均出现溃疡,创面色红、凹陷,疼痛较剧烈,头昏,目胀不适,纳可,二便正常,舌质淡,苔白略厚,脉缓。其创面色红、凹陷,疼痛较剧烈,为火热之象自不待言,然其头昏、目胀则为下焦虚火攻冲清窍所致。查其苔厚白,然纳食可,其痰湿不在脏,乃循经搏于口唇也;湿性缠绵,故迁延难愈。其病机为虚火上炎、痰瘀阻结、脉络不通所致,治以滋阴清火、化痰活血。处方:银柴胡 10 g,南北沙参各 10 g,地骨皮 10 g,胡黄连 10 g,海蛤粉 10 g,飞青黛 10 g,法半夏 10 g,茯苓 30 g,牡丹皮 10 g,炒栀子 10 g,忍冬藤 30 g,浙贝母 10 g,桔梗 10 g,胆南星 10 g。7 剂，日 1 剂，水煎，分 3 次餐后温服。二诊：口腔溃疡将愈，疼痛减轻，头部紧绷感好转，急躁，心烦仍有。其急躁，为肝肾阴虚、肝阳偏亢、疏泄太过所致；虚火上炎，母病及子，则发为心烦。处方：守上方，加丹参 30 g，旱莲草 30 g。三诊：口腔溃疡新发一处，疼痛，齿根满口痛，咽喉不适，太阳穴处胀痛。舌质绛，苔薄白，脉缓。苔转薄，痰湿稍去；其舌质绛、病情反复，为虚火内灼、痰瘀内结、脉络不通所致。治以滋阴清火，化痰活血，清热通络。处方：银柴胡 10 g，南北沙参各 10 g，胡黄连 10 g，海蛤粉 10 g，飞青黛 10 g，法半夏 10 g，化橘红 10 g，茯苓 30 g，丹参 30 g，牡丹皮 10 g，赤芍 10 g，金刚藤 30 g，忍冬藤 30 g。10 剂。四诊：口腔溃疡已愈，牙龈肿痛消失，双侧太阳穴胀痛，心烦，舌质淡，苔薄白，脉缓。诸证悉除，唯心烦、双侧太阳穴胀痛，故加炒栀子以清血分郁热；加延胡索、郁金以活血止痛、行气解郁。改做丸剂，续服月余，随访半年未发。（根据《梅国强治口疮（复发性口腔溃疡）经验浅析》等整理）

六、化痰活血通络方

组成：法半夏 10 g，瓜蒌 10 g，黄连 10 g，枳实 15 g，石菖蒲 10 g，远志 10 g，郁金 15 g，当归 10 g，川芎 10 g，土鳖虫 10 g，红花 10 g，全蝎 10 g，蜈蚣 2 条。

功效：清热化痰，活血通络。

主治：痰热瘀血阻络之胸痹。临床多表现为胸痛、胸闷、心悸、气短等症，苔白（或黄）厚（或略厚），舌质红绛。

方解：方中法半夏辛，温，主入脾、胃经，兼入肺经，为燥湿化痰之要药。瓜蒌味甘、微苦，性寒，长于清化热痰，宽胸散结，为治胸痹要药。黄连味苦、性寒，清热燥湿，泻火解毒。三药合为《伤寒论》小陷胸汤，有清热化痰之功；枳实性寒凉，功效破气消积，化痰除痞，其化痰有推墙倒壁之势。以上四味，则成《温病条辨》小陷胸加枳实汤，枳实加强其行气化痰作用。其中三味直接化痰，黄连燥湿亦能收化痰之效。三味性寒，一味性温。如此则温者不显其燥，共奏清化痰热之效。石菖蒲、远志、郁金，均归心经，功能通心窍，化痰浊，宽胸膺。配活血化瘀之当归、川芎、土鳖虫与红花使用,因冠心病胸痛每有血瘀,此四药功善活血止痛,均为治胸痹之要药。全蝎与蜈蚣乃虫类药,功善通络止痛,对于冠心病病久入络之疼痛明显者,尤为多用,有通络与止痛的双重功效。如此配伍,共收化痰活血、通络止痛之效。

辨证要点:胸痹之临床表现,如胸痛、胸闷、心悸、气短等与其他病证的临床表现多有相似之处,梅老指出其主要辨证要点在舌象,务以湿(痰)热证之舌象为要点,即苔白(或黄)厚(或略厚),舌质红绛。

加减运用:胸痛明显者加蒲黄、五灵脂、延胡索、炒川楝子、片姜黄;心悸较重者加苦参、野菊花、忍冬藤;血脂高者加生山楂、决明子;血糖高者加荔枝核、天花粉;伴头痛者加蔓荆子;眩晕者加天麻、钩藤、地龙、茺蔚子。

按语:本方用于痰热结胸之胸痹,大多可获得良好疗效。在当下衣暖食饱、膏粱厚味、宝车代步之时代,社会压力大,生活节奏快,胸痹证型分布中,痰热证逐渐转为主要证型,故此方之运用范围也逐渐增大。其所治心系疾病众多,包含西医学中的冠心病、扩张型心肌病、肺心病、心律失常、慢性心力衰竭等多种疾病。

典型病例:陈某,男,52 岁。胸背痛 1 年。冠状动脉 CT 提示:冠状动脉粥样硬化,左侧冠状动脉前降支、回旋支及右侧冠状动脉狭窄 60%~70%。症见胸痛、胸闷、气短,活动后加重,精神尚可,饮食、睡眠及大小便正常,脉弦涩,苔厚白,舌质绛。患者多条冠状动脉大部分堵塞,西医建议支架治疗,因经济上不能承受,考虑采取中医治疗。四诊合参,本例病机当属痰热气血阻滞胸背,致血脉不通使然。治以清化痰热,活血通络止痛,拟化痰活血通络方加减。处方如下:法半夏 10 g,瓜蒌 10 g,黄连 10 g,枳实 20 g,石菖蒲 10 g,远志 10 g,郁金 10 g,白芥子 10 g,当归 10 g,川芎 10 g,土鳖虫 10 g,红花 10 g,水蛭 6 g,地龙 10 g,延胡索 15 g,片姜黄 10 g,全蝎 10 g,蜈蚣 2 条。服用上方 7 剂后胸背痛缓解,余症均减轻。(根据《化痰活血通络方治疗冠心病心绞痛 80 例》等整理)

七、疏肝和胃汤

组成：柴胡 10 g，炒枳实 10 g，白芍 10 g，郁金 10 g，广木香 10 g，砂仁 10 g，焦白术 15 g，黄连 6 g，吴茱萸 6 g，炙甘草 6 g 等。

功效：疏肝和胃。

主治：肝胃不和证。临床表现多为脘腹痞胀，嗳气，恶心，反酸，胃脘灼热感等。苔红或淡红，苔黄或黄腻。

方解：方中柴胡配炒枳实，一升一降，能升清降浊，恢复人体气机的升降出入，配白芍可疏肝、平肝、养肝；郁金疏肝解郁，理气止痛；砂仁理气调中；焦白术配炙甘草可健脾和胃；黄连配吴茱萸，一寒一温，平调寒热，恢复脾胃之升降功能；炙甘草和中缓急，与白芍合用，一甘一酸，酸甘化阴，益阴养血，缓急止痛，全方可疏肝理气，健脾和胃，甚合肝胃不和证的病机。

辨证要点：对此证型主要抓住以下三个方面。其一，患者常见脘腹痞胀、嗳气、恶心等症状，其肝气犯胃、脾胃升降失常之机显然。因此而拟定了疏肝和胃汤进行治疗，方中柴胡升散以疏肝，枳实苦寒以降气，复加广木香以加强柴胡理气之功，加砂仁以助枳实行气之力；四者配伍，各司升降之职，使肝气畅达，胃气和降，气机升降正常。其二，对于兼见反酸、烧心、胸骨后痛等表现者，其热象显然。然据临床观察，患者多无此类症状。于诊察之时，当细审其舌脉。梅老通过长期临床观察发现，此类患者临床多见苔红或淡红，苔黄或黄腻（程度不一）之象，并认为此类征象亦为热象。因本病多肝郁为患，阳气内郁，便为其热邪之源。故方中常少佐黄连以清热。其三，肝气横逆，脾土常易受损，故复加焦白术、炙甘草等健脾以恢复脾的运化功能。因此，疏肝和胃汤组方主要体现了调肝胃，协调纳运、恢复升降之特点。

加减运用：胃痛加九香虫、甘松等；反酸加乌贼骨、煅瓦楞子等；胁痛加延胡索、炒川楝子、片姜黄等；心烦加炒栀子、淡豆豉等；恶心呕吐加法半夏、生姜、苏叶等；嗳气加旋覆花、代赭石等；右肋缘下痛加金钱草、海金沙等。

按语:疏肝和胃汤具有恢复“胃纳脾运”的功能,然“胃主纳主降,脾主运主升”,胃纳以降为前提,脾运以升清为条件,二者“纳运协调”,取决于“气机升降”是否正常。疏肝和胃汤中有柴胡、广木香,与枳实、砂仁、厚朴皆苦、辛之品,前贤治胃,以苦为降,以辛为升,故以上配伍,充分体现了“升降相因”之特点,可恢复“脾主升清,所以运津液上达;胃主降浊,所以运糟粕下行”(张锡纯《医学衷中参西录》)之功能。而现代医学认为,胃动力功能是由各个水平平滑肌协调动作完成的,并且胃运动受多种神经递质及胃肠道激素的影响,它们发挥着或“促进”或“抑制”功能,二者相反相成,才能使胃运动功能正常。这种相反相成的“促进”“抑制”作用与本方的“升降相因”之功效实有异曲同工之妙。

典型病例:周某,女,67岁。因反复腹泻10余年,加重1周来诊。诉既往有慢性结肠炎病史13年。10余年来,腹泻反复发作,近1周症状加重,症见腹泻,每日3～10次,大便带黏液,伴腹痛、尿痛。脉缓,苔白略厚,舌质紫暗。梅老辨为木郁乘土,湿热瘀阻,以疏肝和胃汤加减,处方:柴胡10 g,郁金10 g,枳实20 g,白芍20 g,炙甘草6 g,葛根10 g,黄连10 g,黄芩10 g,当归10 g,川芎10 g,广木香10 g,砂仁10 g,肉豆蔻10 g,水煎服,每日1剂。服上方14剂后大便每日行1次,基本成形。

八、加减麻杏甘石汤

组成:麻黄10 g,杏仁10 g,射干10 g,马勃10 g,浙贝母20 g,桔梗10 g,紫菀10 g,款冬花10 g,百部10 g,前胡10 g,白英20 g,败酱草20 g。

功效:宣降肺气,化痰止咳。

主治:肺失宣降之咳嗽咳痰。咳嗽、咳痰,咽痒,胸闷,痰白或黄,苔白,脉缓等。

方解:方取麻杏甘石汤方义,麻黄、杏仁宣降肺气,以复其升降,不用质重之石膏,而改清轻之白英、败酱草等。射干、马勃化痰利咽,浙贝母、桔梗、紫菀、款冬花、百部、前胡,取止嗽散义,化痰止咳。诸药同用,共奏宣降肺气、化痰止咳之功。

辨证要点：此方多用于无明显寒热症状，肺失宣降之咳嗽、咳痰，或外感愈后遗留的咳嗽、咳痰等症，可伴见胸闷，痰白或黄，苔薄白或厚白，舌质不淡不红绛，多为正常。其要点在于病主要在肺，以肺失宣降为主，则以此方恢复其宣发肃降，并化痰止咳，此方对常见咳嗽多可取得较满意疗效。

加减运用：肺热较重，见痰黄、苔黄者，加蒲公英、紫花地丁，酌用石膏、黄芩等；便秘者，加虎杖、桑白皮等；胸闷明显者，加石菖蒲、瓜蒌等；便溏者，加广木香、黄连、砂仁、肉豆蔻等。若痰热壅肺见舌质红绛，苔厚白或厚黄，则合用小陷胸汤，成麻杏陷胸汤，以清化痰热。

按语：加减麻杏甘石汤，为一方多法之例。常用之法是以白英、败酱草、蒲公英、黄芩等代石膏，独取其性寒，合麻黄清宣肺热，而避其质重沉降。若痰热征象明显，则合小陷胸汤，成麻杏陷胸汤，清肺化痰止咳。若肺胃同病、肺心同病，且属痰热，则麻杏陷胸汤合左金丸、金铃子散，或合失笑散、活血化瘀通络之品等，多应手取效。

典型病例：陈某，男，50 岁。咳嗽咳痰两个月余，患者两个月前发热、咳嗽、流清涕等，经治体温恢复正常，而仍有咳嗽、痰白而少，咽痒，流清涕，大便每日 2 次，纳可，盗汗，苔厚白，脉缓。此为外感虽愈，而肺气宣肃未复，故以宣肺化痰止咳为法，拟加减麻杏甘石汤。处方：麻黄 10 g，杏仁 10 g，射干 10 g，马勃 10 g，苍耳子 10 g，辛夷 10 g，浙贝母 20 g，桔梗 10 g，百部 10 g，前胡 10 g，紫菀 10 g，款冬花 10 g，白英 20 g，败酱草 20 g，黄连 10 g，广木香 10 g，前后共服药 2 周，咳嗽、咽痒、流清涕等症状基本消失，大便每日 1 次，盗汗减轻。

荆楚中医药继承与创新出版工程·

荆楚医学流派名家系列（第一辑）

梅国强

常用药对

一、麻黄、杏仁

【古籍选录】

麻黄：

《本经疏证》："麻黄气味轻清，能彻上彻下，彻内彻外，故在里则使精血津液流通，在表则使骨节肌肉毛窍不闭，在上则咳逆头痛皆除，在下则癥坚积聚悉破也。"

《本草正》："此以轻扬之味，而兼辛温之性，故善达肌表，走经络，大能表散风邪，祛除寒毒……凡足三阳表实之证，必宜用之。"

杏仁：

《本经疏证》："杏核仁……取其杏有脉络，仁则主降气……杏仁所主咳逆、上气、贲豚，是下气之物皆能治者也。"

《本草便读》："功专降气，气降则痰消嗽止。能润大肠，故大肠气闭者可用之。"

【功效主治】

麻黄，辛，微苦，温，归肺、膀胱经。主要功效为发汗解表、宣肺平喘止咳、利水消肿、散寒通滞。用于治疗外感风寒表证，咳喘证，水肿，小便不利，风寒痹痛等。

杏仁，苦，微温，有小毒，归肺、大肠经。主要功效为止咳平喘、润肠通便。用于治疗咳嗽气喘、肠燥便秘等。

【用法用量】

煎服，麻黄 10 g，杏仁 10 g。小儿酌减，入丸散、膏剂适量。

【梅老经验】

梅老临床运用麻黄、杏仁药对，常见于化裁麻杏甘石汤。麻黄，辛，微苦，温，发汗解表，宣肺平喘，利水消肿。杏仁，苦，微温，祛痰，止咳平喘，润肠。麻黄与杏仁，一宣一降，止咳平喘，复其肺气之宣发肃降，主要用于咳喘病证。其变化应用繁多，若与小陷胸汤同用，则成麻杏陷胸汤，用于痰热咳喘；与生姜、细辛、五味子等同用，则为射干麻黄汤，用于寒饮咳喘；与石膏或白英、败酱草等同用，则为麻杏甘石汤，用于肺热咳喘；单加一味甘草，则为三拗汤。众多医家认为麻黄的发汗力量峻猛，然梅老在实践中总结出，麻黄之发汗作用强弱，在于其配伍。麻黄与桂枝配伍，则辛温发汗力强；麻黄与杏仁配伍，则以宣降肺气为主；麻黄与石膏配伍，则以清宣肺热为主，临床使用时，多以白英、败酱草、蒲公英等轻清之品代替质重之石膏。临床多用生麻黄，对小儿或年老体弱者，酌情使用蜜麻黄或麻黄绒等。

二、浙贝母、桔梗

【古籍选录】

浙贝母：

《本草纲目拾遗》："解毒利痰，开宣肺气。凡肺家夹风火有痰者宜此。"

《本经逢原》："同青黛治人面恶疮，同连翘治项上结核。皆取其开郁散结，化痰解毒之功也。"

桔梗：

《珍珠囊药性赋》："其用有四：止咽痛，兼除鼻塞；利膈气，仍治肺痈；一为诸药之舟楫；一为肺部之引经。"

《本草蒙筌》："开胸膈除上气壅，清头目散表寒邪，驱胁下刺疼，通鼻中窒塞，咽喉肿痛急觅……逐肺热住咳下痰，治肺痈排脓养血。仍消恚怒，尤却怔忡。"

【功效主治】

浙贝母，苦，寒，归肺、心经。主要功效为清热化痰，散结消痈。用于治疗风热、痰热咳嗽，瘰疬，瘿瘤，乳痈，疮毒，肺痈等。

桔梗，苦、辛，平，归肺经。主要功效为宣肺，祛痰，利咽，排脓。用于治疗咳嗽痰多，胸闷不畅；咽喉肿痛，失音；肺痈吐脓；癃闭，便秘。

【用法用量】

煎服，浙贝母 20～25 g，桔梗 10 g。小儿酌减，入丸散、膏剂适量。

【梅老经验】

梅老临床运用浙贝母、桔梗药对，作为止咳化痰的常用药对，多用于咳嗽、咳痰等肺系疾病早期或症状不重时。浙贝母，苦，寒，清热散结，化痰止咳。桔梗，苦，平，宣肺，利咽，祛痰，排脓。桔梗开提肺气、祛痰止咳，为肺经气分药；浙贝母长于清热宣肺化痰，二药配伍，化痰止咳，宣降肺气，开泄宣散之力较强，常用于他病而兼咳嗽、咳痰者，常可明显改善症状。如患者咳嗽症状改善较明显，考虑加强止咳效果，则在浙贝母、桔梗药对的基础上，加用百部、前胡、白前、紫菀、款冬花等；若有肺热征象，则加入白英、败酱草等，兼清肺热，以增疗效。

三、荆芥、防风

【古籍选录】

荆芥：

《神农本草经》："主寒热，鼠瘘，瘰疬生疮，破结聚气，下瘀血，除湿痹。"

《药性论》："治恶风贼风，口面歪邪，遍身顽痹，心虚忘事，益力添糟。主辟邪毒气，除劳，治丁肿。"

《滇南本草》："上清头目诸风，止头痛，明目，解肺、肝、咽喉热痛，消肿，除诸毒，发散疮痈。治便血，止女子暴崩，消风热，通肺气鼻窍塞闭。"

防风：

《神农本草经》："主大风，头眩痛，恶风，风邪，目盲无所见，风行周身，骨节疼痹，烦满。"

《名医别录》："主治胁痛胁风，头面去来，四肢挛急，字乳金疮内痉。"

《药类法象》："治风通用。泻肺实，散头目中滞气，除上焦风邪。"

【功效主治】

荆芥，辛，微温，归肺、肝经。其主要功效为祛风解表，透疹消疮，炒炭止血。

用于治疗外感表证，麻疹不透，风疹瘙痒，疮疡初起兼有表证，吐衄下血等。

防风，辛、甘，微温，归膀胱、肝、脾经。其主要功效为祛风解表，胜湿止痛，止痉。用于治疗外感表证，风疹瘙痒，风湿痹痛，破伤风证，脾虚泄泻等。

【用法用量】

煎服，荆芥 10 g，防风 10 g。小儿酌减，入丸散、膏剂适量。

【梅老经验】

梅老运用荆芥、防风药对，取其祛风、解毒之用。荆芥、防风属"风药"范畴，具有"风升生"之特性。此类药物的主要特点为味薄、质轻，或气、味俱薄，或气厚味薄，主上升发散，犹如春气之生发，风性之轻扬，故有升散外达之效。其中，荆芥辛而微温，药性和缓，善解表发汗透疹，较防风发汗力强；防风辛而不烈，甘缓不峻，微温不燥，善走十二经脉，为"风药之卒徒""风药中之润剂"，较荆芥祛风除湿止痛力强。梅老常用此药对治疗外感风寒表证，其发汗之力虽不及麻黄、桂枝，但优在药性和缓，无燥烈伤阴之弊，小儿、妇女、老年人等体虚、阴伤之人较为常用。此外，梅老也常用此药对治疗各种皮肤病，如湿疹、荨麻疹、银屑病等。此类病证往往伴随瘙痒症状，"痒属于风"，无论是外感风邪还是血虚生风，都可用此药对以祛风胜湿、透邪止痒，使郁于肌腠之邪从表而走，从外而散。由于荆芥、防风属植物类药，较虫类药不易发生过敏反应，因此，对于过敏体质之人或对蝎、蜈蚣一类过敏的皮肤病患者，此药对可作为备选，亦较为常用。

四、白英、败酱草

【古籍选录】

白英：

《证类本草》："主寒热，八疸，消渴，补中，益气。久服轻身，延年。"

《本草纲目》："甘、寒、无毒。主治风疹、丹毒、瘴疟。"

败酱草：

《本草纲目》："败酱，善排脓破血，故仲景治痈及古方妇人科皆用之。"

《本草正义》:"此草有陈腐气,故以败酱得名。能清热泄结,利水消肿,破瘀排脓。"

【功效主治】

白英,微苦、寒,归肝、胃经。其主要功效为清热解毒、利湿退黄、祛风除湿,用于治疗癌肿、黄疸型肝炎、腹水、风湿性关节炎等。

败酱草,辛、苦,凉,归肝、胃、大肠经。主要功效为清热解毒,消痈排脓,祛瘀止痛。用于治疗热毒疮痈如肠痈、肺痈、皮肤疮痈等,瘀滞腹痛,湿热带下,赤白痢疾,黄疸及目赤肿痛等。

【用法用量】

煎服,白英 20 g,败酱草 20 g。小儿酌减,入丸散、膏剂适量。

【梅老经验】

梅老临床运用白英、败酱草药对,多用于清热解毒。其一,如治疗肺系疾病之肺热证候或肺寒伏热之证,症见痰少,痰液黏稠,不易咳出,或痰虽稀而咳出困难,常在清宣肺热方中加入白英、败酱草等,以增疗效。或常以白英、败酱草等代替石膏等性寒质重之品,因其轻清,符合"治上焦如羽,非轻不举"之意。或于温化寒痰之剂中少佐清热解毒之白英、败酱草,以助除肺中伏热,则有向愈之机。其二,对于痰湿(热)病证,变化多端,日久有化热成毒之虞,如痰湿(热)证候之癌毒疾病,或慢性肾脏疾病等,多胶结难解,缠绵难愈,或缓解后反复发作,故对于此类病证,常辅用白英、败酱草等清热解毒之品,多可获意外之效。其他如半枝莲、白花蛇舌草、蒲公英、野菊花、龙葵、石上柏等,视病情而定,均在选用之列。

五、制三棱、制莪术

【古籍选录】

莪术:

《日华子本草》:"治一切气,开胃消食,通月经,消瘀血,止扑损痛,下血及内损恶血等。”

《本草图经》：“治积聚诸气，为最要之药。”

《药性论》：“治女子血气心痛，破痃癖冷气，以酒醋摩服。”

三棱：

《日华子本草》：“治妇人血脉不调，心腹痛，落胎，消恶血，补劳，通月经，治气胀，消扑损瘀血，产后腹痛，血运并宿血不下。”

《开宝本草》：“主老癖癥瘕结块。”

《医学衷中参西录》：“三棱气味俱淡，微有辛意；莪术味微苦，气微香，亦微有辛意，性皆微温，为化瘀血之要药……若细核二药之区别，化血之力三棱优于莪术，理气之力莪术优于三棱。”

【功效主治】

莪术，辛、苦，温，归肝、脾经。其主要功效为破血行气，消积止痛，用于治疗血瘀气滞之癥瘕积聚、经闭及心腹瘀痛；食积脘腹胀痛；跌打损伤、瘀肿疼痛等。

三棱，辛、苦，平，归肝、脾经。其功效主治与莪术基本相同。

【用法用量】

煎服，制三棱 10 g，制莪术 10 g。小儿酌减，入丸散、膏剂适量。

【梅老经验】

梅老临床运用制三棱、制莪术，多用在癥瘕积聚，或结节、包块、纤维化等病证中，而此类结节、包块病证，多是现代医学的检测手段所提示的，如 CT、B 超等，梅老称为“望诊之延伸”。此类疾病，如癌症肿块、妇科包块、乳腺结节、甲状腺结节、肝硬化、肺纤维化、扩张型心肌病、肥厚型心肌病等，多为日久病深，有气滞、痰阻、血瘀等病理因素，或交相为患，导致器质之改变或有形包块之产生。制三棱、制莪术均可破血行气，活血消癥，制三棱长于破血，制莪术长于破气，合用活血化瘀，攻坚消积效果良好。对于结节、包块之消除有良好作用，同时可使功能部分恢复，较好改善症状。运用之时，多根据病情，与半枝莲、白花蛇舌草、制鳖甲、制香附等配合使用。

六、制鳖甲、制香附

【古籍选录】

鳖甲：

《神农本草经》："鳖甲，味咸，平，无毒。主心腹癥瘕，坚积，寒热，去痞，息肉，阴蚀，痔，恶肉。"

《本草经疏》："甲能益阴除热而消散，故为治疟之要药，亦是退劳热在骨及阴虚往来寒热之上品。"

香附：

《本草正义》："香附，辛味甚烈，香气颇浓，皆以气用事，故专治气结为病。"

《本草纲目》："利三焦，解六郁，消饮食积聚，痰饮痞满，胕肿腹胀，脚气，止心腹肢体头目齿耳诸痛……妇人崩漏带下，月候不调，胎前产后百病。"

《本草求真》："专属开郁散气，与木香行气，貌同实异，木香气味苦劣，故通气甚捷，此则苦而不甚，故解郁居多，且性和于木香，故可加减出入，以为行气通剂。"

【功效主治】

鳖甲，咸，微寒，归肝、肾经。其主要功效为滋阴潜阳，退虚热，软坚散结。用于治疗阴虚发热，阴虚阳亢，阴虚风动；癥瘕积聚，经闭，疟母等。

香附，辛、微苦、微甘，平，归肝、脾经。其主要功效为疏肝理气，调经止痛。用于治疗肝郁气滞诸证，月经不调，经闭痛经，寒疝腹痛，乳房胀痛等。

【用法用量】

煎服，制鳖甲 10 g，制香附 10 g。小儿酌减，入丸散、膏剂适量。

【梅老经验】

梅老临床运用制鳖甲、制香附药对，多用于癥瘕积聚，或结节、包块、纤维化等病证中，尤常见于加减鳖附散，用以治疗肝硬化（腹水）、肝癌等病证。制鳖甲咸、微寒，入肝、肾经，能滋肝肾之阴而潜肝阳，味咸软坚散结；制香附为"气中之血药”，疏肝行气止痛，二药同入肝经，合用软坚消癥，化瘀止痛。临床依据患者病情，视其气滞、血瘀、痰湿、化热成毒、湿热伤阴等病机病证变化，在制鳖甲、制香附药对的基础上，随证选用四逆散、桃红四物汤、温胆汤、四土汤、猪苓汤等，或随症加减运用延胡索、炒川楝子，生蒲黄、五灵脂，法半夏、陈皮、茯苓，八月扎、壁虎，阿胶、滑石等，常获得较好疗效。

七、飞青黛、海蛤粉

【古籍选录】

青黛：

《开宝本草》："主解诸药毒，小儿诸热，惊痫发热，天行头痛寒热，煎水研服之。亦摩敷热疮、恶肿、金疮、下血、蛇犬等毒。"

《本经逢原》："泻肝胆，散郁火，治温毒发斑及产后热痢下重。"

海蛤：

《本草纲目》："主治咳逆上气，喘息，烦满，胸痛寒热。""清热利湿，化痰饮，消积聚，除血痢，妇人血结胸。"

《药性论》："治水气浮肿，下小便，治嗽逆上气，项下瘤瘿。"

【功效主治】

青黛，咸，寒，归肝经。其主要功效为清热解毒，凉血消斑，清肝泻火。用于治疗温毒发斑，咽痛、疮痈，血热出血，咳嗽咯血，小儿肝热生风，惊痫抽搐，小儿急热惊风等。

海蛤，咸，寒，归肺、胃经。其主要功效为清热化痰，软坚散结，利尿消肿，制酸止痛。用于治疗痰热咳喘，痰核，瘿瘤，瘰疬，水肿胀满，胃痛泛酸；外用可治烫火伤、湿疹等。

【用法用量】

煎服，飞青黛 10 g，海蛤粉 10 g。飞青黛多布包煎服，小儿酌减，入丸散、膏剂适量。

【梅老经验】

梅老将飞青黛、海蛤粉，多用在复发性口疮的治疗中。飞青黛与海蛤粉合为“黛蛤散”，清肝泻肺，降逆除烦，本系治肝火犯肺诸证之良方。梅老以之配合清骨散加减，用于治疗复发性口疮。其中飞青黛清热解毒，凉血；海蛤粉清热，利水，化痰，软坚。二药配伍可清热解毒，收涩敛疮。口疮之反复发作，缠绵难愈，原因大致有四：一为饮食不节，嗜食辛辣肥甘，生痰化湿蕴热，郁热外发则为溃疡，痰湿内蕴则缠绵难愈。二为素体阴虚，劳伤过度，亏耗真阴，虚火上炎，熏灼口唇，发为溃疡；实火易清，虚火难疗，故缠绵难愈。三为年高体弱，或劳倦内伤，脾虚气陷，阴火上乘，上熏于口，则发为溃疡；气血亏耗，疮疡难敛。四为口疮日久，瘀血内停，脉络不通，腐肉难去，新肉难生。饮食不节，劳倦内伤，思虑劳神，脾胃虚损，转运不力，痰湿内生，化热成瘀而致者多也。《太平圣惠方》中有青黛散，主治口舌生疮，其主药为青黛。故用飞青黛、海蛤粉，取其清热解毒凉血、化痰敛疮之功。但临床运用中，有极少患者因胃肠敏感性及耐受性不同，服用此方后可能出现大便溏，次数增加明显等，一般考虑为飞青黛之寒性所致，则减少飞青黛用量，或停用飞青黛。

八、射干、马勃

【古籍选录】

射干：

《滇南本草》：“治咽喉肿痛，咽闭喉风，乳蛾，痄腮红肿，牙根肿烂。疗咽喉热毒，攻散疮痈一切热毒等症。”

《神农本草经疏》：“古方治喉痹咽痛为要药。”

《本草纲目》：“主治咳逆上气，喉痹咽痛，不得消息，散结气，腹中邪逆。”

马勃：

《本草纲目》：“清肺，散血，解热毒……马勃轻虚，上焦肺经药也。故能清肺热咳嗽，喉痹，衄血，失音诸病。”

《名医别录》："主治恶疮，马疥。"

【功效主治】

射干，苦，寒，归肺经。其主要功效为清热解毒，利咽祛痰。用于治疗咽喉肿痛，痰盛咳喘等。

马勃，辛，平，归肺经。其主要功效为清热解毒，利咽，止血。用于治疗咽喉肿痛，音哑，咳嗽，出血证等；外用止血。

【用法用量】

煎服，射干 10 g，马勃 10 g。小儿酌减，入丸散、膏剂适量。

【梅老经验】

梅老运用射干、马勃药对，多取之化痰利咽作用。射干苦，寒，清热解毒，消痰，利咽。马勃辛，平，清肺利咽，解毒。马勃质轻宣散，善清宣利咽；射干苦寒，除有清热解毒功效外，尚能消痰散结，二药配伍，可加强清宣解毒、化痰利咽之效，治疗喉痹咽痛，咽痒嗽痰，咳嗽失音等，效果明显。临证多在辨证选方的基础上配合运用，如与桂枝汤、麻杏甘石汤、小青龙汤、射干麻黄汤、麻杏陷胸汤、柴胡陷胸汤等方剂同用。

九、生蒲黄、滑石

【古籍选录】

生蒲黄：

《本草纲目》："气味甘平，无毒，主心腹膀胱寒热，利小便，止血，消瘀血。久服轻身，益气力。"

《本草汇言》："至于治血之方，血之上者可清，血之下者可利，血之滞者可行，血之行者可止。反生用则性凉，行血而兼消；炒用则味涩，调血而兼止也。"

《本草便读》："蒲黄破血凉瘀，生用可行熟可止，味甘性冷。损伤能散肿能消，入心肝以达脾，通经脉而治痛。"

滑石：

《本草纲目》:“气味甘,无毒。主治身热,泄澼,女子乳难,癃闭,利小便,荡胃中积聚寒热。”

《证治准绳》:“滑石利窍,不独小便也。上能利毛膝之窍,下能利精溺之窍。盖甘淡之味,先入于胃,渗走经络,游溢精气,上输于肺,下通膀胱。肺主皮毛,为水之上源。膀胱司津液,气化则能出。故滑石上能发表,下利水道,为荡热燥湿之剂。”

【功效主治】

生蒲黄,甘,平,归肝、心包经。其主要功效为止血,化瘀,通淋。用于治疗吐血,衄血,咯血,崩漏,外伤出血等出血诸证;瘀血痛证及血淋涩痛等。

滑石,甘、淡,寒,归膀胱、肺、胃经。其主要功效为利尿通淋,清热解暑,祛湿敛疮。用于治疗热淋,石淋,尿热涩痛,暑湿烦渴,湿热水泻;外治湿疹,湿疮,痱子。

【用法用量】

煎服,生蒲黄 10 g,滑石 10 g。外用适量。小儿酌减,入丸散、膏剂适量。

【梅老经验】

梅老常用之生蒲黄、滑石药对,出自《金匮要略》。用于治疗湿热之小便不利,小腹胀痛,尿道涩痛等症。尤在泾《金匮要略心典》曰:“香蒲去湿热,利小便,合滑石为清利小便之正法也。”生蒲黄与滑石配伍,化瘀利窍泻热。生蒲黄偏行于血分,善治瘀滞诸证;滑石偏行于气分,开窍通淋,清热利水除湿。两药合用,气血同治,降而不升,共收化瘀利窍泻热之功。梅老常用滑石、生蒲黄配伍海金沙、金钱草等治疗膀胱湿热所致的尿频、尿急、尿痛、小腹疼痛诸症。梅老认为,滑石甘、淡、寒,质重而滑利,甘淡渗湿,寒能清热,滑能通利,重则沉降,故能泄膀胱之热结而通利小便,为治热淋、石淋要药。朱震亨《本草衍义补遗》谓之为“偏主石淋,为要药”。因其寒滑通利,又可清热解暑,治暑热烦渴及湿温身热,小便不利等。外用可治皮肤湿疹、湿疮、痱子等。生蒲黄甘缓不峻,性平无寒热之偏,长于活血化瘀,炒用收敛止血,止血与行血并行,涩血与散瘀兼备,为“血分行止之药”。两药相配,生蒲黄止血散瘀,利小便;滑石清热利湿,通利水道。二药配伍，清下焦湿热，止血而不留瘀，具有泻热通淋、止血消瘀之功。视病情轻重，亦常配伍海金沙、金钱草、益母草等。

十、旱莲草、女贞子

【古籍选录】

旱莲草：

《本草纲目》："乌髭发，益肾阴。"

《本草正义》："入肾补阴而生长毛发，又能入血，为凉血止血之品。"

女贞子：

《本草纲目》："强阴，健腰膝，变白发，明目。"

《本草备要》："益肝肾，安五脏，强腰膝，明耳目，乌须发，补风虚，除百病。"

【功效主治】

旱莲草，甘、酸，寒，归肝、肾经。其主要功效为滋补肝肾，凉血止血。用于治疗肝肾阴虚所致头晕目眩，须发早白，腰膝酸软，遗精耳鸣；阴虚血热所致的各种出血证。

女贞子，甘、苦，凉，归肝、肾经。其主要功效为滋补肝肾，明目。用于治疗肝肾阴虚证，阴虚内热证；视力减退，目暗不明等。

【用法用量】

煎服，旱莲草 30 g，女贞子 10 g。小儿酌减，入丸散、膏剂适量。

【梅老经验】

旱莲草、女贞子药对出自《医方集解》之二至丸，梅老常用之治疗绝经期前后诸症。梅老认为女子"七七而天癸竭"，乃自然现象，不可看作病态。此时有许多女子不出现症状，或有症状而甚轻，可不药而愈。多数女子正值天癸由盛转衰之时，原有之阴阳平衡正在发生变化，而新的阴阳平衡尚未完全建立，而机体不能适应这种变化，故产生诸多症状。"天癸"固属先天之禀赋，然则与冲任二脉关系密切。任脉起于胞宫，主胞胎之事，《素问·平热病论》曰："月事不来者，胞脉闭也。胞脉者，属心而络于胞中。”胞脉主冲任之血。冲脉亦起于胞宫，《灵枢·逆顺肥瘦》曰：“夫冲脉者，五脏六腑之海也，五脏六腑皆禀焉。”《素问·痿论》曰：“冲脉者，经脉之海也，主渗灌溪谷。”可见本证之发生，未必便是肝肾虚损证候，而属冲任之阴血不调者，亦常见之，故宜调理阴血。旱莲草长于凉血养血、益肾养肝，二药合用，增强补肝肾、清虚热、凉血功效。此二药滋而不腻，药力平和，是补肝肾之阴、凉血止血的常用药对，为调理冲任之法，常用于治疗女性乍热乍汗、失眠多梦、更年期综合征等之肝肾阴虚、冲任失调之证。

十一、麦冬、法半夏

【古籍选录】

麦冬：

《神农本草经》：“主心腹结气，伤中伤饱，胃络脉绝，羸瘦短气，久服轻身，不老不饥。”

《本草汇言》：“清心润肺之药也。主心气不足，惊悸怔忡，健忘恍惚，精神失守；或肺热肺燥，咳声连发，肺痿叶焦，短气虚喘，火伏肺中，咯血咳血；或虚劳客热，津液干少；或脾胃燥润，虚秘便难，此皆心肺肾脾元虚火郁之证也。”

法半夏：

《名医别录》：“消心腹胸中膈痰热满结，咳嗽上气，心下急痛坚痞，时气呕逆，消痈肿，胎堕。”

《药性论》：“消痰涎，开胃健脾，止呕吐，去胸中痰满，下肺气，主咳结。新生者摩涂痈肿不消，能除瘤瘿。”

【功效主治】

麦冬，甘、微苦，微寒，归肺、胃、心经。其主要功效为养阴润肺，益胃生津，清心除烦。用于治疗肺燥咳嗽，阴虚劳嗽；胃阴亏虚证；心烦失眠；肠燥便秘等。

法半夏，辛，温，归肺、脾、胃经。其主要功效为燥湿化痰，降逆止呕，消痞散结；外用消肿止痛。用于治疗湿痰、寒痰证；恶心呕吐，呃逆嗳气；心下痞，结胸，梅核气;瘿瘤痰核,痈疽及毒蛇咬伤等。

【用法用量】

煎服,法半夏 10 g,麦冬 10 g。小儿酌减,入丸散、膏剂适量。

【梅老经验】

梅老常用麦冬、法半夏药对治疗肺胃阴虚之证。法半夏、麦冬药对出自《伤寒论》竹叶石膏汤、《金匮要略》麦门冬汤,其中法半夏燥湿化痰和胃,麦冬滋阴润肺养胃。二药配伍,润燥相合。养阴生津而不滋腻,燥湿化痰、和胃降逆而不伤津,共奏清肺益胃、化痰降逆之功。根据阴伤之程度,可酌加石斛、沙参等,石斛甘,微寒,长于益胃生津,清热;沙参甘、微苦,微寒,长于润肺养阴生津,可加强滋养肺胃之阴的功效。其中须说明,湿热与阴伤并存者,养阴与祛湿法当兼顾,即梅老所谓"滋燥兼行",但要辨其主次。若以湿热为主时,则在清热利湿、燥湿方中,少用沙参、麦冬等甘寒养阴之品,谨防伤阴更甚。若以阴伤为主,则以甘寒、咸寒、酸苦养阴方中,少佐燥湿之品,以求滋燥兼顾。其他情况,以临床所见并反复琢磨为要,视阴伤及湿热之轻重而调整方药。此虽数言,却难以把握其尺度,正如叶天士《温热论》所言:"且吾吴湿邪害人最广。如面色白者,须要顾其阳气,湿胜则阳微也。法应清凉,然到十分之六七,即不可过于寒凉,恐成功反弃。何以故耶?湿热一去,阳亦衰微也。面色苍者,须要顾其津液,清凉到十分之六七,往往热减身寒者,不可就云虚寒而投补剂,恐炉烟虽熄,灰中有火也。须细察精详,方少少与之,慎不可直率而往也。"其间之辨证思维及辩证法之把握,须在临床过程中反复琢磨,恐犯虚虚实实之戒。

十二、忍冬藤、金刚藤

【古籍选录】

忍冬藤:

《名医别录》:"味甘,温,无毒。主治寒热、身肿。"

《本草纲目》:"忍冬,茎叶及花功用皆同。昔人称其治风除胀,解痢逐尸为要药,而后世不复知用。后世称其消肿散毒治疮为要药。而昔人并未言及。乃知古今之理,万变不同,未可一辙论也。”

金刚藤:

《本草纲目》:“菝葜(根),甘、酸、平、温、无毒。小便滑数,沙石淋疾,消渴不止,下痢赤白,风毒脚弱。”

【功效主治】

忍冬藤,甘,寒,归肺、胃经。其主要功效为清热解毒,疏散风热。用于治疗疮痈疔肿,外感风热,温病初起,热毒血痢。

金刚藤(菝葜),甘、微苦、涩,平,归肝、肾经。其主要功效为祛风湿、利小便、消肿毒。用于治疗小便淋浊、带下量多、风湿痹痛、跌打损伤、疔疮痈肿等症。

【用法用量】

煎服,忍冬藤 30 g,金刚藤 30 g。小儿酌减,入丸散、膏剂适量。

【梅老经验】

梅老运用忍冬藤、金刚藤药对用意有二:一则取其通利关节、通络止痛之功;二则取其清热解毒之效。忍冬藤属藤类药物范畴。“凡藤蔓之属,藤枝攀绕,性能多变,皆可通经入络。”此类药物善通利关节,疏通经络。金刚藤兼具活血解毒之功,此药对常用于治疗热毒壅盛证或湿(痰)热之邪,久蕴成毒证。如热毒循经上炎之口舌生疮、咽喉肿痛者,用之清热泻火、解毒通络,特别是复发性口腔溃疡者,有“久病入络”之嫌,更应注重通络之法;风湿热痹之关节疼痛者,用之清热利湿、通络止痛,选用藤类药物是为和缓之法,以遵守“宿邪宜缓攻”之旨,且藤类药物具有引诸药直达病所之效;痰热壅肺之久咳、久喘者,用之清热解毒、清肃肺络,既可兼顾痰邪阻于肺络所致之胸痛,又可防热邪伤络导致咯血。此外,在治疗各类妇科炎症,如盆腔炎、附件炎、阴道炎等时,梅老认为湿热下注是其核心病机,由于湿邪重浊黏腻,缠绵难愈,有久蕴成毒之势,且湿邪阻络,易致局部经络气血运行不畅,而出现腹痛等症,用之既可清热解毒利湿,又能通络止痛,双管齐下。另外,忍冬藤与金银花功效相似,更有通络之功效,而忍冬藤价格较金银花更低廉,可优先选用。

十三、金樱子、芡实

【古籍选录】

金樱子:

《蜀本草》:"治脾泄下利,止小便利,涩精气。"

《本草备要》:"固精秘气,治梦泄遗精,泄痢便数。"

《本草求真》:"生者酸涩,熟者甘涩,用当用其将熟之际,得微酸甘涩之妙,取其涩可止脱,甘可补中,酸可收阴,故能善理梦遗崩带遗尿。"

芡实:

《神农本草经》:"主湿痹腰脊膝痛,补中,除暴疾,益精气,强志,令耳目聪明。"

《本草纲目》:"止渴益肾,治小便不禁,遗精,白浊,带下。"

《本草求真》:"味甘补脾,故能利湿,而使泄泻腹痛可治……味涩固肾,故能闭气,而使遗带小便不禁皆愈。"

【功效主治】

金樱子,酸、涩,平,归肾、膀胱、大肠经。其主要功效为固精,缩尿,止带,止泻。用于治疗遗精滑精,遗尿尿频,崩漏带下;久泻,久痢等。

芡实,甘、涩,平,归脾、肾经。其主要功效为补脾肾,固精,止泻,止带,除湿。用于治疗遗精滑精,脾虚久泻,白浊,带下等。

【用法用量】

煎服,金樱子 10 g,芡实 10 g。小儿酌减,入丸散、膏剂适量。

【梅老经验】

梅老常运用金樱子、芡实药对治疗尿频遗尿、早泄、遗精、滑精等病证,取其补益脾肾、固精缩尿之功。此药对见于《洪氏集验方》中"水陆二仙丹",因金樱子长于山上,芡实生于水中,故曰"水陆"。其中金樱子酸、涩,善收涩固精、涩肠止泻；芡实甘、涩，既可补益脾肾，又能固精止带。二药配伍，相须为用，补涩兼施，标本同治，协同增效。梅老常运用此药对治疗妇人带下，男子遗精、早泄等。需注意的是，该药对重在收涩，治疗单纯脾肾两虚之带脉失约、精关不固者时，可与补气健脾、温阳补肾之品同用，以增效果；但若是治疗湿热下注所致者，切不可单独使用，须配伍其他清热祛湿利浊之品，如四妙丸、四土汤等，以免有闭门留寇之弊。

十四、石菖蒲、远志

【古籍选录】

石菖蒲：

《神农本草经》："主风寒湿痹，咳逆上气，开心孔，补五脏，通九窍，明耳目，出音声。"

《本草从新》："辛苦而温，芳香而散……去湿除风，逐痰消积，开胃宽中，疗噤口毒痢。"

远志：

《神农本草经》："治咳逆，伤中，补不足，除邪气，利九窍，益智慧，耳目聪明，不忘，强志，倍力。"

《名医别录》："定心气，止惊悸，益精，去心下膈气、皮肤中热、面目黄。"

【功效主治】

石菖蒲，辛、苦，温，归心、胃经。其主要功效为开窍醒神，化湿和胃，宁心安神。用于治疗窍闭神昏，湿阻中焦，失眠，健忘等。

远志，辛、苦，温，归肺、心、肾经。其主要功效为安神益智，祛痰开窍，消散痈肿。用于治疗惊悸、失眠、健忘；癫痫惊狂；痰多咳嗽；痈疽肿毒，乳房肿痛等。

【用法用量】

煎服，石菖蒲 10 g，远志 10 g。小儿酌减，入丸散、膏剂适量。

【梅老经验】

梅老常用之石菖蒲、远志药对，出自《千金要方》之“孔圣枕中丹”，主要用于治疗心、脑疾病。临床用于痰浊蒙蔽心窍之中风，痰阻心脉之胸痹心痛病，痰浊阻肺之咳喘病，痰气郁结之癫狂惊痫等。梅老常用此药对治疗心血管疾病，痰浊壅盛之心悸、怔忡、胸痛。其中，远志味辛通利，豁痰利窍，使心气开通，而宁心安神，通肾气，交通心肾，安神定志，益智强识，用于心神不安、惊悸、失眠、健忘等，如《药品化义》所言：“远志，味辛重大雄，入心开窍，宣散之药。凡痰涎沃心，壅塞心窍，致心气实热，为昏愦神呆、语言謇涩，为睡卧不宁，为恍惚惊怖，为健忘，为梦魇，为小儿客忤，暂以此豁痰利窍，使心气开通，则神魂自宁也。”石菖蒲辛、苦而温，芳香而散，豁痰开窍。两药均有祛痰开窍之功，石菖蒲偏于辛开宣散痰湿，远志偏于苦降上逆痰滞。两药合用，气血和畅，痰浊消散，故安神定志，除痰开窍效彰。

十五、杜仲、续断

【古籍选录】

杜仲：

《神农本草经》：“主腰脊痛，补中，益精气，坚筋骨，强志，除阴下痒湿，小便余沥。”

《日华子本草》：“治肾劳，腰脊挛。入药炙用。”

《本草汇言》：“凡下焦之虚，非杜仲不补；下焦之湿，非杜仲不利；足胫之酸，非杜仲不去；腰膝之疼，非杜仲不除。然色紫而燥，质绵而韧，气温而补，补肝益肾，诚为要剂。”

续断：

《本草纲目》：“主治伤寒，补不足，金创，痈疡，折跌，续筋骨，妇人乳难。”

《滇南本草》：“补肝，强筋骨，走经络，止经中(筋骨)酸痛，安胎，治妇人白带，生新血，破瘀血，落死胎，止咳嗽咳血，治赤白便浊。”

《本草汇言》:"续断,补续血脉之药也。大抵所断之血脉非此不续;所伤之筋骨非此不养;所滞之关节非此不利;所损之胎孕非此不安。久服常服,能益气力,有补伤生血之效,补而不滞,行而不泄,故女科、外科取用恒多也。"

【功效主治】

杜仲,甘,温,归肝、肾经。其主要功效为补肝肾,强筋骨,安胎。用于治疗肝肾不足、筋骨不健之证,肝肾亏虚,胎动不安,胎漏下血,或滑胎等。

续断,辛、苦,微温,归肝、肾经。其主要功效为补肝肾,强筋骨,活血通络,续筋疗伤,安胎。用于治疗肝肾不足,筋骨不健;跌打损伤,瘀肿疼痛,筋伤骨折,习惯性关节脱位;胎动不安,胎漏下血,或滑胎。

【用法用量】

煎服,杜仲 20 g,续断 10 g。小儿酌减,入丸散、膏剂适量。

【梅老经验】

梅老临证用杜仲、续断药对,主要治疗各类腰痛,尤治肾虚腰痛,无论是妇人妊娠腰痛还是痹证腰痛,均可用之。杜仲、续断见于《严氏济生方》之"杜仲丸",主治"妊娠三月,胎动不安";《校注妇人良方》亦用其治妊娠腰背痛。其中杜仲甘、温,入肝、肾经,功效补肝肾、强筋骨、止痛,为治肾虚腰痛之要药,其温补肝肾之功,实在腰肾。《本草纲目》谓杜仲"主治腰膝痛",《本草汇言》谓"腰膝之疼,非杜仲不除",《本草新编》称杜仲"治腰痛不能屈伸者神效"。此外,肝肾足则胎自固,故又有安胎之功。续断甘温以助阳,辛以散瘀,有补益肝肾、强筋健骨、通利血脉及止血之功,对肾虚血滞之腰痛尤为适宜。《本草经疏》誉续断为"理腰肾之要药"。对于妇人崩漏、胎动不安、胎漏下血,既能补肝肾,又可通行血脉兼以止血,故可止崩漏、安胎元。二药配伍,补肝肾、强筋骨,通血脉、调冲任,止崩漏、安胎元,补而不滞,能行能止,临床常相须为用,疗效倍增。

十六、浮小麦、麻黄根

【古籍选录】

浮小麦:

《本草蒙筌》："敛虚汗。"

《本草纲目》："益气除热，止自汗盗汗，骨蒸虚热，妇人劳热。"

《本经逢原》："浮麦……能敛盗汗，取其散皮腠之热也。"

麻黄根：

《本草纲目》："麻黄发汗之气，驶不能御，而根节止汗，效如影响。"

《本草正义》："其根则深入土中……则轻扬走表之性犹在，所以能从表分而收其散越，敛其轻浮，以还归于里。是固根荄收束之本性，则不特不能发汗，而并能使外发之汗敛而不出，此则麻黄根所以有止汗之功力，投之辄效者也。"

【功效主治】

浮小麦，甘，凉，归心经。其主要功效为固表止汗，益气，除热。用于治疗自汗、盗汗。

麻黄根，甘、涩，平，归心、肺经。其主要功效为固表止汗。用于治疗自汗、盗汗。本品与牡蛎研末，扑身，可治虚汗证。

【用法用量】

煎服，浮小麦 30～50 g，麻黄根 10 g。小儿酌减，入丸散、膏剂适量。

【梅老经验】

梅老常用浮小麦、麻黄根及糯稻根药对治疗各种汗证，如气虚肌表不固，腠理疏松之多汗、自汗；阴虚有热或阳热迫津外泄之盗汗等。其中浮小麦甘、凉止汗，归心经，益气清热，能散皮腠之热；麻黄根甘、平，止汗，归肺经，可固表止汗；糯稻根甘、平，质轻，固表止汗，兼益胃生津。浮小麦与麻黄根合用，相互促进，益气养心、清热凉气、敛汗固表之力强。浮小麦与糯稻根合用，益气生津、退虚热、固表止汗力佳。以上三药均善固表止汗，可行于肌表，调节卫分，顾护腠理。临证运用时需注意明辨证型之虚实，若因气虚、阴虚所致之自汗、多汗、盗汗等，应酌情配伍益气健脾、养阴生津之品；若因实热、湿热所致汗出，切不可单独使用，应配伍清热泻火、清热利湿之品，以祛邪为主，以免有闭门留寇之弊。对于实邪偏重者，非此药对所适宜治疗之证。

十七、黄连、苏叶

【古籍选录】

黄连：

《神农本草经》："主热气目痛，眦伤泣出，明目，肠澼腹痛下利，妇人阴中肿痛。"

《珍珠囊》："其用有六：泻心脏火，一也；去中焦湿热，二也；诸疮必用，三也；去风湿，四也；治赤眼暴发，五也；止中部见血，六也。"

《本草汇言》："黄连，解伤寒疫热，定阳明、少阴赫曦之传邪，退心脾郁热，祛下利赤白后重之恶疾。"

苏叶：

《名医别录》："主下气，除寒中。"

《滇南本草》："入脾、肺二经。发汗，解伤风头疼，消痰，定吼喘。"

《本草纲目》："行气宽中，消痰利肺，和血，温中，止痛，定喘，安胎。"

【功效主治】

黄连，苦，寒，归心、脾、胃、肝、胆、大肠经。其主要功效为清热燥湿，泻火解毒。主治湿热痞满，呕吐吞酸；湿热泻痢；高热神昏，心烦不寐，血热吐衄；目赤，牙痛，消渴，痈肿疔疮；外治湿疹，湿疮，耳道流脓。

苏叶，辛，温，归肺、脾经。其主要功效为解表散寒，行气宽中，理气安胎。主治风寒感冒，咳嗽呕恶；脾胃气滞，妊娠呕吐。

【用法用量】

煎服，黄连 10 g，苏叶 10 g。小儿酌减，入丸散、膏剂适量。

【梅老经验】

梅老所用黄连、苏叶药对，多治疗呕恶之症，取其清热燥湿、降气止呕之功。"连苏饮"出自《温热经纬・薛生白湿热病篇》："湿热证，呕恶不止，昼夜不差，欲死者，肺胃不和，胃热移肺，肺不受邪也。宜用川连三四分，苏叶二三分，两味煎汤，呷下即止。”肺胃不和，最能致呕。盖胃热移肺，肺不受邪，还归于胃，呕恶不止。若以治肝胆之呕治之，误矣。故必用川连以降湿热，苏叶以通肺胃。投之立愈，以肺胃之气，非苏叶不能通也。分数轻者，以轻剂能治上焦之疾故耳。亦见于《温热经纬》之“苏叶黄连汤”。黄连功善清热燥湿，泻火解毒，善清中焦郁火，《本草新编》中谓黄连“止吐利吞酸，解口渴，治火眼，安心，止梦遗，定狂躁，除痞满”，由此不难看出，黄连是治疗肝火呕吐的要药。苏叶辛温，有解表散寒、行气和中、安胎之功，善行脾胃气滞。《本草汇言》称苏叶散寒气，清肺气，宽中气，安胎气，下结气，化痰气，乃治气之神药也。苏叶与黄连同用，有助佐金平木，临证治湿热之呕恶不止，对于肝气偏盛之妊娠恶阻、经行呕吐、放化疗呕吐等疗效显著，具有清热化湿、和胃止呕之功。梅老则常用此药对治疗胸闷不适，胃痛胃胀，恶心呕吐，反酸嗳气等属胃热气滞者。热盛者，加芦根清热止呕；痰阻者，加竹茹清热化痰；胸脘满闷甚者，加陈皮理气调中；呕吐津伤明显者，加沙参、麦冬等滋阴增液。亦常与生姜（汁）、半夏同用，取小半夏汤方义，以增强止呕之功效。

十八、胡黄连、地骨皮

【古籍选录】

胡黄连：

《唐本草》：“主骨蒸劳热，补肝胆，明目，治冷热泻痢，益颜色，厚肠胃。治妇人胎蒸虚惊，三消五痔，大人五心烦热。”

《本草正义》：“凡热痢脱肛，痔漏疮疡，血痢血淋，溲血泻血及梅毒疳疮等证，湿火结聚，非此不能直达病所，而小儿疳积腹膨之实证，亦可用之。”

地骨皮：

《汤液本草》：“主五内邪气，热中消渴，周痹。”

《珍珠囊》：“解骨蒸肌热，消渴，风湿痹，坚筋骨，凉血。”

《本草纲目》：“泻肾火，降肺中伏火，去胞中火，退热，补正气。”

【功效主治】

胡黄连，苦，寒，归肝、胃、大肠经。其主要功效为退虚热，清湿热。用于治疗骨蒸潮热，小儿疳热；湿热泻痢；痔疮肿痛，目赤肿痛等。

地骨皮，甘，寒，归肝、肺、肾经。其主要功效为退虚热，清肺火，凉血。用于治疗阴虚发热、骨蒸盗汗；肺热咳喘；血热出血；内热消渴等。

【用法用量】

煎服，胡黄连 10 g，地骨皮 10 g。小儿酌减，入丸散、膏剂适量。

【梅老经验】

梅老临床运用胡黄连、地骨皮药对，多取其退虚热、清湿热等功用，用在复发性口疮、自汗、手足心热等病症治疗中。胡黄连与地骨皮配伍为用，见于清骨散等，多用于治虚劳阴虚火旺，骨蒸劳热。其中胡黄连苦、寒，燥湿清热，入血分而清虚热，如《本经逢原》曰“胡黄连……大伐脏腑骨髓邪热”；地骨皮甘寒，降伏火，凉血退蒸，从阴分以清伏热于里，如《珍珠囊》曰“解骨蒸肌热，消渴”。两药相须配伍，凉血清热，除骨蒸之力效增。梅老常用此药对治疗虚火内扰、烦热之证。此外，对于虚火内灼、痰湿内蕴等虚实夹杂证候，亦可使用，如梅老治疗复发性口腔溃疡的加减清骨散，可见一斑。

十九、桂枝、白芍

【古籍选录】

桂枝：

《本草纲目》：“主治上气咳逆，结气，喉痹吐吸，利关节。”

《本经疏证》：“其用之道有六：曰和营，曰通阳，曰利水，曰下气，曰行瘀，曰补中。”

白芍：

《神农本草经》：“芍药，味苦，平……治邪气腹痛，除血痹，破坚积，寒热，疝瘕，止痛，利小便，益气。”

《滇南本草》："收肝气逆痛，调养心肝脾经血，舒经降气，止肝气痛。"

【功效主治】

桂枝，辛、甘，温，归心、肺、膀胱经。其主要功效为发汗解表，温通经脉，温助阳气。用于治疗风寒表证，寒凝血滞诸痛证及风湿痹证，阳虚证等。

白芍，苦、酸，微寒，归肝、脾经。其主要功效为养血敛阴，柔肝止痛，平抑肝阳。用于治疗血虚证，月经不调、崩漏、盗汗、自汗；胁肋、脘腹疼痛，四肢拘挛作痛；头晕目眩等。

【用法用量】

煎服，桂枝 10 g，白芍 10～20 g。小儿酌减，入丸散、膏剂适量。

【梅老经验】

梅老运用桂枝、白芍药对，注重调整其用量变化，多用于营卫不和之证、脾络瘀阻腹痛证等。桂枝、白芍药对出自张仲景《伤寒论》之"桂枝汤""桂枝加芍药汤"。梅老在运用此方时，适应范围较广，如太阳中风及其兼证，营卫气血不和证，血脉瘀滞、诸身疼痛、厥阴肝寒、脾胃虚寒等病证。"桂枝汤，外证得之，为解肌和营卫；内证得之，为化气调阴阳也。"其中桂枝"温经通脉，发汗解肌"（《本草备要》），辛、甘通阳，散寒解表，和营解肌；白芍"补血，泻肝，涩，敛阴"，酸苦敛阴，固护阴液，安内以和营。二药一收一散，一寒一温，相制为用，解表而不伤阴，敛阴而不碍邪，表证得解，营卫自和。桂枝温经通络，白芍养血敛阴，两药配伍还有调畅气血、通利血脉、温中健脾、缓急止痛之效。在临证运用时需注意桂枝、白芍的比例关系，若取调和营卫之用时，桂枝、芍药宜等量使用；若汗出较多、津伤明显或取缓急止痛之用时，芍药需加大剂量；若心阳虚损，寒水凌心，取平冲降逆之用时，桂枝宜重用。

二十、桂枝、红花

【古籍选录】

桂枝：

《本草纲目》:“主治上气咳逆,结气,喉痹吐吸,利关节。”

《本经疏证》:“其用之道有六:曰和营,曰通阳,曰利水,曰下气,曰行瘀,曰补中。”

红花:

《本草纲目》:“活血,润燥,止痛,散肿,通经。”

《本草汇言》:“红花,破血、行血、和血、调血之药也。”

《本草衍义补遗》:“红花,破留血,养血。多用则破血,少用则养血。”

【功效主治】

桂枝,辛、甘,温,归心、肺、膀胱经。其主要功效为发汗解表,温通经脉,温助阳气。用于治疗风寒表证,寒凝血滞诸痛证及风湿痹证,阳虚证等。

红花,辛,温,归心、肝经。其主要功效为活血通经,祛瘀止痛。用于治疗血滞经闭、痛经、产后瘀滞腹痛;癥瘕积聚、心腹瘀痛、跌打损伤及疮疡肿痛;热郁血瘀之斑疹色暗等。

【用法用量】

煎服,红花 10 g,桂枝 10 g。小儿酌减,入丸散、膏剂适量。

【梅老经验】

梅老所用桂枝、红花药对出自《类证活人书・卷十九》“桂枝红花汤”,主治“妇人伤寒,发热恶寒,四肢拘急,口燥舌干,经脉凝滞,不得往来”。《东医宝鉴・杂病》言其治“热入血室及结胸”。适用于热入血室与血结胸证。临证时用于营卫不调,热与血结,症见发热、痛经、胸痛等。桂枝、红花常在胸痹治疗中配伍使用。梅老常用此药对治疗营卫不调,热与血结,症见发热、痛经、胸痛等。其中桂枝辛、散温通,入心经,能温通胸阳,通利血脉;红花入血分,能活血化瘀,通经止痛。两药合用,尤善温经通阳,活血化瘀止痛。对于瘀血闭阻心胸所致的胸闷、胸痛,梅老常配伍用于小陷胸汤、柴胡陷胸汤、柴胡温胆汤、血府逐瘀汤等方中,收效甚佳。

二十一、黄芪、红景天

【古籍选录】

黄芪：

《神农本草经》："治痈疽，久败疮，排脓止痛，大风癞疾，五痔，鼠瘘，补虚，小儿百病。"

《本草经集注》："主……妇人子脏风邪气，逐五脏间恶血，补丈夫虚损，五劳羸瘦，止渴，腹痛泄利，益气，利阴气。"

红景天：

《神农本草经》："治大热，火疮，身热烦，邪恶气……花，主女人漏下赤白，轻身，明目。"

《本草经集注》："味苦、酸，平，无毒。主治大热，火疮，身热烦，邪恶气。诸蛊毒，痂疕，寒热风痹，诸不足。"

【功效主治】

黄芪，甘，微温，归脾、肺经。其主要功效为补脾肺气，升阳举陷，益卫固表，利尿消肿，托毒生肌。用于治疗脾气虚证，肺气虚证，气虚自汗证，血虚证，气血两虚证，气血亏虚之疮疡难溃难腐，或溃久难敛；痹证，中风半身不遂，胸痹等。

红景天，甘、苦，平，归肺、心经。其主要功效为健脾益气，清肺止咳，活血化瘀。用于治疗气虚倦怠乏力；肺热咳嗽、咯血；跌打损伤、烧烫伤等。

【用法用量】

煎服，黄芪 30～60 g，红景天 20 g。小儿酌减，入丸散、膏剂适量。

【梅老经验】

梅老常用黄芪、红景天药对治疗各种慢性疾病中兼有气虚征象者，如精神不振、乏力、偏瘫等，可用黄芪 30 g，红景天 20 g。黄芪，甘，微温，归脾、肺经。《神农本草经》曰："主痈疽，久败疮，排脓止痛，大风癞疾，五痔，鼠瘘，补虚，小儿百病。"其能补脾肺之气，气能生血，亦能行血，常用于气虚血瘀、经脉不利诸证；

红景天长于益气活血通脉。两药相伍，增强益气活血、养血通脉之功。对于年老气虚，瘀血阻滞之胸痹心痛，心悸气短，中风后遗症等疗效甚好。人身之虚，万有不齐，不外乎气、血两端。黄芪甘微温，温之以气，所以补形不足也；补之以味，所以益精不足也。小儿稚阳也，稚阳为少阳，少阳生气条达，小儿何病之有？黄芪可补生生之元气，所以概主小儿百病也。黄芪与红景天相配对于年老体弱者尤为适宜，其他慢性疾病患者确有虚证表现的亦可加味使用。人参也是常用补虚之品，但一些痰热湿热的病证，病程较久，兼有虚证表现者并不会随意加用人参，这是从吴又可的《瘟疫论》中得到的启示，吴又可对于人参之运用十分谨慎。梅老用黄芪，多以小量渐加，初用 30 g，如用于中风偏瘫患者等，根据病情好转情况，可渐加至 60 g。研究表明，红景天可以增强人的抗缺氧能力，也能增强人的抗疲劳能力。

二十二、苍耳子、辛夷

【古籍选录】

苍耳子：

《神农本草经》："主风头寒痛，风湿周痹，四肢拘挛痛，恶肉死肌。"

《本草备要》："善发汗，散风湿，上通脑顶，下行足膝，外达皮肤。治头痛，目暗，齿痛，鼻渊，去刺。"

《玉楸药解》："消肿开痹，泄风去湿。治疥疠风瘙瘾疹。"

辛夷：

《神农本草经》："主五脏身体寒热，风头脑痛。"

《名医别录》："温中解肌，利九窍，通鼻塞、涕出，治面肿引齿痛，眩冒、身兀兀如在车船之上者。生须发，去白虫。"

《本草纲目》："鼻渊，鼻鼽，鼻窒，鼻疮及痘后鼻疮。""辛夷之辛温，走气而入肺……能助胃中清阳上行通于天，所以能温中，治头面目鼻九窍之病。"

【功效主治】

苍耳子,辛、苦,温,有毒,归肺经。发散风寒,通鼻窍,祛风湿,止痛。主治风寒表证;鼻渊;风湿痹痛;风疹瘙痒;疥癣麻风。

辛夷,辛、温,归肺、胃经。发散风寒,通鼻窍。主治风寒表证;鼻渊等。

【用法用量】

煎服,苍耳子 10 g,辛夷 10 g。小儿酌减,入丸散、膏剂适量。

【梅老经验】

梅老常用苍耳子、辛夷药对治疗慢性鼻炎、鼻渊等病证。苍耳子与辛夷配伍,见于《严氏济生方》之“苍耳子散”,可发散风寒,宣通鼻窍。苍耳子辛、苦,温,入肺经,善散风寒,通鼻窍而治鼻渊等。其温和疏达,流利关节,宣通脉络,遍及孔窍肌膏,而不偏于燥烈,独能上达颠顶,疏通脑户之风寒,为头风病之要药,而无辛香走窜、升泄过度、耗散正气之虑。辛夷芳香质轻,气味俱薄,虽解表之力较弱,然可入肺经,善散肺经风邪而通鼻窍,入胃经而能引胃中清阳之气上达于脑而止头痛,故为治鼻渊、鼻塞、头痛之要药。二药均味辛性温,皆入肺经,相须为用,并走于上,使散风宣肺而通鼻窍之力增强,为治疗鼻渊的常用配伍。梅老常用两药配伍治疗因感冒所致的鼻塞不通,或者急、慢性鼻炎。如慢性鼻炎久治不愈,常因受寒而复发,若与少阴相关,多用麻黄附子细辛汤为主治疗。方中细辛味辛性温,禀阳升之性。辟除风寒湿邪,而芳香最烈,其气直升,故善开结气,宣泄郁滞,而能上达颠顶,通利耳目。所以在这类鼻炎患者治疗过程中,既能针对病因,又能针对病位来治疗,配伍苍耳子、辛夷、鹅不食草等宣通鼻窍,亦常合用白芷、藁本、蔓荆子加强通窍之功。若流黄涕,舌质红,苔厚黄,则加鱼腥草、白英、败酱草、黄芩、柴胡、黄连等清热。素有哮喘、过敏性鼻炎病史,证属外寒内饮的患者可与小青龙汤加味,配伍此药对治疗,均可取得良好效果。

二十三、制川乌、制草乌、丹参

【古籍选录】

川乌：

《本草纲目》："主治中风恶风，洗洗出汗，除寒湿痹，咳逆上气，破积聚寒热。"

《长沙药解》："乌头，温燥下行，其性疏利迅速，开通关腠，驱逐寒湿之力甚捷，凡历节、脚气、寒疝、冷积、心腹疼痛之类，并有良功。"

《本草正义》："乌头主治温经散寒，虽与附子大略相似，而温中之力较为不如。且专为祛除外风外寒之向导者。"

草乌：

《名医别录》："疗消胸上痰，冷食不下，心腹冷疾，脐间痛，肩胛痛不可俯仰，目中痛不可久视，又堕胎。""主风湿，丈夫肾湿阴囊痒，寒热历节掣引腰痛，不能行步，痈肿脓结。"

《本草纲目》："治头风喉痹，痈肿疔毒……主大风顽痹。"

丹参：

《神农本草经》："主心腹邪气，肠鸣幽幽如走水，寒热积聚，破癥除瘕，止烦满，益气。"

《日华子本草》："养神定志，通利关脉。治冷热劳，骨节疼痛，四肢不遂；排脓止痛，生肌长肉；破宿血，补新生血；安生胎，落死胎；止血崩带下，调妇人经脉不匀，血邪心烦；恶疮疥癣，瘿赘肿毒，丹毒。"

《重庆堂随笔》："丹参，降而行血，血热而滞者宜之，故为调经产后要药。"

【功效主治】

川乌、草乌炮制后合用，处方中简称为"制二乌"，辛、苦，热。有大毒，草乌毒性更强。皆入心、肝、肾、脾经。制川乌和制草乌两者均能祛风湿，散寒止痛。主治风寒湿痹，心腹冷痛、寒疝疼痛，跌打损伤，还可用于麻醉止痛。

丹参，苦，微寒，归心、肝经。其主要功效为活血祛瘀，调经止痛，除烦安神，凉血消痈。主治各种瘀血病证，疮疡痈肿，心烦不眠等。

【用法用量】

煎服，制二乌各 6～10 g，丹参 30 g。制二乌先煎，由小量渐加。小儿酌减，入丸散、膏剂适量。

【梅老经验】

梅老常用制二乌、丹参作为散寒止痛药对。川乌、草乌性味、归经、功效、应用基本相同。川乌辛散温通，散寒止痛之功显著，对凡阴寒内盛之心腹冷痛，寒痹疼痛，跌打损伤痛等多种疼痛均有效。《长沙药解》云："其性疏利迅速，开通关腠，驱逐寒湿之力甚捷，凡历节、脚气、寒疝、冷积、心腹疼痛之类，并有良功。"在止痛效果方面，草乌优于川乌。两者炮制后均可明显降低毒性，而不影响疗效。二者同时使用，止痛作用更强。丹参专入血分，其功在于活血行血，内之达脏腑而化瘀滞，故积聚消而癥瘕破；外之利关节而通脉络，则腰膝健而痹着行。古人主治，无一非宣通运行之效，而其所以能运行者，则必有温和之气方能鼓荡之、振动之。制二乌与丹参合用专能活血化瘀，行痹止痛。梅老认为对于顽固性疼痛，病久入深，痼留体内，有瘀血互结，若见关节麻木疼痛，且恶寒或伴冷痛，制二乌可以温经散寒，配丹参能活血祛瘀止痛，此其一。其二，丹参性微寒，可兼制乌头之燥热之性，避免伤阴之弊。对于此类疼痛病证、痹证，常用芍药甘草汤，酸甘化阴，缓急止痛。芍药古无赤、白之分，而功用自别，白芍则补益肝脾真阴而收摄脾气之散乱、肝气之恣横。赤芍具凉血散瘀止痛之功。临证见疼痛诸证，往往加白芍、炙甘草，一则酸甘化阴以增缓急止痛之功，二则制乌头燥热之性。

二十四、白鲜皮、地肤子

【古籍选录】

白鲜皮：

《药性论》："治一切热毒风、恶风、风疮、疥癣赤烂，眉发脱脆，皮肌急，壮热恶寒；主解热黄、酒黄、急黄、谷黄、劳黄等。"

《本草备要》："气寒善行，味苦性燥……入脾胃，除湿热，兼入膀胱、小肠。行水道，通关节，利九窍，为诸黄、风痹之要药。""兼治风疮疥癣，女子阴中肿痛。湿热乘虚客肾与膀胱所致。"

地肤子：

《本草备要》："甘、苦，气寒。益精强阴，入膀胱，除虚热，利小便而通淋。治癞疝，散恶疮。叶作浴汤，去皮肤风热丹肿，洗眼除雀盲涩痛。"

《本草纲目》："主治膀胱热，利小便。"

《滇南本草》："利膀胱小便积热，洗皮肤之风，疗妇人诸经客热，清利胎热，妇人湿热带下，用之良。"

【功效主治】

白鲜皮，苦，寒，归脾、胃、膀胱经。其主要功效为清热燥湿；祛风止痒；解毒。可用于治疗黄疸、淋证、阴痒阴肿等湿热证；湿疹、湿疮、疮痈等湿毒、热毒证；皮肤瘙痒，湿热痹证等。

地肤子，辛、苦，寒，归肾、膀胱经。其主要功效为清热利湿，祛风止痒，利尿通淋。用于治疗淋证、湿热带下；风疹、湿疹、湿疮、皮肤瘙痒。

【用法用量】

煎服，白鲜皮 10 g，地肤子 10 g。小儿酌减，入丸散、膏剂适量。

【梅老经验】

梅老常用白鲜皮、地肤子药对治疗湿热毒邪兼风，侵袭皮肤所致的各种皮肤病，清热燥湿解毒，祛风止痒。白鲜皮，味苦性寒，为胜燥除热之品，而其根蔓衍，入土深远，故又能宣通肢节经络，内达脏腑骨节，外行肌肉皮肤，上清头目之风热，中泻脾胃之湿热。又能通利机关，宣化痹着，而燥湿清热，外治皮毛、肌肉湿热之毒。诸痛痒疮，服之亦大有捷效。乃合清火解毒、祛风胜湿、宣络利窍、蠲痹杀虫诸功，萃集为一，以成其全体大用。《本草原始》言其能"治一切疥癞、恶风、疥癣、杨梅、诸疮热毒"。因此，白鲜皮清热解毒，除湿止痒，适用于湿热疮痒，或黄水疮、皮肤溃烂、皮肤瘙痒等。地肤子亦为苦寒之品，《名医别录》言其可“去皮肤中热气，散恶疮疝瘕，强阴，久服使人润泽”。其功效为清热止痒，适用于皮肤湿疹瘙痒。两药配伍，相须相使，相得益彰，既能清热除湿，又能祛风止痒，用于湿疹、皮炎类皮肤病瘙痒者，止痒之功更彰显。

二十五、地榆、槐花

【古籍选录】

地榆：

《日华子本草》：“止吐血，鼻洪，月经不止，血崩，产前后诸血疾，赤白痢并水泻。浓煎止肠风。”

《本草纲目》：“地榆，除下焦热，治大小便血证。”

《本草求真》：“其性主收敛，既能清降，又能收涩，则清不虑其过泄，涩亦不虑其或滞，实为解热止血药也。但血热者当用，虚寒者不宜用。久病者宜用，初起者不宜用。”

槐花：

《本草纲目》：“炒香频嚼，治失音及喉痹，又疗吐血衄血，崩中漏下。”

《本经逢原》：“槐花苦凉，阳明、厥阴血分药也。故大小便血及目赤肿痛皆用之。目得血而能视，赤肿乃血热之病也。肠血痔血同柏叶微炒为末，乌梅汤服。肠风脏毒，淘净炒香为末。肠风荆芥汤服，脏毒蘸猪脏日日服之。但性纯阴，阴寒无实火禁用。”

【功效主治】

地榆，苦、酸、涩，微寒，归肝、大肠经。其主要功效为凉血止血，解毒敛疮。用于治疗便血，痔血，血痢，崩漏等血热出血证；还治水火烫伤，湿疹，痈肿疮毒。

槐花，苦，微寒，归肝、大肠经。其主要功效为凉血止血，清肝泻火。用于治疗血热出血证，肝热目赤，头痛眩晕。

【用法用量】

煎服，地榆 10 g，槐花 10 g。地榆炒炭止血。小儿酌减，入丸散、膏剂适量。

【梅老经验】

梅老常以地榆、槐花药对治疗肠风下血之证。地榆凉血，故专主血热而治疮疡，能止汗。又苦寒之性，沉坠直降，故多主下焦血证，如溲血、便血、血淋、肠风、血痔、血痢、崩中带下等皆是。然亦唯血热者宜之，而虚寒之体不能摄血者，切不可妄用。槐花为豆科植物槐的花及花蕾，苦，微寒，归肝、大肠经。为凉血要药，功效为凉血止血，清肝明目，多用于肠风便血、血痢、尿血、血淋、崩漏、吐血、衄血、肝热头痛、目赤肿痛、痈肿疮疡等的治疗中。地榆清热凉血止血，兼收敛止血。槐花清肠凉血止血，兼清肝泻火。二药合用，长于清下焦肠道之热，凉血止血，多用于下焦血热出血。梅老对于妇科血热所致崩中漏下，痔疮出血者多将槐花与地榆同用，肠风下血者炒炭用，但注意脾胃虚寒者须慎用。梅老辨治痔疮，多以"肠风下血"之理论为指导，根据血热、湿热等病机不同，辨证选用凉血、清热祛湿等法，辅以地榆、槐花等，多获佳效。

二十六、大蓟、小蓟、侧柏叶

【古籍选录】

小蓟：

《本草纲目拾遗》："清火、疏风、豁痰，解一切疔疮痈疽肿毒。"

《医学衷中参西录》："鲜小蓟根……性凉濡润，故善入血分，最清血分之热，凡咳血、吐血、衄血、二便下血之因热者，服者莫不立愈。又善治肺病结核，无论何期，用之皆宜，即单用亦可奏效。并治一切疮疡肿疼、花柳毒淋、下血涩疼，盖其性不但能凉血止血，兼能活血解毒，是以有以上种种诸效也。"

大蓟：

《本草经疏》："大蓟根最能凉血，血热解则诸证自愈矣。"

《本草新编》："破血止血甚奇，消肿安崩亦效，去毒亦神。但用于初起之血症大得奇功，而不能治久伤之血症也。盖性过于凉，非胃所喜，可以降火，而不可以培土故耳。”

侧柏叶：

《本草备要》：“苦、涩，微寒。养阴滋肺而燥土，最清血分，为补阴要药。止吐衄崩淋，肠风尿痢，一切血证。去冷风湿痹，历节风痛。涂汤火伤，生肌杀虫，炙罨冻疮，汁：乌髭发。”

《景岳全书》：“善清血凉血，止吐血衄血，痢血尿血，崩中赤白，去湿热湿痹，骨节疼痛。捣烂可敷火丹，散痄腮肿痛热毒及汤火伤，止痛灭瘢。炙捣可署冻疮。烧汁涂发，可润而使黑。”

《医林纂要》：“泄肺逆，泻心火，平肝热，清血分之热”。

【功效主治】

大蓟，甘、苦，凉，归心、肝经。其主要功效为凉血止血，祛瘀消肿，解毒。用于治疗衄血，吐血，尿血，便血，崩漏，外伤出血，痈肿疮毒。小蓟之性味、归经、功效、主治与大蓟相似，小蓟尚能利尿通淋，故善治尿血和血淋。

侧柏叶，苦、涩，寒，归肺、肝、脾经。其主要功效为凉血止血，化痰止咳，生发乌发。用于治疗吐血，衄血，咯血，便血，崩漏下血，肺热咳嗽，血热脱发，须发早白。

【用法用量】

煎服，大小蓟各 10 g，侧柏叶 10 g，止血多炒炭用。小儿酌减，入丸散、膏剂适量。

【梅老经验】

梅老以大小蓟、侧柏叶药对治疗血热所致诸出血病证，且炒炭使用时止血效果更佳。大蓟、小蓟，有茎叶大小之殊，其形色花蕊颇与红花相近，但花色青紫而不红，盖亦红花之类，止血破瘀功用亦甚相近。寿颐按：二蓟主治皆以下行导瘀为主。以大蓟根止吐血鼻衄者，正以下行为顺，而上逆之吐血可止。小蓟根破宿血，生新血，主暴下血血崩。但脾胃虚弱、泄泻少食者禁用。侧柏叶苦、涩，寒，能凉血止血，《金匮要略》曰：“吐血不止者，柏叶汤主之。”柏叶汤由侧柏叶、干姜、艾叶三味药组成，用于治疗虚寒吐血之证，因中气虚寒，血不归经，故用侧柏叶之清降，折其逆上之势而止血，配伍辛热之品能温。

二十七、阿胶、艾叶

【古籍选录】

阿胶：

《神农本草经》："主心腹内崩，劳极洒洒如疟状，腰腹痛，四肢酸疼，女子下血，安胎。"

《汤液本草》："益安气，肺虚极损，咳嗽唾脓血，非阿胶不补。"

《本草纲目》："疗吐血、衄血、血淋、尿血，肠风下痢，女人血痛血枯，经水不调，无子，崩中带下，胎前产后诸疾。"

艾叶：

《药性论》："止崩血，安胎，止腹痛。"

《本草纲目》："服之则走三阴，而逐一切寒湿，转肃杀之气为融和；灸之则透诸经，而治百种病邪，起沉疴之人为康泰，其功亦大矣。"

《本草备要》："苦，辛，生温、熟热。纯阳之性，能回垂绝之元阳。通十二经，走三阴。理气血，逐寒湿，暖子宫，止诸血，温中开郁，调经安胎……治吐衄崩带，腹痛冷痢，霍乱转筋，杀蛇治癣……以之灸火，能透诸经而治百病。血热为病者禁用。"

【功效主治】

阿胶，甘，平，归肺、肝、肾经。其主要功效为滋阴润肺，补血止血。用于治疗血虚诸证、出血证、阴虚证。

艾叶，辛、苦，温，归肝、脾、肾经。其主要功效为温经止血，散寒调经止痛，安胎。用于治疗虚寒性出血证，月经不调、痛经，胎动不安。外用祛湿止痒，可治皮肤湿疹瘙痒。

【用法用量】

煎服,艾叶 10 g,阿胶 10 g。阿胶烊化,或用蛤粉炒成阿胶珠,便于粉碎,也可入汤剂煎煮。艾叶止血多炒炭用。入丸散、膏剂适量。

【梅老经验】

梅老常以阿胶、艾叶之胶艾汤治疗气血不足、冲任虚寒之月经不调,或以阿胶珠合艾叶炭治疗冲任不固之妇人出血病证,如经间期出血、崩漏等。此药对出自《金匮要略》:"师曰:妇人有漏下者,有半产后因续下血都不绝者,有妊娠下血者。假令妊娠腹中痛,为胞阻,胶艾汤主之。"阿胶配伍艾叶治冲任不固,崩漏及妊娠下血,论中妇人三种下血,一为经水淋漓不断的漏下,二为半产后下血不止,三为妊娠胞阻下血。三种下血虽出现于不同的生理时期,但病机皆属于冲任脉虚,阴血不能内守。冲为血海,任主胞胎,冲任虚损,不能制约经血,故淋漓漏下或半产后下血不止,冲任虚而不固,胎失所系,则妊娠下血,腹中疼痛。故可用阿胶补血止血,艾叶温经止血,止血艾叶多炒炭用。二药配伍,艾叶(炭)善温经散寒,止血安胎;阿胶(珠)善补血止血,补血之中以止血,止血之中以补血,相互为用,以治疗血虚或出血诸证,或女子月水过多,或崩漏,共奏温经养血止血之功。阿胶为滋阴补血止血要药,艾叶为行气温经安胎佳品,二药配合,相互为用,一阴一阳,还能止血安胎。

二十八、制乳香、制没药

【古籍选录】

乳香:

《本草纲目》:"消痈疽诸毒,托里护心,活血定痛,伸筋,治妇人难产,折伤。""乳香香窜,能入心经,活血定痛,故为痈疽疮疡、心腹痛要药。"

《本草汇言》:"乳香,活血去风,舒筋止痛之药也……又跌仆斗打,折伤筋骨,又产后气血攻刺,心腹疼痛,恒用此,咸取其香辛走散,散血排脓,通气化滞为专功也。"

没药：

《医学入门》："此药推陈致新，故能破宿血，消肿止痛，为疮家奇药也。"

《本草纲目》："散血消肿，定痛生肌……乳香活血，没药散血，皆能止痛消肿生肌，故二药每每相兼而用。"

【功效主治】

乳香，辛、苦，温，归心、肝、脾经。其主要功效为活血行气止痛，消肿生肌。用于治疗气滞血瘀痛证；跌打损伤，痈肿疮疡。

没药，辛、苦，平，归心、肝、脾经。其主要功效为活血止痛，消肿生肌。用于治疗跌打损伤、瘀滞肿痛、痈疽肿痛、疮疡溃后久不收口及一切瘀滞痛证。

【用法用量】

煎服，制乳香 10 g，制没药 10 g。小儿酌减，入丸散、膏剂适量。

【梅老经验】

梅老常将制乳香、制没药用于治疗瘀滞严重之疼痛痹证、跌打损伤等。《医学衷中参西录》曰："乳香……没药……二药并用，为宣通脏腑、流通经络之要药，故凡心胃、胁腹、肢体、关节诸疼痛皆能治之。又善治女子行经腹疼，产后瘀血作疼，月事不以时下。其通气活血之力，又善治风寒湿痹，周身麻木，四肢不遂及一切疮疡肿疼，或其疮硬不疼。外用为粉以敷疮疡，能解毒消肿，生肌止疼。虽为开通之品，不至耗伤气血，诚良药也。"制乳香、制没药常相须为用。制乳香偏入气分而善调气，止痛力强。能调气活血，定痛。《日华子本草》中说其"止霍乱，心腹痛。煎膏止痛长肉"。《珍珠囊》中说其"定诸经之痛"。《本草纲目》言其"消痈疽诸毒，托里护心，活血定痛，伸筋，治妇人难产，折伤"。《要药分剂》言"赤白痢腹痛不止者，加入乳香无不效"。这些均肯定了其止痛功效。没药偏入血分，而长于散瘀，破泻力大。能散血去瘀，消肿定痛。"主破血止痛""散血消肿，定痛生肌""心腹血瘀""产后血气痛"等都在其主治范围内。二药合用，气血并治，相得益彰，功增效宏，治各种瘀血阻滞之痛证，如跌打损伤，症见伤处疼痛，伤筋动骨或麻木酸胀，或内伤瘀血，心腹疼痛，肢臂疼痛等。乳香、没药在治疗癥瘕积聚、各种癌性疼痛方面，内服和外用均有良效。此药对的配伍应用见于“乳香止痛散”（《证治准绳》）及张锡纯《医学衷中参西录》中的活络效灵丹，治气血瘀滞，心腹疼痛，腿臂疼痛，跌打瘀肿，内外疮疡，以及癥瘕积聚等。

二十九、田基黄、垂盆草

【古籍选录】

田基黄：

《生草药性备要》：“治酒病，消肿胀，解蛊毒，敷大恶疮，理疳疮肿。”

《岭南采药录》：“去硝、黄火毒，敷虾钳疮，理跌打、蛇伤。”

垂盆草：

《本草纲目拾遗》：“性寒，消痈肿，治湿郁水肿。”“治诸毒及汤烙伤，疔痈，虫蛇螫咬。”

《天宝本草》：“利小便，敷火疮肿痛；汤火症，退湿热，兼治淋症。”

【功效主治】

田基黄，苦、甘，凉，归肺、肝、胃经。其主要功效为清热解毒，利湿退黄，活血消肿。用于治疗黄疸，肺痈，乳痈，肠痈，疮毒，跌打损伤等。

垂盆草，甘、淡，凉，归肝、胆经。其主要功效为利湿退黄，清热解毒。用于治疗黄疸，痈肿疮疡，喉痛，蛇伤，烫伤。

【用法用量】

煎服，田基黄 15 g，垂盆草 15 g。小儿酌减，入丸散、膏剂适量。

【梅老经验】

梅老常用田基黄、垂盆草药对治疗湿热证肝功能异常，取其清热解毒、利湿退黄之功效。田基黄，又名地耳草，清热利湿，解毒，散瘀消肿。垂盆草清利湿热，解毒，《中药大辞典》言其有降低谷丙转氨酶含量的作用。湿热邪气侵犯人体，病证纷繁复杂，梅老往往从少阳病论述，原因有二：一者，少阳主疏泄，为枢机。二者，手少阳三焦为决渎之官，主通调水道，湿热为患，易阻滞水道，而枢机不利，影响其他脏腑功能。肝胆系疾病往往因湿热之邪侵犯肝胆，风木郁而相火炎，胆液上泛，熏蒸皮肤而身目为黄，且伴肝功能异常，梅老从少阳论治，清热利湿解毒为主要治疗方法。因此对于湿遏热郁于少阳胆与三焦之发热，对于肝胆湿热，肝功能异常之病证，常用田基黄、垂盆草清热解毒利湿。也可以配伍茵陈共同发挥清热利湿解毒之作用。

三十、栀子、淡豆豉

【古籍选录】

栀子：

《神农本草经》："治五内邪气，胃中热气，面赤，酒疱皶鼻，白癞，赤癞，疮疡。"

《名医别录》："疗目热赤痛，胸心、大小肠大热，心中烦闷，胃中热气。"

《汤液本草》："或用栀子利小便，实非利小便，清肺也，肺气清而化，膀胱为津液之府，小便得此气化而出也……栀子豉汤治烦躁，烦者气也，躁者血也，气主肺，血主肾，故用栀子以治肺烦，用香豉以治肾躁。躁者，懊侬不得眠也。"

淡豆豉：

《名医别录》："主伤寒头痛，寒热，瘴气恶毒，烦躁满闷，虚劳喘吸，两脚疼冷。"

《本草纲目》："下气，调中。治伤寒温毒发癍，呕逆。"

《珍珠囊》："去心中懊侬，伤寒头痛，烦躁。"

【功效主治】

栀子，苦，寒，归心、肺、三焦经。其主要功效为泻火除烦，清热利湿，凉血解毒；焦栀子能凉血止血。外用消肿止痛。用于治疗温热病气分势盛，烦躁不安；心、肝、胃等脏腑实热证；血热出血证；热毒证；湿热黄疸，湿热淋证；跌打损伤等。

淡豆豉，辛、苦，凉，归肺、胃经。其主要功效为疏散表邪，宣发郁热。用于治疗外感表证，热病烦闷等。

【用法用量】

煎服,栀子 10 g,淡豆豉 10 g。小儿酌减,入丸散、膏剂适量。

【梅老经验】

梅老运用栀子、淡豆豉药对,主要在心烦病证。其配伍源于《伤寒论》的栀子豉汤。“发汗吐下后,虚烦不得眠,若剧者,必反复颠倒,心中懊侬”“烦热胸中窒者”“身热不去,心中结痛者”“心中懊侬,舌上胎者”均以栀子豉汤主之。以上症状表现虽不相同,但病机都属于无形热邪郁扰胸膈,栀子味苦性寒,轻清上行,色赤入心,善泻心肺之邪热,使其由小便而出,又善解三焦之郁火而清热除烦。本品炒后入药,既能走血分,以清血分之热,又能出于气分,以清气分之热,可谓气血两清是也;淡豆豉色黑,味苦性凉,经苏叶、麻黄煮水浸制之后,其性由寒转温,故能发汗开腠理,宣透表邪,散郁除烦,《珍珠囊》言其“去心中懊侬,伤寒头痛,烦躁”。栀子突出一个“清”字;淡豆豉侧重一个“解”字。二药伍用,一清一解,清解合法,发汗解肌,宣透表邪,清泻里热,解郁除烦甚妙。梅老在临床辨证时还注意湿热的偏重,凡心烦者或心烦失眠者,可加栀子、淡豆豉。或见内有郁热或外感见热郁胸膈所致心烦,胸膈不适烦躁者也以栀子、淡豆豉清宣郁热。

三十一、牡丹皮、栀子

【古籍选录】

牡丹皮:

《珍珠囊》:“治肠胃积血,衄血吐血,无汗骨蒸。”

《本草纲目》:“和血,生血,凉血。治血中伏火,除烦热。”

《本草备要》:“辛、甘,寒微。入手足少阴、厥阴。泻血中伏火,和血、凉血而生血,破积血,通经脉。为吐衄必用之药。治中风五劳,惊痫瘛疭,除烦热,疗痈疮,下胞胎,退无汗之骨蒸。”

栀子:

《神农本草经》："主五内邪气，胃中热气，面赤，酒疱皶鼻，白癞，赤癞，疮疡。"

《名医别录》："主治目热赤痛，胸心、大小肠大热，心中烦闷，胃中热气。"

《本草纲目》："治吐血、衄血、血痢、下血、血淋，损伤瘀血及伤寒劳复，热厥头痛，疝气，汤火伤。"

【功效主治】

牡丹皮，苦、辛，微寒，归心、肝、肾经。其主要功效为清热凉血，活血化瘀，清退虚热。用于治疗温热病热入营血；瘀血证；虚热证等。

栀子，苦，寒，归心、肺、三焦经。其主要功效为泻火除烦，清热利湿，凉血解毒；焦栀子能凉血止血。外用消肿止痛。用于治疗温热病气分势盛，烦躁不安；心、肝、胃等脏腑实热证；血热出血证；热毒证；湿热黄疸，湿热淋证；跌打损伤等。

【用法用量】

煎服，牡丹皮 10 g，栀子 10 g。小儿酌减，入丸散、膏剂适量。

【梅老经验】

梅老临床运用牡丹皮、栀子药对，治疗在肝郁化火证候中，见心烦易怒，失眠，口苦，舌质红，苔黄等症者。牡丹皮入血分，寒以清热，辛香以散血瘀，苦以泻火，入心肝则清热凉血，入肝肾则泻火存阴，又善治血中伏火。故有清热凉血、活血化瘀之功。凡温病热入血分，血热出血，血热瘀血，血热阴亏之骨蒸，血热毒盛之痈疮等皆可用。栀子"性寒味苦，气薄味厚，轻清上行，气浮而味降"，善宣心肺胸膈郁热而除烦，降泻三焦之火而利小便，且入心肝血分而凉血止血，故能泻火除烦，清热利湿，凉血解毒。凡热病热郁胸膈，烦热懊侬，湿热黄疸，热淋以及血热出血，外伤瘀痛，疮疡肿毒等，皆可用。二药合用，相辅相成，气血同治，凉而不凝，活而不妄，清肝泻热凉血作用增强。此药对源于丹栀逍遥散，疏肝解郁，健脾和营，兼清郁热。牡丹皮和栀子的加味主要针对肝郁化火之证，因此梅老治疗更年期综合征总属肝肾精血亏虚、血虚发热、心烦易怒者常加牡丹皮、栀子。或针对少阳枢机不利，疏泄失常，相火不守之肝郁化火等情志之火，常将牡丹皮、栀子二药合用。凡肝郁化热而见口苦、舌质红、苔黄者，也将牡丹皮、栀子二药合用。

三十二、芦根、滑石

【古籍选录】

芦根：

《名医别录》："主消渴，客热，止小便利。"

《玉楸药解》："清降肺胃，消荡郁烦，生津止渴，除呕下食，治噎哕懊侬。"

《新修本草》："疗呕逆不下食，胃中热，伤寒患者弥良。"

滑石：

《神农本草经》："主身热泄澼，女子乳难，癃闭，利小便，荡胃中积聚寒热。"

《药性论》："能疗五淋，主难产。""除烦热心躁，偏主石淋。"

《本草纲目》："滑石利窍，不独小便也。上能利毛腠之窍，下能利精溺之窍。盖甘淡之味，先入于胃，渗走经络，游溢精气，上输于肺，下通膀胱。肺主皮毛，为水之上源。膀胱司津液，气化则能出。故滑石上能发表，下利水道，为荡热燥湿之剂。"

【功效主治】

芦根，甘，寒，归肺、胃经。其主要功效为清热生津，清胃止呕，清肺祛痰，排脓，利尿。用于治疗温热病气分热证，表热证烦渴；胃热口渴、呕逆；肺热咳嗽、肺痈吐脓；湿热淋证，湿热水肿等。

滑石，甘、淡，寒，归膀胱、肺、胃经。其主要功效为利尿通淋，清热解暑，外用收湿敛疮。用于治疗淋证；暑湿，湿温；泄泻；湿疹，湿疮，痱子。

【用法用量】

煎服，芦根 15 g，滑石 10 g。小儿酌减，入丸散、膏剂适量。

【梅老经验】

梅老常将芦根、滑石用于湿热病证，二药见于叶天士《温热论》："温邪则热变最速，未传心包，邪尚在肺，肺主气，其合皮毛，故云在表……挟湿加芦根、滑石之流……或渗湿于热下，不与热相抟，势必孤矣。”注曰：“其挟内湿者，清热必兼渗化之法，不使湿热相搏，则易解也。”治用凉解之中加芦根、滑石之流，使湿从下走，湿热分消。又注“或遇阴雨连绵，湿气感于皮毛，须解其表湿，使热外透易解，否则湿闭其热而内侵，病必重矣”。因此在表之湿，应该因势利导，法用轻清透解或微微汗之而去。但此药对不仅限于表湿，李时珍曰：“滑石上能发表，下利水道，为荡热燥湿之剂……发表是燥上中之湿，利水道是燥中下之湿，热散则三焦宁而表里和，湿去则阑门通而阴阳利。”芦根味甘多液，善滋阴养肺，上可祛痰排脓，清热透疹，中可清胃热，生津止渴，下可利小便导热外出。因此认为芦根还有防滑石利水过多而伤阴之弊的作用。二药配伍，芦根善清中、上焦，滑石善利中、下焦，如此上、中、下三焦之湿热俱清，且具有清热而不伤胃、生津而不恋邪之优点。二者常配伍用于温病，三焦湿热俱存，症见咳嗽、咳吐脓痰、呕哕烦渴、小便频数或痛等症。梅老常用芦根、滑石导湿下行，兼清里热治疗湿热病。

三十三、淡竹叶、灯心草

【古籍选录】

淡竹叶：

《本草纲目》：“去烦热，利小便，清心。”

《生草药性备要》：“消痰止渴，除上焦火，明眼目，利小便，治白浊，退热，散痔疮毒。”

《本草再新》：“清心火，利小便，除烦止渴，小儿痘毒，外症恶毒。”

灯心草：

《医学启源》：“通阴窍涩，利小水，除水肿闭，治五淋。”

《本草衍义补遗》：“治急喉痹，小儿夜啼。”

【功效主治】

淡竹叶，甘、淡，寒，归心、胃、小肠经。其主要功效为清热生津，清心除烦，利尿。用于治疗热病烦渴，热淋等。

灯心草，甘、淡，微寒，归心、肺、小肠经。其主要功效为清心降火，利尿通淋。用于治疗淋证，水肿，心烦失眠，口舌生疮等。

【用法用量】

煎服，淡竹叶 10 g，灯心草 10 g。小儿酌减，入丸散、膏剂适量。

【梅老经验】

梅老常将灯心草、淡竹叶二药用于治疗心火上火、脾胃伏热等病证，在儿科中应用较多，取其清心除烦、清热之功。陈藏器谓淡竹叶大寒，治寒热、瘴疟、痰饮疔肿、小儿丹毒、发热狂痫、大腹痞满、身面气肿、热痢、蛇犬咬、痈肿等毒。李时珍认为其可消喉痹，为清热解毒、泻火利水之良品也。灯心草，味淡质轻，故专于通利，能泻湿热而清导小水，亦降心肺之火。其“泻肺通溺涩癃闭，行水治肿”。降心血，止血热，通气消肿，又无一非泻热利水之用。又灯心之质，尤为轻虚，故开肺泄水，尤其专长，以开喉痹。两者均为甘淡寒之品，具有清心火、利小便的作用，相须为用，可以清心火、除烦热，使火热、水湿从小便而解，并且兼顾口感，在儿科中应用较多。《证治准绳》中亦有病例，以之治心热烦躁，失眠不寐，小儿夜啼。梅老以此药对治小儿夜啼，用灯心草、淡竹叶，加陈皮理气宽中，应手取效。在小儿纳差、厌食病证中，亦常在君子类方中加灯心草、淡竹叶、连翘等，以清中焦伏热、除食积生热等。

三十四、山楂、草决明

【古籍选录】

山楂：

《药性解》：“味甘酸，性平，无毒，入脾经。主健脾消食，散结气，行滞血，理疮疡。"

《本草纲目》:"化饮食,消肉积,癥瘕,痰饮痞满吞酸,滞血痛胀。"

《本草备要》:"酸、甘、咸,温。健脾行气,散瘀化痰,消食磨积……发小儿痘疹,止儿枕作痛……多食令人嘈烦易饥,反伐脾胃生发之气。"

草决明:

《本草纲目》:"主治青盲,目淫肤,赤白膜,眼赤痛泪出。久服益精光,轻身……助肝气,益精,以水调末涂,消肿毒,熁太阳穴治头痛,又贴脑心止鼻洪;作枕治头风,明目。"

《药性论》:"利五脏,除肝家热。"

【功效主治】

山楂,酸、甘,微温,归脾、胃、肝经。其主要功效为消食化积,活血化瘀。用于治疗饮食积滞证;瘀阻胸腹痛,痛经;泻痢腹痛,疝气痛等。

草决明,甘、苦、咸,微寒,归肝、大肠经。其主要功效为清肝明目,润肠通便。用于治疗目疾诸证,肠燥便秘。

【用法用量】

煎服,山楂 10 g,草决明 10～15 g。小儿酌减,入丸散、膏剂适量。

【梅老经验】

梅老常用山楂、草决明治疗既往有肝胆疾病史,伴有饮食不振、大便异常的患者。山楂,酸、甘、微温,归脾、胃、肝经。其主要功效为消食健胃,行气散瘀。用于肉食积滞,胃脘胀满,泻痢腹痛,瘀血经闭,产后瘀阻,心腹刺痛,疝气疼痛;高脂血症。山楂消食导滞作用增强。用于肉食积滞,泻痢不爽。草决明,甘、苦、咸,微寒,归肝、大肠经。功效为清热明目,润肠通便。古人认为其为治眼目要药,似乎疏风清热,实则补肾益精,所以能治青盲等肝肾阴虚之证。《名医别录》谓其咸苦甘平,能疗唇口青,盖亦肝气之病。山楂、草决明二药合用能消食健脾、润肠通便。

三十五、苍术、黄柏

【古籍选录】

苍术:

《神农本草经》:"术,味苦,甘温,无毒。治风寒湿痹,死肌,痉,疸,止汗,除热,消食。作煎饵。久服轻身,延年,不饥。"

《本草纲目》:"治湿痰留饮……脾湿下流,浊沥带下,滑泻肠风。"

《名医别录》:"消痰水,逐皮间风水结肿,除心下急满及霍乱吐下不止……暖胃消谷嗜食。"

黄柏:

《长沙药解》:"泄己土之湿热,清乙木之郁蒸,调热利下重,理黄疸、腹满、伤寒。"

《本草拾遗》:"主热疮疱起,虫疮,痢,下血,杀蛀虫;煎服,主消渴。"

《珍珠囊》:"黄柏之用有六:泻膀胱龙火,一也;利小便结,二也;除下焦湿肿,三也;痢疾先见血,四也;脐中痛,五也;补肾不足,壮骨髓,六也。""治肾水。膀胱不足,诸痿厥,腰膝无力。"

【功效主治】

苍术,辛、苦,温,归脾、胃、肝经。其主要功效为燥湿健脾,祛风湿,解表。用于湿阻中焦证;风湿痹证;风寒夹湿表证等。

黄柏,苦,寒,归肾、膀胱经。其主要功效为清热燥湿,泻火解毒,退虚热。用于治疗湿热病证;热毒证;阴虚火旺证等。

【用法用量】

煎服,苍术 10~15 g,黄柏 10 g。小儿酌减,入丸散、膏剂适量。

【梅老经验】

梅老使用苍术、黄柏药对,其所宜之病机为下焦湿(痰)热(毒)之邪阻滞。苍术、黄柏配伍源于二妙散,其方名首见于《丹溪心法》卷四"痛风","二妙散,治筋骨疼痛因湿热者”。苍术、黄柏所组成的二妙散一方，也见于危亦林的《世医得效方》卷九的“脚气”门中，名为苍术散，苍术散治一切风寒湿热，令足膝痛或赤肿，脚骨间作热痛。此方具有清热燥湿之功，主治湿热下注证，方中黄柏为君，主入下焦，清热燥湿，尤善祛下焦之湿热；苍术主入脾胃，既内燥脾湿以杜生湿之源，又能外散湿邪，为臣药，故二药相合，标本兼治，湿热同除，中下两宣。后世常改散为汤用，可用于治疗中医之“湿疮”，男科湿热蕴结下焦之疾病，妇科由湿热所致的阴道炎、宫颈炎等。临证亦可加用薏苡仁、川(怀)牛膝(即三妙汤、四妙汤)。也常与四土汤(土茯苓、土贝母、土大黄、土牛膝)合用治疗湿热偏盛，浸淫骨骼肌肉的“痹证”“痿证”等。

三十六、茯苓、甘草

【古籍选录】

茯苓：

《神农本草经》：“茯苓，味甘，平，无毒。治胸胁逆气。忧恚，惊邪恐悸，心下结痛，寒热，烦满，咳逆，止口焦舌干，利小便。久服安魂魄，养神，不饥，延年。”

《本草衍义》：“行水之功多，益心脾不可阙也。”

《世补斋医书》：“茯苓一味，为治痰主药。痰之本，水也，茯苓可以行水。痰之动，湿也，茯苓又可行湿。”

甘草：

《本经疏证》：“炙甘草之任，莫重于复脉汤，其用在通经脉，利血气。”

《名医别录》：“主温中下气，烦满短气，伤脏咳嗽，止渴，通经脉，利血气，解百药毒。”

《药性论》：“主腹中冷痛，治惊痫，除腹胀满；补益五脏；制诸药毒。”

【功效主治】

茯苓，甘、淡，平，归脾、肾、心经。其主要功效为利水渗湿，健脾，宁心安神。用于治疗水肿，小便不利；痰饮证；脾虚证；心悸、失眠等。

甘草，甘，平，归心、肺、脾、胃经。其主要功效为补心气，益脾气，祛痰止咳平喘，缓急止痛，清热解毒，调和药性。用于治疗心气不足之脉结代，心动悸；脾气虚证；咳喘证；脘腹、四肢挛急疼痛；热毒疮疡，咽喉肿痛，药食中毒；调和药性。

【用法用量】

煎服，茯苓 30～50 g，甘草 10～20 g。小儿酌减，入丸散、膏剂适量。

【梅老经验】

梅老喜运用茯苓、甘草药对，在此处特指在治疗心系疾病使用炙甘草汤中的配伍应用。茯苓利水消肿，渗湿，健脾，宁心。甘草补脾益气，祛痰止咳，缓急止痛，调和诸药。《名医别录》谓甘草“通经脉，利血气”，故重用甘草，以之为君，可小量渐加。若其量较大时，可用至 20～25 g，此时当重用茯苓，可用至 30～50 g，既可有宁心利水功效，亦可避其壅中肿满之弊。

三十七、白芍、甘草

【古籍选录】

白芍：

《神农本草经》：“芍药，味苦，平。治邪气腹痛，除血痹，破坚积，寒热，疝瘕，止痛，利小便，益气。”

《滇南本草》：“收肝气逆痛，调养心肝脾经血，舒经降气，止肝气痛。”

《本草备要》：“补血，泻肝，涩，敛阴。”

甘草：

《本经疏证》：“炙甘草之任，莫重于复脉汤，其用在通经脉，利血气。”

《名医别录》：“主温中下气，烦满短气，伤脏咳嗽，止渴，通经脉，利血气，解百药毒。”

《景岳全书》：“味至甘，得中和之性，有调补之功，故毒药得之解其毒，刚药得之和其性……助参芪成气虚之功。”

【功效主治】

白芍,苦、酸,微寒,归肝、脾经。其主要功效为养血敛阴,柔肝止痛,平抑肝阳。用于治疗血虚证,如月经不调、崩漏;盗汗、自汗;胁肋、脘腹疼痛,四肢拘挛作痛;肝阳上亢之头晕目眩等。

甘草,甘,平,归心、肺、脾、胃经。其主要功效为补心气,益脾气,祛痰止咳平喘,缓急止痛,清热解毒,调和药性。用于治疗心气不足之脉结代,心动悸;脾气虚证;咳喘证;脘腹、四肢挛急疼痛;热毒疮疡,咽喉肿痛,药食中毒;调和药性。

【用法用量】

煎服,白芍 20～25 g,甘草 6 g。小儿酌减,入丸散、膏剂适量。

【梅老经验】

梅老多在痹证疼痛病证中运用白芍、甘草药对,即芍药甘草汤(《伤寒论》),取其柔肝缓急止痛之功。白芍苦、酸,微寒,入肝、脾二经,能养肝血、敛肝阴、柔肝体而止痛,治疗阴血虚、肝脾不和之胸胁脘腹疼痛、四肢挛急疼痛。芍药之酸,还有酸泄功效,以为攻邪之用,观《神农本草经》“主邪气腹痛,除血痹,破坚积”,《名医别录》“通顺血脉……散恶血,逐贼血,去水气,利膀胱、大小肠”和《珍珠囊补遗药性赋》“甘草,味甘平,无毒。生之则寒,炙之则温。生则分身梢而泻火,炙则健脾胃而和中”等可知。甘草味甘,有补中益气等功效,又善缓急止痛,对于脘腹疼痛、四肢挛急疼痛等,常配白芍同用。本方主治津液受损、阴血不足、筋脉失濡所致诸证,如《伤寒论》中写道的“脚挛急”。二药相伍,酸甘化阴,调和肝脾,有柔筋止痛之效。现代药理学研究认为白芍、甘草有镇静、镇痛、松弛平滑肌等作用。

三十八、黄连、吴茱萸

【古籍选录】

黄连:

《神农本草经》:“主热气目痛,眦伤泣出,明目,肠澼腹痛下利,妇人阴中肿痛。”

《珍珠囊》:“其用有六:泻心脏火,一也;去中焦湿热,二也;诸疮必用,三也;去风湿,四也;治赤眼暴发,五也;止中部见血,六也。”

吴茱萸:

《神农本草经》:“吴茱萸,味辛,温。主温中下气,止痛。咳逆,寒热,除湿血痹,逐风邪,开腠理。”

《本草经疏》:“辛温暖脾胃而散寒邪,则中自温、气自下,而诸证悉除。”

【功效主治】

黄连,苦,寒,归心、脾、胃、肝、大肠经。其主要功效为清热燥湿,泻火解毒。用于治疗胃肠湿热泻痢、呕吐等湿热病证;心、胃、肝经热盛诸证;热毒痈疽疔疖,烧烫伤等。

吴茱萸,辛、苦,热,有小毒,归肝、脾、胃经。其主要功效为散寒止痛,止呕,疏肝,燥湿。用于治疗寒凝疼痛证,胃寒呕吐证,寒湿泄泻等。

【用法用量】

煎服,黄连 10 g,吴茱萸 6 g。小儿酌减,入丸散、膏剂适量。

【梅老经验】

梅老所用黄连、吴茱萸药对,即“左金丸”,出自《丹溪心法》,用于治疗肝火犯胃之胁肋胀痛,呕吐吞酸。梅老常将此药对用于胃病之治疗及防复。黄连苦寒直折火势,清热燥湿,泻火解毒。吴茱萸辛、热,暖土而散寒邪,疏肝下气,降逆止呕。黄连和吴茱萸同用,辛开苦降,泻肝经痞热,引热下行,和胃降逆,肝胃同治,泻火不至于凉遏,降逆不碍火郁,使肝火得清,胃气得降。根据不同病证,调整黄连和吴茱萸的药物用量,有“左金”“反左金”之不同,可应对胃病之寒热不同病证。梅老亦常将此药对与乌贼骨、煅瓦楞子等同用,《现代实用中药》中说乌贼骨“为制酸药,对胃酸过多、胃溃疡有效”。对于反酸明显者,黄连、吴茱萸配乌贼骨、煅瓦楞子等,其制酸止痛、敛疮生肌之力更佳。

三十九、延胡索、川楝子

【古籍选录】

延胡索：

《本草纲目》:“活血利气，止痛，通小便。”“能行血中气滞，气中血滞，故专治一身上下诸痛……盖延胡索活血化气，第一品药也。”

《本草正义》:“延胡，虽为破滞行血之品，然性情尚属和缓，不甚猛烈，古人必以酒为导引，助其运行，其本性之不同于峻厉，亦可想见。而又兼能行气，不专于破瘀见长，故能治内外上下气血不宣之病，通滞散结，主一切肝胃胸腹诸痛，盖攻破通导中之冲和品也。”

川楝子：

《神农本草经》:“治……大热烦狂，杀三虫，疥，疡，利小便水道。”

《本草纲目》:“楝实，导小肠膀胱之热，因引心包相火下行，故心腹痛及疝气为要药。”

《本经逢原》:“川楝，苦寒性降，能导湿热下走渗道，人但知其有治疝之功，而不知其荡热止痛之用。”

【功效主治】

延胡索味辛、苦，温，归肝、脾经。其主要功效为活血，行气，止痛。用于治疗气血凝滞所致的各部位疼痛。无论何种痛证，均能配伍使用。

川楝子味苦，寒，有小毒，归肝、小肠、膀胱经。其主要功效为行气止痛，杀虫，止痒。适用于气机阻滞之各种疼痛证，尤其是气滞而兼有肝热者。还可用于虫积腹痛，外用可治头癣。

【用法用量】

煎服，延胡索 15 g，川楝子 10 g。小儿酌减，入丸散、膏剂适量。

【梅老经验】

梅老常用延胡索、川楝子药对，即《太平圣惠方》所载“金铃子散”，以治疗肝郁气滞或肝郁化火所致胸腹诸痛。其治疼痛范围广，可根据疼痛部位选择配伍不同药物，临床治胃痛效佳。川楝子归肝经，苦寒降泄，功效行气止痛，疏肝泻热，用于肝郁化火诸痛证。《本草纲目》云其为治心腹痛及疝气要药。延胡索辛散温通，能活血行气止痛，被誉为“止痛第一要药”，无论何种疼痛，均可配伍应用。《本草纲目》云其“能行血中气滞，气中血滞，故专治一身上下诸痛”，用之中的，妙不可言。《雷公炮制论》云：“心痛欲死，速觅延胡。”二药配伍使用，一泻气分之热，一行血分之滞，疏肝泻热，气行血畅，则疼痛自止。用于治疗肝郁气滞或肝郁化火之胸腹诸痛、肝胃气痛、经行腹痛、胁肋疼痛等。《本经逢原》中认为川楝子能降火逆，延胡索能散结血，二药合用功胜失笑散而无腥秽伤中之患。

四十、广木香、砂仁

【古籍选录】

广木香：

《本草纲目》：“乃三焦气分之药，能升降诸气。”

《本草求真》：“下气宽中，为三焦气分要药。然三焦则又以中为要……中宽则上下皆通，是以号为三焦宣滞要剂。”

砂仁：

《药性论》：“主冷气腹痛，止休息气痢，劳损，消化水谷，温暖脾胃。”

《开宝本草》：“治虚劳冷痢，宿食不消，赤白泻痢，腹中虚痛，下气。”

《本草求真》：“缩砂，书号为醒脾调胃要药。其言醒脾调胃，快气调中，则于腹痛痞胀有功，入大肠则于赤白泻痢有效，入肺则于咳嗽上气克理。至云止痛安胎，并咽喉口齿浮热能消，亦是中和气顺之意。若因实热而云胎气不和，水衰而见咽喉口齿燥结者，服之岂能是乎。故虚实二字，不可不细辨而详察耳。”

【功效主治】

广木香，辛、苦，温，归脾、胃、大肠、胆经。其主要功效为行气止痛，调中，健脾消食。适用于脾胃气滞之脘腹胀满疼痛，大肠气滞之泻痢后重，肝胆气滞之胁痛、黄疸、疝气，气滞心胸之胸痹心痛。

砂仁，辛，温，归脾、胃、肾经。其主要功效为化湿行气，温中止泻，安胎。适用于脾胃湿阻气滞所致脘腹胀痛等脾胃不和证，脾胃虚寒之吐泻，气滞妊娠恶阻及胎动不安等。

【用法用量】

煎服，广木香 10 g，砂仁 10 g。小儿酌减，入丸散、膏剂适量。

【梅老经验】

梅老临床运用广木香、砂仁药对，多取其化湿行气、止痛、止泻之功，用于腹痛、后重、便溏诸证。其中广木香之功效，着重于“行气滞”，《本草纲目》论之颇详：广木香，“乃三焦气分之药，能升降诸气。诸气膹郁，皆属于肺，故上焦气滞用之者，乃金郁则泄之也；中气不运，皆属于脾，故中焦气滞宜之者，脾胃喜芳香也；大肠气滞则后重，膀胱气不化则癃淋，肝气郁则为痛，故下焦气滞者宜之，乃塞者通之也。”《本草求真》称砂仁为醒脾调胃要药，二者配伍，可畅中焦之气机。脾胃为气机升降之枢，重在调畅气机。梅老临床常用此药对治疗脾胃病类病证，如湿阻气滞或食积不消，脘腹胀痛配伍广木香、砂仁，其中，若患者腹胀明显，以行气除满为主，砂仁宜生用；若患者兼有大便次数多、便质溏，以燥湿止泻为主，砂仁宜煨用，且芳香宜后下。另外，根据病证不同，配伍可有更多变化，如湿热互结所致腹痛下利，里急后重，则用广木香配伍清热燥湿之黄连，为香连丸方义，以调胃肠滞气，坚阴厚肠；再如胃寒气滞所致食少呕吐，脘腹冷痛，久泻不止或泻下清冷，用广木香配伍温脾涩肠、行气开胃之肉豆蔻，共奏温中行气、涩肠止泻之功；或如寒湿内阻，痰饮痞满，脘腹冷痛，反胃泻痢，用广木香配伍温中燥湿之草果，两者一升一降，增强温中行气，化痰固肠，消胀止痛之力。

四十一、土鳖虫、红花

【古籍选录】

土鳖虫：

《神农本草经》："主心腹寒热洗洗，血积癥瘕，破坚，下血闭，生子大良。一名地鳖。"

《本草纲目》："行产后血积，折伤瘀血，活重舌，木舌，口疮，小儿腹痛夜啼。"

《本草经疏》："治跌打扑损，续筋骨有奇效。乃厥阴经药也。咸能入血，故主心腹血积癥瘕血闭诸证，和血而营已通畅，寒热自除，经脉调匀……又治疟母为必用之药。"

红花：

《药品化义》："红花，善通利经脉，为血中气药，能泻而又能补，各有妙义。若多用三、四钱，则过于辛温，使血走散……若少用七、八分，以疏肝气，以助血海，大补血虚……若止用二、三分，入心以配心血，解散心经邪火，令血调和，此其滋养而生血也；分量多寡之义，岂浅鲜哉。"

《本草纲目》："活血，润燥，止痛，散肿，通经。"

《本草衍义补遗》："红花，破留血，养血。多用则破血，少用则养血。"

【功效主治】

土鳖虫，咸，寒，归肝经。其主要功效为破血逐瘀，续经接骨。主跌打损伤，筋伤骨折，血瘀经闭，产后瘀阻腹痛，癥瘕痞块。

红花，辛，温，归心、肝经。其主要功效为活血通经，祛瘀止痛，化滞消癍。主血滞之经闭，痛经，产后腹痛，癥瘕积聚，胸痹心痛，胁痛；跌打损伤，瘀滞肿痛；瘀滞斑疹色暗。

【用法用量】

煎服，土鳖虫 10 g，红花 6～10 g。小儿酌减，入丸散、膏剂适量。

【梅老经验】

梅老辨治血瘀病证，常用土鳖虫、红花药对，如在心系病证、瘀血久痛、癥瘕肿块、痛经闭经等病证中，运用广泛。其中红花辛、温，活血通经，祛瘀止痛；土鳖虫，性寒，有破血之效，且虫类药善通经络，两药合用，逐瘀通经，活血止痛之力强。临证时梅老常以此药对治疗因瘀血所致妇科疾病，常与当归、川芎同用，且根据病证不同，配伍有别，如对于痛经者，则在此药对基础上配伍香附、延胡索等以理气活血止痛；对于闭经者，则配伍赤芍、桃仁等，以活血祛瘀生新；对于癥瘕积聚者，则配伍制三棱、制莪术等祛瘀消癥。此药对除用于妇科病证，还常用于瘀血久病之人，如胸痹心痛等心系病证、头痛、腰痛、胃痛日久者，久病入络，易致瘀血阻滞，亦可用此祛瘀通络。对于素有胃病而有胃痛、反酸、嘈杂者，恐土鳖虫、红花之活血力太强，多改用土鳖虫与苏木、丹参等配伍，或只用土鳖虫等，防其弊端。苏木味咸入血，性主走散而偏于沉降，能散瘀血，通经脉，《本草征要》中认为苏木理血，与红花同功，少用和血，多用即破血也。故能治跌扑损伤、壅塞作痛。其治风者，治风先治血，血行风自灭也。土鳖虫亦常配伍行气之品，以增疗效。

四十二、金钱草、海金沙

【古籍选录】

金钱草：

《本草纲目拾遗》："味微甘，性微寒，祛风，治湿热。"

《采药志》："治反胃噎膈，水肿臌胀，黄白火丹。"

《中药大辞典》："清热，利尿，镇咳，消肿，解毒。治黄疸，水肿，膀胱结石，疟疾，肺痈，咳嗽，吐血，淋浊，带下，风湿痹痛，小儿疳积，惊痫，痈肿，疮癣，湿疹。"

海金沙：

《嘉祐本草》："主通利小肠。"

《本草品汇精要》；"主通关窍，利水道。"

《本草纲目》："治湿热肿满，小便热淋、膏淋、血淋、石淋、茎痛，解热毒气。"

【功效主治】

金钱草，甘、咸，微寒，归肝、胆、肾、膀胱经。其主要功效为利湿退黄，利尿通淋，解毒消肿。主治湿热黄疸，胆胀胁痛；石淋，热淋，小便涩痛；痈肿疔疮，毒蛇咬伤。

海金沙，甘、咸，寒，归小肠、膀胱经。其主要功效为清热利尿，通淋止痛。

主治诸淋涩痛。

【用法用量】

煎服,金钱草 30 g,海金沙 15 g。海金沙包煎。小儿酌减,入丸散、膏剂适量。

【梅老经验】

梅老运用金钱草、海金沙药对,取其利湿退黄、通淋止痛、解毒消肿之功,多用于黄疸、淋证、水肿、胆石症、痛风等病证。金钱草、海金沙,二药性味相近,皆入膀胱经,然金钱草长于通淋排石,清热利湿退黄;海金沙长于通淋止痛,尤善止尿道涩痛,相须为用,增强清热利尿、通淋排石的功效。对于胆石症患者,常加鸡内金、郁金同用;亦常用于湿热下注之小便不畅,尿道涩痛之热淋等;还常用于下焦湿热所致的小腹坠胀、石淋(肾结石、膀胱结石、输尿管结石等)等。对于其功效主治,梅老在反复临床总结中指出,其利水消肿之功当居其首,如对于心系病证之下肢水肿,肝硬化腹水等,用之多取得良好疗效。亦可根据病情,酌加茯苓、泽泻等。若治痛风,在辨证选方之基础上,务须注意解毒活血利水药物之运用,如时下最常见之例,以二妙散加土鳖虫、红花、金钱草、海金沙、益母草等,可较好降低血尿酸水平,缓解症状,控制复发。

四十三、土茯苓、乌药

【古籍选录】

土茯苓:

《本草撮要》:“味甘平淡,入手足阳明经。功专健脾胃,祛风湿,利小便。治筋骨拘挛,杨梅疮毒。”

《本草正义》:“土茯苓,利湿去热,能入络,搜剔湿热之蕴毒。其解水银、轻粉毒者,彼以升提收毒上行,而此以渗利下导为务,故专治杨梅毒疮,深入百络,关节疼痛,甚至腐烂,又毒火上行,咽喉痛溃,一切恶症。”

乌药:

《本草从新》："辛温香窜，上入脾肺，下通膀胱与肾。能疏胸腹邪逆之气，一切病之属气者，皆可治。"

《本草求真》："凡一切病之属于气逆，而见胸腹不快者，皆宜用此。功与木香、香附同为一类。但木香苦温，入脾爽滞，每于食积则宜；香附辛苦，入肝胆二经，开郁散结，每于忧郁则妙。此则逆邪横胸，无处不达，故用以为胸腹逆邪要药耳。"

【功效主治】

土茯苓，甘，淡，平，归肝、胃经。其主要功效为解毒除湿，通利关节，主要用于杨梅毒疮及汞中毒所致的肢体拘挛，筋骨疼痛；湿热淋浊，带下，痈肿，瘰疬，疥癣。

乌药，辛，温，归肺、脾、肾、膀胱经。其主要功效为行气止痛，温肾散寒。用于寒凝气滞所致胸腹诸痛证，膀胱虚冷所致遗尿尿频，疝气疼痛，经寒腹痛等。

【用法用量】

煎服，土茯苓 30～50 g，乌药 10 g。小儿酌减，入丸散、膏剂适量。

【梅老经验】

梅老常运用土茯苓、乌药治疗尿频、尿急等病症，取其解毒除湿、化气行水之功。乌药辛、温开通，理气散寒止痛，有温化之作用，善治疝气、少腹胀痛、小便频数及月经痛，并用于气逆所致的腹满痞胀、反胃等症；土茯苓，甘、平，解毒利湿，可祛风湿、利关节，二药同用，可解毒除湿，化气行水，对尿频、尿急等病症有良好疗效。临床又常根据病情，合用荔枝核，《本草备要》中认为荔枝核"入肝肾，散滞气，辟寒邪，治胃脘痛、妇人血气痛"。所以荔枝核既能疏肝理气，散结止痛，又能和胃行气止痛。与之合用，可增强行气散寒止痛之功。故而三药配伍可用于气滞诸痛症、尿频尿急症，尤以下焦病症为宜，如少腹疼痛，月经不调，尿频尿急等。现代研究证实土茯苓可增加血尿酸的排泄，可用于痛风的防治，梅老临证将其用于湿(痰)热所致的其他病证如湿疹等亦有良效。土茯苓不仅有渗利下导、利水通淋之功，而且能清热解毒杀虫、祛除秽浊，凡有尿频、尿急、尿痛、夜尿多、外阴瘙痒、湿疹、疮疔痈肿等症者，皆可选用，常用剂量为 30～50

g,常将土茯苓与土贝母、土大黄、土牛膝三药同用,称为“四土汤”,此药组清热解毒,燥湿止带,对于湿热带下尤为适宜。尤其是老年男性,有会阴牵引胀痛、夜尿频繁、前列腺增生病史者,常配伍乌药、荔枝核,以散结止痛。

四十四、泽泻、白术

【古籍选录】

泽泻:

《药性论》:“主肾虚精自出,治五淋,利膀胱热,宣通水道。”

《本草要略》:“除湿通淋,止渴,治水肿,止泻痢,以猪苓佐之。”

《本草纲目》:“渗湿热,行痰饮,止呕吐、泻痢、疝痛、脚气。”

白术:

《本草通玄》:“补脾胃之药,更无出其右者。土旺则能健运,故不能食者,食停滞者,有痞积者,皆用之也。土旺则能胜湿,故患痰饮者,肿满者,湿痹者,皆赖之也。土旺则清气善升,而精微上奉,浊气善除,而糟粕下输,故吐泻者,不可阙也。”

《医学启源》:“和中益气,温中,去脾胃中湿,除胃热,强脾胃,进饮食,和胃,生津液,主肌热,四肢困倦,目不欲开,怠惰嗜卧,不思饮食,止渴,安胎。”

【功效主治】

泽泻,甘、淡,寒,归肾、膀胱经。其主要功效为利水消肿,渗湿泻热,化浊降脂。主治水肿胀满,小便不利,泄泻尿少,痰饮眩晕;热淋涩痛,遗精;高脂血症。

白术,苦、甘,温,归脾、胃经。其主要功效为健脾益气,燥湿利水,止汗,安胎。主治脾虚食少,腹胀泄泻;痰饮眩悸,水肿,带下;气虚自汗;脾虚胎动不安。

【用法用量】

煎服,泽泻 10 g,焦白术 10 g。小儿酌减,入丸散、膏剂适量。

【梅老经验】

梅老所用之白术、泽泻药对,出自《金匮要略》之泽泻汤,用于治疗支饮、眩冒等证，取其利水除饮，健脾燥湿，一补一泻，使脾运恢复，阴浊之邪下降，清阳上升。其中泽泻甘、淡，利水渗湿，使水湿从小便而出；白术甘、苦，健脾益气，利水消肿，助脾运化水湿。白术补中有泻，泽泻泻而无补。两药相须为用，脾健则水湿得运，湿利则脾不受困，补泻同用，相辅相成，健脾除湿，为治脾虚水饮内停之良方。梅老认为，二药配伍，利水除饮，健脾制水。梅老常用其治疗脾虚水湿内停之水肿，小便不利，饮停心下，胸中痞满，咳逆短气，临证常配伍茯苓等。亦用于治疗痰饮内盛之呕吐痰涎、头目眩晕等。

四十五、淫羊藿、仙茅、蛇床子

【古籍选录】

淫羊藿：

《本草纲目》："主治阴痿绝伤，茎中痛，利小便，益气力，强志。"

《日华子本草》："治一切冷风劳气，补腰膝，强心力，丈夫绝阳不起，女子绝阴无子，筋骨挛急，四肢不任，老人昏耄，中年健忘。"

《医学入门》："补肾虚，助阳。治偏风手足不遂，四肢皮肤不仁。"

仙茅：

《开宝本草》："主心腹冷气，不能食，腰脚风冷挛痹不能行，丈夫虚劳，老人失溺，无子，益阳道……强记，助筋骨，益肌肤，长精神，明目。"

《本草纲目》："性热，补三焦、命门之药也。唯阳弱精寒，禀赋素怯者宜之。若体壮相火炽盛者，服之反能动火。"

蛇床子：

《神农本草经》："治妇人阴中肿痛，男子阴痿湿痒，除痹气，利关节，治癫痫，恶疮。久服轻身。"

《证类本草》："治男子、女人虚，湿痹，毒风……去男子腰疼。浴男女阴，去风冷，大益阳事。主大风身痒，煎汤浴之瘥。疗齿痛及小儿惊痫。"

【功效主治】

淫羊藿，辛、甘，温，归肾、肝经。其主要功效为温肾壮阳，强筋骨，祛风湿。用于治疗肾阳虚衰，阳痿不育，宫寒不孕，遗尿尿频；肝肾不足的风湿痹证。

仙茅，辛，热，有毒，归肝、脾、肾经。其主要功效为温肾壮阳，强筋骨，祛风湿，温脾止泻，用于治疗阳痿精冷、遗尿尿频，肾虚腰膝痿软、筋骨冷痛，脘腹冷痛，泄泻等。

蛇床子，辛、苦，温，归肾经。其主要功效为外用杀虫止痒；内服温肾壮阳，祛寒燥湿。用于治疗阴部湿痒，湿疹，疥癣及皮肤瘙痒；肾虚阳痿，宫冷不孕；寒湿带下，寒湿久痹等。

【用法用量】

煎服，淫羊藿 30 g，仙茅 15 g，蛇床子 20 g。小儿酌减，入丸散、膏剂适量。

【梅老经验】

梅老临证运用淫羊藿、仙茅、蛇床子药对，多在男科、妇科疾病。三药皆为温肾助阳之品，其临证运用主要有以下几个方面：其一，男子阳痿、早泄，常用之温补肾阳，其性较温和，不若桂、附之大辛大热，功效温而不燥，视其病情，可酌加韭菜子、楮实子、阳起石等，收效良好。其二，个别虚损疾病，如白血病等，需要振奋阳气者，根据病情配合黄芪、红景天等少量使用。其三，月经病中，有闭经、月经后期、月经量少患者，有肾阳不足因素者，常用之。其四，女子七七前后，或妇人年过四十，“阴气自半”，而表现出精力、睡眠、情绪等异常，尤以围绝经期妇人表现突出，常将此药对合旱莲草、女贞子同用，兼顾阴阳，调理冲任。

四十六、丹参、牡丹皮、赤芍

【古籍选录】

丹参：

《中药大辞典》：“补心定志，安神宁心。治健忘怔忡，惊悸不寐。”

《本草便读》:"丹参,功同四物,能去瘀以生新……善疗风而散结,性平和而走血……味甘苦以调经……丹参虽有参名,但补血之力不足,活血之力有余,为调血分之首药。其所以疗风痹去结积者,亦血行风自灭,血行则积自行耳。"

《重庆堂随笔》:"丹参,降而行血,血热而滞者宜之,故为调经产后要药。"

牡丹皮:

《神农本草经》:"主寒热,中风,瘈疭,痉,惊痫,邪气,除癥坚瘀血留舍肠胃,安五脏,疗痈疮。"

《本草纲目》:"和血,生血,凉血。治血中伏火,除烦热。"

《珍珠囊》:"治肠胃积血,衄血吐血,无汗骨蒸。"

赤芍:

《神农本草经》:"主邪气腹痛,除血痹,破坚积,寒热疝瘕,止痛,利小便。"

《本草汇言》:"泻肝火,消积血,散疮疡……血脉缠睛,痈疡肿溃,疮疹痛痒,或妇人癥瘕腹痛,月经阻滞,或痢疾瘀积,红紫不清。"

【功效主治】

丹参,苦,微寒,归心、肝经。其主要功效为活血祛瘀,凉血消痈,除烦安神。用于治疗各种瘀血病证,疮疡痈肿,心烦不眠等。

牡丹皮,苦、辛,微寒,归心、肝、肾经。其主要功效为清热凉血,活血化瘀,清退虚热。用于治疗温病热入营血,瘀血证,疮痈肿痛,虚热证等。

赤芍,苦、辛,微寒,归肝经。其主要功效为清热凉血,活血化瘀,清泻肝火。应用于温热病热入营血,瘀血证,目赤肿痛,痈肿疮疡。

【用法用量】

煎服,丹参 30 g,牡丹皮 10 g,赤芍 10 g。小儿酌减,入丸散、膏剂适量。

【梅老经验】

梅老常将丹参、牡丹皮、赤芍药对用于血热病证,如皮肤病证、痔疮、肠痈等。其中牡丹皮色丹属心,能通血脉,除血热;赤芍苦、寒,归肝经,清热凉血、活血化瘀作用与牡丹皮相似。牡丹皮与赤芍为清热凉血药,有清营泻热作用,用于血分热证或他病引起的血热出血、瘙痒、斑疹等证候。丹参既可凉血,又善活血化瘀，祛瘀生新，有“一味丹参散，功同四物汤”之说。三药合用，共奏清热凉血、活血祛瘀、清热透邪之效。在治疗血热病证时需注意两点：一则血分有热，易致出血，此血为离经之血；二则离经之血日久易成瘀血，瘀血内阻又会加重出血。因此，临证运用时既要凉血、止血，又要活血化瘀，以防血止留瘀，又防诸药寒凉太过，冰伏气血成瘀。梅老在治疗此类病证时常与四物汤、二妙四土汤、葛根芩连汤、桂枝汤、温胆汤、柴胡类方等同用，以辅助活血、凉血、宁络，常获佳效。

四十七、甘草、桔梗、诃子

【古籍选录】

甘草：

《神农本草经》：“甘草，味甘，平。主五脏六腑寒热邪气，坚筋骨，长肌肉，倍力，金疮，尰，解毒，久服轻身，延年。”

《本经疏证》：“炙甘草之任，莫重于复脉汤，其用在通经脉，利血气。”

《景岳全书》：“味至甘，得中和之性，有调补之功，故毒药得之解其毒，刚药得之和其性……助参芪成气虚之功。”

桔梗：

《神农本草经》：“主胸胁痛如刀刺，腹满，肠鸣幽幽，惊恐悸气。”

《珍珠囊药性赋》：“其用有四：止咽痛，兼除鼻塞；利膈气，仍治肺痈；一为诸药之舟楫；一为肺部之引经。”

《本草蒙筌》：“开胸膈除上气壅，清头目散表寒邪，驱胁下刺疼，通鼻中窒塞，咽喉肿痛急觅……逐肺热住咳下痰，治肺痈排脓养血。仍消恚怒，尤却怔忡。”

诃子：

《药性论》：“通利津液，主破胸脯结气，止水道，黑髭发。”

《本草经疏》：“诃黎勒其味苦涩，其气温而无毒。苦所以泄，涩所以收，温所以通，惟敛故能主冷气，心腹胀满；惟温故能下食。甄权用以止水道，萧炳用以止肠澼久泄，苏颂用以疗肠风泻血、带下，朱震亨用以实大肠，无非苦涩收敛，治标之功也。”

【功效主治】

甘草，甘，平，归心、肺、脾、胃经。其主要功效为补心气，益脾气，祛痰止咳平喘，缓急止痛，清热解毒，调和药性。用于治疗心气不足之脉结代，心动悸；脾气虚证；咳喘证；脘腹、四肢挛急疼痛；热毒疮疡，咽喉肿痛，药食中毒；调和药性。

桔梗，苦、辛，平，归肺经。其主要功效为宣肺，祛痰，利咽，排脓。用于治疗咳嗽痰多，胸闷不畅；咽喉肿痛，失音；肺痈吐脓；癃闭，便秘。

诃子，苦、酸、涩，平，归肺、大肠经。其主要功效为止泻，止咳，利咽开音。用于治疗久泻，久痢；久咳，失音等。

【用法用量】

煎服，甘草 10 g，桔梗 10 g，诃子 10 g，生熟各半。小儿酌减，入丸散、膏剂适量。

【梅老经验】

梅老常用甘草、桔梗、诃子药对治疗慢性咽炎、喉炎引起的声音嘶哑，或伴咽喉疼痛等病症。三药配伍使用，出自刘完素《宣明论方・卷二》之“诃子甘桔汤”，治失音不能言语。其中桔梗性升散，宣肺利咽，能载诸药上行，引甘草、诃子直达咽喉；诃子敛肺降气，利咽开音；甘草清热解毒，润肺止咳。《证治准绳・类方》言：“桔梗通利肺气。”《医方集解》曰：“诃子敛肺清痰、散逆破结，桔梗利肺气，甘草和元气。”三药配伍，升降相宜，清肺利咽，开音止咳。临证运用时需注意，诃子虽可利咽开音，但酸涩收敛，善敛降肺气，因此对于外邪未解或内有火热、湿热之邪所致失音、咽痛者，不宜久服，以防闭门留寇。《本经逢原》中写道：诃子，“生用清金止嗽，煨熟固脾止泻”。此三药常生熟各半使用，亦名“铁叫子如圣汤”，疗效良好。

四十八、玫瑰花、月季花、绿萼梅

【古籍选录】

玫瑰花：

《药性考》："行血破积，损伤瘀痛。"

《本草正义》："玫瑰花，香气最浓，清而不浊，和而不猛，柔肝醒胃，流气活血，宣通窒滞而绝无辛温刚燥之弊，断推气分药之中，最有捷效而最为驯良者，芳香诸品，殆无其匹。"

《本草纲目拾遗》："和血行血，理气治风痹。"

月季花：

《泉州本草》："通经活血化瘀，清肠胃湿热，泻肺火，止咳，止血止痛，消痈毒。治肺虚咳嗽咯血，痢疾，瘰疬溃烂，痈疽肿毒，妇女月经不调。"

《本经逢原》："月季花为活血之良药。捣敷肿疡用之。痘疮触犯经月之气而伏陷者，用以加入汤药即起，以其月之开放，不失经行常度，虽云取义，亦活血之力也。"

绿萼梅：

《本草纲目拾遗》："开胃散邪，煮粥食，助清阳之气上升，蒸露点茶，止渴生津，解暑涤烦。"

《饮片新参》："绿萼梅平肝和胃，止脘痛、头晕，进饮食。"

【功效主治】

玫瑰花，甘、微苦，温，归肝、脾经。其主要功效为疏肝解郁，活血调经止痛。适用于肝胃气滞之胸膈满闷，胁肋胀痛；月经不调，经前乳房作胀；跌打损伤，瘀肿疼痛。

月季花，甘，温，归肝经。其主要功效为活血调经，疏肝解郁，消肿。主要用于肝血瘀滞所致月经不调、痛经、闭经及胸胁胀痛；跌打损伤，瘀肿疼痛，痈疽肿毒，瘰疬。

绿萼梅,微酸、涩,平,归肝、胃、肺经。其主要功效为疏肝解郁,和中,化痰。主治肝胃气滞之胁肋胀痛、脘腹痞痛、嗳气纳呆;梅核气。

【用法用量】

煎服,或代茶饮。玫瑰花 10 g,月季花 10 g,绿萼梅 10 g。入丸散、膏剂适量。

【梅老经验】

梅老常运用玫瑰花、月季花、绿萼梅药对,其功效有三个方面,其一为活血调经;其二为疏肝解郁;其三为淡斑增色。花药多以花蕾入药,在含苞待放之时即采摘,极似肝气升发之性,因而很多花药具有疏肝解郁、行气散结之功。玫瑰花甘、微苦,温,归肝、脾经,能理气解郁,和血调经,适用于肝气郁结所致胸膈满闷,胁肋胀痛,乳房作胀,月经不调,带下等。《本草纲目拾遗》称其能"和血行血,理气"。现代研究证实其具有扩管、强心、解毒、利胆、抗肿瘤、抗氧化、抗菌、抗病毒等作用。梅老认为玫瑰花药性温和,尤适用于女性。女子可因各种情志不畅致肝失疏泄,气滞血瘀,进而引发妇科常见的乳腺增生、痛经、面部色斑、痤疮等。绿萼梅微酸、涩,平,归肝、胃、肺经,具有疏肝和胃、理气化痰之功,感初春木气升发而生,其色绿,得木气最全,故最善入肝经以舒肝气,有助散结,梅老常以之治疗面部痤疮、色斑等。梅老认为痤疮的形成多与肝、胃、肺三脏相关,病因多责之于肺热、胃热、血热、热毒、湿毒、血瘀等。此外,《本草纲目》亦认为其尚有清热之功。月季花甘,温,入肝经。《本草纲目》谓之"活血,消肿,解毒",对月经不调,痛经,痈疖肿毒,淋巴结结核(未溃破)有一定疗效。鸡冠花则凉血、止血,多用于吐血、崩漏、便血、痔血、赤白带下、久痢不止。《本草纲目》中有"治痔漏下血,赤白下利,崩中,赤白带下,分赤白用"的记载。梅老对于女子月经过多、崩漏、带下者多用之。

梅老常以玫瑰花配月季花治肝郁血瘀之月经不调,经期及其前后小腹疼痛、腰痛以及乳房胀痛。因二者均归肝经,玫瑰花偏于行肝气,兼能活血;月季花强于活血化瘀,亦能疏肝解郁。二者相伍,则疏肝行气、活血化瘀力量倍增。梅老治月经不调等妇科疾病则以四花合用,疏肝理气解郁,活血凉血散瘀。又如痤疮,以及湿热蒙上、气瘀血滞所致黄褐斑如面色晦暗者的治疗,梅老常用绿萼梅和月季花、玫瑰花这一药对。对于痤疮一证,梅老多配以甘、微苦、性温的玫瑰花,能增强理气解郁、活血散瘀的功效,有助于消肿止痛,十分契合痤疮病因病机。对部分痤疮、黄褐斑患者,将玫瑰花、月季花、绿萼梅三药(份量相等)开水泡服代茶饮,对于减轻面部色斑,有良好作用。

四十九、木贼草、密蒙花、谷精草

【古籍选录】

木贼草:

《嘉祐本草》:"主目疾,退翳膜。又消积块,益肝胆,明目,疗肠风,止痢及妇人月水不断。"

《本经逢原》:"专主眼目风热,暴翳,止泪,取发散肝肺风邪也。"

密蒙花:

《本草经疏》:"所主无非肝虚有热所致。盖肝开窍于目,目得血而能视,肝血虚则为青盲肤翳,肝热甚则为赤肿眵泪,赤脉及小儿痘疮余毒,疳气攻眼。此药甘以补血,寒以除热,肝血足而诸证无不愈矣。"

《开宝本草》:"主青盲肤翳,赤涩多眵泪,消目中赤脉,小儿麸痘及疳气攻眼。"

谷精草:

《本草纲目》:"谷精体轻性浮,能上行阳明分野。凡治目中诸病,加而用之,甚良。明目退翳之功,似在菊花之上也。"

《本草正义》:"其质轻清,故专行上焦,直达颠顶,能疏散头部风热,治目疾头风,并疗风气痹痛者,亦以轻清之性,善于外达也。"

【功效主治】

木贼草,甘、苦,平,归肺、肝经。其主要功效为疏散风热,明目退翳。用于风热目赤,迎风流泪,眼生翳障。

密蒙花，甘，微寒，归肝经。其主要功效为清热泻火，养肝明目，退翳。用于目赤肿痛，多泪羞明，目生翳膜，肝虚目暗，视物昏花。

谷精草，辛、甘，平，归肝、肺经。其主要功效为清肝热，疏风热，明目退翳。用于肝热或风热目赤，目翳，雀盲，头痛，齿痛，喉痹，鼻衄。

【用法用量】

煎服，木贼草 10 g，密蒙花 10 g，谷精草 10 g，青葙子 10 g。小儿酌减，入丸散、膏剂适量。

【梅老经验】

梅老常将木贼草、谷精草、密蒙花等药合用，清肝、明目、退翳，治疗视物模糊，其中风热、肝经郁热者尤为适宜。木贼草甘、苦，平，李时珍谓其“能治眼目诸血之病”，为目科要药，不仅能克木，亦有疏风行血、化湿泻热、升散郁火的作用。谷精草辛、甘，平。其质轻清，故专行上焦，直达颠顶，能疏散头部风热，治目疾头风，并疗风气痹痛者，亦以轻清之性善外达也。又生于秋季禾苗秀实之后，能开花结实，不畏秋凉，是以古人谓之性平味辛，能上升外散，非其他明目之药以凉降为功之比。所以此药散风火而无寒凉遏抑之虞。密蒙花甘、微寒。《开宝本草》言其“主青盲肤翳，赤涩多眵泪，消目中赤脉”。根据病情，酌加青葙子等药，《本经逢原》曰：“青葙子，治风热目疾，与决明子同功……其治风瘙身痒，皮肤中热，以能散厥阴经中血脉之风热也。”青葙子苦，微寒。《神农本草经》谓青葙主邪气，亦即以湿热之邪言之。其子专疗目疾，《神农本草经》虽未明言，然用之治厥阴肝经郁热气滞之证。善涤郁热，故目科风热、肝火诸证统以治之。以上四味药均为厥阴肝家之要药，用于治疗目疾。

五十、虎杖、枳实、莱菔子

【古籍选录】

虎杖：

《名医别录》：“主通利月水，破留血癥结。”

《日华子本草》："治产后恶血不下，心腹胀满，排脓，主疮疖痈毒，妇人血晕，扑损瘀血，破风毒结气。"

《滇南本草》："攻诸毒肿，止咽喉疼痛，利小便，走经络。治……五淋白浊，痔漏，疮痈，妇人赤白带下。"

枳实：

《神农本草经》："枳实，味苦……主大风在皮肤中，如麻豆苦痒，除寒热结，止痢，长肌肉，利五脏，益气，轻身。"

《本草纲目》："大抵其功皆能利气，气下则痰喘止，气行则痞胀消，气通则痛刺止，气利则后重除。"

《本草再新》："破气，化痰，消食宽肠，杀虫，败毒。"

莱菔子：

《本草纲目》："下气定喘，治痰，消食除胀，利大小便，止气痛，下痢后重，发疮疹。"

《医学衷中参西录》："莱菔子无论或生或炒，皆能顺气开郁，消胀除满。"

《医林纂要》："生用，吐风痰，宽胸膈，托疮疹；熟用，下气消痰，攻坚积，疗后重。"

【功效主治】

虎杖，微苦，微寒，归肝、胆、肺经。其主要功效为利湿退黄、清热解毒、散瘀止痛、化痰止咳、泻热通便。主治湿热黄疸、淋浊、带下；瘀阻经闭、癥瘕；跌打损伤，水火烫伤，疮痈肿毒，毒蛇咬伤；肺热咳嗽；热结便秘。

枳实，苦、辛、酸，微寒，归脾、胃经。其主要功效为破气消积，化痰除痞。善治胃肠积滞，湿热泻痢；胸痹，结胸；气滞胸胁疼痛；产后腹痛等。枳实还可用于治疗胃扩张、胃下垂、子宫脱垂、脱肛等脏器下垂病证。

莱菔子，辛、甘，平，归脾、胃、肺经。其主要功效为消食除胀，降气化痰。适用于食积不化，中焦气滞之脘腹胀满疼痛；咳喘痰多兼胸闷食少者。

【用法用量】

煎服，虎杖 15～30 g，枳实 15～25 g，莱菔子 10～15 g。小儿酌减，入丸散、膏剂适量。

【梅老经验】

梅老常用虎杖、枳实、莱菔子药对治疗湿热气滞之腹胀、便秘病证，取其行气通便、消积导滞之功。其中虎杖苦、寒，清热利湿，活血祛瘀止痛，化痰止咳，兼能通便。枳实辛行苦降，行气力强，破气消积除痞，兼能化痰。莱菔子味辛行散，善消食行气消胀，降气化痰。三药合用，行气通便，消积导滞。临证运用时，根据便秘、积滞之轻重，酌用虎杖 15～30 g，枳实 15～25 g，莱菔子 10～15 g，亦多从小量渐加，既使药达病所，又要防药过伤正。对于湿热杂病中的大便情况，梅老常引叶天士《温热论》语"伤寒热邪在里，劫烁津液，下之宜猛；此多湿邪内抟，下之宜轻。伤寒大便溏为邪已尽，不可再下；湿温病大便溏为邪未尽，必大便硬慎不可再攻也，以屎燥为无湿矣"。此类病证，可用大便作为津液情况、治疗进展之参考，既保证祛邪务尽，又不致伤及阴液。

大事记

1956 年考取武昌医学专科学校。

1958 年被保送进入湖北中医学院(现湖北中医药大学)学习。

1962 年拜名老中医洪子云教授为师。

1964 年大学本科毕业,留校任教。

1978 年晋升为讲师。

1983 年晋升为副教授。

1987 年晋升为教授。

1991 年获湖北省教委、湖北省人事厅授予的"湖北省优秀教师"荣誉称号。

1991 年"伤寒论"学科被省教育厅评为湖北省省级重点学科(时任学科带头人)。

1992 年被评为"湖北省有突出贡献中青年专家"。

1992 年享受国务院政府特殊津贴。

1992 年获湖北省人民政府颁发的科学技术进步奖三等奖。

1993 年获湖北省卫生厅颁发的科学技术进步奖三等奖。

1998 年获中华国际医学交流基金会颁发的"林宗扬医学教育奖"。

2002 年获湖北省卫生厅授予的"湖北省知名中医"称号。

2002 年被国家人事部、卫生部及国家中医药管理局确定为第三批全国老中医药专家学术经验继承工作指导老师。

2005 年,其主编的 21 世纪课程教材《伤寒论讲义》(人民卫生出版社)被全国高等医药教材建设研究会、中华人民共和国卫生部教材办公室评为"全国高等学校医药优秀教材一等奖"。

2006年获中华中医药学会首届中医药传承“特别贡献奖”。

2007年获湖北省教育系统“三育人”先进个人称号。

2008年被国家人力资源和社会保障部、卫生部及国家中医药管理局确定为第四批全国老中医药专家学术经验继承工作指导老师。

2009年,其主编的21世纪课程教材《伤寒论讲义》(人民卫生出版社)被全国高等中医药教材建设研究会评为“新世纪全国高等中医药优秀教材”。

2011年被湖北省人力资源和社会保障厅、湖北省卫生厅授予“湖北中医名师”称号。

2014年被湖北省人力资源和社会保障厅、湖北省卫生和计划生育委员会授予“湖北中医大师”称号。

2014年被中国科学技术协会评为“全国优秀科技工作者”。

2017年被国家人力资源和社会保障部、国家卫生和计划生育委员会和国家中医药管理局评为第三届“国医大师”。

2019年被国家人力资源和社会保障部、国家卫生健康委员会、国家中医药管理局授予“全国中医药杰出贡献奖”。

2020年被中国中医科学院聘为中国中医科学院学部委员。

参考文献

[1] 梅国强.伤寒论讲义[M].北京:人民卫生出版社,2003.

[2] 梅国强.乙型肝炎的中医治疗[M].北京:科学技术文献出版社,1995.

[3] 李培生.伤寒论讲义[M].长沙:湖南科学技术出版社,1986.

[4] 梅国强.伤寒论讲义[M].长沙:湖南科学技术出版社,2002.

[5] 熊曼琪.伤寒论[M].北京:人民卫生出版社,2005.

[6] 李宝顺.名医名方录(第四辑)[M].北京:中医古籍出版社,1994.

[7] 张廷模.临床中药学[M].3 版.上海:上海科学技术出版社,2018.

[8] 李赛美.名师经方讲录(第二辑)[M].北京:中国中医药出版社,2011.

[9] 洪子云,梅国强.论少阳腑证[J].湖北中医杂志,1979(2):1-4.

[10] 洪子云,梅国强.再论少阳腑证[J].湖北中医杂志,1981(2):1-4.

[11] 梅国强.手足少阳同病刍议[J].光明中医,1995(1):24-25.

[12] 梅国强.论叶天士"益胃阴"之运用规律[J].江西中医药,1983(3):1-4.

[13] 洪子云,梅国强,戴玉.略论"存津液"在《伤寒论》中的运用规律[J].湖北中医杂志,1980(4):1-4.

[14] 梅国强.加减柴胡陷胸汤临证思辨录[J].湖北中医学院学报,2003,5(4):43-46.

[15] 梅国强.经方为主治疗冠心病临证撮要[J].中国中医基础医学杂志,2016,22(6):800-805,820.

[16] 梅国强.朱丹溪老年医学思想初探[J].国医论坛,1986(2):33-35.

[17] 梅国强.湿热内伏膜原而成厥热胜复[J].国医论坛,1993(6):4-5.

[18] 田金洲,梅国强.试论《伤寒论》调整气机求"和""通"的治疗思想[J].广

西中医药，1986，9(2)：4-6，26.

[19] 梅国强.水泉不止，膀胱不藏——浅议五苓散治消渴[J].上海中医药杂志，1985(5)：15.

[20] 梅国强.医论二则[J].黑龙江中医药，1984(1)：48-50.

[21] 梅国强，叶世龙.通腑解毒化瘀汤对小鼠急性出血坏死型胰腺炎胰腺实质的影响[J].中成药，1993，15(10)：28-29.

[22] 梅国强.论扩大《伤寒论》方临床运用途径[J].湖北中医学院学报，1999，1(4)：42-48.

[23] 梅国强.增损柴胡加龙骨牡蛎汤临证思辨录[J].上海中医药杂志，2013，47(2)：27-30.

[24] 梅国强.论桂枝汤法及其变化[J].中医杂志，1980(4)：60-62，41.

[25] 梅国强.加减小柴胡汤临证思辨录[J].湖北中医杂志，2006，28(12)：3-6.

[26] 梅国强.加减柴胡桂枝汤临证思辨录(续完)[J].山西中医，2000，16(6)：3-5.

[27] 梅国强.加减柴胡桂枝汤临证思辨录(待续)[J].山西中医，2000，16(5)：1-4.

[28] 梅国强.病毒性心肌炎频发室性早搏初论[J].湖北中医杂志，1997，19(2)：3-5.

[29] 叶耘，曾祥法.敢拼韶华　披肝胆　甘为杏圃化春泥——国医大师梅国强治学经验汇要[J].湖北中医药大学学报，2017，19(6)：5-7.

[30] 万小刚.梅国强学术经验浅述[J].中国医药学报，1991，6(1)：54-56，48.

[31] 万小刚.梅国强教授学术经验浅述[J].山西中医，1991，7(2)：1-4.

[32] 万晓刚.梅国强教授论治伤寒[J].广州中医药大学学报，2008，25(3)：266-270.

[33] 刘松林，闻莉，万晓刚，等.名医梅国强[J].湖北中医杂志，2009，31(10)：3-5，82.

[34] 程方平.梅国强融寒温整体多维思辨论治模式之学术思想[J].湖北中医

杂志,2013,35(2):32-34.

[35] 程方平.梅国强经方多维思辨临证辨治模式探析[J].中医杂志,2013,54(3):252-254.

[36] 张智华,邢颖,刘松林.梅国强临证经验撷菁[J].中华中医药杂志,2016,31(11):4575-4577.

[37] 周贤,刘松林,胡铁,等.梅国强临证更方思路撮要[J].辽宁中医杂志,2017,44(3):484-486.

[38] 周贤.梅国强教授伤寒学术渊源及其治伤寒学术方法研究[D].武汉:湖北中医药大学,2017.

[39] 周贤,方方,邢颖,等.梅国强拓展“通阳不在温”辨治思路[J].中国中医基础医学杂志,2016,22(10):1405-1407.

[40] 高黎,梅国强.梅国强教授运用柴胡类方治疗脾胃病撷英[J].北京中医药大学学报(中医临床版),2011,18(6):32-33.

[41] 张智华,梅国强.梅国强教授运用柴胡类方经验述要[J].光明中医,2008,23(3):284-286.

[42] 王海燕,梅国强.梅国强教授运用柴胡陷胸汤辨治经验述要[J].新中医,2012,44(12):180-181.

[43] 叶世龙.梅国强运用少阳病证理论辨治杂病撷英[J].中华中医药杂志,2009,24(12):1602-1604.

[44] 闻莉,梅国强.梅国强活用葛根芩连汤举隅[J].湖北中医杂志,2006,28(9):19-20.

[45] 周贤,刘松林,梅国强.梅国强葛根芩连汤拓展运用思路[J].中医杂志,2015,56(19):1639-1640.

[46] 周贤,梅国强.浅析梅国强教授活用小陷胸汤的经验[J].光明中医,2013,28(2):252-253.

[47] 李秀君,李月莹,韩晗,等.梅国强化裁运用小陷胸汤的方药分析[J].成都中医药大学学报,2017,40(3):20-21,114.

[48] 邢颖,刘松林,张仕玉.梅国强教授临证运用加味二妙汤的经验[J].光明中医,2012,27(5):862-863.

[49] 邢颖,刘松林,张仕玉.梅国强教授二妙汤治疗内科疾病的经验[J].光明中医,2012,27(4):794-795.

[50] 林伟波,林长峰,梅国强.梅国强运用四土汤治疗顽疾验案分析[J].上海中医药杂志,2012,46(9):16-17.

[51] 张智华,韩晗,王世友,等.梅国强自拟方四土汤探析[J].湖北中医药大学学报,2019,21(3):121-125.

[52] 曾祥法,梅国强.止痛对药临床运用举隅[J].湖北中医杂志,2010,32(1):62-63.

[53] 曾祥法,梅国强.再论止痛对药临床运用[J].湖北中医杂志,2011,33(12):42-43.

[54] 廖子君.梅国强教授诊疗风心病思维模式[J].中医药研究,1995(1):5-8.

[55] 叶世龙.梅国强治疗慢性充血性心力衰竭经验简介[J].中国中医急症,1993,2(6):264-266.

[56] 喻秀兰.梅国强诊治冠心病的经验[J].湖北中医杂志,2004,26(10):17-18.

[57] 叶勇,梅国强.梅国强教授运用化瘀活血法治疗高脂血症[J].光明中医,2003,18(6):22-24.

[58] 曾祥法,梅琼,梅国强.梅国强运用化瘀活血法治疗冠心病经验[J].中医杂志,2011,52(11):912-913.

[59] 吕文亮,刘松林.梅国强辨治心系疾病经验述要[J].光明中医,2004,19(3):27.

[60] 吕文亮,刘松林,万莹,等.梅国强教授临证治疗冠心病稳定型心绞痛思辨特点[J].中华中医药杂志,2012,27(11):2866-2868.

[61] 王海燕.梅国强教授治疗冠心病心律失常经验举隅[J].时珍国医国药,2017,28(6):1473-1474.

[62] 黄玉贝.梅国强教授治疗心系疾病的临床经验研究[D].武汉:湖北中医药大学,2010.

[63] 曾祥法,梅琼,刘松林.梅国强治疗脾胃病经验(一)[J].时珍国医国药,2013,24(8):2035-2036.

[64] 骆霖,梅国强.梅国强经方治疗脾胃病临证撮要[J].湖北中医杂志,2012,34(9):23-24.

[65] 吕文亮,刘松林.梅国强辨治消化系统疾病经验述要[J].中国医药学报,2004,19(1):43-44.

[66] 岳滢滢,吕文亮.梅国强教授治疗慢性胃炎验案举隅[J].国医论坛,2011,26(3):14-16.

[67] 梅琼,曾祥法,刘松林.加味小陷胸汤治疗慢性浅表性胃炎68例[J].湖北中医杂志.2012,34(10):51-52.

[68] 胡铁.梅国强教授辨治脾胃疾病的学术思想及临床经验研究[D].武汉:湖北中医药大学,2015.

[69] 张仕玉.梅国强教授治疗肺系疾病的临床经验总结[D].武汉:湖北中医药大学,2012.

[70] 张智华,邢颖,刘松林,等.梅国强应用花类中药治疗妇科疾病的经验[J].湖北中医药大学学报,2016,18(1):107-109.

[71] 方方,邢颖,周贤,等.梅国强拓展柴胡类方治疗围绝经期综合征经验撷英[J].中华中医药杂志,2016,31(6):2176-2178.

[72] 高黎,梅国强.梅国强教授治疗月经病经验述要[J].光明中医,2012,27(1):31-32.

[73] 梅琼,曾祥法.梅国强运用清化湿热法论治汗出异常经验举隅[J].中华中医药杂志,2017,32(1):159-162.

[74] 梅琼,曾祥法,刘松林.梅国强治疗发热性疾患经验举隅[J].时珍国医国药,2015,26(6):1496-1497.

[75] 曾祥法,梅琼,刘松林.梅国强治疗痿证经验举隅[J].新中医,2012,44

(9):136-137.

[76] 骆霖,梅国强.梅国强治口疮(复发性口腔溃疡)经验浅析[J].湖北中医杂志,2015,37(11):28-29.

[77] 胡凤林,尚东,张夏维,等.梅国强教授治疗复发性口腔溃疡经验[J].浙江中医药大学学报,2016,40(8):602-603,607.

[78] 何家振,周贤,胡旭,等.梅国强对肿瘤放疗后的认识及治疗经验[J].中华中医药杂志,2016,31(9):3592-3594.

[79] 杜丽,熊曼琪,梅国强,等.充血性心力衰竭少阴病阳虚水停证的探讨[J].中国中西医结合杂志,2001,21(2):136-137.

[80] 曾祥法,梅琼,刘松林.化痰活血通络方治疗冠心病心绞痛 80 例[J].湖北中医杂志,2013,35(1):44-45.

[81] 周贤,刘松林,樊讯,等.梅国强辨治扩张型心肌病经验[J].中医杂志,2021,62(4):289-291,302.

[82] 刘昊,陈雨,许乐思,等.梅国强教授运用舌诊思路探析[J].吉林中医药,2021,41(1):35-38.

[83] 方方,吴光远,徐帆,等.梅国强二妙四土汤临案三则举隅[J].湖北中医药大学学报,2020,22(4):111-113.

[84] 林云崖,明浩,陈雨,等.基于网络药理学探讨国医大师梅国强运用柴胡陷胸汤治疗慢性胃炎作用机制[J].中华中医药杂志,2020,35(5):2639-2643.

[85] 明浩,周贤,刘松林,等.国医大师梅国强整体恒动观伤寒学术探微[J].中华中医药杂志,2019,34(2):487-489.